S3-Leitlinie Angststörungen

Borwin Bandelow
Thomas Lichte
Sebastian Rudolf
Jörg Wiltink
Manfred Beutel
(Hrsg.)

S3-Leitlinie
Angststörungen

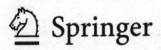 Springer

Herausgeber

Prof. Dr. med. Dipl.-Psych. Borwin Bandelow (DGPPN)
Universitätsmedizin Göttingen
Klinik für Psychiatrie und Psychotherapie
Von-Siebold-Str. 5
37075 Göttingen

Prof. Dr. med. Thomas Lichte (DEGAM)
Universität Magdeburg
Medizinische Fakultät
Institut für Allgemeinmedizin
Leipziger Str. 44
39120 Magdeburg

Dr. med. Sebastian Rudolf (DGPM)
Helios Klinikum Schleswig
Klinik für Psychiatrie und Psychosomatische Medizin
Jürgener Str. 5a
24837 Schleswig

PD Dr. med. Dipl.-Psych. Jörg Wiltink (DKPM)
Prof. Dr. med. Dipl.-Psych. Manfred Beutel (DKPM)
Universitätsmedizin Mainz
Klinik und Poliklinik für Psychosomatische Medizin
und Psychotherapie
Untere Zahlbacher Str. 8
55131 Mainz

ISBN 978-3-662-44135-0
DOI 10.1007/978-3-662-44136-7

ISBN 978-3-662-44136-7 (eBook)

Die Deutsche Nationalbibliothek verzeichnet diese Publikation in der Deutschen Nationalbibliografie; detaillierte bibliografische Daten sind im Internet über http://dnb.d-nb.de abrufbar.

SpringerMedizin
Springer-Verlag GmbH 2015
© Deutsche Gesellschaft für Allgemeinmedizin (DEGAM)
Deutsche Gesellschaft für Psychiatrie und Psychotherapie, Psychosomatik und Nervenheilkunde (DGPPN)
Deutsche Gesellschaft für Psychosomatische Medizin und Ärztliche Psychotherapie (DGPM)
Deutsches Kollegium für Psychosomatische Medizin (DKPM)

Planung: Renate Scheddin, Heidelberg
Projektmanagement: Renate Schulz, Heidelberg
Projektkoordination: Cécile Schütze-Gaukel, Heidelberg
Umschlaggestaltung: deblik Berlin
Herstellung: Crest Premedia Solutions (P) Ltd., Pune, India

Gedruckt auf säurefreiem und chlorfrei gebleichtem Papier

Springer Medizin ist Teil der Fachverlagsgruppe Springer Science+Business Media
www.springer.com

Vorwort

Angststörungen zählen zu den häufigsten psychischen Störungen. Sie nehmen oftmals einen chronischen Verlauf und gehen mit erheblichen Einschränkungen der Lebensqualität und des sozialen Status der Betroffenen einher. Bei adäquater Diagnostik und Behandlung sind Angststörungen in vielen Fällen effektiv behandelbar.

Unter einer S3-Leitlinie versteht man eine Leitlinie, die den höchsten Qualitätsanforderungen entspricht. Ziel bei der Erstellung der S3-Leitlinie war, unter Einbeziehung aller in Deutschland an der Versorgung von Patienten mit Angsterkrankungen beteiligten Disziplinen und Organisationen sowie von Patientenvertretern die Erkennung und Behandlung von Angststörungen und die Partizipation, Aktivität und Lebensqualität der Patienten durch die Entwicklung transparenter und nachvollziehbarer Standards für die verschiedenen Versorgungsebenen zu verbessern. Dabei wurden Empfehlungen entsprechend dem aktuellen Stand wissenschaftlicher Erkenntnisse unter Berücksichtigung der Kriterien der Evidenzbasierung formuliert.

Borwin Bandelow
Thomas Lichte
Sebastian Rudolf
Jörg Wiltink
Manfred Beutel
Göttingen, den 31.07.2014

Inhaltsverzeichnis

Borwin Bandelow, Thomas Lichte, Sebastian Rudolf, Jörg Wiltink, Manfred Beutel

Borwin Bandelow, Thomas Lichte, Sebastian Rudolf, Jörg Wiltink, Manfred Beutel

Borwin Bandelow, Thomas Lichte, Sebastian Rudolf, Jörg Wiltink, Manfred Beutel

Verzeichnis der Herausgeber der S3-Leitlinie Angststörungen

Die S3-Leitlinie Angststörungen wird herausgegeben von:

Abkürzung	Name der Gesellschaft	Logo
APK	Aktion psychisch Kranke	
BPTK	Bundespsychotherapeutenkammer	
BVVP	Bundesverband der Vertragspsychotherapeuten e.V.	
DAG SHG	Deutsche Arbeitsgemeinschaft Selbsthilfegruppen	
DASH	Deutsche Angst-Selbsthilfe	
DÄVT	Deutsche Ärztliche Gesellschaft für Verhaltenstherapie	
DEGAM	Deutsche Gesellschaft für Allgemeinmedizin und Familienmedizin	
DGPM	Deutsche Gesellschaft für Psychosomatische Medizin und Ärztliche Psychotherapie	
DGPPN	Deutsche Gesellschaft für Psychiatrie, Psychotherapie, Psychosomatik und Nervenheilkunde	

DGPPR	Deutsche Gesellschaft für Klinische Psychologie und Psychosomatische Rehabilitation	
DGPs	Deutsche Gesellschaft für Psychologie	
DGPT	Deutsche Gesellschaft für Psychoanalyse, Psychotherapie, Psychosomatik und Tiefenpsychologie	
DGRW	Deutsche Gesellschaft für Rehabilitationswissenschaften	
DGVM	Deutsche Gesellschaft für Verhaltensmedizin und Verhaltensmodifikation	
DGVT	Deutsche Gesellschaft für Verhaltenstherapie	
DKPM	Deutsches Kollegium für Psychosomatische Medizin	
DPG	Deutsche Psychoanalytische Gesellschaft	
DPV	Deutsche Psychoanalytische Vereinigung	
DVT	Deutscher Fachverband für Verhaltenstherapie	
GAF	Gesellschaft für Angstforschung	

Abkürzungsverzeichnis

5HT	Serotonin
AD	Antidepressiva
ADIS	Anxiety Disorders Interview Schedule for DSM
AR	Applied Relaxation
AWMF	Arbeitsgemeinschaft der Wissenschaftlichen Medizinischen Fachgesellschaften
ÄZQ	Ärztliches Zentrum für Qualität in der Medizin
BAI	Beck Anxiety Inventory
BÄK	Bundesärztekammer
BDI	Beck Depression Inventory
BPTK	Bundespsychotherapeutenkammer
CGI	Clinical Global Impression
CPA	Canadian Psychiatric Association
CYP	Cytochrom
DÄVT	Deutsche Ärztliche Gesellschaft für Verhaltenstherapie
DAG SHG	Deutsche Arbeitsgemeinschaft Selbsthilfegruppen
DASH	Deutsche Angst-Selbsthilfe
DBPK	Doppelblind, placebokontrolliert
DEGAM	Deutsche Gesellschaft für Allgemeinmedizin und Familienmedizin
DGP	Deutsche Psychoanalytische Gesellschaft
DGPs	Deutsche Gesellschaft für Psychologie
DGPM	Deutsche Gesellschaft für Psychosomatische Medizin und Ärztliche Psychotherapie
DGPT	Deutsche Gesellschaft für Psychoanalyse, Psychotherapie, Psychosomatik und Tiefenpsychologie
DGPPN	Deutsche Gesellschaft für Psychiatrie, Psychotherapie, Psychosomatik und Nervenheilkunde
DGPPR	Deutsche Gesellschaft für Klinische Psychologie und Psychosomatische Rehabilitation
DGRW	Deutsche Gesellschaft für Rehabilitationswissenschaften
DGVM	Deutsche Gesellschaft für Verhaltensmedizin
DGVT	Deutsche Gesellschaft für Verhaltenstherapie
DKPM	Deutsches Kollegium für Psychosomatische Medizin
DPV	Deutsche Psychoanalytische Vereinigung
DSM-IV	Diagnostisches und Statistisches Handbuch psychischer Störungen
DVT	Deutscher Fachverband für Verhaltenstherapie
EEG	Elektroenzephalographie
EKG	Elektrokardiogramm
EMA	European Medicines Agency
FDA	U.S. Food and Drug Administration
FQ	Fear Questionnaire
GAF	Gesellschaft für Angstforschung
GAS	Global Assessment Score
G-BA	Gemeinsamer Bundesausschuss
GHQ	General Health Questionnaire
GKV	Gesetzliche Krankenversicherung
HAMA	Hamilton-Angst-Skala
HAMD	Hamilton-Depressions-Skala
ICD	Internationale Klassifikation der Krankheiten
IPT	Interpersonelle Psychotherapie
ITT	Intention-to-Treat
KVT	Kognitive Verhaltenstherapie
LOCF	Last Observation Currie Forward
LSAS	Liebowitz Social Anxiety Scale
MADRS	Montgomery-Åsberg Depression Rating Scale
MAO	Monoaminoxidase
MAOH	Monoaminoxidasehemmer
NARI	Noradrenalin-Rückaufnahme-Inhibitoren
NICE	National Institute for Health and Clinical Excellence
NIMH	National Institute of Mental Health
NVL	Nationale Versorgungsleitlinie
P&A	Bandelow Panik- und Agoraphobie-Skala
PDSS	Panic Disorder Severity Scale
PDTh	Psychodynamische Therapie
PGI	Patients' Global Impression
PTSD	Posttraumatische Belastungsstörung
RCT	Randomisierte klinische Studie (randomized clinical trial)
RIMA	Reversibler Monoaminoxidase-A-Hemmer (reversible inhibitor of monoamine-oxidase A)
rTMS	Repetitive transkranielle Magnetstimulation
SDS	Sheehan Disability Scale
SIADH	Syndrom der vermehrten Produktion/Wirkung des antidiuretischen Hormons ADH
SNRI	Selektive Serotonin-/Noradrenalin-Rückaufnahme-Inhibitoren
SSRI	Selektive Serotonin-Rückaufnahme-Inhibitoren, Serotoninwiederaufnahmehemmer
TAU	Treatment As Usual
TDM	Therapeutisches Drug Monitoring
TZA	Trizyklische Antidepressiva
WHO	Weltgesundheitsorganisation
ZAS	Zung Anxiety Scale

S3-Leitlinie: Kurzfassung der Empfehlungen zur Behandlung von Angststörungen

Borwin Bandelow, Thomas Lichte, Sebastian Rudolf, Jörg Wiltink, Manfred Beutel

B. Bandelow et al. (Hrsg.), *S3-Leitlinie Angststörungen*,
DOI 10.1007/978-3-662-44136-7_1, © Deutsche Gesellschaft für Allgemeinmedizin (DEGAM)
Deutsche Gesellschaft für Psychiatrie und Psychotherapie, Psychosomatik und Nervenheilkunde (DGPPN)
Deutsche Gesellschaft für Psychosomatische Medizin und Ärztliche Psychotherapie (DGPM)
Deutsches Kollegium für Psychosomatische Medizin (DKPM) 2015

Die deutsche S3-Leitline zur Behandlung von Angststörungen (Panikstörung/Agoraphobie, generalisierte Angststörung, soziale Phobie, spezifische Phobie) bei Erwachsenen wurde unter Beratung und Moderation durch die Arbeitsgemeinschaft der Wissenschaftlichen Medizinischen Fachgesellschaften (AWMF) von einem Gremium erstellt, das 20 Fachverbände und andere Organisationen aus den Bereichen Psychotherapie, Psychologie, psychosomatische Medizin, Psychiatrie und Allgemeinmedizin sowie Patientenvertreter und Selbsthilfeorganisationen umfasst. Die Empfehlungen dieser Leitlinie basieren auf einer Sichtung der Evidenz der verfügbaren randomisierten klinischen Studien zu Angststörungen nach ICD/DSM und einer Synthese der Empfehlungen anderer Leitlinien.

Die wichtigsten Empfehlungen sind in ◻ Tab. 1.1 zusammengefasst (Erläuterung der Empfehlungs- und Evidenzgrade: ◻ Tab. 1.2, ◻ Tab. 1.3).

1.1 Evidenz- und Empfehlungsgrade

Die Evidenz für die jeweiligen Therapieformen wird in ▶ Kap. 1 ▶ Abschn. 1.1. dargelegt. Die in diesen Leitlinien verwendeten Evidenzkategorien werden in ◻ Tab. 1.2 aufgelistet.

Aufgrund der Evidenzkategorien wurden Empfehlungen ausgesprochen (◻ Tab. 1.3). Die Kategorien basieren nur auf der Wirksamkeit der Therapieformen, ohne Berücksichtigung ihrer Vor- und Nachteile (z.B. bei Medikamenten in Hinblick auf unerwünschte Wirkungen und Wechselwirkungen). Die Empfehlungsgrade beziehen dagegen auch die zusätzlichen Faktoren der klinischen Beurteilung ein:

- Durchführungs- und Auswertungsqualität der Studien (▶ Kap. 2, Abschnitt 2.3.4). Bei hier identifizierten methodischen Mängeln wurde der Evidenzgrad herabgestuft (z.B. bei einem RCT mit moderaten Mängeln von Ib auf IIb; bei gravierenden Mängeln auf IV).
- Klinische Relevanz der Effektivitätsmaße der Studien
- Klinische Relevanz der Effektstärken

- Abwägung von Nutzen und Schaden (erwünschte und unerwünschte Effekte)
- Anwendbarkeit der Studienergebnisse auf die Patientenzielgruppe
- Umsetzbarkeit im Alltag
- Ethische und rechtliche Erwägungen
- Ökonomische Erwägungen (»Kostenminimierungsprinzip« – bei sonst in aller Hinsicht gleichwertigen Alternativen sollte die kostengünstigere gewählt werden)

Die Vergabe der Empfehlungsgrade enthält explizit und implizit wertende Elemente und erfolgte im Rahmen eines strukturierten Konsensusverfahrens (nominaler Gruppenprozess) durch die Leitliniengruppe.

Es wird zwischen drei Empfehlungsgraden unterschieden, deren unterschiedliche Stärke durch die Formulierung (»soll«, »sollte«, »kann«) und Symbole (A, B, 0) ausgedrückt wird. Empfehlungen gegen eine Intervention werden entsprechend sprachlich ausgedrückt, bei Verwendung der gleichen Symbole. In der Regel bestimmt zunächst die Qualität der Evidenz den Empfehlungsgrad (◻ Tab. 1.3), aufgrund der oben genannten Faktoren können sich jedoch Abweichungen ergeben.

Sofern die Evidenzlage keine eindeutigen Bewertungen zur Beantwortung relevanter klinischer Fragestellungen zuließ, wurden Empfehlungen im Expertenkonsens formuliert und als solche ausgewiesen. In solchen Fällen wird die Empfehlung als **»Klinischer Konsenspunkt« (KKP)** gekennzeichnet.

Dies gilt auch für bestimmte Fragestellungen, für die keine systematische Evidenzaufbereitung durchgeführt wurde.

1.2 Diagnostik

Angststörungen sollten in der ambulanten und stationären Versorgung in Deutschland nach der Internationalen Klassifikation der Krankheiten und verwandter Gesundheitsprobleme, 10. Revision, **German Modification (ICD-10-GM)** (DIMDI, 2013) diagnostiziert werden. Eine Kurzbeschreibung der häufigsten Angststörungen findet sich in

⬛ **Tab. 1.1** Kurzfassung der Empfehlungen zur Behandlung von Angststörungen

PANIKSTÖRUNG UND AGORAPHOBIE

Therapieform	Empfehlung	Evidenzkategorie	Empfehlungsgrad
Psychotherapie und Pharmakotherapie	Patienten mit Panikstörung /Agoraphobie soll angeboten werden:	Ia	A
	– Psychotherapie		
	– Pharmakotherapie		
	Dabei soll die Präferenz des informierten Patienten berücksichtigt werden. Im Informationsgespräch sollen insbesondere folgende Aspekte eine Rolle spielen: Wirkeintritt, Nachhaltigkeit, unerwünschte Wirkungen und Verfügbarkeit.		
	In Fällen, in denen eine Psycho- oder Pharmakotherapie nicht ausreichend wirksam war, soll die jeweils andere Therapieform angeboten werden oder kann eine Kombination von Psychotherapie und Pharmakotherapie angeboten werden. Evidenz für eine Kombination wurde identifiziert für KVT sowie für SSRIs und Imipramin.	Expertenkonsens	KKP
Psychotherapie und andere Maßnahmen			
Kognitive Verhaltenstherapie (KVT)	Patienten mit einer Panikstörung/Agoraphobie soll eine KVT angeboten werden	Ia	A
Psychodynamische Psychotherapie	Patienten mit einer Panikstörung/Agoraphobie sollte eine psychodynamische Psychotherapie angeboten werden, wenn sich eine KVT nicht als wirksam erwiesen hat, nicht verfügbar ist oder wenn eine diesbezügliche Präferenz des informierten Patienten besteht[a]	IIa	B
Sport (Ausdauertraining; z.B. dreimal pro Woche 5 km laufen)	Patienten mit einer Panikstörung/Agoraphobie kann Sport (Ausdauertraining) als ergänzende Maßnahme zu anderen Standardtherapien empfohlen werden	Expertenkonsens	KKP
Patientenselbsthilfe- und Angehörigengruppen	Patienten und Angehörige sollen über Selbsthilfe- und Angehörigengruppen informiert und, wenn angebracht, zur Teilnahme motiviert werden.	Expertenkonsens	KKP
Medikamente			
SSRIs	Patienten mit einer Panikstörung/Agoraphobie sollen SSRIs (Citalopram, Escitalopram, Paroxetin oder Sertralin) zur Behandlung angeboten werden.	Ia	A

■ **Tab. 1.1** Fortsetzung

PANIKSTÖRUNG UND AGORAPHOBIE

Therapieform	Empfehlung		Evidenzkategorie	Empfehlungsgrad
	Medikament	**Tagesdosis**		
	Citalopram[b]	20–40 mg		
	Escitalopram[c]	10–20 mg		
	Paroxetin	20–50 mg		
	Sertralin	50–150 mg		
TZA	Patienten mit einer Panikstörung/Agoraphobie sollte das trizyklische Antidepressivum Clomipramin zur Behandlung angeboten werden, wenn SSRIs oder der SNRI Venlafaxin nicht wirksam waren oder nicht vertragen wurden.		Ia	B
	Patienten mit einer Panikstörung/Agoraphobie sollte das trizyklische Antidepressivum Clomipramin zur Behandlung angeboten werden, wenn SSRIs oder der SNRI Venlafaxin nicht wirksam waren oder nicht vertragen wurden.		Ia	B
	Clomipramin	75–250 mg		

GENERALISIERTE ANGSTSTÖRUNG

Therapieform	Empfehlung	Evidenzkategorie	Empfehlungsgrad
Psychotherapie und Pharmakotherapie	Patienten mit einer generalisierten Angststörung soll angeboten werden:	Ia	A
	– Psychotherapie		
	– Pharmakotherapie		
	Dabei soll die Präferenz des informierten Patienten berücksichtigt werden. Im Informationsgespräch sollen insbesondere folgende Aspekte eine Rolle spielen: Wirkeintritt, Nachhaltigkeit, unerwünschte Wirkungen und Verfügbarkeit.		
	In Fällen, in denen eine Psycho- oder Pharmakotherapie nicht ausreichend wirksam war, soll die jeweils andere Therapieform angeboten werden oder kann eine Kombination von Psychotherapie und Pharmakotherapie angeboten werden.	Expertenkonsens	KKP

◘ Tab. 1.1 Fortsetzung

GENERALISIERTE ANGSTSTÖRUNG

Therapieform	Empfehlung	Evidenzkategorie	Empfehlungsgrad
Psychotherapie und andere Maßnahmen			
Kognitive Verhaltenstherapie (KVT)	Patienten mit einer generalisierten Angststörung soll eine KVT angeboten werden.	Ia	A
Psychodynamische Psychotherapie	Patienten mit einer generalisierten Angststörung sollte eine psychodynamische Psychotherapie angeboten werden, wenn sich eine KVT nicht als wirksam erwiesen hat, nicht verfügbar ist oder wenn eine diesbezügliche Präferenz des informierten Patienten besteht.[a]	IIa	B
Patientenselbsthilfe- und Angehörigengruppen	Patienten und Angehörige sollen über Selbsthilfe- und Angehörigengruppen informiert und, wenn angebracht, zur Teilnahme motiviert werden.	Expertenkonsens	KKP
Medikamente			
SSRIs	Patienten mit einer generalisierten Angststörung sollen die SSRIs Escitalopram oder Paroxetin angeboten werden.	Ia	A
	Medikament / **Tagesdosis** Escitalopram[b] 10–20 mg / Paroxetin 20–50 mg		
SNRI	Patienten mit einer generalisierten Angststörung sollen die SNRIs Duloxetin oder Venlafaxin angeboten werden.	Ia	A
	Duloxetin 60–120 mg / Venlafaxin 75–225 mg		
Kalziummodulator	Patienten mit einer generalisierten Angststörung sollte Pregabalin angeboten werden.	Ia	B
	Pregabalin 150–600 mg		
Trizyklisches Anxiolytikum	Wenn Therapien mit der Empfehlung A oder B unwirksam waren oder nicht vertragen wurden, kann Patienten mit einer generalisierten Angststörung Opipramol angeboten werden.	Ib	O
	Opipramol 50–300 mg		

◘ Tab. 1.1   Fortsetzung

GENERALISIERTE ANGSTSTÖRUNG

Therapieform	Empfehlung	Evidenzkategorie	Empfehlungsgrad
Azapiron	Wenn Therapien mit der Empfehlung A oder B unwirksam waren oder nicht vertragen wurden, kann Patienten mit einer generalisierten Angststörung Buspiron angeboten werden.	Ib	0
	Buspiron 15–60 mg		

SOZIALE PHOBIE

Therapieform	Empfehlung	Evidenzkategorie	Empfehlungsgrad
Psychotherapie und Pharmakotherapie	Patienten mit sozialen Phobie soll angeboten werden:	Ia	A
	Dabei soll die Präferenz des informierten Patienten berücksichtigt werden. Im Informationsgespräch sollen insbesondere folgende Aspekte eine Rolle spielen: Wirkeintritt, Nachhaltigkeit, unerwünschte Wirkungen und Verfügbarkeit.		
	– Psychotherapie		
	– Pharmakotherapie		
	In Fällen, in denen eine Psycho- oder Pharmakotherapie nicht ausreichend wirksam war, soll die jeweils andere Therapieform angeboten werden oder kann eine Kombination von Psychotherapie und Pharmakotherapie angeboten werden.	Expertenkonsens	KKP

Psychotherapie und andere Maßnahmen

Kognitive Verhaltenstherapie (KVT)	Patienten mit einer sozialen Phobie soll eine KVT angeboten werden.	Ia	A
Psychodynamische Psychotherapie	Patienten mit einer sozialen Phobie sollte eine psychodynamische Psychotherapie angeboten werden, wenn sich eine KVT nicht als wirksam erwiesen hat, nicht verfügbar ist oder wenn eine diesbezügliche Präferenz des informierten Patienten besteht.[a]	Ib	B
Patientenselbsthilfe- und Angehörigengruppen	Patienten und Angehörige sollen über Selbsthilfe- und Angehörigengruppen informiert und, wenn angebracht, zur Teilnahme motiviert werden.	Expertenkonsens	KKP

◘ Tab. 1.1 Fortsetzung

SOZIALE PHOBIE

Therapieform	Empfehlung		Evidenzkategorie	Empfehlungsgrad
Medikamente				
SSRIs	Patienten mit einer sozialen Phobie sollen die SSRIs Escitalopram, Paroxetin oder Sertralin angeboten werden.		Ia	A
	Medikament	**Tagesdosis**		
	Escitalopram[b]	10–20 mg		
	Paroxetin	20–50 mg		
	Sertralin	50–150 mg		
SNRI	Patienten mit einer sozialen Phobie soll der SNRI Venlafaxin angeboten werden.		Ia	A
	Venlafaxin	75–225 mg		
RIMA	Wenn Therapien mit der Empfehlung A oder B unwirksam waren oder nicht vertragen wurden, kann Patienten mit einer sozialen Phobie Moclobemid angeboten werden.		Expertenkonsens	KKP
	Moclobemid	300–600 mg		

SPEZIFISCHE PHOBIE

Therapieform	Anmerkung	Evidenzkategorie	Empfehlungsgrad
KVT (Exposition)	Patienten mit einer spezifischen Phobie soll eine KVT/Expositionstherapie angeboten werden.	Ia	A

[a] Siehe Sondervotum der bvvp (Anhang ► Abschn. 7 (Dieser Querverweis kommt noch mehrfach vor - bitte alle ändern.) in der Langfassung)

[b] Die Regeldosis darf wegen einer möglichen QTC-Zeit-Verlängerung nicht überschritten werden. Maximaldosis bei verminderter Leberfunktion 30 mg/Tag, bei älteren Patienten über 65 Jahren 10 mg/Tag

[c] Die Regeldosis darf wegen einer möglichen QTC-Zeit-Verlängerung nicht überschritten werden. Maximaldosis bei Patienten über 65 Jahren 10 mg/Tag Patienten 20 mg/Tag

◘ Tab. 1.2   Evidenzgrade (nach Eccles & Mason, 2001)

Evidenzgrad	Definition
Ia	Evidenz aus einer Metaanalyse von mindestens drei randomisierten kontrollierten Studien (RCTs)
Ib	Evidenz aus mindestens einer randomisierten kontrollierten Studie oder einer Metaanalyse von weniger als drei RCTs
IIa	Evidenz aus zumindest einer methodisch gut kontrollierten Studie ohne Randomisierung
IIb	Evidenz aus zumindest einer methodisch guten, quasi-experimentellen deskriptiven Studie
III	Evidenz aus methodisch guten, nichtexperimentellen Beobachtungsstudien, wie z. B. Vergleichsstudien, Korrelationsstudien und Fallstudien
IV	Evidenz aus Berichten von Expertenkomitees oder Expertenmeinung und/oder klinische Erfahrung anerkannter Autoritäten

◘ Tab. 1.3   Empfehlungsgrade

Empfehlungsgrad	Positive Empfehlung	Negative Empfehlung
A	»Soll«-Empfehlung: Zumindest eine randomisierte kontrollierte Studie von insgesamt guter Qualität und Konsistenz, die sich direkt auf die jeweilige Empfehlung bezieht und nicht extrapoliert wurde (Evidenzebenen Ia und Ib).	»Soll nicht«: Von der jeweiligen Therapie/Maßnahme wird auf der Basis der Evidenzebenen Ia und Ib abgeraten.
B	»Sollte« Empfehlung: Gut durchgeführte klinische Studien, aber keine randomisierten klinischen Studien, mit direktem Bezug zur Empfehlung (Evidenzebenen II oder III) oder Extrapolation von Evidenzebene I, falls der Bezug zur spezifischen Fragestellung fehlt.	»Sollte nicht«: Von der jeweiligen Therapie/Maßnahme wird auf der Basis der Evidenzebenen II und III abgeraten.
0	»Kann«-Empfehlung: Berichte von Expertenkreisen oder Expertenmeinung und/oder klinische Erfahrung anerkannter Autoritäten (Evidenzkategorie IV) oder Extrapolation von Evidenzebene IIa, IIb oder III. Diese Einstufung zeigt an, dass direkt anwendbare klinische Studien von guter Qualität nicht vorhanden oder nicht verfügbar waren.	Von der jeweiligen Therapie/Maßnahme wird auf der Basis der Evidenzkategorie IV oder Extrapolation von Evidenzebene IIa, IIb oder III abgeraten.

◘ Tab. 1.4. Der genaue Wortlaut ist der ICD-10 GM zu entnehmen. Die vorliegende Leitlinie gibt nur für die folgenden Angsterkrankungen Empfehlungen ab: Panikstörung/Agoraphobie, generalisierte Angststörung, soziale Phobie und spezifische Phobie. Nur für diese Diagnosen existieren ausreichende Studien zur Behandlung.

In der Primärversorgung wird häufig die Diagnose »F41.2 Angst und depressive Störung, gemischt« gestellt; allerdings soll auf diese Kategorie verzichtet werden, wenn ängstliche und depressive Symptome in so starker Ausprägung auftreten, dass sie einzelne Diagnosen rechtfertigen. Dann sollen stattdessen beide Diagnosen gestellt werden.

In der ICD finden sich noch weitere Klassifizierungen: »F40.8 Sonstige phobische Störungen«, »F41.3 Andere gemischte Angststörungen«, »F41.8 Sonstige spezifische Angststörungen«, und »F41.9 Angststörung, nicht näher bezeichnet.«

◘ Tab. 1.4 Kurzbeschreibung der häufigsten Angststörungen nach ICD-10 (WHO, 1991)

Angststörung	Beschreibung
ICD-10-Klassifikation	
Panikstörung F41.0	Plötzlich auftretende Angstanfälle mit den körperlichen Ausdrucksformen der Angst (Herzrasen, unregelmäßiger Herzschlag, Schwitzen, Zittern, Beben, Mundtrockenheit, Atemnot, Erstickungsgefühl, Enge im Hals, Schmerzen, Druck oder Enge in der Brust, Übelkeit oder Bauchbeschwerden, Schwindel-, Unsicherheit-, Ohnmachts- oder Benommenheitsgefühle, Gefühl, dass Dinge unwirklich sind (wie im Traum) oder dass man selbst »nicht richtig da« ist, Hitzewallungen oder Kälteschauer, Taubheits- oder Kribbelgefühle) sowie Angst, die Kontrolle zu verlieren, »wahnsinnig« oder ohnmächtig zu werden und Angst zu sterben.
	Diese Panikattacken treten plötzlich auf und nehmen während ca. 10 Minuten an Stärke zu. Die Panikattacken können aus heiterem Himmel auftreten – in der Mehrzahl der Fälle ist jedoch die Panikstörung mit einer Agoraphobie verbunden.
Agoraphobie F40.0 ohne Panikstörung F40.00 mit Panikstörung F40.01	Bei der Agoraphobie mit Panikstörung tritt zu den beschriebenen Panikattacken die Angst vor Orten hinzu, an denen im Falle des Auftretens einer Panikattacke eine Flucht schwer möglich wäre oder peinliches Aufsehen erregen würde. Am häufigsten treten Angstanfälle in Menschenmengen, öffentlichen Verkehrsmitteln oder in engen Räumen (z.B. Fahrstühlen) auf. Angst vor dem Alleinsein ist ebenfalls häufig. Die Anwesenheit von Begleitpersonen reduziert die Angst.
Generalisierte Angststörung F41.1	Die Patienten leiden unter den körperlichen Ausdrucksformen der Angst (Zittern, Herzrasen, Schwindel, Übelkeit, Muskelverspannungen usw.) sowie unter Konzentrationsstörungen, Nervosität, Schlafstörungen und anderen psychischen Symptomen. Im Gegensatz zur Panikstörung treten diese Symptome allerdings nicht gleichzeitig in Form eines Anfalls, sondern in wechselnder Kombination als unterschwelliger Dauerzustand auf. In der Regel können die Patienten nicht angeben, wovor sie eigentlich Angst haben. Die Patienten werden aber auch durch ständigen Sorge gequält, z.B. dass ihnen oder ihren Verwandten Unfälle zustoßen oder sie erkranken könnten. Zudem machen sich die Patienten meistens Sorgen über ihre permanente Besorgtheit (»Meta-Sorgen«).
Soziale Phobie F40.1	Die Patienten haben vor Situationen Angst, in denen sie im Mittelpunkt der Aufmerksamkeit stehen - z.B. haben sie Angst vor dem Sprechen in der Öffentlichkeit, vor Vorgesetzten, Behördengängen, Kontakten mit dem anderen Geschlecht und anderen Situationen. Dabei befürchten sie, sich peinlich oder ungeschickt zu verhalten oder negativ bewertet zu werden.
Spezifische (isolierte) Phobie F40.2	Hierbei beschränkt sich die Phobie auf einzelne, umschriebene Situationen, die sich meistens auf Gegebenheiten der Natur beziehen (z.B. Katzenphobie, Blutphobie oder Höhenangst).
Angst und depressive Störung, gemischt F41.2	Gleichzeitiges Bestehen von Angst und Depression, wobei weder das eine noch das andere vorherrscht. Allerdings darf die Störung nicht stark ausgeprägt sein, dass die Kriterien einer Angststörung oder einer Depression erfüllt werden.

1.3 Erkennen von Angststörungen

Angststörungen werden oft nicht erkannt, wobei eine Rolle spielt, dass Patienten häufiger über Schmerzen, Schlafstörungen oder andere somatische Beschwerden als über Angst als Leitsymptom klagen (Sartorius et al., 1996; Wittchen et al., 2002). Daher erscheint es sinnvoll, Patienten mit Verdacht auf eine Angststörung kurze Fragen zu stellen (◘ Tab. 1.5).

☐ Tab. 1.5 Beispiele für Fragen bei Verdacht auf Vorliegen einer Angststörung

Angststörung	Fragen
Panikstörung/ Agoraphobie	Haben Sie plötzliche Anfälle, bei denen Sie in Angst und Schrecken versetzt werden, und bei denen Sie unter Symptomen wie Herzrasen, Zittern, Schwitzen, Luftnot, Todesangst u.a. leiden?
	Haben Sie in den folgenden Situationen Angst oder Beklemmungsgefühle: Menschenmengen, enge Räume, öffentliche Verkehrsmittel? Vermeiden Sie solche Situationen aus Angst?
Generalisierte Angststörung	Fühlen Sie sich nervös oder angespannt? Machen Sie sich häufig über Dinge mehr Sorgen als andere Menschen?
	Haben Sie das Gefühl, ständig besorgt zu sein und dies nicht unter Kontrolle zu haben?
	Befürchten Sie oft, dass ein Unglück passieren könnte?
Soziale Phobie	Haben Sie Angst in Situationen, in denen Sie befürchten, dass andere Leute negativ über Sie urteilen könnten, Ihr Aussehen kritisieren könnten oder Ihr Verhalten als dumm, peinlich oder ungeschickt ansehen könnten?
Spezifische Phobie	Haben Sie starke Angst vor bestimmten Dingen oder Situationen, wie Insekten, Spinnen, Hunden, Katzen, Naturgewalten (Gewitter, tiefes Wasser), Blut, Verletzungen, Spritzen oder Höhen?

1.4   Differenzialdiagnostik

Zu den häufigen somatischen Differenzialdiagnosen der Angsterkrankungen gehören unter anderem:

- Lungenerkrankungen (z.B. Asthma bronchiale, chronisch-obstruktive Lungenerkrankung)
- Herz-Kreislauferkrankungen (Angina pectoris, Myokardinfarkt, Synkopen, Arrhythmien)
- Neurologische Erkrankungen (komplex-partielle Anfälle, Migräne, Migraine accompagnée, Multiple Sklerose, Tumoren u.a.)
- Endokrine Störungen (Hypoglykämie, Hyperthyreose, Hyperkaliämie, Hypokalziämie, akute intermittierende Porphyrie, Insulinom, Karzinoid, Phäochromozytom)
- Weitere Krankheitsbilder (periphere Vestibularisstörung, benigner paroxysmaler Lagerungsschwindel, u.a.)

Zum Ausschluss einer organischen Ursache der Beschwerden sollten wenigstens folgende Untersuchungen durchgeführt werden:

- Ausführliche Anamnese
- Körperliche Untersuchung
- Blutbild, Blutzucker, Elektrolyte (Ca++, K+), Schilddrüsenstatus (TSH)
- EKG mit Rhythmusstreifen
- Ggf. Lungenfunktion
- Ggf. kranielle Bildgebung (MRT, CT)
- Ggf. EEG

1.5   Verlaufsdiagnostik

Die Wirkung einer Behandlung sollte durch eine klinische Untersuchung oder entsprechende Skalen regelmäßig überprüft werden (▶ Kap. 4, Abschnitt 4.7) (Expertenkonsens; KKP).

1.6   Allgemeine Therapieprinzipien

Die Behandlung soll nach den folgenden allgemeinen Therapieprinzipien erfolgen (Expertenkonsens; KKP):

1.6.1   Indikation

Als Indikation für eine Behandlung gelten Bestehen einer Angststörung nach ICD-10 und/oder

- Ein mittlerer bis schwerer Leidensdruck des Patienten
- Psychosoziale Einschränkungen
- Mögliche Komplikationen einer Angsterkrankung (wie Suchterkrankungen u.a.)

1.6.2 Behandlungsziele

Ziele der Behandlung sind:
- Angstsymptome und Vermeidungsverhalten zu reduzieren
- Die Rückfallwahrscheinlichkeit zu reduzieren
- Die Einschränkung der Bewegungsfähigkeit zu bessern
- Die soziale Integration zu verbessern
- Die berufliche Leistungsfähigkeit wiederherzustellen
- Die Lebensqualität zu verbessern

1.6.3 Patientenorientierte Behandlung

Bei der Auswahl einer Behandlungsform sind zu berücksichtigen:
- Die Präferenz des Patienten
- Eventuell für den Patienten entstehende Kosten
- Der Zeitaufwand für den Patienten
- Wartezeiten

1.6.4 Wahl eines Medikaments

Bei der Auswahl eines Medikaments soll zusätzlich zum Empfehlungsgrad (☐ Tab. 1.1) berücksichtigt werden:
- Alter
- Gegenanzeigen
- Nebenwirkungsprofil einschl. Absetzphänomene
- Wechselwirkungen
- Warnhinweise
- Toxizität bei Überdosierung
- Suizidrisiko
- Notwendige Untersuchungen im Verlauf (EKG, Labor)
- Ggf. frühere Erfahrung des Patienten mit bestimmten Medikamenten (insbesondere Einnahmezuverlässigkeit, Wirksamkeit, unerwünschte Wirkungen und Absetzphänomene und Präferenz)

Die aktuelle Fachinformation eines Medikaments soll verwendet werden.

1.6.5 Therapie bei komorbiden psychischen Störungen

Bei komorbiden Störungen soll die Therapieform so gewählt werden, dass die komorbide Erkrankung mitbehandelt wird. Insbesondere soll bei komorbider Depression eine leitliniengerechte antidepressive Therapie erfolgen. Beim Vorliegen von Suchterkrankungen oder Persönlichkeitsstörungen können diese gegenüber der Angsterkrankung in den Vordergrund treten; sie sollen mitbehandelt werden.

1.6.6 Management bei Suizidgefahr

Bei Patienten mit einer Angststörung kann das Suizidrisiko erhöht sein. Patienten sollten in Hinblick auf Suizidideen exploriert werden. Bei Vorliegen akuter Suizidalität muss eine Vorstellung beim Facharzt bzw. eine Klinikeinweisung erfolgen.

1.6.7 Einbezug von Angehörigen

Mit Einverständnis des Patienten können die Angehörigen in die Behandlung mit einbezogen werden, nach folgenden Prinzipien:
- Verständnis für die Symptome des Patienten schaffen
- Psychoedukation über Angststörungen
- Einbindung in die Therapie (so sollten Angehörige nicht Vermeidungsverhalten durch Trost verstärken, sondern dessen Abbau fördern)
- Unterstützung durch die Angehörigen bei der Durchführung der Therapie (z.B. regelmäßige Einnahme der Medikamente, regelmäßige Durchführung der Psychotherapie)

1.6.8 Wirtschaftliche Verordnung

Ohne die Qualität der Behandlung einzuschränken, sollte eine möglichst wirtschaftliche Verordnung erfolgen.

1

1.7 Spezielle Behandlung der verschiedenen Angststörungen

In Klammern wird der Evidenz- und Empfehlungsgrad angegeben (◘ Tab. 1.2)

1.7.1 Panikstörung/Agoraphobie

- Patienten mit Panikstörung /Agoraphobie soll angeboten werden (Ia/A):
  - Psychotherapie
  - Pharmakotherapie

Dabei soll die Präferenz des informierten Patienten berücksichtigt werden. Im Informationsgespräch sollen insbesondere folgende Aspekte eine Rolle spielen: Wirkeintritt, Nachhaltigkeit, unerwünschte Wirkungen und Verfügbarkeit.
- Bei Komorbidität mit Depression soll eine leitliniengerechte antidepressive Therapie erfolgen (Expertenkonsens/KKP).

Psychotherapie
Grundlage jeder psychotherapeutischen Intervention soll die Entwicklung und die Aufrechterhaltung einer tragfähigen therapeutischen Beziehung sein, deren Qualität zum Behandlungserfolg beiträgt.

Kognitive Verhaltenstherapie (KVT)
- Eine kognitive Verhaltenstherapie (KVT) soll angeboten werden (Ia/A).
- Die KVT soll sich an empirisch fundierten Behandlungsprotokollen (Manualen) orientieren (Expertenkonsens/KKP).
- Evidenzbasierte Aussagen zur notwendigen Dauer der Therapie können angesichts der gegenwärtigen Studienlage nicht gemacht werden (Expertenkonsens). Bei Patienten mit einer Panikstörung/Agoraphobie sollte die Therapiedauer entsprechend der Krankheitsschwere, Komorbidität und der psychosozialen Rahmenbedingungen individuell geplant werden (KKP).
- Bei Patienten mit einer Panikstörung soll die KVT beim Vorliegen von agoraphobischem Vermeidungsverhalten Expositionselemente (Konfrontation mit Angst auslösenden Situationen) beinhalten (Expertenkonsens/KKP).

- Patienten mit einer Panikstörung/Agoraphobie sollte Expositionstherapie in Begleitung eines Therapeuten angeboten werden (Expertenkonsens/KKP), d.h. der Therapeut sollte die Exposition nicht nur in der Therapiesitzung theoretisch durchsprechen, sondern bei den Expositionsübungen anwesend sein.
- Es gibt keine ausreichende Evidenz zu der Frage, ob eine Gruppentherapie ebenso wirksam ist wie eine Einzeltherapie (Expertenkonsens).
- Patienten mit einer Panikstörung/Agoraphobie kann KVT als Gruppentherapie angeboten werden (KKP).
- Wenn eine KVT-Einzelbehandlung nicht zur Verfügung steht, sollte KVT als Gruppentherapie angeboten werden (KKP).

Nichttherapeutengestützte KVT
- In Deutschland darf eine Psychotherapie ohne vorherigen Kontakt mit einem Psychotherapeuten/Arzt von Angesicht zu Angesicht aus rechtlichen Gründen nicht durchgeführt werden. Nichttherapeutengestützte, auf der KVT basierende Interventionen mithilfe von Büchern, Audiomaterial, Computern oder Internet dürfen daher als Monotherapie nicht angeboten werden.
- Bei Patienten mit einer Panikstörung/Agoraphobie können zur Überbrückung bis zum Therapiebeginn oder als therapiebegleitende Maßnahme nichttherapeutengestützte, auf der KVT basierende Interventionen mithilfe von Büchern, Audiomaterial, Computern oder Internet im Sinne einer Anleitung zur Selbsthilfe angeboten werden (Expertenkonsens/ KKP).

Psychodynamische Psychotherapie
- Patienten mit einer Panikstörung/Agoraphobie sollte eine psychodynamische Psychotherapie angeboten werden, wenn sich eine KVT nicht als wirksam erwiesen hat, nicht verfügbar ist oder wenn eine diesbezügliche Präferenz des informierten Patienten besteht (IIa/B).[1]
- Die psychodynamische Psychotherapie soll sich an empirisch fundierten Manualen orientieren (KKP).

---

1   Sondervotum des bvvp: siehe Anhang ► Abschn. 7

- Bei Patienten mit einer Panikstörung/Agoraphobie sollte die Therapiedauer entsprechend der Krankheitsschwere, Komorbidität und psychosozialer Rahmenbedingungen individuell geplant werden (KKP).

Pharmakotherapie

Eine Pharmakotherapie soll nach allgemeinen medizinischen Standards durchgeführt werden.

- Patienten mit einer Panikstörung mit und ohne Agoraphobie soll eine pharmakologische Behandlung mit Citalopram, Escitalopram, Paroxetin, Sertralin oder Venlafaxin angeboten werden (Ia/A).
- Patienten mit einer Panikstörung/Agoraphobie sollte das trizyklische Antidepressivum Clomipramin zur Behandlung angeboten werden, wenn SSRIs oder der SNRI Venlafaxin nicht wirksam war oder nicht vertragen wurden (Ia/B).
- Benzodiazepine sind bei Panikstörung/Agoraphobie wirksam (Ia; Leitlinienadaptation). Patienten mit einer Panikstörung/Agoraphobie sollen Benzodiazepine dennoch aufgrund der gravierenden Nebenwirkungen (Abhängigkeitsentwicklung etc.) nicht angeboten werden (KKP). In Ausnahmefällen (z.B. schwere kardiale Erkrankungen, Kontraindikationen für Standardmedikamente, Suizidalität u.a.) können Benzodiazepine unter sorgfältiger Risiko-Nutzen-Abwägung zeitlich befristet angewendet werden.

Aufklärung des Patienten

Der Patient sollte darauf hingewiesen werden, dass die Wirkung von Antidepressiva mit einer Latenz von etwa 2 Wochen (Bereich 1–6 Wochen) einsetzt.

Der Patient sollte auf unerwünschte Wirkungen hingewiesen werden (insbesondere schwerwiegende bzw. häufige). Näheres ist der aktuellen Fachinformation zu entnehmen. Insbesondere sind zu nennen:

- Bei der Behandlung mit SSRIs oder SNRIs: Unruhe und Schlaflosigkeit in den ersten Tagen der Behandlung; sexuelle Dysfunktionen; Absetzphänomene
- Bei der Behandlung mit TZAs: anticholinerge Wirkungen, Sedierung, Gewichtszunahme, kardiovaskuläre Wirkungen
- Bei der Behandlung mit Benzodiazepinen (wenn sie in begründeten Ausnahmefällen angewendet werden): Abhängigkeitsentwicklung, Toleranz, Verlängerung der Reaktionszeit, Stürze

Mögliche Wechselwirkungen, absolute und relative Kontraindikationen und eventuelle Warnhinweise müssen beachtet werden. Der Patient soll hierüber informiert werden.

Dosierung

- Dosierungen gehen aus ◘ Tab. 1.6 hervor. Die SSRIs und SNRIs haben eine flache Dosis-Response-Kurve, d.h. dass schätzungsweise 75% der Patienten bereits auf die initiale (niedrige) Dosis reagieren. In manchen Fällen können Dosierungen am oberen Ende des indizierten Dosisbereichs notwendig sein und sollten bei Bedarf auch angeboten werden. Bei manchen Patienten kann es sinnvoll sein, mit der Hälfte der empfohlenen Dosis zu beginnen. Bei Patienten mit Leberfunktionsstörungen können Dosierungsanpassungen erforderlich sein. Um Überstimulierung und Schlaflosigkeit zu verhindern, sollte die Dosis morgens oder mittags gegeben werden.
- Trizyklische Antidepressiva sollten in einer niedrigen Dosierung begonnen und alle 3–5 Tage erhöht werden. Die Dosis sollte so lange erhöht werden, bis der höchste empfohlene Bereich erreicht ist, wenn eine anfängliche Behandlung mit einer niedrigen oder mittleren Dosis nicht erfolgreich war. Bei älteren Patienten werden niedrigere Dosen verwendet.
- Benzodiazepin-Dosierungen sollten so niedrig wie möglich, aber auch so hoch wie notwendig unter den oben genannten Einschränkungen verabreicht werden (Anwendung nur in begründeten Ausnahmefällen).

Behandlung von akuten Panikattacken

Im Falle einer akuten Panikattacke ist selten eine spezifische Behandlung notwendig. Oft tritt die Beruhigung bereits durch die Anwesenheit eines

◘ Tab. 1.6 Medikamente für die Behandlung von Panikstörung und Agoraphobie

Substanzklasse	Empfehlung		Evidenzkategorie	Empfehlungsgrad
SSRIs	Patienten mit einer Panikstörung/Agoraphobie sollen SSRIs (Citalopram, Escitalopram, Paroxetin oder Sertralin) zur Behandlung angeboten werden.		Ia	A
	Medikament	**Tagesdosis**		
	Citalopram[a]	20–40 mg		
	Escitalopram[a]	10–20 mg		
	Paroxetin	20–50 mg		
	Sertralin	50–150 mg		
SNRI	Patienten mit einer Panikstörung/Agoraphobie soll der SNRI Venlafaxin zur Behandlung angeboten werden.		Ia	A
	Venlafaxin	75–225 mg	Ia	A
TZA	Patienten mit einer Panikstörung/Agoraphobie sollte das trizyklische Antidepressivum Clomipramin zur Behandlung angeboten werden, wenn SSRIs oder der SNRI Venlafaxin nicht wirksam war oder nicht vertragen wurden.		Ia	B

[a] Die Regeldosis darf wegen einer möglichen QT_C-Zeit-Verlängerung nicht überschritten werden.

Arztes oder Psychologen ein. In begründeten Ausnahmefällen kann durch die Gabe eines Benzodiazepins (z.B. Lorazepam 1,0–2,5 mg) der Angstzustand rasch beendet werden.

Dauer der medikamentösen Behandlung, Erhaltungstherapie; Rezidivprophylaxe

— Bei Patienten mit einer Panikstörung/Agoraphobie soll nach Eintreten der Remission eine Pharmakotherapie noch 6–12 Monate fortgeführt werden (Expertenkonsens/KKP). Die Dauer kann verlängert werden, wenn ein Absetzversuch zu einem Wiederauftreten der Angstsymptomatik führt, wenn der Krankheitsverlauf besonders schwer war oder wenn sich aus der Anamnese des Patienten Hinweise auf eine lange Behandlungsnotwendigkeit ergeben (Expertenkonsens /KKP).

— Die Behandlung mit SSRIs und SNRIs soll in der Erhaltungstherapie in der gleichen Dosis fortgeführt werden, die in der Akuttherapie erfolgreich war (Expertenkonsens/KKP).

— Die Behandlung mit SSRIs, SNRIs und TZAs sollte bei Beendigung langsam reduziert werden, um Absetzphänomene zu vermeiden.

Pharmakotherapie bei besonderen Patientengruppen

— Bei älteren Patienten sollten TZA wegen einer erhöhten Empfindlichkeit für unerwünschte Wirkungen (anticholinerge Wirkungen, Herz-Kreislaufwirkungen) oder mögliche Wechselwirkungen mit anderen Medikamenten mit Vorsicht verordnet werden.

— Die Patienten müssen über mögliche Risiken durch bestimmte Medikamente in Schwangerschaft und Stillzeit hingewiesen werden.

Maßnahmen bei Nichtansprechen einer Psycho- oder Pharmakotherapie

In Fällen, in denen eine Psycho- oder Pharmakotherapie nicht ausreichend wirksam war, soll die jeweils andere Therapieform angeboten werden oder kann eine Kombination von Psychotherapie

◻ Tab. 1.7 Stufenplan der medikamentösen Behandlungsalternativen bei Nichtansprechen oder Unverträglichkeit eines Medikaments in der Behandlung von Angststörungen (modifiziert nach Bandelow et al., 2008)

Stufe	Vorgehen
Wechsel von einem Standardmedikament zu einem anderen	Umsetzen von einem SSRI auf einen anderen
	Umsetzen von SSRI auf SNRI oder umgekehrt
	Umsetzen auf TZA
	Umsetzen auf Pregabalin (nur GAD)
Wechsel zu Nicht-Standard-Medikamenten	
Umsetzen auf Medikamente, die bei anderen Angststörungen zugelassen sind	Umsetzen auf Pregabalin
	Umsetzen auf Moclobemid, Opipramol, Hydroxyzin
	Umsetzen auf Benzodiazepine (nur in begründeten Ausnahmefällen)
Umsetzen auf Medikamente, die nicht für Angststörungen zugelassen sind, aber aufgrund von RCTs wirksam sind	Panikstörung: Mirtazapin, Quetiapin, Phenelzin[a], Valproat, Inositol
	GAD: Quetiapin. In therapieresistenten Fällen: Zugabe von Risperidon oder Olanzapin zu einer Antidepressivatherapie
	SAD: Mirtazapin, Gabapentin, Pregabalin, Olanzapin
Umsetzen auf Medikamente/ Kombinationen, die aufgrund von offenen Studien wirksam sind	Panikstörung: Kombinationen von SSRIs und TZAs, Olanzapin-Monotherapie, Kombination eines SSRIs mit Olanzapin oder TZAs, Augmentation eines SSRIs mit Pindolol, Kombination von Valproat und Clonazepam. In therapieresistenten Fällen waren Olanzapin, zusätzliche Gabe von Fluoxetin zu einem TZA, Zugabe eines TZA zu Fluoxetin und die Zugabe von Olanzapin zu einem SSRI in offenen Studien wirksam.
	GAD: Ziprasidon
	Soziale Phobie: Levetiracetam, Topiramat, Tranylcypromin. In therapieresistenten Fällen: Zugabe von Buspiron zu einem SSRI
Umsetzen auf Medikamente/ Kombinationen, die aufgrund von Einzelfallberichten wirksam waren	Panikstörung: In therapieresistenten Fällen war die Zugabe von Lithium zu Clomipramin oder die Kombination von Valproat und Clonazepam wirksam

[a] nur über Auslandsapotheke erhältlich (z.B. aus Belgien, England, Spanien oder Irland)

und Pharmakotherapie angeboten werden (Expertenkonsens/KKP). Evidenz für eine Kombination wurde identifiziert für KVT sowie für SSRIs und Imipramin (Imipramin ist nicht für die Panikstörung/Agoraphobie zugelassen).

Nichtansprechen einer Psychotherapie

Es gibt keine kontrollierten Studien zu der Fragestellung, ob bei Nichtansprechen auf ein Psychotherapieverfahren eine Umstellung auf eine andere Psychotherapiemethode erfolgreich ist.

Nichtansprechen einer Pharmakotherapie

Bei Nichtansprechen einer Pharmakotherapie sollte eine Psychotherapie angeboten werden.

In der ◻ Tab. 1.7 werden Strategien zum Vorgehen bei Nichtansprechen einer Standard-Pharmakotherapie aufgeführt.

Wenn der Patient nicht oder nur geringfügig auf die Therapie anspricht, sollte zunächst die Dosierung angepasst und ggf. die Therapieadhärenz geprüft werden, bevor zu einem anderen Medikament gewechselt oder eine Kombination mit einem weiteren Medikament erwogen wird.

Für die in der Tabelle aufgeführten alternativen Medikamente besteht zum Teil keine ausreichende Evidenz in Form von kontrollierten Studien. Die Beschreibung der Studienlage zum Vorgehen bei Therapieresistenz findet sich bei Bandelow et al. (2008). Bei Verwendung von Medikamenten, die für eine Indikation nicht zugelassen sind, sind medizinrechtliche Fragen zu berücksichtigen. Nur wenn das Vorgehen durch ausreichende Evidenz gestützt ist, darf ein Arzt nicht zugelassene Medikamente verordnen. Der Patient ist darüber zu informieren.

Sport

Patienten mit einer Panikstörung/Agoraphobie kann Sport (Ausdauertraining, z.B. dreimal pro Woche 5 km laufen) als ergänzende Maßnahmen zu anderen Standardtherapien empfohlen werden (Expertenkonsens/KKP).

Selbsthilfegruppen

Es fehlen randomisierte kontrollierte Studien zur Wirksamkeit von Selbsthilfegruppen bei Panikstörung/Agoraphobie. Patienten und Angehörige sollen über Selbsthilfe- und Angehörigengruppen informiert und, wenn angebracht, zur Teilnahme ermuntert werden (Expertenkonsens/KKP).

1.7.2   Generalisierte Angststörung

- Patienten mit einer generalisierten Angststörung soll angeboten werden (Ia/A):
  - Psychotherapie
  - Pharmakotherapie

Dabei soll die Präferenz des informierten Patienten berücksichtigt werden. Im Informationsgespräch sollen insbesondere folgende Aspekte eine Rolle spielen: Wirkeintritt, Nachhaltigkeit, unerwünschte Wirkungen und Verfügbarkeit.
- Bei Komorbidität mit Depression soll eine leitliniengerechte antidepressive Therapie erfolgen (Expertenkonsens/KKP).

Psychotherapie
Kognitive Verhaltenstherapie

- Patienten mit einer generalisierten Angststörung soll eine KVT angeboten werden (Ia/A).

- Die KVT soll sich an empirisch fundierten Behandlungsprotokollen (Manualen) orientieren (Expertenkonsens/KKP).
- Evidenzbasierte Aussagen zur notwendigen Dauer der Therapie können angesichts der gegenwärtigen Studienlage nicht gemacht werden (Expertenkonsens). Bei Patienten mit einer generalisierten Angststörung sollte die Therapiedauer entsprechend der Krankheitsschwere, Komorbidität und psychosozialer Rahmenbedingungen individuell geplant werden (KKP).
- Es gibt keine ausreichende Evidenz zu der Frage, ob eine Gruppentherapie ebenso wirksam ist wie eine Einzeltherapie (Expertenkonsens). Patienten mit einer generalisierten Angststörung kann KVT als Gruppentherapie angeboten werden (KKP). Wenn eine KVT-Einzelbehandlung nicht zur Verfügung steht, sollte KVT als Gruppentherapie angeboten werden (KKP).
- Applied Relaxation kann für Patienten mit einer generalisierten Angststörung als zusätzliches Therapiemodul im Rahmen einer KVT angeboten werden (KKP).

Psychodynamische Psychotherapie
- Patienten mit einer generalisierten Angststörung sollte eine psychodynamische Psychotherapie angeboten werden, wenn sich eine KVT nicht als wirksam erwiesen hat, nicht verfügbar ist oder wenn eine diesbezügliche Präferenz des informierten Patienten besteht (IIa/B).[2]
- Die psychodynamische Psychotherapie soll sich an empirisch fundierten Manualen orientieren (Expertenkonsens/KKP).
- Bei Patienten mit einer GAD sollte die Therapiedauer entsprechend der Krankheitsschwere, Komorbidität und psychosozialer Rahmenbedingungen individuell geplant werden (Expertenkonsens/KKP).

Pharmakotherapie

Eine Pharmakotherapie soll nach allgemeinen medizinischen Standards durchgeführt werden.

---

2   Sondervotum des bvvp: siehe ► Abschnitt 7

- Patienten mit einer generalisierten Angststörung soll die pharmakologische Behandlung mit Escitalopram, Paroxetin, Venlafaxin oder Duloxetin angeboten werden (Ia/A).
- Patienten mit einer generalisierten Angststörung sollte Pregabalin angeboten werden (Ia/B). Patienten mit einer Polytoxikomanie sollen nicht mit Pregabalin behandelt werden.
- Wenn Therapien der Empfehlungskategorien A oder B unwirksam waren oder nicht vertragen wurden, kann Patienten mit einer generalisierten Angststörung Buspiron angeboten werden (Ib/0).
- Wenn Therapien der Empfehlungskategorien A oder B unwirksam waren oder nicht vertragen wurden, kann Patienten mit einer generalisierten Angststörung Opipramol angeboten werden (Ib/0).
- Benzodiazepine sind bei generalisierter Angststörung wirksam (Ia; Leitlinienadaptation). Patienten mit einer generalisierten Angststörung sollen Benzodiazepine dennoch aufgrund der gravierenden Nebenwirkungen (Abhängigkeitsentwicklung etc.) nicht angeboten werden (KKP). In Ausnahmefällen (z.B. schwere kardiale Erkrankungen, Kontraindikationen für Standardmedikamente, Suizidalität u.a.) können Benzodiazepine unter sorgfältiger Risiko-Nutzen-Abwägung zeitlich befristet angewendet werden.
- Das TZA Imipramin ist nicht für die Behandlung der generalisierten Angststörung zugelassen. Wenn solche Medikamente verordnet werden (Off-Label-Gebrauch), sind medizinrechtliche Fragen zu beachten. Patienten mit einer generalisierten Angststörung sollte Imipramin im Rahmen eines Therapieversuchs angeboten werden, wenn andere Therapien mit der Empfehlung A nicht wirksam waren oder nicht vertragen wurden (Ib/B).
- Quetiapin ist in Deutschland nicht für die Behandlung der generalisierten Angststörung zugelassen. Wenn Therapien der Empfehlungskategorien A oder B unwirksam waren oder nicht vertragen wurden, kann Quetiapin im Rahmen eines Therapieversuchs Patienten mit einer generalisierten Angststörung angeboten werden (Expertenkonsens/KKP).

- Wenn bei dem Patienten erhebliche depressive Symptome bestehen, was bei der generalisierten Angststörung häufig der Fall ist, sollte ein Antidepressivum verwendet werden oder aber die anxiolytische Therapie mit einem Nicht-Antidepressivum durch ein Antidepressivum ergänzt werden (Expertenkonsens/KKP).
- Mögliche Wechselwirkungen, absolute und relative Kontraindikationen und eventuelle Warnhinweise müssen beachtet werden.

Aufklärung des Patienten

Der Patient soll darauf hingewiesen werden, dass die Wirkung von Antidepressiva mit einer Latenz von etwa 2 Wochen (Bereich 1–6 Wochen) einsetzt.

Der Patient soll auf unerwünschte Wirkungen hingewiesen werden (insbesondere schwerwiegende bzw. häufige). Insbesondere sind zu nennen:

- Bei der Behandlung mit SSRIs oder SNRIs: Unruhe und Schlaflosigkeit in den ersten Tagen der Behandlung; sexuelle Dysfunktionen; Absetzphänomene
- Bei Behandlung mit Pregabalin: Schwindel, Benommenheit. Absetzphänomene und Überdosierungen bei Patienten mit Polytoxikomanie
- Bei der Behandlung mit TZAs oder Opipramol: anticholinerge Wirkungen, Sedierung, Gewichtszunahme, kardiovaskuläre Wirkungen
- Bei der Behandlung mit Benzodiazepinen (wenn sie in begründeten Ausnahmefällen angewendet werden): Abhängigkeitsentwicklung, Toleranz, Verlängerung der Reaktionszeit, Stürze

Der Patient soll über mögliche Wechselwirkungen, absolute und relative Kontraindikationen und eventuelle Warnhinweise unterrichtet werden.

Dosierung

- Dosierungen gehen aus ▫ Tab. 1.8 hervor. Die SSRIs und SNRIs haben eine flache Dosis-Response-Kurve, d.h. dass schätzungsweise 75% der Patienten bereits auf die initiale (niedrige) Dosis reagieren. In manchen Fällen können Dosierungen am oberen Ende des indizierten Dosisbereichs notwendig sein und sollten bei Bedarf auch angeboten werden. Bei manchen Patienten kann es sinnvoll sein, mit der Hälfte

Tab. 1.8 Medikamente für die Behandlung der generalisierten Angststörung

Substanzklasse	Empfehlung		Evidenzkategorie	Empfehlungsgrad
SSRIs	Patienten mit einer generalisierten Angststörung sollen die SSRIs Escitalopram oder Paroxetin angeboten werden.		Ia	A
	Medikament	**Tagesdosis**		
	Escitalopram[a]	10–20 mg		
	Paroxetin	20–50 mg		
SNRI	Patienten mit einer generalisierten Angststörung sollen die SNRIs Duloxetin oder Venlafaxin angeboten werden.		Ia	A
	Duloxetin	60–120 mg		
	Venlafaxin	75–225 mg		
Kalziummodulator	Patienten mit einer generalisierten Angststörung sollte Pregabalin angeboten werden.		Ia	B
	Pregabalin	150–600 mg		
Trizyklisches Anxiolytikum	Wenn Therapien mit der Empfehlung A oder B unwirksam waren oder nicht vertragen wurden, kann Patienten mit einer generalisierten Angststörung Opipramol angeboten werden.		Ib	0
	Opipramol	50–300 mg		
Azapiron	Wenn Therapien mit der Empfehlung A oder B unwirksam waren oder nicht vertragen wurden, kann Patienten mit einer generalisierten Angststörung Buspiron angeboten werden.		Ib	0
	Buspiron	15–60 mg		

[a] Die Regeldosis darf wegen einer möglichen QT_C-Zeit-Verlängerung nicht überschritten werden.

der empfohlenen Dosis zu beginnen. Bei Patienten mit Leberfunktionsstörungen können Dosierungsanpassungen erforderlich sein. Um Überstimulierung und Schlaflosigkeit zu verhindern, sollte die Dosis morgens oder mittags gegeben werden.

– Die Behandlung mit Pregabalin sollte in einer niedrigen Dosierung begonnen und alle 3–5 Tage erhöht werden.

– Trizyklische Antidepressiva sollten in einer niedrigen Dosierung begonnen werden und alle 3–5 Tage erhöht werden. Die Dosis sollte so lange erhöht werden, bis der höchste empfohlene Bereich erreicht ist, wenn eine anfängliche Behandlung mit einer niedrigen oder mittleren Dosis nicht erfolgreich war. Bei älteren Patienten werden niedrigere Dosen verwendet.

– Wenn in begründeten Ausnahmefällen Benzodiazepine angewendet werden, sollen die Dosierungen so niedrig wie möglich, aber auch so hoch wie notwendig eingestellt werden.

Dauer der medikamentösen Behandlung, Erhaltungstherapie; Rezidivprophylaxe

– Um Rückfälle zu vermeiden, sollte die Behandlung nach eingetretener Remission noch mindestens 6–12 Monate weitergeführt werden

(Leitlinienadaptation/KKP); die Dauer kann verlängert werden, wenn ein Absetzversuch zu einem Wiederauftreten der Angstsymptomatik führt, wenn der Krankheitsverlauf besonders schwer war oder wenn sich aus der Anamnese des Patienten Hinweise auf eine lange Behandlungsnotwendigkeit ergeben.

- Die Behandlung mit SSRIs, SNRIs, TZAs oder Pregabalin sollte bei Beendigung langsam reduziert werden, um Absetzphänomene zu vermeiden.
- Die Behandlung mit Benzodiazepinen sollte, wenn diese in begründeten Ausnahmefällen angewendet wurde, in der Regel nur für wenige Wochen durchgeführt werden. Nach längerer Behandlung sollten Benzodiazepine sehr langsam (ggf. über mehrere Wochen) ausgeschlichen werden, um Entzugsphänomene zu vermeiden.

Pharmakotherapie bei besonderen Patientengruppen

Bei älteren Patienten sollten TZA wegen einer erhöhten Empfindlichkeit für unerwünschte Wirkungen (anticholinerge Wirkungen, Herz-Kreislaufwirkungen) oder mögliche Wechselwirkungen mit anderen Medikamenten mit Vorsicht verordnet werden.

Die Patienten müssen auf mögliche Risiken durch bestimmte Medikamente in Schwangerschaft und Stillzeit hingewiesen werden.

Maßnahmen bei Nichtansprechen einer Psycho- oder Pharmakotherapie

In Fällen, in denen eine Psychotherapie bzw. Pharmakotherapie nicht ausreichend wirksam war, soll Patienten mit einer generalisierten Angststörung die jeweils andere Therapieform angeboten werden (Expertenkonsens/KKP).

Wenn der Patient nicht oder nur geringfügig auf die Pharmakotherapie anspricht, sollte zunächst die Dosierung angepasst und ggf. die Therapieadhärenz geprüft werden, bevor zu einem anderen Medikament gewechselt wird oder eine Kombination erwogen wird. In der ◻ Tab. 1.7 werden Strategien zum Vorgehen bei Nichtansprechen einer Standard-Pharmakotherapie aufgeführt. Bei Off-Label Use sind medizinrechtliche Fragen zu beachten.

Selbsthilfegruppen

Es fehlen randomisierte Studien zur Wirksamkeit von Selbsthilfegruppen bei generalisierter Angststörung. Patienten und Angehörige sollen über Selbsthilfe- und Angehörigengruppen informiert und, wenn angebracht, zur Teilnahme ermuntert werden (Expertenkonsens/KKP).

1.7.3 Soziale Phobie

Patienten mit sozialer Phobie soll angeboten werden (Expertenkonsens/KKP):
- Psychotherapie
- Pharmakotherapie

Dabei soll die Präferenz des informierten Patienten berücksichtigt werden. Im Informationsgespräch sollen insbesondere folgende Aspekte eine Rolle spielen: Wirkeintritt, Nachhaltigkeit, unerwünschte Wirkungen und Verfügbarkeit.

- Bei Komorbidität mit Depression soll eine leitliniengerechte antidepressive Therapie erfolgen (Expertenkonsens/KKP).

Psychotherapie
Kognitive Verhaltenstherapie

- Patienten mit einer sozialen Phobie soll eine KVT angeboten werden (Ia/A).
- Die KVT soll sich an empirisch fundierten Manualen orientieren (Expertenkonsens/KKP).
- Patienten mit einer sozialen Phobie sollte KVT als Einzeltherapie angeboten werden (Ib/B). Die KVT kann als Kombination von Einzel- und Gruppentherapie angeboten werden (Expertenkonsens/KKP). Wenn eine KVT-Einzelbehandlung nicht zur Verfügung steht, sollte KVT als Gruppentherapie angeboten werden (Expertenkonsens/KKP).
- Bei Patienten mit einer sozialen Phobie sollte die Therapiedauer entsprechend der Krankheitsschwere, Komorbidität und psychosozialer Rahmenbedingungen individuell geplant werden (KKP).

☐ Tab. 1.9   Medikamente für die Behandlung der sozialen Phobie

Substanzklasse	Empfehlung		Evidenzkategorie	Empfehlungsgrad
SSRIs	Patienten mit einer sozialen Phobie sollen die SSRIs Escitalopram, Paroxetin oder Sertralin angeboten werden.		Ia	A
	Medikament	**Tagesdosis**		
	Escitalopram[a]	10–20 mg		
	Paroxetin	20–50 mg		
	Sertralin	50–150 mg		
SNRI	Patienten mit einer sozialen Phobie soll der SNRI Venlafaxin angeboten werden.		Ia	A
	Venlafaxin	75–225 mg		
RIMA	Wenn Therapien mit der Empfehlung A oder B unwirksam waren oder nicht vertragen wurden, kann Patienten mit einer sozialen Phobie Moclobemid angeboten werden.		Expertenkonsens	KKP
	Moclobemid	300–600 mg		

[a] Die Regeldosis darf wegen einer möglichen QT_C-Zeit-Verlängerung nicht überschritten werden.

Nichttherapeutengestützte KVT

- In Deutschland darf eine Psychotherapie ohne vorherigen Kontakt mit einem Psychotherapeuten/Arzt von Angesicht zu Angesicht aus rechtlichen Gründen nicht durchgeführt werden. Nichttherapeutengestützte, auf der KVT basierende Interventionen mithilfe von Büchern, Audiomaterial, Computern oder Internet dürfen daher als Monotherapie nicht angeboten werden.
- Bei Patienten mit einer generalisierten Angststörung können zur Überbrückung bis zum Therapiebeginn oder als therapiebegleitende Maßnahme therapeutengestützte, auf der KVT basierende Interventionen über das Internet angeboten werden (KKP).

Psychodynamische Psychotherapie

- Patienten mit einer sozialen Phobie sollte eine psychodynamische Psychotherapie angeboten werden, wenn sich eine KVT nicht als wirksam erwiesen hat, nicht verfügbar ist oder wenn

eine diesbezügliche Präferenz des informierten Patienten besteht (Ib/B).[3]
- Die psychodynamische Psychotherapie soll sich an empirisch fundierten Manualen orientieren (KKP).
- Bei Patienten mit einer sozialen Phobie sollte die Therapiedauer entsprechend der Krankheitsschwere, Komorbidität und psychosozialer Rahmenbedingungen individuell geplant werden (KKP).

Pharmakotherapie

Eine Pharmakotherapie soll nach allgemeinen medizinischen Standards durchgeführt werden.
- Patienten mit einer sozialen Phobie sollen die SSRIs Paroxetin, Sertralin oder Escitalopram oder der SNRI Venlafaxin angeboten werden (Ia/A)(☐ Tab. 1.9).
- Die Studienlage zu Moclobemid ist inkonsistent (Expertenkonsens). Moclobemid kann Patienten mit einer sozialen Phobie angeboten

---

3   Sondervotum des bvvp: siehe Anhang ▶ Abschn. 7

werden, wenn Therapien der Empfehlungskategorie A unwirksam waren oder nicht vertragen wurden (KKP).
- Benzodiazepine sind bei sozialer Phobie wirksam (Ib; Leitlinienadaptation). Patienten mit
  einer sozialen Phobie sollen Benzodiazepine
  dennoch aufgrund der gravierenden Nebenwirkungen (Abhängigkeitsentwicklung etc.)
  nicht angeboten werden (KKP). In Ausnahmefällen (z.B. schwere kardiale Erkrankungen,
  Kontraindikationen für Standardmedikamente, Suizidalität u.a.) können Benzodiazepine
  unter sorgfältiger Risiko-Nutzen-Abwägung
  zeitlich befristet angewendet werden.
- In Ausnahmefällen (z.B. schwere kardiale
  Erkrankungen, Kontraindikationen für Standardmedikamente, Suizidalität, kurzfristige
  Behandlung vor Prüfungssituationen, Bewer-
  bungsgesprächen u.a.) können Benzodiazepine
  unter sorgfältiger Risiko-Nutzen-Abwägung
  angewendet werden.
- Mögliche Wechselwirkungen, absolute und
  relative Kontraindikationen und eventuelle
  Warnhinweise müssen beachtet werden.

Aufklärung des Patienten

Der Patient sollte darauf hingewiesen werden, dass
die Wirkung von Antidepressiva mit einer Latenz
von etwa 2 Wochen (Bereich 1–6 Wochen) einsetzt.

Der Patient sollte auf unerwünschte Wirkun-
gen hingewiesen werden (insbesondere schwerwie-
gende bzw. häufige). Insbesondere sind zu nennen:
- Bei der Behandlung mit SSRIs oder SNRIs:
  Unruhe und Schlaflosigkeit in den ersten Ta-
  gen der Behandlung; sexuelle Dysfunktionen;
  Absetzphänomene
- Bei der Behandlung mit Benzodiazepinen
  (wenn sie in begründeten Ausnahmefällen an-
  gewendet werden): Abhängigkeitsentwicklung,
  Toleranz, Verlängerung der Reaktionszeit,
  Stürze
- Bei Behandlung mit Moclobemid: Unruhe,
  Schlafstörungen, trockener Mund, Kopf-
  schmerzen, Schwindel

Der Patient sollte über mögliche Wechselwirkungen, absolute und relative Kontraindikationen und
eventuelle Warnhinweise unterrichtet werden.

Patienten mit einer Suchtanamnese sollen keine
Benzodiazepine erhalten.

Dosierung

Dosierungen gehen aus ◘ Tab. 1.9 hervor. Die SSRIs
und SNRIs haben eine flache Dosis-Response-Kurve, d.h. dass schätzungsweise 75% der Patienten
bereits auf die initiale (niedrige) Dosis reagieren.
In manchen Fällen können Dosierungen am oberen Ende des indizierten Dosisbereichs notwendig
sein und sollten bei Bedarf auch angeboten werden. Bei manchen Patienten kann es sinnvoll sein,
mit der Hälfte der empfohlenen Dosis zu beginnen. Bei Patienten mit Leberfunktionsstörungen
können Dosierungsanpassungen erforderlich sein.
Um Überstimulierung und Schlaflosigkeit zu verhindern, sollte die Dosis morgens oder mittags gegeben werden.

Benzodiazepin-Dosierungen sollten so niedrig wie möglich, aber auch so hoch wie notwendig
unter den oben genannten Einschränkungen verabreicht werden.

Dauer der medikamentösen Behandlung, Erhaltungstherapie; Rezidivprophylaxe

- Um Rückfälle zu vermeiden, sollte die Behandlung nach eingetretener Remission noch
  mindestens 6–12 Monate weitergeführt werden
  (Ia/A); die Dauer kann verlängert werden,
  wenn ein Absetzversuch zu einem Wiederauftreten der Angstsymptomatik führt, wenn der
  Krankheitsverlauf besonders schwer war oder
  wenn sich aus der Anamnese des Patienten
  Hinweise auf eine lange Behandlungsnotwendigkeit ergeben.
- Die Behandlung mit Benzodiazepinen (nur
  in begründeten Ausnahmefällen) sollte in der
  Regel nur für wenige Wochen durchgeführt
  werden. Nach längerer Behandlung sollten
  Benzodiazepine sehr langsam (ggf. über mehrere Wochen) ausgeschlichen werden.
- Die Behandlung mit SSRIs und SNRIs sollte
  bei Beendigung langsam reduziert werden, um
  Absetzphänomene zu vermeiden.
- Eine Behandlung mit Benzodiazepinen (wenn
  sie in begründeten Ausnahmefällen angewendet wurde) sollte langsam ausgeschlichen werden, um Entzugsphänomene zu vermeiden.

Pharmakotherapie bei besonderen Patientengruppen

Bei älteren Patienten sollten TZA wegen einer erhöhten Empfindlichkeit für unerwünschte Wirkungen (anticholinerge Wirkungen, Herz-Kreislaufwirkungen) oder mögliche Wechselwirkungen mit anderen Medikamenten mit Vorsicht verordnet werden.

Die Patienten sollten über mögliche Risiken durch bestimmte Medikamente in Schwangerschaft und Stillzeit hingewiesen werden.

Maßnahmen bei Nichtansprechen einer Psycho- oder Pharmakotherapie

In Fällen, in denen eine Psycho- oder Pharmakotherapie nicht ausreichend wirksam war, soll die jeweils andere Therapieform angeboten werden oder kann eine Kombination von Psychotherapie und Pharmakotherapie angeboten werden (Expertenkonsens/KKP).

Wenn der Patient nicht oder nur geringfügig auf eine Pharmakotherapie anspricht, sollte zunächst die Dosierung angepasst und ggf. die Therapieadhärenz geprüft werden, bevor zu einer anderen Behandlungsoption mit hohem Empfehlungsgrad gewechselt wird oder eine Kombination erwogen wird. In der ◘ Tab. 1.7 werden Strategien zum Vorgehen bei Nichtansprechen einer Pharmakotherapie aufgeführt.

Selbsthilfegruppen

- Es fehlen Studien zur Wirksamkeit von Selbsthilfegruppen bei sozialer Phobie.
- Patienten und Angehörige sollen über Selbsthilfe- und Angehörigengruppen informiert und, wenn angebracht, zur Teilnahme ermuntert werden (Expertenkonsens/KKP).

1.7.4   Spezifische Phobien

Psychotherapie

- Patienten mit einer spezifischen Phobie soll eine Expositionstherapie angeboten werden (Ia/A).
- Evidenzbasierte Aussagen zur notwendigen Dauer der Therapie können angesichts der gegenwärtigen Studienlage nicht gemacht

werden. In RCTs zu spezifischen Phobien wurden 1–5 Therapiesitzungen (Sitzungsdauer 1–3 Zeitstunden) durchgeführt. Die Therapiedauer sollte entsprechend der Krankheitsschwere, Komorbidität und psychosozialer Rahmenbedingungen individuell geplant werden (Expertenkonsens/KKP).

- Wenn eine *in-vivo*-Exposition nicht verfügbar oder möglich ist, sollte Patienten mit einer spezifischen Phobie eine Virtuelle-Realität-Expositionstherapie – wenn verfügbar – angeboten werden (Expertenkonsens/KKP).
- Bei der Virtuelle-Realität-Expositionstherapie kann es in ca. 10% der Fälle zu einer Kinetose mit Übelkeit kommen.

Pharmakotherapie

Die vorliegenden Studien reichen zum Nachweis der Wirksamkeit von Medikamenten bei einer spezifischen Phobie nicht aus.

Erstellung der Leitlinie

Borwin Bandelow, Thomas Lichte, Sebastian Rudolf, Jörg Wiltink, Manfred Beutel

B. Bandelow et al. (Hrsg.), *S3-Leitlinie Angststörungen,*
DOI 10.1007/978-3-662-44136-7_2, © Deutsche Gesellschaft für Allgemeinmedizin (DEGAM)
Deutsche Gesellschaft für Psychiatrie und Psychotherapie, Psychosomatik und Nervenheilkunde (DGPPN)
Deutsche Gesellschaft für Psychosomatische Medizin und Ärztliche Psychotherapie (DGPM)
Deutsches Kollegium für Psychosomatische Medizin (DKPM) 2015

Bei der Erstellung der Leitlinie wurde der »Leitfaden zur Erstellung des Leitlinienreports für Autoren von S2 k, S2e und S3-Leitlinien« (AWMF, 2012) zugrunde gelegt.

2.1 Geltungsbereich und Zweck

2.1.1 Begründung für die Auswahl des Leitlinienthemas

Angststörungen zählen zu den häufigsten psychischen Störungen (Jacobi et al., 2004; Kessler et al., 2005a; Kessler et al., 2005b) und gehen mit hohen Komorbiditätsraten einher. Sie nehmen oftmals einen chronischen Verlauf, und die Spontanremissionsrate ist niedrig. Sie gehen mit erheblichen Einschränkungen der Lebensqualität, des sozialen Status und der finanziellen Situation der Betroffenen einher (Mendlowicz u. Stein, 2000; Nisenson et al., 1998). Bei einer adäquaten Diagnostik und Behandlung sind Angststörungen in vielen Fällen effektiv behandelbar (Stein, 2003). Dennoch ist die Rezidivneigung auch bei angemessener pharmako- oder psychotherapeutischer Behandlung nicht unerheblich. Unzureichend behandelt können Angststörungen infolge Frühberentungen und Krankschreibungen zudem zu einer ausgeprägten ökonomischen Belastung für das Gesundheitssystem führen (DuPont et al., 1996; Rice u. Miller, 1998; Wittchen, 2002).

Trotz ihrer Häufigkeit werden Angststörungen in der Primärversorgung in knapp der Hälfte der Fälle nicht erkannt und infolgedessen nicht fachgerecht behandelt (Fernandez et al., 2007; Sartorius et al., 1993; Stein, 2003; Wang et al., 2005; Wittchen et al., 2002). Obwohl in Deutschland ein differenziertes Spektrum an Behandlungsmöglichkeiten vorhanden ist, werden vorhandene Ressourcen für die Diagnostik und Behandlung von Angststörungen noch nicht ausreichend genutzt. So findet sich eine insgesamt zu geringe Inanspruchnahme therapeutischer Optionen (Bandelow et al., 1995; Cowley et al., 1997; Deacon et al., 2008; Wittchen u. Jacobi, 2001; Young et al., 2001) und es kommt zu wiederholter körperlicher Diagnostik und Behandlung der Patienten. Bezüglich der Information, Beratung und Motivierung der Patienten für eine weiterführende Behandlung besteht weiterhin Optimierungsbedarf (Schulz et al., 2008). Allerdings ist die zu geringe Inanspruchnahme auch auf Zurückhaltung seitens der Patienten zurückzuführen.

Die bundesweite Versorgung unterliegt starken regionalen Differenzen. So finden sich in Gebieten mit nahe gelegener Universität oder psychotherapeutischen Weiterbildungsinstitutionen bessere Versorgungsquoten als in Gebieten ohne diese Strukturen (Wittchen u. Jacobi, 2001). Die Arzt/Einwohner-Relation im psychotherapeutischen Bereich ist in ländlichen Regionen bis zu zehnfach geringer als in Kernstädten (Schulz et al., 2008).

Um eine einheitliche, den aktuellen Standards medizinisch-psychotherapeutischer Kenntnisse entsprechende Versorgung von Patienten zu ermöglichen, müssen für Leitlinien die Ergebnisse der wissenschaftlichen Forschung (Prinzipien der evidenzbasierten Medizin) und Expertenwissen (klinische Erfahrung) mittels objektiver und nachvollziehbarer Methoden gleichermaßen berücksichtigt werden (Kopp et al., 2002). Die Maßnahmen und Empfehlungen müssen auf die gesellschaftlichen und kulturellen Besonderheiten des adressierten Gesundheitssystems abgestimmt sein. Leitlinien sind als dynamische Handlungsempfehlungen zu verstehen, die kontinuierlich auf den neuesten Wissensstand aktualisiert werden müssen.

2.1.2 Ziele

Die vorliegende S3-Leitlinie hat folgende Ziele:
- die Erkennung und Behandlung von Angststörungen in Deutschland und die Partizipation, Aktivität und Lebensqualität der Patienten durch die Entwicklung transparenter und nachvollziehbarer Standards für die verschiedenen Versorgungsebenen zu verbessern,
- Empfehlungen zu prioritären Versorgungsproblemen zwischen allen an der Versorgung beteiligten Gruppen unter Einbeziehung von Patienten- und Angehörigenvertretern abzustimmen, darzulegen und zu implementieren,
- die Empfehlungen entsprechend dem aktuellen Stand wissenschaftlicher Erkenntnisse unter Berücksichtigung der Kriterien der Evidenzbasierung zu formulieren und zu aktualisieren,

2

- die Versorgungsabläufe für Menschen mit Angsterkrankungen und die dabei entstehenden Entscheidungssituationen zu benennen und das jeweilige Vorgehen der Wahl zu definieren, und somit den Zugang der Patienten zu einer effektiven Therapie unter Berücksichtigung der differenziellen Indikation und der Schnittstellen zwischen den Versorgungsebenen zu fördern,
- Therapieprozesse und -ergebnisse durch die besondere Berücksichtigung von Problemen wie Chronifizierung und Komorbidität zu verbessern,
- durch Einbeziehung aller an der Versorgung beteiligten Disziplinen und Organisationen sowie der Patientenvertreter einen effizienten Transfer der Empfehlungen in die Praxis zu ermöglichen und
- Forschungsbedarf aufzuzeigen und daraus resultierende Aktivitäten anzuregen.

Es gibt nur wenige Studien, die die Auswirkungen der Anwendung von Leitlinien auf die Therapie von Patienten untersuchten. In einer systematischen Analyse wurden bei Studien zu psychiatrischen Krankheitsbildern nur moderate Verbesserungen der Therapieeffekte gefunden (Weinmann et al., 2007).

2.1.3   Versorgungsbereich

Der Versorgungsbereich betrifft die Bundesrepublik Deutschland.

2.1.4   Patientenzielgruppen

Der Geltungsbereich dieser Leitlinie bezieht sich auf erwachsene Patienten (ab 18 Jahren) mit Angststörungen:
- Agoraphobie/Panikstörung (F40.01/ F41.0)
- Generalisierte Angststörung (F41.1)
- Soziale Phobie (F40.1) und
- Spezifische (isolierte) Phobien (F40.2).

Diese Störungen treten in der klinischen Praxis häufig in komorbider Form auf. Zu den Aus-

schlusskriterien der zur Evidenzbeurteilung herangezogenen Studien gehören oft komorbide andere psychische Erkrankungen wie Suchterkrankungen, Psychosen, Persönlichkeitsstörungen u.a. sowie akute Suizidalität, so dass die gefundenen Ergebnisse oft nicht ohne weiteres auf die Gesamtheit der betroffenen Patienten übertragen werden können. Auch schwerwiegende medizinische Erkrankungen werden in der Regel ausgeschlossen. In der Regel wurden in den vorliegenden Studien depressive Komorbiditäten jedoch nicht ausgeschlossen, sofern nicht die Diagnose einer Depression überwog; das gleiche gilt in der Regel für komorbide andere Angsterkrankungen.

Empfehlungen zu Zwangsstörungen (F42) und posttraumatischen Belastungsstörungen (F43.1) werden in der vorliegenden Leitlinie nicht gegeben.

2.1.5   Anwenderzielgruppen/ Adressaten

Die Leitlinie richtet sich an alle Berufsgruppen, die mit der Erkennung, Diagnostik und Behandlung von Patienten mit Angststörungen befasst sind: Hausärzte (Fachärzte für Allgemeinmedizin bzw. hausärztlich tätige Fachärzte für Innere Medizin, praktische Ärzte), Fachärzte für Psychiatrie und Psychotherapie bzw. Nervenheilkunde, Fachärzte für psychosomatische Medizin und Psychotherapie, Psychologische Psychotherapeuten und Kinder- und Jugendlichenpsychotherapeuten, Ärzte mit Zusatzbezeichnung Psychotherapie bzw. Psychoanalyse sowie weitere Fachberufe und alle in der Aus- und Weiterbildung befindlichen Psychologen und Ärzte; Fachkrankenhäuser und Fachabteilungen für Psychiatrie/Psychotherapie, Akut- und Rehabilitationskliniken für psychosomatische Medizin sowie andere Rehabilitationseinrichtungen; an Angststörungen erkrankte Erwachsene und deren Angehörige; Entscheidungsträger im Gesundheitswesen; die Öffentlichkeit zur Information über gute diagnostische/therapeutische Vorgehensweisen.

Darüber hinaus richtet sie sich zusätzlich an die Vertragsverantwortlichen von »strukturierten Behandlungsprogrammen« und »integrierten Versorgungsverträgen« sowie die medizinischen wissenschaftlichen Fachgesellschaften und andere

Herausgeber von Leitlinien. Bei der vorliegenden Leitlinie handelt es sich – ebenso wie bei jeder anderen medizinischen Leitlinie – explizit nicht um eine »Richtlinie« im Sinne einer Regelung des Handelns oder Unterlassens, die von einer rechtlich legitimierten Institution konsentiert, schriftlich fixiert und veröffentlicht wurde, für den Rechtsraum dieser Institution verbindlich ist und deren Nichtbeachtung definierte Sanktionen nach sich zieht (BÄK, 1997). Vielmehr bietet sie eine Orientierung für individuelle Therapieentscheidungen, die darüber hinaus durch die klinische Erfahrung der Behandler und durch Patientenpräferenzen bestimmt sind.

2.2 Zusammensetzung des Leitliniengremiums

2.2.1 Repräsentativität der Leitliniengruppe: Beteiligte Berufsgruppen

Um die Akzeptanz und Umsetzung von Leitlinien in der Versorgungspraxis zu fördern, müssen die beteiligten Akteure des Gesundheitssystems explizit und systematisch in die Entwicklung einbezogen werden. Ein zentrales Anliegen war deshalb die Beteiligung und der Konsens der adressierten Zielstrukturen zur Entwicklung von S3-Leitlinien nach der Klassifikation der AWMF (vgl. ▸ Kap. 1.2) und den Anforderungen des Deutschen · Leitlinien-Bewertungsinstruments (DELBI)(ÄZQ/ AWMF, 2008). Zu diesem Zweck koordinierten das Deutsche Kollegium für Psychosomatische Medizin (DKPM) und die Deutsche Gesellschaft für Psychosomatische Medizin und Ärztliche Psychotherapie (DGPM) gemeinsam mit der Deutschen Gesellschaft für Psychiatrie, Psychotherapie und Nervenheilkunde (DGPPN) und der Deutschen Gesellschaft für Allgemeinmedizin (DEGAM) seit Frühjahr 2008 ein Projekt zur Erarbeitung der S3-Leitlinien Angst unter Beteiligung aller adressierten ärztlichen und psychologischen Gruppierungen (Fachgesellschaften und Berufsverbände)

sowie Patientenverbände. Insgesamt sind 20 Fachgesellschaften bzw. Berufsverbände an der Entwicklung der Leitlinien beteiligt (◘ Tab. 2.1).

Die Mitglieder des Leitliniengremiums sind in ◘ Tab. 2.2 aufgeführt.

Die Leitliniengruppe dankt Prof. Dr. med. Ina B. Kopp (AWMF) für ihre unermüdliche Arbeit als Koordinatorin der Leitlinieninitiative sowie Fr. Dr. M. Nothacker, stellvertretende Leiterin, und Fr. Dr. C. Muche-Borowski, wissenschaftliche Mitarbeiterin, AWMF-IMWi (Institut für Medizinisches Wissensmanagement) für die Überprüfung des Leitlinientextes.

2.2.2 Repräsentativität der Leitliniengruppe: Beteiligung von Patienten

Patienteninteressenverbände werden durch die Mitglieder der APK, der DASH und der DAG SHG vertreten:

J. Matzat, G. Schick, C. Zottl, A. Ströhle

2.2.3 Koordination

M.E. Beutel, J. Wiltink

2.2.4 Steuerungsgruppe und Textredaktion

B. Bandelow, M. E. Beutel, T. Lichte, S. Rudolf

2.2.5 Literaturrecherche

M. Reitt, B. Bandelow

2.2.6 Ansprechpartner für Aktualisierungen

Kontakt: info-angstleitlinie@unimedizin-mainz.de

◘ Tab. 2.1   Beteiligte Fachgesellschaften, Berufsverbände und Organisationen

Nr.	Kürzel	Gesellschaft
1	APK	Aktion psychisch Kranke e.V.
2	BPTK	Bundespsychotherapeutenkammer
3	BVVP	Bundesverband der Vertragspsychotherapeuten e.V.
4	DAG SHG	Deutsche Arbeitsgemeinschaft Selbsthilfegruppen
5	DASH	Deutsche Angst-Selbsthilfe
6	DÄVT	Deutsche Ärztliche Gesellschaft für Verhaltenstherapie
7	DEGAM	Deutsche Gesellschaft für Allgemeinmedizin und Familienmedizin
8	DGPM	Deutsche Gesellschaft für Psychosomatische Medizin und Ärztliche Psychotherapie
9	DGPPN	Deutsche Gesellschaft für Psychiatrie, Psychotherapie, Psychosomatik und Nervenheilkunde;
10	DGPPR	Deutsche Gesellschaft für Klinische Psychologie und Psychosomatische Rehabilitation
11	DGPs	Deutsche Gesellschaft für Psychologie
12	DGPT	Deutsche Gesellschaft für Psychoanalyse, Psychotherapie, Psychosomatik und Tiefenpsychologie
13	DGRW	Deutsche Gesellschaft für Rehabilitationswissenschaften
14	DGVM	Deutsche Gesellschaft für Verhaltensmedizin und Verhaltensmodifikation
15	DGVT	Deutsche Gesellschaft für Verhaltenstherapie
16	DKPM	Deutsches Kollegium für Psychosomatische Medizin
17	DPG	Deutsche Psychoanalytische Gesellschaft
18	DPV	Deutsche Psychoanalytische Vereinigung
19	DVT	Deutscher Fachverband für Verhaltenstherapie
20	GAF	Gesellschaft für Angstforschung

AWMF Arbeitsgemeinschaft der Wissenschaftlichen Medizinischen Fachgesellschaften (Beratung, Moderation)

2.3   Methodologische Exaktheit

2.3.1   Was ist eine S3-Leitlinie?

Um den Anforderungen an wissenschaftlich fundierte Empfehlungen zur Diagnostik und Behandlung gerecht zu werden, sollen S3-Leitlinien nach der Klassifikation der Arbeitsgemeinschaft der Wissenschaftlichen Medizinischen Fachgesellschaften (AWMF) entwickelt werden. Die Erfüllung der S3-Kriterien ist in ◘ Tab. 2.3 dokumentiert.

2.3.2   Verwendung existierender Leitlinien zum Thema

Recherche, Auswahl und Bewertung von Leitlinien

Bei der Recherche nach bestehenden nationalen und internationalen Angstleitlinien wurde zunächst über das Leitliniendatenbanksystem Guidelines International Network (GIN) nach verwendbaren Leitlinien gesucht (◘ Tab. 2.4).

Aus GIN wurden 2 Leitlinien (NICE, AkdÄ) herangezogen (◘ Tab. 2.5), die für das Thema Angststörungen zu speziellen Problemen sowie zum Themenumfeld oder zur Zielpopulation Stel-

□ Tab. 2.2 Mitglieder der Konsensgruppe. Abkürzungen: siehe Anhang. *Mitglieder der Steuerungsgruppe

Vertreter	Fachgesellschaft/ Organisation	Abkürzung
Prof. Dr. rer. nat. Georg W. Alpers	Deutsche Gesellschaft für Psychologie	DGPs
Prof. Dr. med. Borwin Bandelow, Dipl.-Psych.*	Deutsche Gesellschaft für Psychiatrie, Psychotherapie, Psychosomatik und Nervenheilkunde; Gesellschaft für Angstforschung	DGPPN/ GAF
Prof. Dr. phil. Cord Benecke	Deutsche Psychoanalytische Gesellschaft	DPG
Prof. Dr. med. Manfred E. Beutel, Dipl.-Psych.*	Deutsches Kollegium für Psychosomatische Medizin	DKPM, Koordination
Prof. Dr. med. Jürgen Deckert	Deutsche Gesellschaft für Psychiatrie, Psychotherapie, Psychosomatik und Nervenheilkunde	DGPPN
Prof. Dr. med. Annegret Eck-hardt-Henn	Deutsche Psychoanalytische Vereinigung	DPV
Dr. med. Christian Ehrig	Deutsche Ärztliche Gesellschaft für Verhaltenstherapie	DÄVT
Dr. med. Kerstin Engel	Deutsche Gesellschaft für Psychiatrie, Psychotherapie, Psychosomatik und Nervenheilkunde; Gesellschaft für Angstforschung	DGPPN; GAF
Prof. Dr. med. Peter Falkai	Deutsche Gesellschaft für Psychiatrie, Psychotherapie, Psychosomatik und Nervenheilkunde	DGPPN
Prof. Dr. med. Franziska Geiser, Dipl.-Psych.	Deutsche Gesellschaft für Psychosomatische Medizin und Ärztliche Psychotherapie	DGPM
Prof. Dr. Alexander L. Gerlach	Deutsche Gesellschaft für Verhaltensmedizin und Ver-haltensmodifikation	DGVM
Prof. Dr. phil. Stephan Hau, Dipl.-Psych.	Deutsche Psychoanalytische Vereinigung, Deutsche Ge-sellschaft für Psychoanalyse, Psychotherapie, Psycho-somatik und Tiefenpsychologie	DPV/ DGPT
Dipl.-Psych. Timo Harfst	Bundespsychotherapeutenkammer	BPTK
Prof. Dr. med. Peter Joraschky	Deutsches Kollegium für Psychosomatische Medizin	DKPM
Prof. Dr. med. Michael Kellner	Deutsche Gesellschaft für Psychiatrie, Psychotherapie, Psychosomatik und Nervenheilkunde; Gesellschaft für Angstforschung	DGPPN; GAF
Prof. Dr. med. Volker Köllner	Deutsche Gesellschaft für Psychosomatische Medizin und Ärztliche Psychotherapie	DGPM
Prof. Dr. med. Ina B. Kopp	Arbeitsgemeinschaft der Wissenschaftlichen Medizini-schen Fachgesellschaften	AWMF
Univ.-Doz. Dr. med. Gernot Langs	Deutsche Ärztliche Gesellschaft für Verhaltenstherapie	DÄVT
Prof. Dr. med. Thomas Lichte*	Deutsche Gesellschaft für Allgemeinmedizin und Familienmedizin	DEGAM
Dr. rer. nat. Heinz Liebeck	Deutsche Gesellschaft für Verhaltenstherapie	DGVT
Dipl.-Psych. Jürgen Matzat	Deutsche Arbeitsgemeinschaft Selbsthilfegruppen	DAG SHG
Dipl.-Psych. Markus Reitt	Recherche	
Dr. med. Sebastian Rudolf*	Deutscher Fachverband für Verhaltenstherapie	DVT

2

◘ **Tab. 2.2**   Fortsetzung

Vertreter	Fachgesellschaft/ Organisation	Abkürzung
Prof. Dr. med. Heinrich Peter Rüddel	Deutsche Gesellschaft für Klinische Psychologie und Psychosomatische Rehabilitation	DGPPR
Hr. Gerhard Schick	Deutsche Angst-Selbsthilfe	DASH
Prof. Dr. med. Ulrich Schweiger	Deutscher Fachverband für Verhaltenstherapie	DVT
Dr. Regine Simon	Bundesverband der Vertragspsychotherapeuten e.V.	BVVP
Prof. Dr. med. Andreas Ströhle	Deutsche Gesellschaft für Psychiatrie, Psychotherapie, Psychosomatik und Nervenheilkunde; Gesellschaft für Angstforschung; Aktion Psychisch Kranke e.V.	DGPPN; GAF; APK
Dipl.-Psych. Anne Springer	Deutsche Gesellschaft für Psychoanalyse, Psychotherapie, Psychosomatik und Tiefenpsychologie	DGPT
Prof. Dr. med. Hermann Staats	Deutsche Psychoanalytische Gesellschaft	DPG
Dr. Walter Ströhm	Deutscher Fachverband für Verhaltenstherapie	DVT
Dipl.-Psych. Benedikt Waldherr	Bundesverband der Vertragspsychotherapeuten e.V.	BVVP
Prof. Dr. phil. Birgit Watzke	Deutsche Gesellschaft für Rehabilitationswissenschaften	DGRW
Dr. med. Dirk Wedekind	Deutsche Gesellschaft für Psychiatrie, Psychotherapie, Psychosomatik und Nervenheilkunde; Gesellschaft für Angstforschung	DGPPN; GAF
PD Dr. med. Jörg Wiltink, Dipl.-Psych.	Koordination	
Dipl.-Soz.-Päd. Christian Zottl	Deutsche Angst-Selbsthilfe	DASH
Prof. Dr. med. Peter Michael Zwanzger	Deutsche Gesellschaft für Psychiatrie, Psychotherapie, Psychosomatik und Nervenheilkunde; Gesellschaft für Angstforschung	DGPPN; GAF

lung nehmen. Eingeschlossen wurden Leitlinien, ohne Berücksichtigung des landestypischen soziokulturellen Umfeldes, und ohne Bezug zum differenzierenden Gesundheits- und Krankenversorgungssystem. Ausgeschlossen wurden Leitlinien, die nicht in Englisch oder Deutsch vorlagen. Zusätzlich aufgenommen wurden folgende Leitlinien, die in g-i-n.net nicht verzeichnet oder im Verlauf der Leitlinienerstellung neu erschienen bzw. aktualisiert wurden: BAP, RANZCP, CAP, DGPPN und WFSBP.

Folgende Leitlinien wurden gesichtet:

— Für Deutschland liegen als Empfehlungsgrundlage die 2000 von der Deutschen Gesellschaft für Psychiatrie, Psychotherapie und Nervenheilkunde (DGPPN) in Kooperation mit weiteren Fachgesellschaften herausgegebenen »Leitlinien zur Diagnostik und Therapie

von Angsterkrankungen« (Dengler, 2000) vor. Da keine Aktualisierung vorgenommen wurde, entsprechen sie nicht mehr dem neuesten Forschungs- und Wissensstand.

— Als weitere deutsche Leitlinie wurden 2003 von der Arzneimittelkommission der deutschen Ärzteschaft (AkdÄ) die »Empfehlungen zur Therapie von Angst- und Zwangsstörungen« herausgegeben (AKDÄ, 2003). Diese aktualisierte Therapieempfehlung (2. Auflage) soll dem Arzt a) Hinweise darauf geben, körperliche und psychische Symptome einer Angsterkrankung zu erkennen und b) anhand ihrer Kategorisierung zur Evidenz aufzeigen, für welche Arzneistoffe die Wirksamkeit in der Therapie von Angststörungen durch klinische Studien hinreichend gesichert ist. Zum besonderen Anliegen dieser Leitlinie wird erklärt,

⬛ Tab. 2.3 Anforderungen für eine S3-Leitlinie (siehe DELBI-Kriterien (ÄZQ/AWMF, 2008)

Anforderung	Erfüllt
Die Leitliniengruppe ist repräsentativ für den Adressatenkreis	✓
Systematische Suche nach Leitlinien zum gleichen Thema und Prüfung, ob einzelne Empfehlungen daraus übernommen bzw. adaptiert werden können	✓
Systematische Recherche, Auswahl und Bewertung wissenschaftlicher Belege ('Evidenz') zu den relevanten klinischen Fragestellungen	✓
Eigene Literaturrecherche nach einer weitgehend standardisierten Methodik	✓
Die Suchstrategie sollte detailliert beschrieben sein	✓
Auswahlkriterien für die 'Evidenz' explizit dargelegt, insbesondere die Ausschlussgründe	✓
Die nach a priori festgelegten Kriterien recherchierte und ausgewählte 'Evidenz' wird hinsichtlich ihrer methodischen Qualität bewertet	✓
Das Ergebnis der Bewertung führt zur Feststellung der Stärke der 'Evidenz' ("Evidenzgrad").	✓
Methoden zur Formulierung der Empfehlungen sind klar beschrieben, dazu sind formale Konsensustechniken erforderlich	✓
Strukturierte Konsensfindung unter neutraler Moderation diskutiert und abgestimmt	✓
Empfehlungsgrade A (starke Empfehlung), B (Empfehlung) oder 0 (offene Empfehlung)	✓
Angabe von Evidenz- und Empfehlungsgrad zu jeder Empfehlung	✓

⬛ Tab. 2.4 Suchlauf und Ergebnis in ▶ www.g-i-n.net (Stand 15.05.2008).

Parameter	Eingabe
Suchbegriff:	anxiety (search in publication title)
Start:	01.01.2000 Language: English, German
Publication scope:	any in screening, prevention, assessment/diagnosis, management
Publication status:	published
Publication type:	any of guidelines, systematic review, evidence reports, guideline clearing reports, guideline methodology, implementation tool
Anzahl der gefundenen Publikationen:	10 Publikationen

gerade dem nicht-psychiatrisch ausgebildeten Arzt eine wissenschaftlich begründete und praxisnahe Orientierung zur Pharmakotherapie zu geben. Die Leitlinien wurden im Konsensusverfahren erstellt und entsprechen ebenfalls nicht der Entwicklungsstufe S3.

— Die 2003 vom Royal Australian and New Zealand College of Psychiatrists (RANZCP) veröffentlichten »Australian and New Zealand clinical practice guidelines for the treatment of panic disorder and agoraphobia« (Andrews,

2003) enthalten lediglich Behandlungsempfehlungen für Panikstörung und Agoraphobie.

— 2005 wurden die »Evidence-based guidelines for the pharmacological treatment of anxiety disorders: recommendations from the British Association for Psychopharmacology (BAP)« (Baldwin et al., 2005) veröffentlicht. Sie wenden sich an Ärzte, die Patienten mit Angststörungen in der Primär- und Sekundärversorgung betreuen.

◻ Tab. 2.5 Bisherige Leitlinien zur Behandlung von Angststörungen, geordnet nach dem Erscheinungsdatum. In den rechten Spalten wird angegeben, ob diese Leitlinien die vier in dieser Leitlinie abgehandelten Störungen (Panikstörung, generalisierte Angststörung, soziale Phobie, spezifische Phobie) abdecken. Die mit * bezeichneten Leitlinien wurden aus methodologischen Gründen ausgeschlossen

Leitlinie	Gesellschaft	Autoren	PD	GAD	Soz. Ph.	Spez. Phobie
Leitlinien zur Diagnostik und Therapie von Angsterkrankungen*	Deutsche Gesellschaft für Psychiatrie, Psychotherapie und Nervenheilkunde (DGPPN)	Dengler u. Selbmann, 2000	x	x	x	x
Australian and New Zealand clinical practice guidelines for the treatment of panic disorder and agoraphobia*	Royal Australian and New Zealand College of Psychiatrists (RANZCP)	Andrews, 2003	x			
Empfehlungen zur Therapie von Angst- und Zwangsstörungen	Arzneimittelkommission der deutschen Ärzteschaft (AkdÄ)	AKDÄ, 2003	x	x	x	x
Evidence-based guidelines for the pharmacological treatment of anxiety disorders	British Association for Psychopharmacology (BAP)	Baldwin et al., 2005	x	x	x	x
Clinical Practice Guidelines, Management of Anxiety Disorders	Canadian Psychiatric Association	Canadian Psychiatric Association, 2006	x	x	x	x
Guidelines for the Pharmacological Treatment of Anxiety, Obsessive-Compulsive and Post-Traumatic Stress Disorders – First Revision	World Federation of Societies of Biological Psychiatry (WFSBP)	Bandelow et al., 2008	x	x	x	x
Practice guideline for the treatment of patients with panic disorder.	American Psychiatric Association	APA, 2009	x			
Evidenzbasierte Leitlinien zur Psychotherapie der Panikstörung mit und ohne Agoraphobie und der Agoraphobie ohne Panikstörung	Deutsche Gesellschaft für Psychologie (DGPs)	(Heinrichs et al., 2009)	x			
Evidenzbasierte Leitlinien zur Psychotherapie der Sozialen Angststörung	Deutsche Gesellschaft für Psychologie (DGPs)	Heinrichs et al., 2010			x	
Management of Anxiety (Panic Disorder, with or without Agoraphobia, and Generalised Anxiety Disorder) in Adults in Primary, Secondary and Community Care	National Institute for Health and Clinical Excellence (NICE)	NICE, 2011	x	x		

- Vom National Institute for Health and Clinical Excellence (NICE) wurden die »Clinical Guidelines for the Management of Anxiety: Management of anxiety (panic disorder, with and without agoraphobia, and generalised anxiety disorder) in adults in primary, secondary and community care« herausgegeben (NICE, 2004). Das Leitliniengremium besteht aus von der Regierung ernannten Personen. Überarbeitete Versionen erschienen 2007 (NICE, 2007) und 2011 (NICE, 2011). In dieser Leitlinie wurde die neueste Version zugrunde gelegt. Sie umfasst nur die Panikstörung/Agoraphobie sowie die generalisierte Angststörung
- Von der Canadian Psychiatric Association (CPA) wurden die »Clinical Practice Guidelines Management of Anxiety« 2006 (Canadian Psychiatric Association, 2006) publiziert. Sie wenden sich an Ärzte, die in der Primärversorgung tätig sind und an Experten des Fachs Psychiatrie.
- Als internationale Leitlinien wurden die »World Federation of Societies of Biological Psychiatry (WFSBP) Guidelines for the Pharmacological Treatment of Anxiety, Obsessive-Compulsive and Post-Traumatic Stress Disorders – First Revision« (Bandelow et al., 2008) herausgegeben. Hier handelt es sich um die Revision der 2002 (Bandelow et al., 2002b) erschienenen ersten Fassung der Leitlinie zur pharmakologischen Behandlung der Angst- und Zwangsstörungen sowie der Posttraumatischen Belastungsstörung. Diese Leitlinien wurden durch internationale Angstexperten konsentiert.
- Die American Association for Psychiatry (APA) hat eine überarbeitete Leitlinie für die Panikstörung herausgegeben (APA, 2009).
- Die Deutsche Gesellschaft für Psychologie hat Leitlinien für Psychotherapie für die Panikstörung/Agoraphobie (Heinrichs et al., 2009) und die soziale Phobie (Heinrichs et al., 2010) herausgegeben.

Es wurden nur solche Leitlinien miteinbezogen, die innerhalb der letzten 5 Jahre vor Beginn der Leitlinieninitiative erschienen waren.

Die Schweizerische Gesellschaft für Angst und Depression (SGAD) hat für ihre Leitlinien die WFSBP-Leitlinie übernommen und für Schweizer Verhältnisse adaptiert (Keck et al., 2011). Diese Leitlinie wurde nicht gesichtet, da sie nach dem Leitlinienauswahlprozess erschien.

Bewertung der Leitlinien

Die verfügbaren Leitlinien wurden von vier voneinander unabhängig arbeitenden Gutachtern nach DELBI bewertet (ÄZQ/AWMF, 2008). Die relevanten Leitlinien wurden zur übersichtlichen Darstellung der Leitlinienbewertung der Gutachter entsprechend dem Rangplatz der bewerteten Gesamt-Scoresumme nach DELBI sortiert. Die Scorewerte der Domänen sind jeweils einzeln ausgewiesen (siehe: DELBI-Rating der verwendeten Leitlinien, Anhang ▶ Abschn. 8.3.2). Die Auswahl relevanter Leitlinien für die Erstellung einer Leitliniensynopse erfolgte mit dem im Methoden-Report des Nationalen Programms für Versorgungs-Leitlinien empfohlenen Kriterienmodell (2008). Als primäres Auswahlkriterium wurde die methodische Qualität der Leitlinie herangezogen, die durch sieben Aspekte der Domäne 3 definiert ist (siehe hierzu im Detail Domäne 3). Ein Domänenwert von ≤ 0.5 wurde ergänzend zum eingesetzten Kriterienmodell entsprechend als »keine ausreichende« Qualität definiert. Es wurden aus den sieben zu bewertenden Leitlinien zwei identifiziert, die von den Gutachtern als methodisch nicht ausreichend eingeschätzt wurden. Das Ergebnis ist der Tabelle im Anhang (Tab. 8.9) zu entnehmen. Die Leitlinien, deren methodische Qualität als ausreichend eingestuft wurden (Domänenwert ≥ 0.5), werden nachfolgend beschrieben.

2.3.3 Eigene Literaturrecherche

Eigene Recherchen wurden durchgeführt, wenn
- sich Diskrepanzen zwischen den bisherigen Leitlinien ergaben,
- Themengebiete nicht erschöpfend angesprochen waren oder
- wenn seit der Erstellung der anderen Leitlinien neue Studien erschienen waren, die eine Änderung der Evidenzlage zur Folge haben könnten.

Empfehlungen, denen weder eine eigene systematische Literaturrecherche noch eine Adaptation positiv bewerteter Leitlinien zugrunde lagen, wurden als Klinischer Konsensuspunkt (KKP) gekennzeichnet.

Die Daten für eigene systematische Recherchen wurden durch elektronische Suche (MEDLINE-Database und ISI Science Citation Index, Web of Science sowie EMBASE) sowie durch Handsuche gewonnen (Anhang ► Abschn. 8.4) (Stand: 1.7.2013).

Ein- und Ausschlusskriterien

Es wurde versucht, alle Studien zur Behandlung von Angststörungen zu beschaffen und zu analysieren. Im Kapitel 6 (Evidenz) werden alle eingeschlossenen Studien aufgeführt. Zunächst wurden die Studien nach Titel und Abstrakt einer Vorauswahl unterzogen. Die Einschlusskriterien waren:

- In peer-reviewed journals veröffentlichte Originalartikel
- Therapiestudien zur Behandlung von nach ICD oder DSM definierten Angsterkrankungen (Panikstörung/Agoraphobie, generalisierte Angststörung, soziale Phobie und spezifische Phobie) bei Erwachsenen
- Keine Einschränkung auf Subgruppen (z.B. nur Frauen, nur leichtere Erkrankungen)
- Im Falle von Medikamentenstudien: auf dem Markt befindliche Medikamente

Für die generalisierte Angststörung wurden Studien mit älteren Patienten separat untersucht. Für die anderen Angststörungen liegen Studien mit älteren Patienten nicht vor.

Es wurden in der Regel randomisierte kontrollierte Studien (RCTs) verwendet. Nur in Ausnahmefällen wurden nichtkontrollierte Studien in die Betrachtung miteinbezogen.

Qualitätsmerkmale der Studien

In einem zweiten Schritt wurden die Volltexte beschafft und die Studien auf Qualitätsmerkmale geprüft. Für bestimmte Fragestellungen wurden einzelne Studien ausführlich auf Qualität überprüft (Anhang ► Abschn. 8.5) wurde das SIGN-Statement verwendet (Scottish Intercollegiate Guidelines Network, March 2004). Dieses Statement wurde um das Kriterium »Votum eines Ethikkommissees liegt vor« ergänzt (siehe Tab. 8.1 im Anhang). Nach der folgenden Skala wurden die Einhaltung der Qualitätskriterien eingeteilt: »Gut berücksichtigt/adäquat berücksichtigt/mäßig berücksichtigt/nicht berücksichtigt/nicht berichtet/nicht anwendbar«. Die Qualität von Studien wird in anderen Untersuchungen gelegentlich mithilfe des Jadad-Scores beurteilt (Jadad et al., 1996). Alle Punkte dieses Scores sind allerdings im SIGN-Statement enthalten.

Die Leitliniengruppe beschloss, dass bei der Bewertung der Studienqualität bis zu 30% drop-outs tolerabel sind. Eine Mindeststichprobengröße von N=30 pro Arm wird als notwendig erachtet. Nichterfüllen dieser Kriterien führte zur Abwertung bei der Evidenzeinschätzung. Studien mit unter 10 Patienten pro Arm wurden ausgeschlossen.

2.3.4 Auswahl und Bewertung der Evidenz

Methodische Grundlagen

Wirksamkeitsuntersuchungen bei Angststörungen werden in hohem Maße von unspezifischen Faktoren beeinflusst. Hierzu gehören:

- Suggestion
- Aufmerksamkeitseffekte
- Spontanbesserung, Fluktuation der Krankheitsschwere, Tendenz zur Regression zum Mittelwert
- Erwartungseffekte der Patienten oder der Beobachter
- Antworttendenzen bei Ratingskalen (Tendenz zur Mitte, Tendenz zur sozial erwünschten Antwort)

Dabei sind Interventionseffekte und Effekte in Vergleichsgruppen nicht notwendigerweise additiv, d.h., der spezifische Effekt kann nicht einfach dadurch errechnet werden, dass man die Effektstärken subtrahiert (van Die et al., 2009).

Daher sind entsprechend den Richtlinien der Evidenz-basierten Medizin zur Beurteilung der Wirksamkeit von Behandlungen randomisierte kontrollierte klinische Studien (RCTs) notwendig. Die vorliegende Leitlinie basiert daher primär auf der Auswertung von RCTs. Lagen zu einer Fragestellung keine RCTs (bzw. Metaanalysen oder systematische Reviews von RCTs) vor, wurde zunächst nach offenen Studien ohne Kontrollgruppe gesucht, in der nächsten Ebene nach Fallserien.

Randomisierung

Wird eine Behandlungsmodalität mit einer Kontrollgruppe verglichen, müssen die Probanden randomisiert den Behandlungsarmen zugewiesen werden, da sonst die Gefahr besteht, dass das Ergebnis durch einen systematischen Bias bei der Zuordnung verzerrt wird. Zielkriterien

Die Wirksamkeit einer Behandlung in klinischen Studien kann mit folgenden Instrumenten beurteilt werden: störungsspezifische Symptomskalen (wie z.B. die Liebowitz Social Anxiety Scale), globale Maße (wie z.B. Clinical Global Impression), gesundheitsbezogene Lebensqualität-Skalen und andere Messinstrumente. Die Beurteilung der Wirksamkeit klinischer Studien sollte auf Basis eines *a-priori* definierten Haupteffektivitätskriteriums (primary efficacy measure) erfolgen. Wenn ein solches Haupteffektivitätskriteriums in einer Studie nicht genannt wird, muss wegen des Problems der multiplen Testung eine Bonferroni-Korrektur angewendet werden.

In der Regel wird als Haupteffizienzmaß eine störungsspezifische Symptomskala verwendet, da globale Maße weniger reliabel und Lebensqualität-Skalen bei Angststörungen nicht ausreichend änderungssensitiv sind. Wenn bei eigenen Recherchen der Leitliniengruppe in den analysierten Studien das Haupteffizienzmaß nicht genannt wurde, wurde auf der Basis der Anzahl der gleichzeitig durchgeführten Skalen eine Bonferroni-Holm-Korrektur angewendet. In zahlreichen der analysierten Studien wurde weder ein Haupteffizienzmaß genannt noch eine Korrektur angewendet. Dies liegt zum Teil daran, dass viele der Studien nicht mit dem Ziel durchgeführt worden waren, eine ja/nein-Entscheidung hinsichtlich der Wirkung zu ermöglichen (wie im Fall einer Zulassungsstudie für ein neues Medikament), sondern einen vorwiegend explorativen Charakter hatten.

Aus methodologischen Gründen werden in der Regel Fremdbeurteilungsskalen als Haupteffektivitätskriterium verwendet. Fremdbeurteilungsskalen haben allgemein eine höhere Reliabilität und interne Validität als Selbstbeurteilungsskalen (Maier et al., 1990). Dabei spielt auch eine Rolle, dass die Patienten ja nur sich selbst kennen, während ein Kliniker den Schweregrad der Störung relativ zu allen anderen Patienten beurteilen kann. In klinischen Studien können Fremdbeurteilungsskalen durch einen »blinden« Rater erhoben werden, Selbstbeurteilungsskalen dagegen nicht. Dabei ist aber zu beachten, dass das Ausfüllen einer Fremdbeurteilungsskala zum großen Teil auf den Angaben eines Patienten beruht.

In vielen Studien werden neben Symptomskalen auch globale Besserungsmaße wie Lebensqualität-Skalen mitgeführt. Da solche Skalen bei Angststörungen weniger änderungssensitiv sind als Symptomskalen und die *a-priori*-Powerberechnung auf den Symptomskalen basiert, wurden solche Skalen bei eigenen Recherchen nicht in die globale Beurteilung der Wirkung einbezogen.

In der Mehrzahl der Studien wird als Endpunkt der Mittelwertsunterschied zwischen der Besserung unter der Studienbedingung und unter der Kontrollgruppe auf einer Standard-Symptomskala verwendet. Andere Erfolgskriterien wie Response, Remission, number needed to treat (NNT) u.a. sind bei Studien zu Angststörungen als statistisch nachrangig anzusehen, da sie aufgrund arbiträrer Festlegungen definiert werden können (z.B. wird uneinheitlich mal eine 40%-ige, mal eine 50%-ige Reduktion der Skalenwerte als Response definiert). Außerdem werden bei diesen Erfolgskriterien Daten mit Ordinalskalenniveau auf das Nominalskalenniveau abgewertet. Ferner sind Auswertemethoden wie die Messwiederholungsvarianzanalyse auf diesem Skalenniveau nicht zugelassen. Allerdings kann aus einem Mittelwertsunterschied nicht unbedingt eine praktische Relevanz abgeleitet werden, da bei sehr großen Stichproben auch für den Patienten klinisch nicht merkbare Unterschiede signifikant werden können.

Optimale Stichprobenumfänge

Für eine Evaluationsstudie muss nicht etwa ein möglichst großer, sondern der *optimale Stichprobenumfang* gewählt werden. Der Stichprobenumfang ist abhängig von der gewählten *Irrtumswahrscheinlichkeit* (α-Niveau), der Wahl der *Teststärke* (*Power*, $1-\beta$) sowie von dem als relevant angesehenen *Effekt* (Cohen, 1962; Cohen, 1988). Wenn α und β konstant bleiben, gilt: je geringer die zu erwartende Effektstärke, desto höher muss die Probandenzahl sein, um einen Unterschied nachzuweisen.

Wird der Stichprobenumfang für zwei zu vergleichende Gruppen zu gering gewählt, besteht die Gefahr, dass ein in Wirklichkeit vorhandener Unterschied zwischen diesen beiden Therapiebedingungen nicht entdeckt wird (*Typ II-oder β-Fehler*). Gerber et al. (2011) schätzen, dass eine Stichprobengröße von mindestens 250 für einen solchen Vergleich notwendig ist. Wird andererseits der Stichprobenumfang zu groß gewählt, kann unter Umständen ein statistisch signifikantes Ergebnis entstehen, das jedoch keine *praktische Signifikanz* hat, da die Unterschiede nur marginal sind. Es würde ein angeblicher Erfolg einer Behandlung vorgetäuscht werden, der nur für den Statistiker, nicht aber für den Patienten merkbar wäre.

Der optimale Stichprobenumfang muss vor dem Beginn einer Studie berechnet werden. Diese Berechnung berücksichtigt die zu erwartende Effektstärke der Vergleichsbedingung sowie die Sensitivität des Haupteffizienzmaßes – d.h. konkret der Punkteabstand, der als klinisch relevant und vom Patienten als merkbar angesehen werden kann (z.B. »2 Punkte Unterschied auf der Hamilton-Angstskala«). Zur Ermittlung dieser Parameter werden frühere Studien mit einer vergleichbaren Population als Anhaltspunkt genommen. In der Praxis heißt dies:

- Geht es darum, zu zeigen, dass eine Behandlung einer Wartelistenbedingung (s.u.) *überlegen* ist, wird eine relativ kleine Stichprobe benötigt (z.B. je 30 Patienten in beiden Bedingungen), da bekannt ist, dass in einer Warteliste sehr geringe Effektstärken erzielt werden. Der zu erwartende Effektunterschied ist also groß. Soll Überlegenheit gegenüber einem Pillenplacebo oder einer aktiven Vergleichsbedingung (»psychologisches Placebo«; s.u.) demonstriert werden, muss die Stichprobe mittelgroß sein, z.B. 50 Patienten in beiden Bedingungen.
- Auch für Vergleiche mit einer Warteliste sollte die Stichprobengröße nicht zu klein sein. Die Leitliniengruppe fasste den Konsens, dass eine Stichprobe von ≥ 30 pro Arm als gut und eine Stichprobengröße von ≤ 10 pro Arm als nicht ausreichend anzusehen ist.

- Geht es darum zu zeigen, dass eine neue Behandlung einer bewährten Behandlung *nicht unterlegen* ist, wird eine relativ große Stichprobe benötigt (z.B. je 250 Patienten in beiden Bedingungen), da zu erwarten ist, dass der Effektunterschied klein ist.

Bei Vergleichen einer neuen mit einer bewährten Behandlung ohne Kontrollbedingung (Non-Inferiority Trial), besteht das Risiko, dass ein tatsächlich vorhandener Unterschied nicht aufgedeckt wird, wenn die Studie eine zu niedrige Teststärke hat – da für den Test auf Gleichwirksamkeit sehr große Stichproben erforderlich sind. Entscheidend ist die *a-priori*-Fallzahlberechnung. Wird zum Beispiel ein neues Medikament gegen ein bewährtes getestet, könnte, wenn die Stichprobe zu klein angesetzt wird, das neue Medikament fälschlicherweise als ebenso gut wirksam wie das etablierte angesehen werden (wenn sich kein statistisch signifikanter Wirksamkeitsunterschied ergibt), obwohl es in Wirklichkeit für den Patienten merkbar schlechter wirkt oder sich nicht von Placebo unterscheidet. In einem solchen Fall darf die Gleichwirksamkeit nicht beansprucht werden (Leon, 2011). Das gleiche gilt für Psychotherapiestudien. Der wissenschaftliche Beirat Psychotherapie hat darauf hingewiesen, dass Psychotherapiestudien mit ausreichenden Stichprobenumfängen im Rahmen der üblichen Fördermöglichkeiten nicht finanzierbar sind (WBP, 2007).

Medikamentöse Behandlungen

Die Beurteilung der Wirksamkeit von Medikamenten in dieser Leitlinie beruht auf doppelblinden placebokontrollierten (DBPK-) Studien. Für den Fall, dass eine etablierte Standardbehandlung für eine bestimmte Erkrankung existierte, wurde zusätzlich gefordert, dass das Medikament auch mit Referenzsubstanzen verglichen wurde.

Ein Non-Inferiority Trial stellt wegen der notwendigen hohen Versuchspersonenzahl auch ein ethisches Problem dar, da in der Studie deutlich mehr Patienten mit einem unwirksamen Präparat behandelt werden (wenn das neue Medikament ineffektiv ist) als dies in einem Vergleich mit Placebo der Fall wäre. Die Richtlinien der EMA (European Medicines Agency) präferieren daher Dreiarm-

Studien, die das neue Medikament, eine Standard-medikation sowie einen Placeboarm enthalten, um die »assay sensitivity« zu gewährleisten. Head-To-Head Trials sind nicht notwendigerweise auf Non-Inferiority ausgelegt.

Die EMA schreibt für die Zulassung von Medikamenten zusätzlich zu den Kurzzeitstudien (8–12 Wochen) noch Rückfallverhütungsstudien vor. In diesen Studien folgt einer offenen Behandlung mit einem neuen Medikament ein 26–52-wöchige Doppelblindphase, in der aus ethischen Gründen nur die Responder der offenen Behandlung eingeschlossen werden und in der die Teilnehmer einer Behandlung mit dem Studienmedikament oder Placebo randomisiert zugeteilt werden. Hier wird geprüft, ob die Zahl der Rückfälle sich statistisch von Placebo unterscheidet.

In Placebo-kontrollierten Studien, bei denen die Studienteilnehmer ja über das Vorhandensein einer Placebobedingung aufgeklärt sein und dieser Bedingung zustimmen müssen, können die Ergebnisse durch Erwartungshaltungen beeinflusst werden: Tatsächlich vorhandene Unterschiede zwischen Placebo und Verum können dadurch verringert werden, dass mit Placebo behandelte Studienteilnehmer vermuten, das Verum zu erhalten, während mit Verum behandelte Teilnehmer vermuten können, das Placebo zu erhalten. So war die Chance, auf ein Antidepressivum zu respondieren, bei Studien, in denen ein Medikament mit einem Referenzpräparat verglichen wurde, 1,9-fach höher als bei Placebo-kontrollierten Studien (Rutherford et al., 2012).

Auch bei Medikamentenstudien kann der Verblindungseffekt eingeschränkt werden, wenn das Medikament vom Patienten oder Behandler zum Beispiel aufgrund von anticholinergen Nebenwirkungen bei älteren Antidepressiva überzufällig häufig identifiziert wird (Margraf et al., 1991).

Psychotherapeutische Behandlungen

Die Methodik von Wirksamkeitsuntersuchungen für nicht-pharmakologische Verfahren ist komplexer (Bandelow u. Broocks, 2002; Gerber et al., 2011). Hierbei ist die Auswahl der Vergleichsbedingung (Kontrollgruppe) relevant.

Kontrollgruppen

Wegen der zu erwartenden Effektunterschiede werden für diese Kontrollmethoden unterschiedliche Stichprobengrößen benötigt: In der Reihenfolge Warteliste, aktive Vergleichsgruppe und Referenzvergleich sinken die zu erwartenden Effektstärkenunterschiede und steigt gleichzeitig die Anzahl der benötigten Versuchspersonen pro Gruppe. Da keine einzelne Vergleichsbedingung allen Ansprüchen genügt, werden teilweise dreiarmige oder auch vierarmige Studien vorgeschlagen.

Warteliste

Zur Kontrolle der Spontanremissionseffekte und der Tendenz zur Regression zum Mittelwert kann ein Therapieverfahren mit einer Wartelistenbedingung verglichen werden. Allerdings sollte der Vergleich mit einer Warteliste nur der erste Schritt einer Validierung sein. Die Resultate können verzerrt werden, und zwar in die Richtung, dass der Unterschied zwischen der Kontrollbedingung und der aktiven Therapie künstlich erhöht oder erniedrigt wird – im Vergleich zum »wahren« Unterschied zwischen einer Nichtbehandlung und der aktiven Bedingung, und zwar durch folgende Effekte:

- Auf die Patienten, die der Warteliste zugelost wurden, könnten negative demoralisierende Effekte einwirken (Nocebo-Effekt)(Hegerl et al., 2011; Klein, 1998), während diejenigen, die sofort mit der aktiven Therapie beginnen können, positiven Erwartungshaltungen unterworfen sein können. Ein Wartelistenpatient ist ja u.U. in einer schlechteren Lage als ein überhaupt nicht behandelter Patient – er hat ja zugesagt, mehrere Wochen keine Behandlungsmöglichkeit wahrzunehmen.
- Response Bias: Patienten in der Wartegruppe stehen unter Druck, ihr Leiden zu betonen – denn wenn sie am Ende der Warteperiode eine zu starke Besserung angeben würden, würde ja der Grund wegfallen, sie in die gewünschte Psychotherapiegruppe einzuschließen.
- Attrition Bias (Patienten in Wartegruppen brechen häufiger ab)
- In einigen Studien war die Studiendauer in den aktiven Bedingungen (z.B. aus organisatorischen Gründen) deutlich länger als in der Warteliste, so dass Spontanheilungseffekte in

der aktiven Bedingung stärker zum Tragen kommen konnten.

Es können aber auch wiederum Effekte zum Tragen kommen, die das Ergebnis in die andere Richtung verzerren (also die Unterschiede zwischen Warteliste und aktiver Bedingung künstlich verkleinern):

- Unspezifische positive Effekte in der Wartelistengruppe, z.B. durch Informationsvermittlung oder Aufmerksamkeit und Zuwendung beim regelmäßigen Monitoring
- Co-Intervention Bias (z.B. Patienten suchen sich »heimlich« außerhalb der Studie Therapie).

Ein Vergleich mit einer Wartelistenkontrolle kann zudem nur Aussagen darüber machen, ob eine Therapie besser wirkt als die Spontanheilung oder die Tendenz zur Regression zum Mittelwert, nicht aber, ob sie besser wirkt als der reine Aufmerksamkeitseffekt.

Aktive Vergleichsgruppe

Um spezifische von unspezifischen Effekten abzugrenzen, werden aktive Vergleichsgruppen eingesetzt (auch psychologisches Placebo oder Aufmerksamkeitsplacebo genannt). Aktive Vergleichsgruppen haben das Ziel, bei den behandelten Patienten ein ähnliches Ausmaß von Therapiezufriedenheit und sozialer Unterstützung herzustellen. Dazu müssen die Interventionen glaubwürdig und das Therapiemodell plausibel sein. Es kommen Therapietechniken mit dokumentierter Wirksamkeit (z.B. nondirektive oder supportive Gespräche, Validierung), nicht aber die spezifischen Techniken der Hauptintervention zum Einsatz (siehe z.B. Beschreibung bei Beck et al., 1992; Smits u. Hofmann, 2009).

Es hat sich gezeigt, dass die Effektunterschiede zwischen einer aktiven Vergleichsgruppe und einer Warteliste erheblich größer sind als zwischen einer aktiven Behandlung und einer aktiven Vergleichsgruppe (Acarturk et al., 2009; Haby et al., 2006; Hofmann u. Smits, 2008; Krogsboll et al., 2009).

Manche Autoren argumentieren, dass ein Vergleich mit einer aktiven Vergleichsbedingung notwendig sei, um zu zeigen, dass die Wirkung einer Psychotherapie über unspezifische supportive Gespräche hinausgeht (Hofmann u. Smits, 2008; Klein, 2000; Nutt u. Sharpe, 2008; Quitkin, 1999; Quitkin et al., 2000).

Die Verwendung einer aktiven Vergleichsgruppe wird allerdings von anderen Autoren kritisch gesehen. Borkovec (2005) argumentiert, es sei sehr schwierig, eine echte psychologische Kontrollbedingung herzustellen. Ein Pillenplacebo übe einen psychologischen Effekt aus, ein Medikament dagegen einen pharmakologischen. In der Psychotherapie sei jede Veränderung auf psychologische Wirkungen zurückzuführen, also könne es gar keine inerte psychologische Kontrollprozedur geben. Weiterhin sei den meisten Therapeuten in einer Studie ja bekannt, dass eine der beiden Bedingungen ein Placebo sei; sie könnten daher einem Erwartungsbias unterliegen. Weiterhin sei es sehr schwer, eine Kontrollbedingung zu konstruieren, die bei den Klienten die gleiche Glaubwürdigkeit und Erwartungshaltung erzeugt wie die echte Therapie. Bei einer psychologischen Placebobedingung muss der Untersucher eine Bedingung durchführen, von der er genau weiß, dass sie im Grunde unwirksam sein soll. So könnten Interventionen als Kontrollbedingung durchgeführt werden, die nicht *a priori* als unwirksam angesehen werden können. Auch sei es kaum vertretbar, einen Patienten über eine längere Zeit mit einem Placebo zu behandeln.

Dagegen wird von manchen Autoren wiederum eingewendet, dass ein Teil dieser Argumente natürlich auch für ein Pillenplacebo gelten würden. Auch die Verabreichung eines Medikaments beinhaltete eine psychologische Komponente, da ja Medikamente oder eine Pillenplacebo auch von einem Arzt verordnet werden, der mit dem Patienten ein vertrauensvolles Gespräch führt. Auch seien psychologische-Placebo-Kontrollen ethisch weniger bedenklich als eine Warteliste, da die Patienten in diesen Gruppen im Gegensatz zur Warteliste wenigstens eine Teilbesserung erzielen.

»Treatment as usual« (TAU)

Eine gelegentlich verwendete Kontrolltechnik ist ein Vergleich mit einer »Behandlung wie üblich (treatment as usual; TAU)«. Diese Art von Vergleich ist schwer zu interpretieren, weil »Behandlung wie üblich« willkürlich definiert werden kann – damit kann Versorgung mit niedriger Intensität oder Qualität (z.B. knapp zehnminütige Gespräche in monatlichen Abständen), die weder von den Behandlern noch von den Patienten als adäquat eingestuft werden, übliche Angebote im Versorgungssystem, oder auch häufige, intensive und lange Kontakte durch Experten für die jeweilige Störung gemeint sein, die sowohl aus der Patienten- wie aus der Behandlerperspektive eine optimale Therapie darstellen und so eigentlich als »*bona-fide*-Therapie« (also eine Behandlungsform, die keine RCTs vorweisen kann, aber allgemein verwendet wird) klassifiziert werden könnten. Wenn treatment as usual eine unzureichende Glaubwürdigkeit und Intensität hat, besteht die Gefahr ähnlicher systematischer Fehler wie bei Wartelistengruppen, wenn treatment as usual aber die Qualität einer »*bona-fide*-Therapie« hat, ist zur Identifikation von spezifischen Effekten der primär zu untersuchenden Therapieform eine sehr große Anzahl von Studienteilnehmern erforderlich (Freedland et al., 2011; Wampold et al., 1997).

Referenzvergleich

Schließlich sollte ein Therapieverfahren auch mit einem etablierten Verfahren verglichen werden, um auszuschließen, dass es signifikant schlechter wirkt als die herkömmliche Methode.

Verblindung

Zum Ausschluss von Allegiance und Expectancy Biases wäre eine Verblindung der Gruppenzuordnung wünschenswert. Es kann ein sogenannter »blinder Rater« eingesetzt werden – das heißt, dass ein Untersucher sämtliche Probanden mit Hilfe von Fremdbeurteilungsskalen untersucht, ohne zu wissen, an welcher Therapiebedingung sie teilgenommen haben. Die Patienten selbst können jedoch nicht verblindet werden, was besonders bei einem Wartelistenvergleich problematisch ist. Da wiederum die Fremdbeurteilungsskalen auch aufgrund von Aussagen der Probanden beruhen, muss bei der Beurteilung von Psychotherapiestudien die Möglichkeit eines Bias in Betracht gezogen werden.

Manualisierung

Wenn eine Psychotherapiemethode untersucht wird, sollte die Therapie auf Manualen basieren, die es Therapeuten möglich macht, die Therapie in der Praxis ebenso nachzuvollziehen, wie sie in der Studie validiert wurde.

Dismantling-Studien

In »Dismantling«-Studien werden einzelne Therapiekomponenten auf ihren Beitrag zur Effektivität einer Therapiemethode in einem Vergleich untersucht (z.B. einen KVT plus Atemtraining vs. KVT ohne Atemtraining).

Effektstärken

Die in dieser Leitlinie dargestellten Evidenzen basieren in der Regel auf der Signifikanz von Mittelwertsunterschieden (bzw. in einzelnen Studien von Responseraten). Wenn eine signifikante Überlegenheit einer Behandlung gegenüber einer Kontrollbedingung festgestellt wird, sagt dies noch nichts über die Effektstärke oder klinische Relevanz des Unterschieds aus. Solche Aussagen können nur in Metaanalysen getroffen werden. Zum einen können »treated vs. control«-Effektstärken errechnet werden. Nach Cohen bedeutet ein Wert für die Effektstärkenunterschied zwischen Behandlung und Kontrolle von Cohens $d=0{,}2$ einen kleinen Effekt, $d=0{,}5$ einen mittleren und $d=0{,}8$ einen starken Effekt. Solche relativen Effektstärken hängen aber von den absoluten Effektstärken der Kontrollgruppe ab. So hat eine Wartelistenbedingung eine niedrige absolute Effektstärke, eine »aktive Kontrolle« (psychologisches Placebo) oder ein Pillenplacebo dagegen eine höhere; die Unterschiede sind somit nicht vergleichbar. Zum anderen können absolute (prae-post-) Effektstärken berechnet werden (Unterschied zwischen Beginn und Ende der Behandlung). Diese sind in der Regel höher als treated vs. control-Effektstärken (in der Größenordnung von 1,0–3,0 oder höher). Werden zum Beispiel medikamentöse mit psychotherapeutischen Behandlungen verglichen, ist dies wegen der unterschiedlichen Kontrollgruppen nur über prae-post-Effektstärken möglich.

Evidenz- und Empfehlungsgrade

Die in diesen Leitlinien verwendeten Evidenzkategorien werden in Tab. 1.2 aufgelistet. Neben den in der Tabelle genannten Studiendesigns wurden bei der Vergabe der Evidenzgrade auch die Durchführungs- und Auswertungsqualität der Studien betrachtet. Bei hier identifizierten methodischen Mängeln wurde der Evidenzgrad gegenüber dem dem Design zugeordneten Ausgangswert abge-

2

wertet. Aufgrund der Evidenzkategorien wurden Empfehlungen ausgesprochen (Tab. 1.3). Die Kategorien basieren nur auf der Wirksamkeit der Behandlungsmodalitäten, ohne Berücksichtigung ihrer Vor- und Nachteile, z.B. im Hinblick auf unerwünschte Wirkungen und Wechselwirkungen der Medikamente. Die Empfehlungsgrade beziehen dagegen auch die übrigen Merkmale der Behandlungsmodalitäten ein.

Methodenkritische Aspekte

RCTs bilden nicht immer die klinische Wirklichkeit ab. In der Leitliniengruppe wurden daher folgende Aspekte kritisch diskutiert; es konnte nicht immer ein Konsens gefunden werden.

Ausschlusskriterien

Zu den Ausschlusskriterien gehören oft komorbide andere psychische Erkrankungen wie Suchterkrankungen, Psychosen, Persönlichkeitsstörungen u.a., so dass die gefundenen Ergebnisse oft nicht ohne weiteres auf die Gesamtheit der betroffenen Patienten übertragen werden können. Allerdings sind die Ausschlusskriterien in den meisten untersuchten Studien relativ einheitlich und schließen zum Beispiel depressive Komorbiditäten nicht aus, sofern nicht die Diagnose einer Depression überwiegt; das gleiche gilt in der Regel für komorbide andere Angsterkrankungen. Zu den Ausschlusskriterien klinischer Studien gehört in der Regel aus ethischen und rechtlichen Gründen auch Suizidalität. Auch schwerwiegende medizinische Erkrankungen werden in der Regel ausgeschlossen. So wurden nach einer Analyse in Medikamentenstudien zur generalisierten Angststörung 82% und in den Psychotherapiestudien 83% der behandlungssuchenden GAD-Patienten ausgeschlossen (Hoertel et al., 2012), meist wegen gleichzeitig bestehender Depressionen. In einer Metaanalyse zu Psychotherapien ergab sich, dass, je strenger die Ausschlusskriterien waren, desto höher ist die nachgewiesene Wirksamkeit der Behandlungsform in einer Studie war (Westen u. Morrison, 2001).

Randomisierung

Die Randomisierung wird von manchen Autoren im Bereich der Psychotherapie kritisch gesehen, z.B. habe die »Passung« (gemeint ist die vertrau-

ensvolle Beziehung zwischen Patient und Therapeut) sowie die Präferenz des Patienten für eine bestimmte Therapierichtung in der klinischen Realität Bedeutung. Auch könne die bei RCTs notwendige Bereitschaft von Patienten, sich einer Behandlungsform oder einer Placebobehandlung per Zufall zuweisen zu lassen, zu Erwartungseffekten und einem Selektionseffekt führen und damit die Generalisierbarkeit der Ergebnisse auf den klinischen Alltag beeinträchtigen.

Studiendauer

RCTs mit Psychotherapie werden in der Regel über einen begrenzten Zeitraum (in der Regel 12–24 Sitzungen) durchgeführt; Gründe hierfür sind die hohen Kosten und die als Funktion der Studiendauer ansteigende drop-out-Rate, die die statistische Auswertbarkeit und die Validität beeinträchtigen kann. Insofern bilden RCTs nicht immer die klinische Realität ab, da in der Versorgungsrealität längere Therapien üblich sind. Allerdings ergab eine Metaanalyse, dass nach durchschnittlich 26 Sitzungen etwa 75% der symptomatischen Besserung erreicht sind. Danach verlangsamt sich der Zuwachs des Therapieeffekts; so sind nach 52 Stunden etwa 85% erreicht (Howard et al., 1986).

Auch viele Kurzzeit-Medikamentenstudien haben eine begrenzte Studiendauer (meist 4–16 Wochen) und damit nur begrenzte Übertragbarkeit auf die Versorgungsrealität. Langzeitstudien sowie Studien zur medikamentösen Erhaltungstherapie bei Patienten, die auf die Therapie angesprochen haben, wurden hingegen über 6–24 Monate durchgeführt.

Aktive Kontrollbedingungen

In der Leitliniengruppe gab es keinen ausreichenden Konsens über die Notwendigkeit eines psychologischen Placebos (aktive Kontrollbedingung) zum Wirknachweis von Psychotherapien.

Fallserien und »Versorgungsstudien«

Es wurde argumentiert, dass auch Fallserien und »Versorgungsstudien« in die Bewertung des Gesamtnutzens einzelner Psychotherapieverfahren einbezogen werden sollten, wenn RCTs fehlen. Allerdings ergab sich diese Notwendigkeit wegen des Vorhandenseins kontrollierter Studien nicht.

RCTs in der Psychotherapieforschung

In der Konsensgruppe bestand Übereinstimmung darüber, dass es in der Psychotherapieforschung im Vergleich zur Psychopharmakaforschung aufwändiger sein kann, valide RCTs zu konzipieren und durchzuführen (z. B. Finanzierung, Randomisierung, Gewinnung angemessen ausgebildeter und supervidierter Therapeuten in einem nicht primär verfügbaren Therapieverfahren größere Bedeutung von Kontextfaktoren, lange Beobachtungsdauer). Allerdings muss bei Vorliegen von wenigen Studien, kleinen Stichproben und methodischen Mängeln die geringere Reliabilität der Aussagen zur Wirksamkeit eines Verfahrens berücksichtigt werden. Aus der Tatsache, dass für eine Behandlungsform (v.a. im Bereich der Psychotherapie) zu wenig Evidenz existiert, kann nicht abgeleitet werden, dass diese Therapieform nicht wirksam sei (»absence of evidence is not evidence of absence«). Für eine Empfehlung im Rahmen dieser Leitlinie ist allerdings eine positive Evidenz der Wirksamkeit notwendig.

Efficacy vs. Effectiveness

Zwar ist unbestritten, dass RCTs in der Regel zu den reliabelsten Aussagen hinsichtlich der Wirksamkeit (efficacy) von Therapieverfahren führen, die Aussagekraft der so gewonnenen Zusammenhänge für die klinische Versorgung (effectiveness) wird aber kritisch gesehen.

Allegiance Bias

Bei industriegesponsorten Medikamentenstudien wurde einen Allegiance Bias in der Richtung beobachtet, dass häufiger ein Unterschied gegenüber Placebo gefunden wird, wenn ein finanzieller Interessenskonflikt berichtet wird (Perlis et al., 2005). Daher sollten bei der Beurteilung der Wirkung von Medikamenten nicht nur diejenigen Studien einbezogen werden, in denen das Medikament der Sponsorfirma verwendet wird, sondern auch diejenigen, in denen ein Konkurrenzhersteller das Medikament als Referenzpräparat genommen hat. Auch für Psychotherapiestudien wurde Allegiance Biases berichtet (Munder et al., 2013).

Publication bias

Häufig werden Studien nicht publiziert, die ein negatives Ergebnis hatten (Publication Bias). In Metaanalysen kann ein Publication Bias durch verschiedene Verfahren wie Funnel Plots, Duval & Tweedie's Trim and Fill Method, Orwin's Fail Safe N o.a. zwar nahegelegt, aber nicht bewiesen werden. Durch solche Methoden wird aber hauptsächlich nur ein Effekt aufgedeckt, der dadurch entsteht, dass oft die kleineren Studien bei einem negativen Ergebnis nicht publiziert werden, da bei Autoren, Gutachtern und Herausgebern Zurückhaltung besteht, wenn eine kleine Studie keinen signifikanten Unterschied zeigt (Cuijpers et al., 2010; Sterne et al., 2000). Es wurde aber gezeigt, dass auch größere negative Studien nicht publiziert wurden (Kirsch et al., 2008; Turner et al., 2008). Daher setzt es sich in den letzten Jahren durch, dass geplante Studien *a priori* registriert werden, z.B. bei clinicaltrials.gov des National Institute of Health oder beim Deutschen Register Klinischer Studien (DRKS; drks-neu.uni-klinik-freiburg.de), so dass nachvollziehbar ist, welche Studien durchgeführt und nicht publiziert wurden. Für Medikamente ist eine solche Registrierung durch die FDA seit 1997 vorgeschrieben; bei Publikationen ist die entsprechende Registrierung anzugeben (dies ist allerdings in Europa noch nicht zwingend). Eine *a-priori*-Registrierung hat sich in den letzten Jahren auch für psychotherapeutische Studien zunehmend durchgesetzt. Idealerweise wird die Literaturrecherche durch Suchen nach unpublizierten Daten ergänzt, z.B. in Studienregistern (Doshi et al., 2013). Eine solche Recherche wurde für diese Leitlinie nicht durchgeführt. Es wurden aber auch trotz der Registrierung 29% der größeren Studien nicht publiziert (32% bei industriegesponsorten Studien, 18% bei nicht-industriegesponsorten) (Jones et al., 2013). Es ist also weiterhin davon auszugehen, dass bei für Pharmaka- wie für Psychotherapiestudien Pubikationsbiases vorliegen.

2.3.5 Formulierung der Empfehlungen und strukturierte Konsensfindung

Sofern die Evidenzlage keine eindeutigen Bewertungen zuließ, wurde im Leitliniengremium abgestimmt. Die Empfehlungen der Leitlinie einschließlich ihrer Stärke (Empfehlungsgrade) wurden im Rahmen eines strukturierten Konsensusverfahrens (nominaler Gruppenprozess, NGP) mit der Leitliniengruppe unter Moderation einer zertifizierten AWMF-Leitlinienberaterin diskutiert und verabschiedet. Der Ablauf des NGP erfolgte in mehreren Schritten:

- Vorstellung der zu konsentierenden Empfehlung, Hintergrundinformationen zur Evidenz, Gelegenheit zu Rückfragen aus dem Plenum
- Stillarbeitsphase: Notiz von Stellungnahmen/ begründeten Alternativvorschlägen
- Registrierung der Stellungnahmen im Einzel-Umlaufverfahren durch den Moderator
- Klarstellung und Begründung alternativer Vorschläge
- Vorherabstimmung über Erstentwurf und alle Alternativen
- Feststellung von Diskussionspunkten und Dissens
- Debattieren und Diskutieren
- Endgültige Abstimmung.

Mitglieder, die Interessenskonflikte bezüglich einer Therapieform anzugeben hatten, wurden aus den Abstimmungen zu dieser Therapieform ausgeschlossen.

2.4   Redaktionelle Unabhängigkeit

2.4.1   Finanzierung der Leitlinie

Die Leitlinie wurde von der DGPPN mit 60 000 € für computergestützte Literaturrecherchen gefördert.

2.4.2   Darlegung von und Umgang mit möglichen Interessenskonflikten

Die Leitlinie wurde von Personen erstellt, die zum Teil Interessenskonflikte offenzulegen haben. Der Umgang mit Interessenkonflikten wird im Anhang erläutert.

2.5   Verbreitung und Implementierung

2.5.1   Konzept zur Verbreitung und Implementierung

Folgende Maßnahmen sind geplant, um die Umsetzung der Leitlinienempfehlungen zu verbessern:

- Veröffentlichung der Leitlinie im Internet (Webseite: ► www.awmf.de/leitlinien.html)
- Pressekonferenz
- Veröffentlichungen in Fachzeitschriften
- Erstellen einer Patientenversion
- Bereitstellung von Materialien wie Foliensätze für Fortbildungen in Qualitätszirkeln

2.5.2   Diskussion möglicher organisatorischer und/oder finanzieller Barrieren gegenüber der Anwendung der Leitlinienempfehlungen

Mögliche organisatorische oder finanzielle Barrieren gegenüber der Anwendung der Leitlinienempfehlungen ergeben sich durch die Kosten der Therapieverfahren (► Kap. 3) sowie durch Wartezeiten auf Psychotherapieplätze (► Kap. 5).

2.5.3   Unterstützende Materialien für die Anwendung der Leitlinie

Die Leitlinie existiert als Kurzfassung (Tab. 1.1). *Die Entwicklung einer Patientenversion ist geplant.*

2.6   Gültigkeitsdauer und Aktualisierungsverfahren

2.6.1   Datum der letzten inhaltlichen Überarbeitung und Implementierung

Datum der letzten inhaltlichen Überarbeitung und Implementierung: 15.4.2014

2.6.2   Aktualisierungsverfahren

Die Leitlinie soll 5 Jahre nach ihrer Implementierung aktualisiert werden.

Hintergrund: Angststörungen

Borwin Bandelow, Thomas Lichte, Sebastian Rudolf, Jörg Wiltink,
Manfred Beutel

B. Bandelow et al. (Hrsg.), *S3-Leitlinie Angststörungen*,
DOI 10.1007/978-3-662-44136-7_3, © Deutsche Gesellschaft für Allgemeinmedizin (DEGAM)
Deutsche Gesellschaft für Psychiatrie und Psychotherapie, Psychosomatik und Nervenheilkunde (DGPPN)
Deutsche Gesellschaft für Psychosomatische Medizin und Ärztliche Psychotherapie (DGPM)
Deutsches Kollegium für Psychosomatische Medizin (DKPM) 2015

3.1   Grundlagen

3.1.1   Begriff der Angst

Angst bezeichnet eine Reaktion auf Gefahrenreize, die sich in körperlichen Reaktionen wie Herzrasen, Schwitzen und anderen Symptomen sowie in psychischen Symptomen wie Unwohlsein oder Unruhe zeigt, wobei der Betroffene versucht, die Gefahrenquelle auszuschalten oder ihr zu entkommen. Angst vor realen Bedrohungen ist sinnvoll, denn die körperlichen Ausdrucksformen der Angst sollen den Körper auf eine Kampf- oder Fluchtreaktion vorbereiten, während die psychischen Ausdrucksformen das Individuum schützen, indem Gefahrensituationen vermieden oder mit erhöhter Vigilanz durchstanden werden. Bei pathologischer Angst kommt es zu übertriebenen, unrealistischen oder auch grundlosen Reaktionen. Trotz ausgearbeiteter Klassifikationskriterien ist es nicht einfach, eine genaue Grenze zwischen angemessener und pathologischer Angst zu ziehen.

3.1.2   Störungsbilder

Die Angsterkrankungen werden nach der International Classification of Diseases, Tenth Revision ICD-10 (WHO, 1991) eingeteilt (▶ Kap. 4 ▶ Abschn. 4.4).

3.1.3   Prävalenz

Angststörungen sind die häufigsten psychischen Erkrankungen (Kessler et al., 2005a). Das Risiko, im Laufe des Lebens an einer der Angststörungen zu erkranken (Lebenszeitprävalenz), liegt nach internationalen Studien zwischen 14 und 29% (Kessler et al., 2005a; Somers et al., 2006). Für Deutschland wurde in der »Studie zur Gesundheit Erwachsener in Deutschland« für alle Angststörungen eine 12-Monatsprävalenz von 15,3 % der Bevölkerung errechnet (Jacobi et al., 2014) (◘ Tab. 3.1). Auch im Bundesgesundheitssurvey von 1998 (Jacobi et al., 2004) und im europäischen Ausland (Wittchen u. Jacobi, 2005) fanden sich vergleichbare Prävalenzraten.

Es gibt keine belastbare Evidenz für einen Anstieg der Häufigkeit von Angststörungen; eine deutliche Zu- oder Abnahme konnte in der Replikation einer großen US-Studie (National Comorbidity Survey – Replication; NCS) für zwei Zeiträume (1990–1992 und 2001–2003) – wie auch bei anderen psychischen Störungen – nicht gezeigt werden (Kessler et al., 2005b; Kessler et al., 1994).

Frauen erkranken deutlich häufiger als Männer an Angststörungen (◘ Tab. 3.1). In der Altersgruppe von 18–34 ist die 12-Monatsprävalenz am höchsten, gefolgt von der Gruppe 35–49.

3.1.4   Komorbide psychische Störungen

Bei Angststörungen besteht vor allem ein erhöhtes Risiko für Komorbidität mit anderen Angststörungen, Depressionen, somatoformen Störungen und Suchterkrankungen (◘ Tab. 3.2). Außerdem können sie mit Persönlichkeitsstörungen zusammen auftreten (Flick et al., 1993; Pollack et al., 1992).

Angsterkrankungen sind mit einem erhöhten Suizidrisiko verbunden (Harris u. Barraclough, 1997). Während in manchen Untersuchungen das Suizidrisiko nur bei gleichzeitig bestehender Depression, Suchterkrankung und Persönlichkeitsstörung erhöht war (Henriksson et al., 1996; Lepine et al., 1993), sehen andere Autoren eine Angststörung als unabhängigen Risikofaktor an (Johnson et al., 1990; Sareen et al., 2005; Weissman et al., 1989).

Angsterkrankungen sind überzufällig häufig mit körperlichen Erkrankungen wie Schilddrüsenerkrankungen, Atemwegserkrankungen, Arthritis, Migräne oder Allergieerkrankungen assoziiert (Sareen et al., 2006).

3.1.5   Inanspruchnahme medizinischer Leistungen

Ambulante psychiatrische/psychosomatische/psychotherapeutische Versorgung

Obwohl Angsterkrankungen vielfach nicht spezifisch behandelt werden, führen sie zu einer starken Inanspruchnahme von Gesundheitsdiensten (Klerman et al., 1991; Wang et al., 2007). Als erster Ansprechpartner bei Angststörungen dient häufig die hausärztliche Praxis (Maier et al., 1996).

◘ **Tab. 3.1** 12-Monats-Prävalenz von Angststörungen (nach M-CIDI/DSM-IV TR) in der Bevölkerung, gewichtete Daten, Studie zur Gesundheit Erwachsener in Deutschland, Robert-Koch-Institut (DEGS1-MH; N = 5318) (Jacobi et al., 2014)

	Gesamt	Männer	Frauen	Altersgruppe			
				18–34	35–49	50–64	65–79
Irgendeine Angststörung (F40, F41)	15,3	9,3	21,3	18,0	16,2	15,3	11,0
Panikstörung mit/ohne Agoraphobie	2,0	1,2	2,8	1,5	2,9	2,5	0,8
Agoraphobie	4,0	2,3	5,6	4,1	4,1	4,1	3,5
Soziale Phobie	2,7	1,9	3,6	4,6	3,1	2,1	0,7
Generalisierte Angststörung	2,2	1,5	2,9	3,3	2,0	2,3	1,3
Spezifische Phobie	10,3	5,1	15,4	12,3	9,5	10,8	8,3

◘ **Tab. 3.2** Psychische Komorbidität bei Angststörungen; 12-Monats-Prävalenz (Jacobi et al., 2004)

Art der Angststörung	Irgend-eine psy-chische Störung[1]	Depressive Störungen (ICD-10: F32-34)	Soma-toforme Störungen (ICD-10: F45)	Zwangs-störungen (ICD-10: F42)	Alkohol-abhängig-keit(ICD-10: F10.2)	Ess-stö-rungen (ICD-10: F50)
Generalisierte Angst-störung	93,6	78,9	48,1	10,0	5,5%	2,5
Panikstörung (mit/ ohne) Agoraphobie	88,3	56,7	37,1	7,3	11,1%	1,4
Soziale Phobie	87,8	65,3	31,3	11,5	10,3%	0,0
Agoraphobie (ohne Panikstörung)	79,5	42,9	36,4	3,0	7,1%	0,0
Spezifische Phobie	61,5	31,7	25,1	2,7	5,9%	0,5
Angststörung NNB	58,6	31,6	21,3	2,4	1,9%	0,0
Irgendeine Angststö-rung*	62,1	36,7	26,3	5,0	5,6%	0,9
Keine reine DSM- oder ICD-definierte Angst-störung	4,0	7,8	8,5	0,0	3,9%	0,3

Da es zu dem Symptombild der Angststörungen, vor allem der Panikstörung und der generalisierten Angststörung, gehört, dass die Betroffenen das Vorliegen einer organischen Gesundheitsstörung vermuten, lassen sie sich oft entsprechend bei Hausärzten und Fachärzten verschiedener Disziplinen untersuchen. So stellen sich Patienten mit einer Panikstörung bei Hausärzten oft mit somatischen Beschwerden wie kardialen (Tachykardie, Brustschmerz), gastrointestinalen (Oberbauchbeschwerden, Reizdarmsyndrom) oder neurologischen Symptomen (Kopfschmerzen, Schwindel, Ohnmachtsgefühl) vor (Katon et al., 1992).

Laut dem Bundesgesundheitssurvey (Wittchen u. Jacobi, 2001), bei dem eine Bevölkerungsstichprobe befragt wurde, sind bei Angststörungen die Behandlungsquoten im Vergleich zu anderen psychischen Störungen besonders hoch (z.B. 70% bei

3

Panikstörung/Agoraphobie im Vergleich zu 36% bei allen Störungen). Psychische Erkrankungen werden nach dieser Umfrage zu 32% von Psychiatern bzw. Nervenärzten, zu 27% von psychologischen Psychotherapeuten, zu 17% von ärztlichen Psychotherapeuten, zu 14% ausschließlich von Hausärzten, zu 8% von psychiatrischen/psychotherapeutischen Ambulanzen und zu 34% von anderen Einrichtungen/Personen behandelt.

Nach einem Gutachten zur ambulanten psychosomatischen/psychotherapeutischen Versorgung in der kassenärztlichen Versorgung in Deutschland (Kruse u. Herzog, 2012) finden sich unter den 20 häufigsten Diagnosen folgende Angststörungen bei den verschiedenen Behandlergruppen (in Prozent von den durch diese Fachgruppe behandelten Patienten). Die Fachgruppen wurden in absteigender Reihenfolge hinsichtlich der Anzahl der durch diese Gruppe behandelten Patienten geordnet.

- Fachärzte für Neurologie und Psychiatrie (Nervenärzte; 4,2 Mio. Fälle): Angst und depressive Störung, gemischt (5,1 %), generalisierte Angststörung (2,6%)
- Fachärzte für Psychiatrie und Psychotherapie (2,6 Mio. Fälle): Angst und depressive Störung, gemischt (6,6%), generalisierte Angststörung (3,6%), Panikstörung (3,6%)
- Psychologische Psychotherapeuten (2,5 Mio. Fälle): Angst und depressive Störung, gemischt (5,9%), Panikstörung (4,2 %); generalisierte Angststörung (2,5%)
- Fachärzte für Psychosomatische Medizin und Psychotherapie (0,4 Mio. Fälle): Angst und depressive Störung, gemischt (7,2%), generalisierte Angststörung (2,5%)
- Ausschließlich psychotherapeutisch tätige Ärzte mit Zusatzbezeichnung Psychotherapie (0,4 Mio. Fälle): Angst und depressive Störung, gemischt (6,7%), Panikstörung (4,4 %); generalisierte Angststörung (2,3%).

Diese gemeldete Inanspruchnahme von Gesundheitsdiensten weicht deutlich von den Prävalenzraten in epidemiologischen Studien ab. So melden sich Patienten mit einer spezifischen Phobie, obwohl dies die häufigste Angststörung ist, selten zu einer Behandlung. Auch die zweithäufigste Angststörung, die soziale Phobie, taucht nicht unter den

häufig behandelten Diagnosen auf. Häufig wurde die »Angst und depressive Störung, gemischt« gemeldet. Da dies aber eine Störung ist, bei der Patienten nach ICD-10 weder die Kriterien eine Angststörung noch einer Depression erfüllen (sondern in beiden Fällen unter der Kriterienschwelle bleiben), stellt sich die Frage, ob die den Krankenkassen gemeldeten Diagnosen in allen Fällen ICD-10-konform gestellt wurden.

Stationäre Behandlung

In einer aktuellen Erhebung an 37052 konsekutiven Patienten in stationärer psychosomatisch-psychotherapeutischer Behandlung aus 14 Fachkliniken in Bayern erhielten 5022 (13,6%) die Erstdiagnose einer Angststörung. Von diesen hatten 23,6% eine Panikstörung, 13,7% eine generalisierte Angststörung, 13,3% eine Agoraphobie, meist kombiniert mit einer Panikstörung (11.7%), 6,1% eine soziale Phobie, 1,6% eine spezifische Phobie, 15,5% eine andere Angststörung und 1,4% Angst und depressive Störung gemischt. An komorbiden Erkrankungen fanden sich: Depression (47.4%), Persönlichkeitsstörung (20.1%), somatoforme Störungen (17.8%), Substanzmissbrauch (15.1%), Essstörungen (12.3%) und komorbide Angststörung (9.8%) (Beutel et al., 2010a).

3.1.6   Kosten für das Gesundheitssystem

Angststörungen verursachen erhebliche Kosten für das Gesundheitssystem. Die Kosten können in direkte und indirekte Kosten unterteilt werden:

Direkte Kosten:
- Ambulante ärztliche Behandlung
- Medikamente
- Psychotherapie
- Stationäre Behandlung
- Inanspruchnahme von Notfallambulanzen
- Rehabilitation

Indirekte Kosten:
- Produktivitätseinschränkung
- Krankschreibungen
- Frühberentung
- Sterblichkeit

Für den Patienten entstehen Kosten:
- Zuzahlung Medikamente
- Anfahrt Arzt/Psychotherapeut

Es fehlen geeignete Studien, die die Kosten der Behandlung von Angststörungen unter den heutigen Bedingungen in Deutschland untersuchen. Die Kosten für medikamentöse Behandlungen betragen 26,54 € für 100 Tage bei Verwendung der niedrigsten effektiven Dosis von 20 mg/Tag eines generischen Paroxetin-Präparats bis zu 555,35 € für 100 Tage bei Verwendung des teuersten Präparats Duloxetin in der Höchstdosis 120 mg/Tag (Stand 28.2.2013). Hinzu kommen die Kosten für ärztliche Behandlung (cá. 25 €/Quartal). Die Kosten für eine Psychotherapie betragen 81,16 € pro 50 Minuten.

3.1.7 Nichterkennung von Angststörungen in der Primärversorgung

Angststörungen werden in der Primärversorgung häufig nicht erkannt bzw. selbst bei korrekter Diagnose nicht adäquat behandelt (Ormel et al., 1991; Sartorius et al., 1996; Wittchen et al., 2002). Oft vergeht ein langer Zeitraum bis zur Diagnosestellung und zum Beginn einer fachgerechten Behandlung. Dies liegt nicht nur an der unzureichenden Diagnostik durch die Primärversorger, sondern auch daran, dass Patienten mit Angststörungen oft eine internistische Erkrankung als Ursache ihrer Symptome annehmen. Patienten mit GAD suchten am zweithäufigsten nach dem Hausarzt einen Facharzt für Gastroenterologie, deutlich seltener dagegen einen Psychiater auf (Kennedy u. Schwab, 1997). Häufig wird auch eine GAD als Depression fehldiagnostiziert (Nisenson et al., 1998). Allerdings sind all diese Studien bereits älter, so dass es möglich ist, dass heute die Erkennungsraten besser sind.

Patienten mit einer sozialen Angststörung melden sich sehr selten zur Behandlung, und wenn sie wegen psychischer Probleme vorstellig werden, vermeiden sie es oft, über das Kernproblem, nämlich das verminderte Selbstbewusstsein, zu reden, so dass der Behandler nur bei näherem Nachfragen die Störung diagnostizieren kann (Davidson et al., 1993a).

3.1.8 Stigmatisierung von Angstpatienten

Patienten mit Angststörungen sind wie andere psychisch Erkrankte Vorurteilen ausgesetzt; so wurden Panikpatienten in der Bevölkerung als unberechenbar (50%) oder gefährlich (26%) angesehen (Crisp et al., 2000). Die Ansichten der Bevölkerung über Therapiemöglichkeiten für Angststörungen werden von überkommenen Vorstellungen geprägt (Angermeyer et al., 1993).

3.2 Ätiopathogenese und Risikofaktoren

Angststörungen werden multifaktoriell verursacht. Es existieren mehrere Hypothesen zu ihrer Entstehung.

3.2.1 Der natürliche Anteil der Furcht

Pathologische Angst ist eine unrealistische oder übersensitive Reaktion, die aber meist eine natürliche Basis hat. Furcht vor realen Gefahren wie Verletzung oder dem Verlust eines Kindes sind sinnvoll und sollen unser Überleben sichern. Sie sind in der Regel nicht Gegenstand einer Angsterkrankung – mit Ausnahme der generalisierten Angststörung, die mit einer übertriebenen Ausprägung der Realangst einhergeht (ein Beispiel ist die übergroße Besorgnis einer Mutter um ihr Kind). Aber auch die unrealistischen Ängste bei den Phobien (wie Angst vor Mäusen oder heimischen Spinnen) gehen auf eine natürliche Reaktion zurück. Entwicklungsgeschichtlich war die Furcht vor Schlangen, Spinnen, Wölfen, Raubkatzen und anderen gefährlichen Tieren ein Überlebensvorteil, und so sind die spezifischen Phobien als übertriebene Ausprägungen der angeborenen Urängste zu interpretieren (LeDoux, 2003; Mineka u. Ohman, 2002). Manche Objekte der spezifischen Phobien sind heute noch gefährlich, wie tiefes Wasser oder Gewitter, andere sind ungefährlich, wie Spinnen in Deutschland. Bei einer sozialen Phobie scheint es sich um eine übertriebene Ausprägung der natürlichen sozialen Zurückhaltung zu handeln, die zum

3

sozialen Miteinander notwendig ist. Bei der Panik-störung/Agoraphobie muss man komplexere Vor-gänge annehmen, wie gesteigerte Reaktionen auf körperliche Warnsignale, die zur Annahme einer bedrohlichen körperlichen Erkrankung führt.

Warum nun diese natürlichen Warnmecha-nismen sich bei manchen Menschen in pathologi-scher, übertriebener Angst manifestieren, ist noch nicht ausreichend geklärt; es werden verschiedene Auslöser und Risikofaktoren diskutiert (Alpers et al., 2006).

3.2.2   Psychosoziale Faktoren

Bei Patienten mit einer Panikstörung sind Kind-heitstraumata wie Tod des Vaters, Trennung von den Eltern, Krankheit in der Kindheit, Alkoholmiss-brauch in der Familie, sexueller Missbrauch und an-dere Belastungsfaktoren häufiger als bei Kontroll-personen (Bandelow et al., 2002a; David et al., 1995; Faravelli et al., 1985; Horesh et al., 1997; Stein et al., 1996). Bei der sozialen Phobie waren die Einflüsse traumatischer Kindheitserfahrungen weniger deut-lich (Bandelow et al., 2004b; Safren et al., 2002).

Nicht nur Kindheitstraumata, sondern auch aktuelle Belastungen sind mit einer höheren Häu-figkeit von Angsterkrankungen assoziiert. Bei ge-trennten, geschiedenen und verwitweten Personen sind Angststörungen häufiger als bei Verheirateten (Jacobi et al., 2004). Bei Patienten mit einer Panik-störung waren in den letzten 12 Monaten vor der ersten Panikattacke signifikant mehr belastende Lebensereignisse festgestellt worden als bei Kont-rollpersonen (Faravelli, 1985).

Potenziell todbringende Krankheiten wie die koronare Herzerkrankung oder Neoplasien erzeu-gen reale Angst. Diese typische Reaktion ist aber nicht zu den Angststörungen zu rechnen, sondern, wenn sie mit einer deutlichen Beeinträchtigung des Betroffenen einhergeht, zu den Anpassungs-störungen.

3.2.3   Erziehungsstile

Ungünstige Erziehungsstile wurden mit dem Auf-treten von Angststörungen assoziiert, wie sich in manchen Studien zeigte (Arrindell et al., 1983; Ar-rindell et al., 1989; Bruch u. Heimberg, 1994; Fa-ravelli et al., 1991; Lieb et al., 2000; Parker, 1979; Silove et al., 1991). Da es sich hierbei um retros-pektive Untersuchungen handelt, ist nicht sicher, ob es sich um tatsächlich verursachende Einflüsse ungünstiger Erziehungsstile handelt oder um eine erhöhte Sensitivität von Angstpatienten auf Inter-aktionsmuster wie Zurückweisung, Alleinlassen etc. Partialisiert man konfundierende Einflüsse wie familiäre Angsterkrankungen u.a. aus, sind die Einflüsse von Erziehungsstilen weniger signifikant (Bandelow et al., 2004b; Bandelow et al., 2002a). Eine prospektive Untersuchung, die allerdings nicht mit klinischen Angstpatienten, sondern mit einem community sample durchgeführt wurde, fand, dass bestimmte Risikofaktoren (wie abwei-sende oder überprotektive Eltern, Opfer von Hän-seleien) mit höheren Angstniveaus assoziiert waren (van Oort et al., 2011).

3.2.4   Sozioökonomische Faktoren

Ein höheres Bildungsniveau und eine Vollzeit-berufstätigkeit korreliert mit niedrigeren Raten an Angsterkrankungen (Bijl et al., 1998). In den unteren sozialen Schichten sind die Prävalenzraten für Angststörungen höher als in den oberen; bei Arbeitslosen sind sie höher als bei Vollbeschäftig-ten (Jacobi et al., 2004). Allerdings darf aus solchen Assoziationsuntersuchungen nicht auf Kausalzu-sammenhänge in die eine oder andere Richtung geschlossen werden.

3.2.5   Lerntheoretische Erklärungen

In lerntheoretischen Störungsmodellen der Angst-störungen werden biologische wie auch psycholo-gische Vulnerabilitätsfaktoren angenommen. Nach lerntheoretischen Modellen kann sich Angst als fehlerhafter Lernprozess entwickeln. Furcht ent-steht präferenziell auf der Basis von entwicklungs-geschichtlich bedeutsamen lebensbedrohlichen Stimuli (Mineka u. Ohman, 2002).

Panikstörung/Agoraphobie

Kognitive Theorien nehmen an, dass bei einer Panikstörung harmlose Änderungen physiologischer Funktionen (wie eine Herzfrequenzerhöhung) als bedrohliche körperliche Erkrankung (z.B. Herzinfarkt) missinterpretiert werden. Nach dem »Teufelkreis der Angst« genannten Modell führt diese Fehlwahrnehmung zur Auslösung weiterer Angstsymptome, die dann wiederum als Ausdruck einer körperlichen Fehlfunktion missdeutet werden (Margraf u. Ehlers, 1986). Diese Spirale führt letztendlich zum Vollbild einer Panikattacke. Manche Forscher sehen eine Panikattacke als (situativ unangemessene) Kampf- oder Fluchtreaktion, deren Symptome in physiologisch sinnvoller Weise nicht sukzessive mit zeitlicher Verzögerung, sondern alle gleichzeitig auftreten. Viele Patienten bestätigen das gleichzeitige Auftreten der Symptome. Zudem können Panikattacken auch aus dem NREM-Schlaf heraus, also in einem Zustand minimaler kognitiver Aktivität, auftreten (Mellman u. Uhde, 1990).

Eine Agoraphobie entsteht nach der Lerntheorie, wenn nach mehreren spontanen Panikattacken die Patienten beginnen, Situationen zu vermeiden, in denen das Herbeiholen ärztlicher Hilfe schwierig wäre (z.B. in einer Menschenmenge), da sie befürchten, erneut Symptome zu bekommen, die nach ihrer Interpretation medizinische Maßnahmen erfordern.

Generalisierte Angststörung

Eine zentrale Rolle spielen hierbei Sorgen, die häufig primär im Zusammenhang mit belastenden Lebensereignissen auftreten, jedoch bei vorliegender Prädisposition auch chronifizieren können. Auslösende Stimuli (innere und äußere Reize, körperliche Symptome) werden dahingehend interpretiert, dass eine bedrohliche Situation vorliegt. Das Gefühl der Sorge wird dadurch intensiviert, das die Patienten ihre Ressourcen zur Problembewältigung als gering einschätzen. Auch positive (»wenn ich mir Sorgen mache, bin ich vorbereitet«, »wenn ich mir Sorgen mache, bin ich sicher…«) wie negative Metakognitionen (»Wenn Sorgen auftreten, muss ich mich um sie kümmern«, »Die ständigen Sorgen belasten mich, ich könnte eine Magengeschwür bekommen«) erhalten die Störung aufrecht (Wells, 1999). Durch den Versuch, die sorgenvollen Gedanken zu unterdrücken, kommt es zu einer weiteren Intensivierung (Wegner u. Zanakos, 1994). Als weiterer negativer Verstärker wird angesehen, dass es den Betroffenen durch die rein kognitive Verarbeitung der Sorgen gelingt, das Auftreten von Emotionen zu vermeiden (Mennin et al., 2005).

Soziale Phobie

In den verhaltenstherapeutischen Störungsmodellen der Sozialen Phobie stehen soziale Situationen mit Angst vor negativer Beurteilung sowie deren Antizipation als auslösende Bedingungen im Vordergrund. Bei vielen Patienten bezieht sich dies auf spezifische Situationen (häufig ist z.B. öffentliches Sprechen), bei anderen ist die Störung stark generalisiert (Hofmann et al., 2009). In den Situationen treten dann negative Kognitionen, körperliche Reaktionen (u.a. Erröten, Schwitzen, Herzrasen) sowie motorische Verhaltensweisen (Vermeidungsverhalten, Sicherheitsverhalten) auf. Die Bewertung einer sozialen Situation als Gefahr wird durch bestimmte kognitive Besonderheiten bei den Betroffenen hervorgerufen oder begünstigt. So weisen Menschen mit einer sozialen Phobie häufig überhöhte Standards für das eigene Auftreten in sozialen Situationen auf und zeigen spezielle (konditionale), auf die soziale Situation bezogene Überzeugungen hinsichtlich ungünstiger oder gar katastrophaler Konsequenzen ihres Verhaltens oder generelle (unkonditionale) negative abwertende Überzeugungen bzgl. der eigenen Person (Clark, 2002). Negative Interpretationen sozialer Situationen werden nach Beck und Mitarbeitern (Beck, 1979; Beck, 1981) auch durch die sog. kognitiven Schemata der Betroffenen ausgelöst. So wirkt die Sicht auf die eigene Person (»ich bin ungeschickt, minderwertig, unfähig, dumm…«) sowie auf Andere (»Andere sind kritisch, demütigend, überlegen…«) als kognitiver »Filter«, der die Interpretation der sozialen Situation ungünstig beeinflusst und diese als bedrohlich erscheinen lässt. Die Aktivierung der Schemata führt auch zu einer Fokussierung der Aufmerksamkeit auf vermeintlich negative Attribute der eigenen Person, ihres Verhaltens oder körperlicher Symptome sowie auf das Auftreten vermeintlich sozial bedrohlicher Reize. Hierdurch wird auch die soziale Kompetenz und das Auftreten der Betroffenen negativ beeinflusst, da die Durchführung einer Auf-

3

gabe und die Wahrnehmung interpersoneller und situativer Aspekte erschwert ist (Chen et al., 2002; Stopa u. Clark, 2000). Von Bedeutung ist auch die retrospektive negative Bewertung erlebter sozialer Situationen, die wiederum zu einer Wahrnehmung als Misserfolg und damit einhergehender verstärkter negativer Antizipation zukünftiger Situationen führt (Clark u. McManus, 2002). Die oben beschriebenen Aspekte führen bei den Patienten zu einem ausgeprägten Vermeidungsverhalten. Sind die Situationen jedoch nicht vermeidbar, so sind sie meist mit starken Angstgefühlen verbunden. Gemäß dem psychophysiologischen Modell kommt es bei den Betroffenen aufgrund der negativen dysfunktionalen Kognitionen zu einer erhöhten körperlichen Erregung. Diese Reaktion wird aufgrund der fokussierten Aufmerksamkeit im besonders hohen Maße wahrgenommen und als Bestätigung der antizipierten Ängste interpretiert, was wiederum zu einer Verstärkung der körperlichen Reaktion führt. Die soziale Kompetenz und das Auftreten der Patienten wird, wie bereits erwähnt, durch die Fokussierungsprozesse ungünstig beeinflusst, Sicherheitsverhaltensweisen nehmen zu oder die Situation wird verlassen (Fluchtverhalten). Die Vulnerabilität der Betroffenen für soziale Ängste wird gemäß dem psychophysiologischen Modell sowohl durch psychische Faktoren (ungünstige Lebens- und Lerngeschichte) wie auch durch biologische Faktoren (wie z.B. genetische Einflüsse) beeinflusst.

3.2.6 Psychodynamische Erklärungen

Psychoanalytische Theorien gehen davon aus, dass die Symptome einer Angsterkrankung durch früh entstandene Konflikte verursacht werden, die zu unangemessenen (neurotischen) Lösungsversuchen führen. Diese überdauern und führen zu Krankheitssymptomen, die besonders bei belastenden Lebenskonstellationen dekompensieren können. Zudem können die krankhaften Symptome durch »strukturelle« Störungen entstehen. Darunter versteht man mangelnde Verfügbarkeit über basale psychische Funktionen (wie etwa die Fähigkeit zur Selbst- und Objektwahrnehmung oder Steuerungsfähigkeit von Impulsen). Diese können durch frühe deprivierende oder traumatisierende Lebensumstände verursacht werden.

Panikstörung

Kindliche Traumata und intrapsychische Konflikte können zusammen mit einer dispositionellen Vulnerabilität zu einer verminderten Toleranz gegenüber negativen Affekten bzw. einer gesteigerten Trennungs- und Verlustangst beitragen. Viele Panikpatienten haben Schwierigkeiten, sich von wichtigen Beziehungspersonen abzugrenzen und sich als autonom wahrzunehmen. Da sie sich von anderen abhängig fühlen, neigen sie dazu, Bestrebungen nach Eigenständigkeit zu verleugnen. Ärger wird als gefährlich angesehen und weitgehend aus dem Bewusstsein ausgeschlossen, während er zugleich einen hohen Angstpegel auslöst. In der Panikattacke sind Patienten überwältigt von negativem Affekt, der Panik und phobische Vermeidung fortsetzt. Paniksymptome verstärken konflikthafte zwischenmenschliche Beziehungen, in denen sich Patienten übermäßig abhängig fühlen und fürchten, diese zu verlieren. Tatsächliche oder antizipierte Trennungen gehen daher häufig den Panikattacken voraus, auch wenn sie bei genauer Analyse auf Versuche des Patienten zu Selbstbehauptung oder Distanzierung in einer engen, auf Sicherheit angelegten Beziehung zurückgehen. Der beschriebene Teufelskreis mündet in zunehmende Panikattacken ein, die neuerliche Verlustängste schüren und die Angsttoleranz vermindern. Das Teufelskreis-Modell ist allerdings nicht unumstritten.

Generalisierte Angststörung

Aus psychoanalytischer Sicht weist die Ausdrucksform der Angst als anhaltende, generalisierte Beunruhigung, Befürchtung und Sorge auf ichstrukturelle Defizite im Sinne einer verminderten Fähigkeit, Sicherheit, Gewissheit und Ruhe herzustellen, d. h. es sind sicherheitsgebende Beziehungserfahrungen unzureichend internalisiert. Häufig liegen dem widersprüchliche und verunsichernde Beziehungserfahrungen mit Eltern, die z. B. ihrerseits unter einer Angsterkrankung litten, zugrunde. Die Vulnerabilität für Beunruhigung und Sorge ist erhöht, zugleich aber auch die Toleranz gegenüber solchen Zuständen vermindert. Daher zeichnet diese Menschen ein hohes Streben nach Sicherheit aus, das sich u. a. in einem Lebens- und Beziehungsarrangement der Herstellung räumlicher Nähe zu Bindungspersonen äußern kann. Als sog. »steuerndes Objekt« sollen diese Schutz und Sicherheit garantieren. Bereits umschriebene Abweichungen (Reisen, Umzüge, berufliche Versetzung) können daher zu Symptombildungen führen, dies gilt umso mehr für kritische Lebensereignisse wie Verlust des Arbeitsplatzes oder des Partners.

Vielfach lässt sich in den Beziehungen von Patienten mit generalisierter Angststörung eine den Betroffenen meist unbewusste Ambivalenz zwischen Anklammern, Autonomie- und Separationsbestrebungen feststellen. Das angstvolle Angstklammern und die stete Suche nach Präsenz und beruhigendem Zuspruch ermöglichen ein hohes Maß an Kontrolle über den Anderen, engen aber den Kranken und den Partner in ihrer Entwicklung ein und laufen einer reifen Partnerschaft mit einer erfüllten Sexualität zuwider. Resultierende Spannungen und Konflikte werden jedoch aus den genannten Gründen vermieden und mit neuerlichen Symptombildungen beantwortet. Diese Beziehungsdynamik findet sich in der therapeutischen Beziehung wieder, indem der Therapeut als »steuerndes« Objekt dem Patienten als beständige Quelle von Rat, Beruhigung und Vergewisserung dienen soll und aufkommende Spannungen in der beschriebenen Weise vermieden werden sollen.

Soziale Phobie

Aus psychodynamischer Sicht stellt sich der Teufelskreis der sozialen Phobie in seinen Grundzügen wie folgt dar: Zentral im Erleben des sozialphobischen Menschen ist der Wunsch nach Akzeptanz und Bestätigung bei gleichzeitig antizipierter Demütigung bzw. Beschämung durch das bedeutsame Gegenüber. Oftmals bemühen sich die Patienten möglichst »perfekt« zu sein, um der gefürchteten Zurückweisung zu entgehen – ein Anspruch jedoch, der die ohnehin schon bestehende Anspannung, die Gefahr des Scheiterns und die damit verbundene Beschämung nochmals intensiviert. Psychodynamische Modelle der sozialen Phobie fokussieren vor dem Hintergrund der jeweiligen theoretischen Ausrichtung auf unterschiedliche Aspekte der Genese:

- *Triebpsychologie:* Bedeutung von Aggression (Wunsch, den nach Aufmerksamkeit strebenden Rivalen zu vertreiben) mit nachfolgenden Schuldgefühlen; sexuelle Triebkonflikte
- *Ich-Psychologie:* Strukturelle Vulnerabilität, Defizite in der Affektwahrnehmung und -steuerung, unzureichende Differenzierung zwischen Selbst- und Objektrepräsentanzen.
- *Selbstpsychologie:* Fehlen an anerkennenden Introjekten (Internalisierung positiver Spiegelung durch primäre Bezugspersonen), gestörtes Selbstkonzept, Affekt der Scham
- *Objektbeziehungspsychologie:* Internalisierung früher negativer Beziehungserfahrungen (Beschämung, Zurückweisung und Entwertung).
- *Bindungstheorie:* Fehlen einer »sicheren« Basis für die angstfreie Erkundung sozialer Situationen.

3.2.7 Neurobiologie

Zwischen Angstpatienten und gesunden Kontrollpersonen zeigen sich zahlreiche Unterschiede in Hinblick auf verschiedene Neurotransmittersysteme. Untersucht wurden folgende Systeme: Serotonin, Noradrenalin, der Benzodiazepin-Gammaaminobuttersäure-Rezeptorkomplex, Cholezystokinin, das atriale natriuretische Peptid, die Hypothalamus-Hypophysen-Nebennierenrinden-Achse, CO_2-Sensoren und zahlreiche andere Gehirnsysteme (Bandelow u. Wedekind, 2006). Allerdings können derzeit noch keine endgültigen Schlüsse bezüglich der neurobiologischen Verursachung der Angststörungen gezogen werden. Die Wirksamkeit zahlreicher Medikamente, die die Serotoninneurotransmission bessern, lässt auf eine Beteiligung dieses Systems schließen.

In bildgebenden Verfahren wurden zahlreiche Unterschiede zwischen Normalpersonen und Angstpatienten gefunden (Engel et al., 2009). Studien mit funktioneller Bildgebung und Radioligandenbindung weisen auf ein komplexes Angstnetzwerk hin, dass das limbische System, den Hirnstamm, temporale Gebiete und präfrontale kortikale Gebiete umfasst und das bei Patienten mit Angststörungen an vielen Stellen dysfunktional sein kann.

3.2.8 Genetik

Nach Zwillingsuntersuchungen konnte für die Angststörungen ein genetischer Einfluss festgestellt werden. Aufgrund von Familien- und Zwillingsstudien konnten für die Angststörungen moderate bis hohe Erbfaktoren errechnet werden, im Einzelnen 41–54% für die Panikstörung, 67% für die Agoraphobie, 32% für die generalisierte Angststörung, 51% für die soziale Phobie und 59% für die Blut- und Verletzungsphobie (Domschke u. Deckert, 2007). Es ist wahrscheinlich, dass nicht ein einzelnes, sondern mehrere Gene beteiligt sind. Es kann erwartet werden, dass in Zukunft Untersuchungen des kompletten Genoms wichtige Erkenntnisse liefern (Erhardt et al., 2011).

Zusammenfassend muss davon ausgegangen werden, dass Angststörungen durch ein komplexes Wechselspiel verschiedener Faktoren verursacht werden, wobei zu einer genetisch bedingten Vulnerabilität, die sich in neurobiologischen Gehirnveränderungen zu manifestieren scheint, psychosoziale Faktoren hinzutreten.

3.3   Verlauf und Prognose

Die verschiedenen Angststörungen haben einen unterschiedlichen Beginn. Der Median des Alters zu Beginn beträgt 7 Jahre für spezifische Phobien, 13 für die soziale Phobie, 24 für die Panikstörung und 31 für die generalisierte Angststörung (Kessler et al., 2005a). Die Angststörungen haben einen chronischen Verlauf (Bruce et al., 2005; Rodriguez et al., 2006). Vor allem bei der Panikstörung und der generalisierten Angststörung kommt es zu einem phasenhaften Verlauf (Angst et al., 2009), während bei der sozialen Phobie eher ein durchgehender Verlauf zu beobachten ist.

In der fünften Dekade kommt es nach epidemiologischen Untersuchungen zu einer deutlichen Abnahme von Angststörungen (Bandelow, 2003; Kessler et al., 2005a; Rubio u. Lopez-Ibor, 2007a; Rubio u. Lopez-Ibor, 2007b)(siehe auch ◘ Tab. 3.1). In einem Community Survey gaben die Befragten zwischen 50–64 nicht weniger Angstsymptome an, dafür zeigte sich eine deutliche Abnahme nach dem 65. Lebensjahr (Wiltink et al., 2011).

Diagnostik

Borwin Bandelow, Thomas Lichte, Sebastian Rudolf, Jörg Wiltink,
Manfred Beutel

B. Bandelow et al. (Hrsg.), *S3-Leitlinie Angststörungen*,
DOI 10.1007/978-3-662-44136-7_4, © Deutsche Gesellschaft für Allgemeinmedizin (DEGAM)
Deutsche Gesellschaft für Psychiatrie und Psychotherapie, Psychosomatik und Nervenheilkunde (DGPPN)
Deutsche Gesellschaft für Psychosomatische Medizin und Ärztliche Psychotherapie (DGPM)
Deutsches Kollegium für Psychosomatische Medizin (DKPM) 2015

4

4.1 Diagnosestellung

Die Diagnostik sollte nach folgendem Stufenplan erfolgen:

- Offenes Interview mit Angaben des Patienten
- Screeningfragen
- Strukturierte Befunderhebung
- Anamnese
- Fremdanamnese
- Differenzialdiagnostik
- Diagnosestellung und Schweregradbeurteilung

Die Diagnostik umfasst eine Entwicklungsanamnese der Symptomatik, eine Aktualanamnese mit Ermittlung der Lebensumstände und seelischen Belastungsfaktoren bei erstem Auftreten der Störung und der auslösenden Situationen für Angsterlebnisse bzw. Angstverstärkung, einschließlich der Eruierung von Koaktoren und komorbiden Störungen.

4.2 Case Finding/Screening

Angststörungen werden in der Primärversorgung oft nicht erkannt, weil Patienten oft organbezogene Symptome und nicht primär Ängste schildern. Die Sensibilisierung der primärversorgenden Ärzte für die Zusammenhänge der häufig vorgebrachten Beschwerden mit Angststörungen sollte auch durch diese Leitlinie gefördert werden. Daher erscheint es sinnvoll, in der Primärversorgung Patienten mit Verdacht auf eine Angststörung kurze Fragen zu stellen (Beispiel: ▸ Tab. 1.5). Es gibt weiterhin wissenschaftlich validierte kurze Fragebögen zum »Case-Finding« von Angststörungen:

- Getrennt für alle Angststörungen: Mini-International Neuropsychiatric Interview (MINI) (Sheehan et al., 1998)
- Für alle Arten von Angststörungen und Depressionen: Patient Health Questionnaire for Depression and Anxiety (PHQ-4) (Kroenke et al., 2009)
- Für die generalisierte Angststörung: Generalised Anxiety Disorder Assessment (GAD-2/GAD-7) (Spitzer et al., 2006)

Es ist allerdings nicht belegt, dass die Verwendung von solchen Fragebögen die Behandlung verbessert. Eine Übersicht über entsprechende kontrollierte Studien kam zu dem Ergebnis, dass bei Depressionen durch diese Screenings keine Verbesserung der Therapie erreicht wurde (Thombs u. Ziegelstein, 2014). Auch bei Patienten mit Ängsten konnte in einer Studie keine Besserung erreicht werden (Mathias et al., 1994).

4.3 Strukturierte Diagnoseverfahren

Zur genauen Erfassung von Symptomen zur Diagnosestellung einer Angststörung können strukturierte bzw. halbstrukturierte Interviews wie das Structured Clinical Interview for DSM-IV (SCID) (First et al., 1996) oder das Mini-International Neuropsychiatric Interview (MINI; DSM-IV; ICD-10) (Sheehan et al., 1998) angewendet werden. Diese strukturierten Interviews sind mit den Diagnosesystemen DSM oder ICD kompatibel.

4.4 Diagnostische Kriterien

Angststörungen sollten in der ambulanten und stationären Versorgung in Deutschland nach der Internationalen statistischen Klassifikation der Krankheiten und verwandter Gesundheitsprobleme, 10. Revision, German Modification (ICD-10-GM) (DIMDI, 2013) diagnostiziert werden. Eine ausführlichere Definition findet sich in den ICD-10-Forschungskriterien (WHO, 1994). Deutschland ist an das WHO-System gebunden (WHO, 1991).

Eine Kurzbeschreibung der häufigsten Angststörungen findet sich in ▸ Tab. 1.4. Der genaue Wortlaut ist der ICD-10 GM oder den ICD-10-Forschungskriterien zu entnehmen.

Für wissenschaftliche Zwecke wird oft das Diagnostic and Statistical Manual of Mental Disorders verwendet. Die derzeit gültige Version DSM-5 (APA, 2013) wird bis Mitte 2014 ins Deutsche übersetzt. Eine weitere Annäherung von DSM-5 und ICD-11 wird angestrebt.

Im ICD-10 werden grundsätzlich die phobischen (objekt- oder situationsgebundenen) Angststörungen (F40.x) von den nicht-phobischen

Tab. 4.1 Erweiterte somatische Differenzialdiagnostik der Angststörungen

Fachbereich	Untersuchung	Ausschluss
Allgemeinmedizinische Untersuchung	Klinische Untersuchung, RR, Puls, EKG, Belastungs-EKG, Laboruntersuchungen	Angina pectoris, Myokardinfarkt, Synkope, kardiale Arrhythmien, Lungenerkrankungen, Hyperkaliämie, Hypokalziämie, Hypoglykämie, Insulinom, Hyperthyreose, Karzinoid, Phäochromozytom
Internistische Untersuchung	Herzecho, Röntgen-Thorax; evtl. 24-Std.-RR, 24-Std.-EKG,	
Neurologische Untersuchung	Klinische Untersuchung, EEG, Bildgebung, Liquorprogramm, Doppler	(Komplex)-fokale Epilepsie, vertebrobasiläre Perfusionsstörung, chronisch entzündliche ZNS-Erkrankungen, Migraine (accompagnée)
HNO-ärztliche Untersuchung	Elektronystagmographie, Videonystagmographie, kalorischer Reflextest, Vestibularisprüfung, Rotationsprüfung	Benigner paroxysmaler Lagerungsschwindel, periphere Vestibularisstörung, M. Menière

Angststörungen (F41) unterschieden. Es wird daher der Agoraphobie eine gewisse Sonderstellung eingeräumt. Im DSM-5 sind Agoraphobie und Panikstörung eigene Diagnosen.

4.5   Differenzialdiagnostik

Zu den häufigen somatischen Differenzialdiagnosen der Angsterkrankungen gehören unter anderem (Bandelow, 2001):

- Lungenerkrankungen (z.B. Asthma bronchiale, COPD)
- Herz-Kreislauferkrankungen (Angina pectoris, Myokardinfarkt, Synkopen, Arrhythmien)
- Neurologische Erkrankungen (komplex-partielle Anfälle, Migräne, Migraine accompagnée, Multiple Sklerose, Tumoren)
- Endokrine Störungen (Hypoglykämie, Hyperthyreose, Hyperkaliämie, Hypokalziämie, akute intermittierende Porphyrie, Insulinom, Karzinoid, Phäochromozytom)
- Weitere Krankheitsbilder (periphere Vestibularisstörung, benigner paroxysmaler Lagerungsschwindel, u.a.)

Zum Ausschluss einer organischen Ursache der Beschwerden sollten wenigstens folgende Untersuchungen durchgeführt werden:
- Ausführliche Anamnese
- Körperliche Untersuchung

- Blutbild, Blutzucker, Elektrolyte (C++, K+), Schilddrüsenstatus (TSH)
- EKG mit Rhythmusstreifen
- Ggf. Lungenfunktion
- Ggf. kranielle Bildgebung (MRT, cCT)
- Ggf. EEG

Die übrigen diagnostischen Maßnahmen richten sich nach den jeweilig vermuteten organischen Krankheitsbildern. Die erweiterte somatische Differenzialdiagnostik wird in der ☐ Tab. 4.1 aufgelistet.

Weiterhin müssen Angststörungen von anderen psychischen Erkrankungen abgegrenzt werden (Bandelow, 2001). Einfache Screeningfragen zur differenzialdiagnostischen Abgrenzung von Angststörungen gegenüber anderen Erkrankungen sind in ☐ Tab. 4.2 aufgeführt. Im Zweifelsfall sollte eine fachärztliche Abklärung erfolgen.

4.6   Fremdanamnese

Die Fremdanamnese durch Angehörige oder sonstige enge Bezugspersonen mit Einverständnis des Patienten liefert häufig wichtige Zusatzinformationen zu den Umständen des Beginns der Angststörung, zu eventuellen früheren Episoden, zu anderen Zusatzsymptomen oder auch zu Erkrankungen weiterer Familienangehöriger. Angaben zu unangenehmen und schambesetzten Aspekten wie

4

◘ Tab. 4.2   Differenzialdiagnostische Abgrenzung von Angststörungen gegenüber anderen psychischen Erkrankungen mit Hilfe einfacher Screeningfragen

Differenzialdiagnose	Screeningfragen
Andere Angststörungen	Siehe Tab. 1.5
Zwangsstörung	»Leiden Sie unter Angst, wenn sie bestimmte Dinge nicht tun können, wie z.B. die Hände waschen, Türen oder Geräte im Haushalt zu kontrollieren, und müssen Sie diese Handlungen daher extrem häufig durchführen?«
	»Haben Sie jemals unter Gedanken gelitten, die unsinnig waren und immer wieder kamen, auch wenn Sie es gar nicht wollten?«
Somatisierungsstörung	»Leiden Sie unter häufigen und wechselnden Beschwerden (wie Kopf-, Brust-, Gelenk-, Muskel-, Bauch- oder Unterleibsschmerzen, Aufstoßen, Erbrechen, Übelkeit, Blähungen, Jucken, häufigem Wasserlassen, Schmerzen beim Geschlechtsverkehr, Herzrasen, unregelmäßigem Herzschlag, Luftnot, Lähmungen, Schluckbeschwerden, Gefühlsstörungen oder Doppelbildern), für die die Ärzte keine Ursache finden können?«
Depression	»Leiden Sie zusätzlich zu Ihren Ängsten unter niedergeschlagener Stimmung, Interessen- und Energieverlust, Appetitmangel oder Suizidgedanken?«
Anpassungsstörungen oder posttraumatische Belastungsstörung	»Führen Sie Ihre Ängste auf ein ungewöhnlich schreckliches oder bedrohliches Ereignis zurück, unter dessen Nachwirkungen Sie monatelang litten?«
Emotional instabile Persönlichkeitsstörung (»Borderline-Persönlichkeitsstörung«)	»Leiden Sie zusätzlich zu Ihren Ängsten unter Leeregefühlen, labiler Stimmung, einer Neigung zu selbstverletzenden Handlungen, Essstörungen und häufigen Suizidgedanken?«
Alkoholabhängigkeit	»Gab es einmal eine Zeit in Ihrem Leben, in der Sie regelmäßig fünf oder mehr Gläser Alkohol pro Tag getrunken haben?«
Medikamenten- oder Drogenentzug	»Haben Sie schon mehrmals Anregungs-, Beruhigungs-, Schlaf- oder Schmerzmittel ohne ärztliche Verschreibung oder in höherer Dosierung eingenommen?«
	»Haben Sie in Ihrem Leben schon mehrmals Drogen wie z. B. Heroin, Kokain oder ‚Speed‘ eingenommen?«
Psychosen (z.B. Schizophrenie)	»Leiden Sie unter der Angst, dass jemand sie beobachten, bespitzeln oder aushorchen könnte oder dass sich Menschen zusammengetan haben, um Ihnen zu schaden?«

Vermeidungsverhalten, Erwartungsängsten, gefürchteten Situationen oder Suchtmittelgebrauch werden nicht selten erst durch die Fremdanamnese in Erfahrung gebracht.

4.7   Schweregradbestimmung und Verlaufsdiagnostik

Die Bestimmung des Schweregrades zu Beginn und die Kontrolle des Behandlungserfolgs können mit diagnosespezifischen Ratingskalen erfolgen (◘ Tab. 4.3). Symptomspezifische Skalen wie die Hamilton-Angstskala (HAMA) werden heute nicht mehr zur Diagnostik herangezogen (denn dann würden sie ja mit ICD oder DSM in Konkurrenz treten), sondern nur noch zur Schweregradbestimmung.

Da jedoch die Anwendung dieser Skalen in manchen Settings zu zeitaufwändig ist, kann auch die Anwendung globaler Maße wie die Clinical Global Impression (CGI)(NIMH, 1976) ausreichend sein. Bei dieser Skala wird eine einfache Einteilung in Kategorien wie »sehr schwer krank« oder

◘ **Tab. 4.3** Beispiele für symptomspezifische Skalen für Angststörungen

Angststörung	Fremdbeurteilungs-Skala	Selbstbeurteilungs-Skala
Panikstörung/ Agoraphobie	PAS (Panik und Agoraphobie-Skala, Fremd- beurteilung (Bandelow, 1999)	PAS, Selbstbeurteilung (Bandelow, 1999)
	PDSS (Panic Disorder Severity Scale) (Shear et al., 1997)	
Generalisierte Angst- störung	HAMA (Hamilton-Angst-Skala) (Hamilton, 1959)	BAI (Beck Anxiety Inventory) (Beck et al., 1961)
Soziale Phobie	LSAS (Liebowitz Social Anxiety Scale) (Liebowitz, 1987)	LSAS (Liebowitz, 1987)
Spezifische Phobie		FQ (Fear Questionnaire) (Marks, 1987)

»leicht krank« vorgenommen. Alternativ können die weniger zeitaufwändigen Selbstbeurteilungs- skalen verwendet werden.

Therapie

Borwin Bandelow, Thomas Lichte, Sebastian Rudolf, Jörg Wiltink, Manfred Beutel

B. Bandelow et al. (Hrsg.), *S3-Leitlinie Angststörungen*,
DOI 10.1007/978-3-662-44136-7_5, © Deutsche Gesellschaft für Allgemeinmedizin (DEGAM)
Deutsche Gesellschaft für Psychiatrie und Psychotherapie, Psychosomatik und Nervenheilkunde (DGPPN)
Deutsche Gesellschaft für Psychosomatische Medizin und Ärztliche Psychotherapie (DGPM)
Deutsches Kollegium für Psychosomatische Medizin (DKPM) 2015

Als Behandlungsoptionen stehen verschiedene Medikamente, Psychotherapie und weitere Interventionen zur Wahl. Der Entscheidung für einen konkreten Behandlungsplan sollte eine gründliche Prüfung individueller und sozialer Faktoren und Umstände vorausgehen. In der Behandlungsplanung sollten folgende Punkte berücksichtigt werden:

— Präferenz des Patienten
— Vorangegangene Behandlungen bzw. Behandlungsversuche sowie deren Resultate
— Schweregrad der Erkrankung
— Komorbide Störungen
— Substanzgebrauch (Nikotin, Alkohol, Koffein, Medikamente und Drogen)
— Suizidrisiko
— Funktionseinschränkung im Alltag
— Einbindung in das soziale Netz
— Andauernde chronische Stressoren
— Vermeidungsverhalten
— Verfügbarkeit von Therapeuten und Behandlungsmöglichkeiten in der Region
— Wartezeiten auf einen Therapieplatz
— Ökonomische Faktoren; Kosten der Behandlung
— Verfügbare Zeit des Patienten (Behandlungstermine und Anfahrtswege)

5.1   Überblick über die Behandlungsverfahren

Die Empfehlungen zu den Behandlungsverfahren beruhen auf klinischen Studien, die im ▶ Kap. 1 (Evidenz) aufgeführt werden.

5.1.1   Psychotherapie

Gemeinsame Wirkfaktoren von Psychotherapie

In der Psychotherapieforschung wird davon ausgegangen, dass neben verfahrensspezifischen Wirkfaktoren auch »unspezifische« Faktoren (»common factors«) zur Erklärung von Therapieerfolgen beitragen. Den unspezifischen bzw. allgemeinen Wirkfaktoren wird Bedeutung im Hinblick auf den Behandlungserfolg zugeschrieben (z.B. Wampold, 2001). Die unterschiedlichen psychotherapeutischen Verfahren verbinden gemeinsame (Wirkmerkmale (vgl. Karasu, 1986). Zu diesen zählt die besondere Qualität und systematische Gestaltung der therapeutischen Beziehung. Dies beinhaltet, eine akzeptierende, offene und aktiv zuhörende und mitfühlende Arbeitshaltung zu etablieren, die dazu beiträgt, Gefühle von Wertlosigkeit und Demoralisierung seitens der Patienten zu lindern sowie soziale Unterstützung zu gewähren. Die Qualität der therapeutischen Beziehung bzw. des Arbeitsbündnisses von Patient und Therapeut trägt signifikant zur Erklärung positiver Therapieeffekte bei und wird als einer der wichtigsten Behandlungsfaktoren betrachtet (Horvath u. Symonds, 1991; Norcross, 2002; Safran u. Muran, 2000; Schaap et al., 1993).

Neben der therapeutischen Beziehung, die der am besten abgesicherte allgemeine Wirkfaktor von Psychotherapie ist (vgl. Orlinsky et al. 2004), werden noch weitere Faktoren empirisch gestützt, die die Wirksamkeit psychotherapeutischer Interventionen erklären (z.B. Wampold, 2001, Lambert, 1992):

— *Ausmaß der Überzeugung des Therapeuten* von seiner Behandlungsmethode (»allegiance«). Eine Reihe von Untersuchungen und Meta-Analysen konnte durchgehend hohe Allegiance-Effekte auf den Therapieerfolg nachweisen, wobei die Effektstärken bis d=0,65 reichten (zur Übersicht siehe Wampold, 2001. Demnach ist offenbar das Ausmaß, in dem ein Therapeut von seiner Therapieform überzeugt ist, wichtiger als die Art der Psychotherapie, die er anwendet.
— *Person des Therapeuten* (z.B. Beutler, 2004). In neueren Studien wurden Einflüsse von Therapeuten in ambulanter Praxis untersucht (z.B. Okiishi et al., 2006). Hier zeigte sich, dass sich die Patienten bei einigen Therapeuten sehr viel schneller verbessern als bei anderen. Keinen Einfluss hatten Merkmale der Berufserfahrung, des Geschlechts, der Art der Ausbildung und der Therapieschule. Stellt man die besten und die schlechtesten Ergebnisse gegenüber, so sind die Chancen der vollständigen Erholung bei den besten 10% der Therapeuten mehr als doppelt so hoch als bei den schlechtesten 10%,

umgekehrt kam es bei 10,5% der schlechtesten Therapeuten zur Verschlechterung der Symptomatik, hingegen nur bei 5,2% bei den besten Therapeuten.

- *Therapeutische Fähigkeiten.* Die Kompetenz (»competence«) des Therapeuten stellt einen zentralen Bestandteil der Therapie dar: Welche therapeutischen Fähigkeiten bringt er mit, inwieweit gelingt es ihm, relevante Aspekte der Therapiesituation adäquat wahrzunehmen und darauf zu reagieren? Als relevante Aspekte werden dabei unter anderem angesehen: Klientenvariablen, z.B. Schweregrad der Störung, die spezifischen Probleme des individuellen Klienten, die Lebenssituation und -belastungen des Klienten, die Therapiephase und bereits erzielte Besserung, sowie Sensibilität und Timing der Interventionen in der einzelnen Therapiesitzung (Waltz et al., 1993). Natürlich sind die Therapeuteneffekte untrennbar mit seiner therapeutischen Ausbildung, Ausrichtung und Allegiance verbunden und stehen in enger Beziehung zu seiner Fähigkeit, eine tragfähige Allianz mit dem Patienten aufzubauen.
- *Patientenvariablen* (Persönlichkeit, persönliche/ interpersonelle Kompetenzen und Ressourcen, Veränderungsmotivation und Aufnahmebereitschaft) wie sie z.B. Clarkin u. Levy, 2004 formulieren. Ohne ein spezifisches therapeutisches Eingehen auf diese (teils komorbiden) Belastungsfaktoren oder Besonderheiten der Persönlichkeit oder der Verarbeitungsmechanismen besteht die Gefahr, dass Patienten sich nicht hinreichend verstanden fühlen und sie die Therapie unter Umständen auch abbrechen bzw. geringere Wirksamkeitsgrade erzielt werden.
- Bedeutsam sind auf Seiten der Patienten auch ihre *subjektiven Krankheitsvorstellungen* und die für sie daraus folgenden Behandlungserwartungen. Das vom Therapeuten unterbreitete Behandlungsangebot muss hiermit in gewisser Passung stehen, damit eine tragfähige therapeutische Beziehung zustande kommen kann (Beutler u. Clarkin, 1990; Faller u. Rudolf, 1998; Wilke u. Grande, 1991). Dies zeigt die Notwendigkeit weiterer differenzieller

Effektforschung, um systematische Hinweise auf patientenseitige Einflussfaktoren zu finden.
- Die *Passung von Patient und Therapeut* wurde als weitere wichtige Einflussgröße herausgearbeitet (Orlinsky et al., 2004). Sie umfasst affektives Zusammenspiel (Rasting u. Beutel, 2005) bzw. Verträglichkeit zwischen Therapeut und Patient.

Die Schätzungen für den Einfluss spezifischer Wirkfaktoren (z.B. Behandlungstechnik) sind zwischen 8 und 15% der Varianz angesiedelt (Lambert, 1992; Wampold, 2001). Folglich geht die Entwicklung innerhalb der Psychotherapieforschung immer mehr dahin, allgemeine und spezifische Wirkfaktoren im Rahmen komplexer Interaktionen zu sehen und zu beschreiben.

Spezifische Wirkfaktoren
Es wird davon ausgegangen, dass verschiedene Therapieformen unterschiedliche spezifische Wirkfaktoren haben. Entsprechende Dismantling-Studien sind jedoch selten (z.B. Siev u. Chambless, 2007).

Weitere Einflussfaktoren in der Psychotherapie
Außerdem gibt es verschiedene Angebots- und Settingformen von Psychotherapie, z.B. ambulant oder stationär, im Einzelsetting, als Paar-, Familien- oder Gruppentherapie. Unabhängig von der therapeutischen Schule bedarf die Evaluation des Settingeffekts der besonderen Betrachtung – z. B. auch im Unterschied der Wirkung einer individuellen kognitiven Therapie zu einer kognitiv orientierten Gruppentherapie. Besondere Bedeutung hat die Einbeziehung des Partners, der bei Angsterkrankungen häufig eine wichtige Rolle bei Sicherheitsverhalten bzw. Angstvermeidung einnimmt, was letztlich zur Aufrechterhaltung der Angststörung beiträgt (z.B. Hahlweg u. Baucom, 2008).

Auch die Variationen innerhalb und zwischen den Störungsbildern haben Auswirkungen auf den Therapieeffekt. Patienten mit Angststörungen weisen häufig komorbide Störungen wie z.B. andere Angststörungen, Depression oder Abhängigkeitserkrankungen auf, die den Therapieeffekt gleichfalls beeinflussen und einer besonderen Herangehensweise bedürfen.

5

Ziele und Vorgehen psychotherapeutischer Ansätze

In der ambulanten Behandlung ist innerhalb des Gesamtbehandlungsplanes das psychiatrisch- oder psychosomatisch-psychotherapeutische Gesprächsangebot von den methodisch umschriebenen Psychotherapieverfahren abzugrenzen.

Aus Sicht des Patienten ist es von vorrangiger Bedeutung, sich von Beginn an verstanden zu fühlen und ausreichend mitteilen zu können. Dies schließt die patientenseitige Artikulierung seines Verständnisses der Ursachen und Hintergründe der Erkrankung ein. Da viele Angstpatienten ihre Beschwerden und Symptome als bedrohliche Folge einer möglicherweise unerkannten körperlichen Erkrankung wahrnehmen, besteht therapieschulenübergreifend ein wesentlicher Schritt in der gemeinsamen Erarbeitung eines Krankheitsmodells der Angstentstehung und -wahrnehmung (z.B. Subic-Wrana et al., 2006). Dies ist Voraussetzung dafür, dass Angstpatienten sich mit Auslösern der Angst auseinandersetzen statt sie zu vermeiden. Übereinstimmend wird die Fähigkeit angestrebt, mit Anspannung umzugehen und damit eine Stärkung von Selbstvertrauen und Selbstwertgefühl zu erreichen. Dazu kommen die realistische Einordnung der Angsterkrankung in die aktuelle individuelle Lebenssituation und ggf. auch der Lebensgeschichte, die Bearbeitung der durch die Störung selbst geprägten Konzepte von Erkrankung und der eigenen Persönlichkeit. Für diese, sich bereits im Erstgespräch stellenden psychotherapeutischen Aufgaben sind starre Zeit- und Settingvorgaben nicht formuliert; ihre optimale Bewältigung hängt aber entscheidend von der Zeit und Intensität der Zuwendung wie auch der Erfahrung des Behandlers ab.

Zusammengefasst beinhaltet die psychotherapeutische Basisbehandlung von Angststörungen folgende Aspekte:

- aktives flexibles und ggf. stützendes Vorgehen, Vermittlung von Ermutigung und Hoffnung;
- empathische Kontaktaufnahme, Aufbau einer vertrauensvollen Beziehung
- Exploration des subjektiven Krankheitsmodells, Klärung aktueller Motivation und der Therapieerwartung des Patienten
- Vermittlung eines Verständnisses der Symptome, ihrer Behandelbarkeit und ihrer Prognose, Vermittlung eines »biopsychosozialen Krankheitsmodells« zur Entlastung des Patienten von Schuldgefühlen, Selbstvorwürfen und Versagensgefühlen
- Ermutigung zur Auseinandersetzung mit Auslösern der Angst anstelle Vermeidung
- Klärung aktueller äußerer Problemsituationen, Entlastung von zurzeit überfordernden Pflichten und Ansprüchen am Arbeitsplatz und in der familiären Situation
- Unterstützung beim Formulieren und Erreichen konkreter, erreichbarer Ziele
- Vermittlung von Einsicht in die individuelle Notwendigkeit adäquater Therapien (z.B. Medikamente, Psychotherapie)
- Einbezug von Angehörigen, Stärken der Ressourcen.

Setting

Es gibt verschiedene Angebots- und Settingformen:
- ambulant, akutstationär oder in Rehabilitation
- im Einzelsetting, als Paar-, Familien- oder Gruppentherapie.

Der derzeitige Leistungsumfang der gesetzlichen Krankenversicherungen/Krankenkassen für Psychotherapie von Erwachsenen im ambulanten Bereich ist für die einzelnen Richtlinienverfahren unterschiedlich:
- Verhaltenstherapie bis 45, in besonderen Fällen bis 60, in besonders begründeten Ausnahmefällen bis 80 Stunden
- Tiefenpsychologisch fundierte Psychotherapie: bis 50, in besonderen Fällen bis 80, in besonders begründeten Ausnahmefällen bis 100 Stunden
- Analytische Psychotherapie bis 160 in besonderen Fällen bis 240, in besonders begründeten Ausnahmefällen bis zu 300 Stunden

Vor der ersten Antragstellung sind bis zu 5, bei der analytischen Psychotherapie bis zu 8 probatorische Sitzungen (Anamnesestunden) möglich.

Für Gruppentherapien gelten andere Stundenkontingente (diese werden zur Zeit der Leitlinienerstellung aktualisiert).

Unerwünschte Wirkungen im Rahmen von Psychotherapien

Auch in einer Psychotherapie können Effekte auftreten, die nicht beabsichtigt waren und für den Patienten nachteilig sind. Unerwünschte Wirkungen von Psychotherapien sind bisher allerdings nur wenig untersucht. Nach Studien kann es im Rahmen von Psychotherapien zu folgenden unerwünschten Wirkungen kommen (Strauss et al., 2012):

- Verstärkung der Beschwerden oder Auftreten neuer Krankheitssymptome: man geht davon aus, dass es 5–10% der Patienten nach einer Therapie schlechter geht als vorher
- Überforderung des Patienten und Belastungen im Umgang mit seinem sozialen Umfeld
- Ein während des Behandlungsprozesses nicht hinreichend zu bearbeitendes Gefühl der Abhängigkeit von der Psychotherapeutin oder dem Psychotherapeuten
- Als stärkster Risikofaktor für einen therapeutischen Misserfolg gilt eine problematische Beziehung zur Psychotherapeutin oder zum Psychotherapeuten (Eichenberg et al., 2009).

Wenn im Rahmen einer Psychotherapie eine dieser genannten Wirkungen auftritt, muss diese nicht notwendigerweise kausal mit dieser Therapie zusammenhängen.

Wartezeit

Die durchschnittliche Wartezeit für eine Psychotherapie bei niedergelassenen Psychotherapeuten beträgt nach einer Studie des Lehrstuhls für Medizinmanagement an der Universität Duisburg-Essen im Auftrag der Deutschen Psychotherapeuten-Vereinigung in Deutschland in Kleinstädten 104 Tage, in Großstädten 62 Tage (Walendzik et al., 2011). Nach einer anderen Erhebung der Bundespsychotherapeutenkammer ergeben sich im bundesweiten Durchschnitt Wartezeiten von ca. 3 Monaten auf ein erstes Gespräch bei einem Psychotherapeuten bzw. von ca. 6 Monaten bis Behandlungsbeginn (Funke-Kaiser, 2011). Eine (ältere) repräsentative Studie ergab eine durchschnittliche Wartezeit auf einen Therapieplatz von 4,6 Monaten; auf ein Erstgespräch mussten die Patienten 1,9 Monate warten (Zepf et al., 2003).

Verhaltenstherapeutische Verfahren

Die heutige Verhaltenstherapie umfasst, kognitive, verhaltensverändernde, emotionsfördernde sowie konfrontative Elemente.

Kognitive Verhaltenstherapie

Grundlage kognitiver Therapieansätze ist, dass Kognitionen die bei einem Individuum auftretenden Gefühle beeinflussen und die emotionale Reaktion der Betroffenen auf eine Situation auf der Interpretation dieser Situation beruht. Unterschiedliche Interpretationen einer Situation können somit zu unterschiedlichen emotionalen Reaktionen führen. Im Laufe der Sozialisation wird davon ausgegangen, dass häufig auftretende einschneidende Lebensereignisse dazu führen, dass feste Grundannahmen bzw. Schemata herausgebildet werden. Beck nimmt für das kognitive Modell an, »dass verzerrtes oder dysfunktionales Denken (welches Stimmung und Verhalten des Patienten beeinflusst) ein gemeinsames Merkmal aller psychischen Störungen ist« (Beck, 1999). Dementsprechend wird davon ausgegangen, dass realistischere Bewertung und Modifikation des Denkens zu einer Verbesserung der Stimmung und des Verhaltens führt. Diese Bewertungen und Interpretationen (Grundannahmen oder Schemata können einseitig (z.B. negativ oder positiv) oder auch fehlerhaft (unrealistisch, unlogisch, etc.) sein und somit die emotionale und verhaltensmäßige Reaktion ungünstig beeinflussen. Dies kann zum Auftreten psychischer Störungsbilder (z.B. Angststörungen, aber auch affektiven Störungen etc.) führen.

Daraus folgend sollen die Patienten in der kognitiven Therapie lernen:

- Zwischen Gedanken und Emotionen zu unterscheiden
- Sich bewusst zu sein, dass Gedanken das Auftreten von Emotionen und situationsunangemessenen Verhaltensweisen in manchmal ungünstiger Weise beeinflussen
- Dass Gedanken teilweise automatisiert auftreten, ohne dass die Betroffenen realisieren, dass ihre Emotionen hierdurch beeinflusst werden.

Die Patienten sollen in der kognitiven Therapie lernen, kritisch zu bewerten, ob die automatisch auftretenden Gedanken korrekt und/oder hilfreich sind.

— Fertigkeiten zu entwickeln, um dysfunktionale (einseitige, fehlerhafte) Gedanken, besonders aber die zugrundeliegenden Annahmen selbstständig zu erkennen, zu unterbrechen und zu korrigieren, um sich angemessener und situationsangepasster verhalten zu können.

Ein wesentlicher Bestandteil der Verhaltenstherapie ist die Konfrontation mit Angst auslösenden Situationen bzw. Stimuli.

KVT: Spezielles Vorgehen bei den einzelnen Störungsbildern

Zur speziellen Technik wird auf die einschlägige Literatur zur Panikstörung und Agoraphobie (z.B. Schneider et al., 1998, Lang, 2011, zur generalisierten Angststörung (z.B. Becker al., 2005; Wells al., 2009), zur spezifischen Phobie (z.B. Hamm et al., 2006) und zur sozialen Phobie (z.B. Stangier, 2006) hingewiesen (siehe auch Bandelow et al., 2013). Zur Behandlung der einzelnen Angststörungen wurden zahlreiche Therapiemanuale veröffentlicht, die aber nie unadaptiert auf den jeweiligen Patienten durchgeführt werden sollten.

Panikstörung

In der ◘ Tab. 5.1 werden Therapiebestandteile der kognitiv-behavioralen Therapie für die Panikstörung/Agoraphobie zusammengefasst.

Generalisierte Angststörung

In der ◘ Tab. 5.2 werden Therapiebestandteile der kognitiv-behavioralen Therapie der generalisierten Angststörung zusammengefasst.

Soziale Phobie

In der ◘ Tab. 5.3 werden Techniken der kognitiven Verhaltenstherapie bei sozialer Phobie aufgezeigt.

Spezifische Phobie

Zur Behandlung der spezifischen Phobie wird vorwiegend die Expositionstherapie nach den oben geschilderten Prinzipien eingesetzt, wobei eine Konfrontationstherapie im Vordergrund steht.

Entspannungsverfahren

Entspannungsverfahren werden als eigenständige Therapieform eingesetzt oder aber als Bestandteil einer Verhaltenstherapie. Ein Problem ist, dass durch Entspannungsverfahren auch Angstsymptome wie Panikattacken ausgelöst werden können (Heide u. Borkovec, 1984).

Progressive Muskelrelaxation

In den meisten verhaltenstherapeutischen Behandlungsmanualen ist auch eine Entspannungskomponente enthalten. Dabei handelt es sich meistens um eine Form der progressiven Muskelrelaxation (Jacobson, 1938).

Applied Relaxation

Eine modifizierte Version der progressiven Muskelrelaxation ist die angewandte Entspannung (»Applied Relaxation«, AR) nach Öst (1987). Die Patienten sollen durch Übungen mit leichtem Anspannen und Entspannen von bestimmten Muskelgruppen, Atemübungen u.a. lernen, in Anspannungssituationen Entspannung willkürlich herbeizuführen. AR wurde auch als alleinige Intervention untersucht. Es gibt zahlreiche Wirksamkeitsstudien, die meistens von der Arbeitsgruppe des Entwicklers der Methode durchgeführt wurden. Während in manchen Studien die AR als reine Entspannungstechnik durchgeführt wurde, gibt es Studien, in denen AR verhaltenstherapeutische Elemente enthielt (wie Konfrontation mit angstauslösenden Stimuli). Das Verfahren enthält aber in den Beschreibungen in der Literatur keine speziellen Techniken der Gesprächsführung.

Psychodynamische Therapieverfahren

In der ◘ Tab. 5.4 werden psychodynamische Psychotherapiemethoden aufgelistet.

Manualisierte psychodynamische Psychotherapie

In den letzten Jahren zeigt sich in der psychodynamischen Therapie ein Trend in Richtung störungsspezifischer Behandlungsansätze; zudem wurden manualisierte Behandlungen entwickelt (Beutel et al., 2010b; Hoffmann, 2008):

— für die Panikstörung/Agoraphobie (Milrod et al., 1997; Subic-Wrana et al., 2012)
— für die soziale Phobie (Leichsenring et al., 2008)

□ Tab. 5.1 Therapiebestandteile der kognitiv-behavioralen Therapie der Panikstörung/Agoraphobie

Therapiebestand-teil	Erklärung
Psychoedukation	– Informationsvermittlung über das Störungsbild unter Einbezug häufig auftretender Sorgen und körperlicher Ausdrucksformen der Angst, basierend auf den Grundlagen psychophysiologischer Modelle wie dem »Teufelskreismodell der Angst« bei der Panikstörung mit und ohne Agoraphobie oder dem »Stressmodell« zur Erläuterung der Rolle der veränderten Wahrnehmungsschwelle körperlicher Symptomatik bei der Aufrechterhaltung der Panikstörung.
	– Empfehlung geeigneter Selbsthilfematerialien
Spezifisch für Panikattacken	
Interozeptive Exposition	– Zur Provokation von Körpersymptomen werden Patienten z. B. aufgefordert, zu hyperventilieren, die Luft anzuhalten, durch eine Strohhalm zu atmen, sich für 30 Sekunden auf einem Bürostuhl um die eigene Achse zu drehen oder schnell eine Treppe hinauf zu laufen
Abbau von Absicherungsverhalten	– Patienten werden gehalten, von Absicherungsverhalten Abstand zu nehmen (z.B. Verlangen nach einer erneuten EKG-Untersuchung bei Panikstörung, obwohl bereits mehrere ohne Befund waren)
Rückfallprophylaxe	– kognitive Vorbereitung des Patienten auf mögliche zukünftige Panikattacken
Spezifisch für Agoraphobie	
Kognitive Vorbereitung	– Exposition sollte nur nach vorheriger kognitiver Vorbereitung durchgeführt werden, da es sonst zu Überforderung des Patienten und zu Therapieabbrüchen kommen kann
	– Erarbeitung eines Störungsmodells
	– Erarbeitung von subjektiv vom Patienten erwarteten und gegenübergestellt realistischen Angstverläufen bei Konfrontationen mit den angstbesetzten Situationen oder Objekten
	– Informationen über Wirkungsweise und Effizienz der Therapie. Hierzu gehört vor allem, dass der Patient zu verstehen lernt, dass ein Zulassen der Angst und ihrer möglichen kurzfristigen Konsequenzen in der angstbesetzten Situation in der Regel dazu führt, dass die Angst schon kurzfristig abnimmt, wenn die Exposition nicht vorzeitig abgebrochen wird
	– Die auf den Patienten zukommenden Anforderungen (Belastungen durch Angst bei der Exposition, Mitarbeit, Selbständigkeit bei der Durchführung) sollten vorher besprochen werden
Exposition	– In-vivo-Exposition: In der Expositionstherapie werden die Patienten direkt mit der angstauslösenden Situation konfrontiert (z.B. Bus fahren).
	– »Flooding« - Bereits initial Exposition mit hoch angstbesetzten Situationen oder Objekten; intensive und lang (oft mehrere Stunden) andauernde Expositionen
	– Gestufte in-vivo-Exposition: Beginn mit »milden« Konfrontationen; langsame Steigerungen der Intensität
	– Verzicht auf Sicherheitsverhalten (Vermeidung von Expositionen)
	– Imaginative Konfrontation: Der Patient wird gebeten, sich in der Vorstellung mit den angstbesetzten Situationen auseinanderzusetzen, wobei bei Aufkommen von Angst die Situation abgebrochen wird und der Patient sich wieder entspannen kann
	– Nach erfolgreicher Durchführung soll ein Patient gelobt werden, dass er in eine Angst auslösende Situation gegangen ist und nicht dafür, dass er diese angstfrei erlebt und bewältigt hat
Rückfallprophylaxe	– Patienten werden im Gespräch darauf vorbereitet, dass Panikattacken auch nach erfolgreicher Expositionstherapie auftreten können (Löschungslernen bewirkt Hemmung der Angst, aber kein Vergessen).

◘ Tab. 5.2 Therapiebestandteile der kognitiv-behavioralen Therapie der generalisierten Angststörung

Therapiebestand-teil	Erklärung
Psychoedukation	– Informationsvermittlung über das Störungsbild unter Einbezug häufig auftretender Sorgen und körperlichen Ausdrucksformen der Angst
	– Empfehlung geeigneter Selbsthilfematerialien
Kognitive und meta-kognitive Ansätze	– Bearbeitung von positiven und negativen Metakognitionen/Metasorgen (Ich mache mir Sorgen, dass meine Sorgen meine Gesundheit beeinträchtigen«, »Ich kann meine Sorgen nicht kontrollieren«, »Wenn ich mir Sorgen mache, bin ich besser vorbereitet«)
	– Neubeurteilung unrealistischer Annahmen bezüglich des Nutzens und der Nachteile von Sorgen
	– Erarbeitung einer realistischen Einschätzung der Wahrscheinlichkeit, dass Probleme zu negativen Konsequenzen führen und wie viel Leiden hierdurch verursacht wird
	– Umgang mit Problemen, die durch die Intoleranz gegenüber dem Gefühl der Unsicherheit und durch Perfektionismus entstehen
Exposition	– In-sensu-Exposition gegenüber befürchteten persönlichen Katastrophen und damit verbundenen Sorgen
	- Eliminierung von unangemessenem Sicherheitsverhalten
	– Lernen, angstbesetzte Erfahrungen zu tolerieren, anstatt diese zu vermeiden.
Abbau von Sicherheitsverhalten	– Patienten werden gehalten, von Sicherheitsverhalten Abstand zu nehmen (z.B. Rückversicherungsanrufe einer Mutter, ob ihre Kinder auch gesund sind)
Emotionsregulation	– Entspannungsverfahren
	– Strategien der Akzeptanz und Mindfulness (Achtsamkeit)
Problemlösetechniken	– Einüben von Problemlösungsstrategien, um inadäquate Lösungsansätze (»sich Sorgen machen«) zu reduzieren
	– Identifikation und Reduktion von Vermeidungsverhalten
	– Erwerb von interpersonellen Kompetenzen
	– Erarbeitung von Zielen und Lebensplanung, Durchführung angenehmer Aktivitäten, Steigerung der Wahrnehmung psychischen Wohlbefindens
Rückfallprävention	– Vorbereitung für Zeitphasen, in denen erneut Ängste oder Ereignisse auftreten, die mit den vorherrschenden Sorgen in Bezug stehen

– für die generalisierte Angststörung (Leichsenring et al., 2005)
– allgemein für Angststörungen (Hoffmann, 2008)

Die den einzelnen Angststörungen zugeordneten Dynamiken sind in psychodynamischen Modellen nur als grobe Orientierung zu verstehen, da es keine eindeutigen Zuordnungen von manifester Symptomatik und spezifischen unbewussten

Determinanten geben kann. Zudem können alle Angststörungen auf unterschiedlichen Strukturniveaus entstehen. Auch das hohe Ausmaß von Komorbiditäten bei Angststörungen spricht gegen vereinfachte Zuordnungen.

Spezielles Vorgehen bei den einzelnen Störungsbildern

Erst in den neunziger Jahren wurden psychoanalytische Modelle zur Entstehung von spezifischen

Tab. 5.3　Soziale Phobie: Techniken der Verhaltenstherapie

Therapiebestandteil	Erklärung
Psychoedukation	– Bei der Sozialen Phobie wird entsprechend dem Modell der prädisponierenden, auslösenden und aufrechterhaltenden Faktoren der Zusammenhang zwischen unrealistischen Vorstellungen über soziale Standards, erhöhter Anspannung, dysfunktionalen Gedanken, erhöhter Aufmerksamkeitsfokussierung nach innen und Vermeidungsverhalten dargestellt.
Kognitive Umstrukturierung	– Übertrieben negative Selbsteinschätzungen werden mit der Realität abgeglichen.
Training sozialer Kompeten	– Grundlage der Anwendung dieser Behandlungskomponente ist die Annahme, dass die Soziale Phobie durch soziale Kompetenzdefizite bedingt ist. In einem Rollenspiel soll der Patient eine Rede vor anderen Gruppenteilnehmern halten, ggf. mit Videofeedback.
Exposition (Konfrontation)	– Der Patient wird aufgefordert, sich bewusst in der Öffentlichkeit einer subjektiv besonders peinlichen Situation auszusetzen und die Reaktion der Umgebung zu beobachten (z. B. auf einem belebten Platz ein Lied zu singen).

Tab. 5.4　Von den Krankenkassen/Krankenversicherungen erstattete psychodynamische Therapien

Bezeichnung	Ziel	Setting
Analytische Psychotherapie	– Bearbeitung aktueller Konfliktthemen, Zentrierung auf aktuelle Symptome, Modifizierung neurotischer Objekt- und Selbstrepräsentanzen, bewusste Denkmuster wie dysfunktionale Überzeugungen, Problemlösestrategien, Gefühle, Motive und Affektregulierung	2–3 Sitzungen/Woche über einen Zeitraum von bis zu 3 Jahren
Tiefenpsychologisch fundierte Psychotherapie	– Fokussierte Bearbeitung von aktuellen interpersonellen Konflikten und ihrer Symptombildung	1 Sitzung pro Woche über bis zu 2 Jahre
Fokaltherapie	– Behandlung wird stark auf die Bearbeitung eines Fokus begrenzt	Kurztherapie
Psychodynamische Gruppentherapie	– Psychoanalytisch-interaktionelle Gruppentherapie: Bearbeitung der Interaktionen der Gruppenteilnehmer	Gruppentherapie
	– Tiefenpsychologisch fundierte Gruppentherapie: Ziel ist es, die Fähigkeit zu stärken, Beziehungen trotz Beziehungskonflikten zu sichern	
	– Analytische Gruppentherapie: beschäftigt sich mit der gesamten Psychodynamik, unter Einbeziehung unbewusster infantiler Phantasien in einem Prozess wechselnder Regressionstiefe	

Angststörungen formuliert und um neurophysiologische und genetische Vulnerabilitätsmerkmale ergänzt (Busch et al., 1999; Shear et al., 1993). Vorher wurden die mit dem DSM-II eingeführten distinkten Kategorien bzw. operationale Definitionen von Angststörungen vor dem Hintergrund des konzeptuell breiter angelegten Angstverständnisses von Psychoanalytikern nur zögernd nachvollzogen.

Panikstörung

Die panikfokussierte psychodynamische Psychotherapie (Milrod et al., 1997; Subic-Wrana et al., 2012) fokussiert auf die zugrundeliegende emotionale Bedeutung von Körpersymptomen bei Panikattacken und das aktuelle soziale und emotionale Funktionsniveau. PFPP postuliert, dass Paniksymptome eine spezifische emotionale Bedeutung

5

haben, bezogen auf intrapsychische und interpersonale Konflikte und dass sie andauern, bis der Patient diese Bedeutung und die dazugehörigen Konflikte tolerieren kann. PFPP hilft Patienten, ihre körperlichen Symptome zu verstehen und zu erkennen, dass die Furcht vor der aufkommenden Katastrophe einen inneren Konflikt widerspiegelt, der oft aus früheren, prägenden Beziehungen entstammt und nicht die aktuelle Realität widerspiegelt. Diese Einsicht hilft ihnen, autonomer zu werden. Da konflikthafte Erwartungen auch in der Interaktion mit dem Therapeuten auftreten, liegt eine starke Betonung auf der Arbeit in der Übertragung. Die Prinzipien einer psychodynamischen Behandlung der Panikstörung beinhalten nach Milrod et al. (1997):

- Fokussierung auf unbewusste Bedeutung der Paniksymptome (Umstände und Gefühle beim ersten Auftreten von Panik ebenso wie die persönliche Bedeutung der Symptome)
- Herausarbeitung idiosynkratischer psychodynamischer Konflikte der behandelten Patienten und der damit verbundenen Angstquellen (Unabhängigkeit und Trennung, Umgang mit Ärgerausdruck, sexuelle Erregung und deren wahrgenommene Gefährlichkeit)
- Bearbeitung der Vulnerabilität für die Ausbildung einer Panikstörung (Konflikte in aktuellen, früheren Beziehungen und in der Übertragung zum Therapeuten)
- Thematisierung der Probleme der Patienten mit »Trennung und Unabhängigkeit«. Die Beendigung der zeitlich begrenzten Psychotherapie wird dahingehend genutzt, dass der in dieser Trennung erlebte Konflikt aktiv thematisiert wird.

Generalisierte Angststörung

Die supportiv-expressive Psychotherapie wurde von Luborsky als eine psychoanalytische Fokaltherapie entwickelt (Leichsenring u. Leibing, 2007). Sie geht von der Annahme aus, dass Schilderungen von Beziehungserfahrungen prototypische und charakteristische Subjekt-Objekt-Handlungsrelationen enthalten. Das Zentrale Beziehungskonfliktthema (ZBKT) greift Erleben und Verhalten des Patienten in zwischenmenschlichen Konfliktsituationen auf. Dabei wird angenommen, dass psychischen Symptomen ein zentraler Beziehungskonflikt zugrunde liegt, auf den die meist als Kurzzeittherapie angelegte Behandlung fokussiert wird. Diese umfasst Konflikte in den aktuellen interpersonalen Beziehungen, in der Übertragung auf den Therapeuten und in früheren Beziehungen in Kindheit und Jugend. Wie bei anderen Kurzzeitpsychotherapien ist eine aktive therapeutische Haltung erforderlich.

Soziale Phobie

Die supportiv-expressive Therapie wurde von Leichsenring, Beutel u. Leibing (2008) auf die soziale Phobie adaptiert. Bei Patienten mit sozialer Phobie hat die akzeptierend-haltgebende Beziehung zum Therapeuten eine spezifische Bedeutung.

- Sie bietet eine »sichere Basis« (Bowlby 1988), die Explorationsverhalten und damit die Selbstexposition ermutigt.
- Die akzeptierende Haltung korrigiert die Erfahrung, in wichtigen Beziehungen beschämt worden zu sein.
- Sie kann durch beginnende Internalisierung eines haltgebenden und wertschätzenden Objekts zur Verbesserung von Selbstwertregulierung und Impulssteuerung beitragen

Behandlungselemente bei der Sozialen Phobie beinhalten neben den bereits bei der Generalisierten Angststörung vorgestellten Behandlungselementen folgende, spezifische Komponenten, die mit einer speziellen Fremdbeurteilungsskala (PACS-SE; weiterführend zur Erfassung von Adhärenz und Kompetenz, vgl. Wiltink et al., 2010) erfasst werden können:

- Fokussierung der Scham als Leitaffekt
- Konfrontation mit überhöhten Selbstanforderungen
- Selbstexposition, d.h. der Patient wird ermutigt, sich angstauslösenden sozialen Situationen zu stellen und dies in der Therapie zu besprechen
- Berücksichtigung der sozialen Einschränkungen des Patienten mit sozialer Phobie
- Respekt vor dem Patienten durch Berücksichtigung der Gegenübertragung

Weitere Interventionen sind sog. Präskriptionen, die Patienten »verordnen« sich, sich nicht ständig selbst abzuwerten. In dem sog. Bühnenparadigma wird der Patient aufgefordert, seine Erfahrungen wie eine Szene auf einer Bühne zu beschreiben und damit Distanz zu seinem selbstkritischen Erleben herzustellen. Mit Bedacht dosiert und eingeführt, kann Humor Patienten ermöglichen, sich von unrealistischen sozialen Ängsten zu distanzieren.

Klientenzentrierte Gesprächspsychotherapie

Zu den Prinzipien der klientenzentrierten Gesprächspsychotherapie (Rogers, 1951) gehören bedingungsfreies Akzeptieren des »Klienten«, einfühlendes Verstehen und Echtheit. Der Schwerpunkt bei der Behandlung einer Panikstörung mit Agoraphobie liegt bei folgenden Themen (Teusch u. Finke, 1995):

- Entkatastrophisierung funktioneller Beschwerden
- Förderung aktiver Angstbewältigung
- Sensibilisierung für die Zusammenhänge von Angstsymptomen und seelischen Belastungen

Interpersonelle Therapie (IPT)

Die interpersonelle Psychotherapie wurde von Gerald Klerman (Klerman u. Weissmann, 1987) anfangs als Placebo-Therapie in der Psychotherapieforschung konzipiert, erwies sich jedoch als effektiv bei der Behandlung bei Depressionen. Sie basierte ursprünglich auf psychoanalytischen Konzepten von Adolph Meyer (1866–1950) und dessen Mitarbeiter Harry Sullivan (1892–1949), integrierte aber verhaltenstherapeutische Elemente.

In der interpersonellen Therapie wird eine gestörte Kommunikation mit der Umwelt als Ursache psychischer Erkrankungen angesehen. Das Verfahren setzt direkt an den Lebensbezügen des Betroffenen an, die im unmittelbaren Zusammenhang mit der aktuellen Symptomatik stehen.

EMDR

Bei der »Eye Movement Desensitization and Reprocessing Therapy (EMDR)« (Shapiro, 1996) verfolgt der Patient zwei Finger des Therapeuten mit den Blicken, bis sakkadische Blickfolgebewegungen (Endstellnystagmus) auftreten. Es wird auch mit doppelseitiger Beschallung gearbeitet (Fingerschnipsen vor beiden Ohren). Durch diese Methode sollen emotionale bzw. traumatische Erinnerungen beeinflusst werden. Die Methode wurde auch bei der Panikstörung eingesetzt (zur Evidenz: ► Kap. 1).

Sport (therapeutisches Ausdauertraining)

Ausgehend von der Hypothese, dass bei Patienten mit Angststörungen Annahmen bestehen, dass sie *unter einer körperlichen Erkrankung leiden, die Schonung erfordert*, wurde körperliches Ausdauertraining zur Behandlung von Angststörungen eingesetzt (Broocks et al., 1998; Broocks et al., 1997).

5.1.2 Pharmakotherapie

Zahlreiche Psychopharmaka sind für die erfolgreiche Behandlung von Angststörungen verfügbar und werden im folgenden Kapitel besprochen. Zu den Details einer Psychopharmakabehandlung sei auf die Fachliteratur verwiesen (z.B. Bandelow et al. (2012).

Die medikamentöse Behandlung akuter Angstzustände im Rahmen von Psychosen, affektiven Störungen, akuter Belastungsreaktionen, posttraumatischer Belastungsstörungen, emotional instabilen Persönlichkeitsstörungen und anderen mit Angst einhergehenden psychischen Erkrankungen ist nicht Gegenstand dieser Leitlinie.

Nicht alle der aufgeführten Medikamente haben in Deutschland eine Zulassung für spezielle Angststörungen. Zulassungen gibt es nur für die drei wichtigsten Angststörungen (Panikstörung, generalisierte Angststörung und soziale Phobie). Für Medikamente mit älteren Zulassungen wurde die Zulassung nicht für ICD-10-definierte Krankheitsbilder erteilt, sondern für »akute und chronische Spannungs-, Erregungs- und Angstzustände«. Dies trifft für die meisten Benzodiazepine zu. Es findet sich nicht immer eine Übereinstimmung zwischen Zulassungsstatus und Wirksamkeit in RCTs. Die Beurteilung wurde in dieser Leitlinie zunächst unabhängig vom Zulassungsstatus eines Medikaments in Deutschland vorgenommen,

5

denn es gibt Medikamente wie Imipramin, deren Wirksamkeit gut nachgewiesen ist und die dennoch keine Zulassung haben (z.B. weil die Hersteller keine Zulassung beantragt haben). Andererseits werden in dieser Leitlinie auch Medikamente kritisch beurteilt, die eine Zulassung haben.

Bei der Verwendung von Medikamenten, die für eine Indikation nicht zugelassen sind, sind medizinrechtliche Fragen zu berücksichtigen. Nur wenn das Vorgehen durch ausreichende Evidenz gestützt ist, darf ein Arzt nicht zugelassene Medikamente verordnen. Der Patient ist auf darauf hinzuweisen.

Verfügbare Medikamente

◼ Tab. 5.5 enthält diejenigen Medikamente, die in Deutschland für die Behandlung von Angststörungen und –zuständen zugelassen sind. Die Wirksamkeitsnachweise finden sich im ▶ Kap. 6. Die Empfehlungen der Leitliniengruppe werden in den ▶ Kap. 1 und ▶ Kap. 6 aufgeführt.

Die unerwünschten Wirkungen, Kontraindikationen, Anwendungsbeschränkungen und Wechselwirkungen der Medikamente können in den folgenden Kapiteln nicht in ausreichender Ausführlichkeit dargestellt werden; es sei auf entsprechende Literatur und die aktuellen Fachinformationen verwiesen (Bandelow et al., 2012).

Wirkmechanismen der Substanzklassen

Die Wirkmechanismen der Medikamente werden in ◼ Tab. 5.6 aufgelistet.

Unerwünschte Wirkungen

Die unerwünschten Wirkungen der Angstmedikamente werden in der ◼ Tab. 5.7 dargestellt. Es werden nur einige häufige oder wichtige unerwünschte Wirkungen angegeben. Die hier aufgeführte Liste ist möglicherweise unvollständig oder nicht auf dem neuesten Stand. Details und aktuelle Informationen sind den jeweiligen Fachinformationen zu entnehmen. Manche Symptome treten nur zu Beginn der Behandlung auf und bessern sich im Verlauf.

Gegenanzeigen

Die Gegenanzeigen der jeweiligen Medikamente sind der aktuellen Fachinformation zu entnehmen.

Wechselwirkungen

Bei der Verordnung von Medikamenten sind deren Wechselwirkungen zu beachten. Detaillierte Darstellungen hierzu finden sich bei Bandelow et al. (2012) und Muscatello et al. (2012). Hier werden nur die wichtigsten genannt:

- Die sedierenden Eigenschaften mancher in der Angstbehandlung eingesetzter Psychopharmaka (Benzodiazepine, trizyklische Antidepressiva, Antihistaminika, Neuroleptika, Pregabalin, Opipramol) können sich mit der anderer sedierender Psychopharmaka oder Alkohol addieren.
- Die anticholinergen Eigenschaften trizyklischer Medikamente (Antidepressiva, Opipramol, Neuroleptika) können sich mit der anderer anticholinerger Medikamente addieren.
- Einige der eingesetzten Psychopharmaka können durch Enzyminhibition im Zytochrom-P-450-System den Abbau anderer Psychopharmaka behindern.
- Die blutdrucksenkenden Eigenschaften mancher Medikamente (z.B. trizyklische Antidepressiva, Neuroleptika) können sich mit denen anderer blutdrucksenkender Medikamente addieren.
- SSRI (und möglicherweise auch SNRI) können bei gleichzeitiger Gabe von nichtsteroidalen Antiphlogistika (nonsteroidal anti-inflammatory drugs, NSAIDs), Thrombozytenaggregationshemmern oder Warfarin eine Blutungsneigung verstärken.
- Kontrazeptiva können den Effekt von Psychopharmaka abschwächen und unerwünschte Wirkungen verstärken.

Überdosierung

Symptome einer Überdosierung und mögliche Behandlungsmaßnahmen sind der aktuellen Fachinformation zu entnehmen.

Dauer der Behandlung

Langzeitbehandlungen können für manche Patienten notwendig sein und sollten bei Bedarf auch angeboten werden. Wenn der Patient Fortschritte durch die Behandlung zeigt, sollte die Medikation für 6–12 Monate fortgesetzt werden. Anschließend kann die Dosis langsam reduziert werden.

◘ Tab. 5.5 Zulassungsstatus von Medikamenten für Angsterkrankungen. Die Nennung in dieser Tabelle ist unabhängig von den Empfehlungen der Leitliniengruppe. PDA = Panikstörung/Agoraphobie; GAD= generalisierte Angststörung; SP = soziale Phobie

Substanzgruppe	Medikamente	Zulassung in Deutschland	Tagesdosis
SSRI	Citalopram	PDA	20–40 mg[a]
	Escitalopram	PDA; GAD; SP	10–20 mg[a]
	Paroxetin	PDA; GAD; SP	20–50 mg
	Fluoxetin	–	20–40 mg
	Fluvoxamin	–	100–300 mg
	Sertralin	PDA, SP	50–150 mg
SNRI	Venlafaxin	PDA; GAD; SP	75–225 mg
	Duloxetin	GAD	60–120 mg
TZA	Clomipramin	PDA, Phobien	75–250 mg
	Imipramin	–	75–250 mg
Trizykl. Anxiolytikum	Opipramol	GAD	50–300 mg
Benzodiazepine	Alprazolam	Spannungs-, Erregungs- u. Angstzustände*	1,5–8 mg
	Diazepam	Spannungs-, Erregungs- u. Angstzustände	5–20 mg
	Lorazepam	Spannungs-, Erregungs- u. Angstzustände	2–8 mg
	Clonazepam	Spannungs-, Erregungs- u. Angstzustände	4–8 mg
5-HT$_{1A}$-Agonist (Azapiron)	Buspiron	Angst- und Spannungszustände	45 mg
Kalziumkanalmodulator	Pregabalin	GAD	150–600 mg
RIMA	Moclobemid	SP	300–600 mg

*Nur indiziert, wenn die Störung schwer oder behindernd ist oder wenn der Patient infolge der Störung unter extremen Beschwerden leidet.
a Die Regeldosis darf wegen einer möglichen QTc-Zeit-Verlängerung nicht überschritten werden.

Vergleichende Wirksamkeit und Tolerabilität der Substanzklassen

Keines der verfügbaren Medikamente kann als ideal für alle Patienten angesehen werden. In ◘ Tab. 5.8 werden die Risiken und Vorteile der Präparate zusammengefasst. Bei der Wahl des Medikaments sollten berücksichtigt werden:

— Die Präferenzen der behandelten Person
— Die Wirksamkeit des Medikaments
— Das Ansprechen auf vorherige Behandlungsmethoden
— Potenzielle Risiken (Neben- oder Wechselwirkungen, Kontraindikationen, Toxizität bei Überdosierung u.a.)
— Das Alter des Patienten

■ **Tab. 5.6**   Wirkmechanismen der Substanzklassen

Angstmedikament	Wirkmechanismus
Serotonin-Wiederaufnahmehemmer (SSRI)	Hemmung der Wiederaufnahme von Serotonin in die präsynaptische Zelle
Serotonin-Noradrenalin-Wiederaufnahmehemmer (SNRI)	Hemmung der Wiederaufnahme von Serotonin und Noradrenalin in die präsynaptische Zelle
Trizyklische Antidepressiva	Hemmung der Wiederaufnahme von Serotonin und/oder Noradrenalin in die präsynaptische Zelle
Monoaminoxidase-Hemmer (MAOH)	Hemmung des Abbaus von Serotonin und/oder Noradrenalin durch die Monoaminoxidase
Kalziumkanalmodulator Pregabalin	Inhibition des Einstroms von Kalziumionen
Azapiron Buspiron	Agonismus am Serotonin-1_A-Rezeptor
Opipramol	Hemmung der Wiederaufnahme von Serotonin und/oder Noradrenalin in die präsynaptische Zelle
Benzodiazepine	Verstärkung des GABA-induzierten Einstroms von Chloridionen und Verstärkung der GABA-Wirkung

■ **Tab. 5.7**   Unerwünschte Wirkungen von in der Angstbehandlung eingesetzten Medikamenten (nur die wichtigsten genannt; Details sind der aktuellen Fachinformation zu entnehmen). Die Nennung in dieser Tabelle ist unabhängig von den Empfehlungen der Leitliniengruppe.

Selektive Serotonin-Wiederaufnahmehemmer (SSRI)	Unruhe, Übelkeit, Durchfall, Verstopfung, Magen-Darm-Beschwerden, Kopfschmerzen, verminderter oder gesteigerter Appetit, Gewichtsabnahme, Gewichtszunahme, Schwitzen, Hitzewallungen, trockener Mund, Müdigkeit, Zittern, sexuelle Störungen, Albträume, Manieauslösung, Absetzsymptome; QT_C-Intervall-Verlängerung (Citalopram und Escitalopram), Suizidgedanken bei Patienten mit suizidalem Verhalten in der Anamnese, und andere unerwünschte Wirkungen
Serotonin-Noradrenalin-Wiederaufnahmehemmer (SNRI)	Unruhe, Schlafstörungen, Übelkeit, Appetitlosigkeit, Magen-Darm-Beschwerden, trockener Mund, Verstopfung, Schwitzen, Kopfschmerzen, Schwindel, Herzrasen, Blutdruckanstieg, Blutdruckabfall, Zittern, Schüttelfrost, sexuelle Störungen, Manieauslösung, Suizidgedanken bei Patienten mit suizidalem Verhalten in der Anamnese, Störungen beim Wasserlassen, Gefühlsstörungen, Sehstörungen, Verwirrtheit, Ohrgeräusch und andere unerwünschte Wirkungen
Trizyklische Antidepressiva	Müdigkeit, trockener Mund, niedriger Blutdruck, Schwindel, Zittern, Schwitzen, Appetitsteigerung, Gewichtszunahme, Störungen beim Wasserlassen, Herzrasen, Sehstörungen, Verwirrtheit, Verstopfung, Manieauslösung, Absetzsymptome und andere unerwünschte Wirkungen
Reversibler Monoaminoxidasehemmer Moclobemid	Unruhe, Schlafstörungen, trockener Mund, Kopfschmerzen, Schwindel, Magen-Darm-Beschwerden, Übelkeit, Manieauslösung und andere unerwünschte Wirkungen
Pregabalin	Benommenheit, Schläfrigkeit, Schlaflosigkeit, Euphorie, Lethargie, Verwirrtheit, Gedächtnisstörungen, Reizbarkeit, sexuelle Störungen, gesteigerter Appetit, Gewichtszunahme, Schwindel, Bewegungsstörungen, Zittern, Gefühlsstörungen, Gleichgewichtsstörung, Sehstörungen, Erbrechen, Mundtrockenheit, Verstopfung, Blähungen, Ödeme, missbräuchliche Verwendung in erhöhten Dosen, Entzugssymptome nach Absetzen einer Kurz- oder Langzeittherapie und andere unerwünschte Wirkungen
Opipramol	Müdigkeit, Mundtrockenheit, verstopfte Nase, niedriger Blutdruck und andere unerwünschte Wirkungen

◘ Tab. 5.7	Fortsetzung
Buspiron	Brustschmerzen, Benommenheit, Übelkeit, Kopfschmerzen, Albträume, Schläfrigkeit, Schlaflosigkeit, Nervosität, Schwindelgefühl, Konzentrationsstörungen, Zorn, Feindseligkeit, Verwirrtheit, Depression, Erregung verschwommenes Sehen, Tinnitus, Halsentzündung, verstopfte Nase, Mundtrockenheit, gastrointestinale Beschwerden, Diarrhö, Schwächegefühl und andere unerwünschte Wirkungen
Benzodiazepine	Müdigkeit, »Hangover«, Schwindel, Verlängerung der Reaktionszeit, Sehstörungen, unsicherer Gang, verwaschene Sprache, Gedächtnisstörungen, Vergesslichkeit, Verwirrtheit, Hemmung der Atmung, paradoxe Unruhe, Muskelschwäche, Gewichtsänderung, Sturzgefahr bei älteren Patienten und andere unerwünschte Wirkungen. Bei längerem Gebrauch kann eine Abhängigkeit auftreten. Nach abruptem Absetzen können Entzugssyndrome auftreten (Unruhe, Schlaflosigkeit, Krankheitsgefühl, Übelkeit, Erbrechen, Herzrasen, Blutdruckabfall, Schwitzen, Zittern, Muskelverspannungen und andere Symptome).

Selektive Serotoninwiederaufnahmehemmer (SSRIs)

Wirksamkeit (► Kap. 6) Die Wirksamkeit der SSRIs bei Angststörungen (Panikstörung, generalisierter Angststörung und sozialer Phobie) wurde in zahlreichen kontrollierten Studien nachgewiesen (► Kap. 6).

Wirkeintritt Der anxiolytische Effekt kann mit einer Latenz von 2–4 Wochen auftreten (in manchen Fällen auch später).

Unerwünschte Wirkungen Die unerwünschten Wirkungen werden ausführlich in ◘ Tab. 5.7 dargestellt. Unruhe, Nervosität, Zunahme der Angstsymptomatik und Schlaflosigkeit in den ersten Tagen oder Wochen der Behandlung können die Therapieadhärenz negativ beeinflussen. Patienten mit Angststörungen reagieren sensibel auf Antidepressiva und setzen nicht selten das Medikament wegen einer zu Beginn auftretenden Unruhe und Nervosität ab. Durch eine niedrige Dosis zu Beginn kann diese Überstimulierung vermieden werden. Sexuelle Dysfunktionen können bei Langzeitbehandlungen ein Problem darstellen. Absetzphänomene wurden beobachtet (Price et al., 1996; Stahl et al., 1997). Insgesamt haben die SSRIs jedoch ein benignes Nebenwirkungsprofil.

Dosierung (◘ Tab. 5.5) Die SSRIs haben eine flache Dosis-Response-Kurve, d.h. dass schätzungsweise 75% der Patienten bereits auf die initiale (niedrige) Dosis reagieren. In manchen Fällen können Dosierungen am oberen Ende des indizierten Dosisbereichs notwendig sein und sollten bei Bedarf auch angeboten werden. Bei manchen Patienten kann es sinnvoll sein, mit der Hälfte der empfohlenen Dosis zu beginnen. Bei Patienten mit Leberfunktionsstörungen können Dosierungsanpassungen erforderlich sein. Um Überstimulierung und Schlaflosigkeit zu verhindern, sollte die Dosis morgens oder mittags gegeben werden.

Selektiver Serotonin/Noradrenalinwiederaufnahmehemmer (SNRI)

Wirksamkeit (► Kap. 6) Die Wirksamkeit der selektiven Serotonin-Noradrenalin-Wiederaufnahmehemmer Venlafaxin (generalisierte Angststörung, soziale Phobie und Panikstörung) und Duloxetin (generalisierte Angststörung) konnte in zahlreichen kontrollierten Studien gezeigt werden.

Wirkeintritt Der anxiolytische Effekt kann mit einer Latenz von 2–4 Wochen auftreten (in manchen Fällen auch später).

Unerwünschte Wirkungen Die unerwünschte Wirkungen werden ausführlich in ◘ Tab. 5.7 dargestellt. Unruhe, Nervosität, Zunahme der Angstsymptomatik und Schlaflosigkeit in den ersten Tagen oder Wochen der Behandlung können die Therapieadhärenz negativ beeinflussen. Patienten mit Angststörungen reagieren sensibel auf Antidepressiva und setzen nicht selten das

◘ Tab. 5.8   Vor- und Nachteile der in der Angstbehandlung eingesetzten Medikamente

Substanz	Vorteile	Nachteile
SSRI	Keine Abhängigkeit	Wirklatenz 2–6 Wochen
	Ausreichender Wirksamkeitsnachweis durch klinische Studien für alle Angststörungen	unerwünschte Wirkungen: zu Beginn Unruhe, Übelkeit möglich, im weiteren Verlauf sexuelle Dysfunktionen, Absetzphänomene u.a.
	Relativ sicher bei Überdosierung	
SNRI	Keine Abhängigkeit	Wirklatenz 2–6 Wochen, unerwünschte Wirkungen : zu Beginn Unruhe, Übelkeit, Absetzphänomene und andere unerwünschte Wirkungen
	Ausreichender Wirksamkeitsnachweis durch klinische Studien	
	Relativ sicher bei Überdosierung	
Pregabalin	Rascher Wirkungseintritt	Wirksamkeitsnachweis nur für generalisierte Angststörung; unerwünschte Wirkungen: Sedierung, Schwindel, Absetzphänomene u.a. unerwünschte Wirkungen
TZA	Keine Abhängigkeit	Wirklatenz 2–6 Wochen; unerwünschte Wirkungen:
	Ausreichende Wirkungsnachweise in klinischen Studien (Ausnahme: SAS)	anticholinerge Wirkungen, kardiale unerwünschte Wirkungen, Gewichtszunahme und andere unerwünschte Wirkungen; mögliche Letalität bei Überdosierung
Opipramol	Keine Abhängigkeit	Wirklatenz 2-6 Wochen, nicht ausreichende Studienergebnisse, unerwünschte Wirkungen: Sedierung u.a. unerwünschte Wirkungen
Moclobemid	Keine Abhängigkeit	Wirklatenz 2-6 Wochen, inkonsistente Studienergebnisse bei sozialer Phobie, keine Wirksamkeitsnachweise bei anderen Angststörungen
	Relativ wenig unerwünschte Wirkungen, relativ sicher bei Überdosierung	
Buspiron	Keine Abhängigkeit	Wirklatenz 2-6 Wochen; Wirksamkeitsnachweis nur für generalisierte Angststörung; unerwünschte Wirkungen: Somnolenz, Übelkeit und andere unerwünschte Wirkungen
	Relativ sicher bei Überdosierung	
Hydroxyzin	Keine Abhängigkeit	Wirksamkeitsnachweis nur für generalisierte Angststörung; unerwünschte Wirkungen: Sedierung und andere unerwünschte Wirkungen; keine Erfahrungen mit Langzeitbehandlung
	Rascher Wirkungseintritt	

Medikament wegen einer zu Beginn auftretenden Unruhe und Nervosität ab. Durch eine niedrige Dosis zu Beginn kann diese Überstimulierung vermieden werden. Der Blutdruck kann erhöht werden. Sexuelle Dysfunktionen können bei Langzeitbehandlungen ein Problem darstellen. Absetzphänomene wurden beobachtet. Insgesamt haben die SNRIs jedoch ein gutartiges Nebenwirkungsprofil.

Dosierung (■ Tab. 5.5)   Die SNRIs haben eine flache Dosis-Response-Kurve, d.h. dass viele der Patienten bereits auf die initiale (niedrige) Dosis reagieren. In manchen Fällen können Dosierungen am oberen Ende des indizierten Dosisbereichs notwendig sein und sollten bei Bedarf auch angeboten werden. Bei manchen Patienten kann es sinnvoll sein, mit der Hälfte der empfohlenen Dosis zu beginnen. Bei Patienten mit Leberfunktionsstörungen können Dosierungsanpassungen erforderlich sein. Um Überstimulierung und Schlaflosigkeit zu verhindern, sollte die Dosis morgens oder mittags gegeben werden.

Pregabalin

Wirksamkeit (► Kap. 6)   Pregabalin, eine dem Antikonvulsivum Gabapentin ähnliche Substanz, die ihre Wirkung über die $α_2$-Untereinheit der spannungsabhängigen Kalziumkanäle ausübt, ist bei der generalisierten Angststörung wirksam.

Wirkeintritt   Die Wirkung setzt bereits in den ersten Tagen ein.

Unerwünschte *Wirkungen* (■ Tab. 5.7)   Zu den wichtigsten unerwünschten Wirkungen gehören Sedierung und Benommenheit, die besonders zu Beginn der Behandlung auftraten. Eine Abhängigkeitsentwicklung wie bei den Benzodiazepinen ist nicht bekannt. Es sind jedoch Einzelfälle berichtet worden, in denen Patienten mit einer Polytoxikomanie Pregabalin in überhöhten Dosen einnahmen.

Dosierung   Pregabalin sollte mit einer niedrigen Dosis (150 mg/Tag, ggf. weniger) begonnen werden, um initiale unerwünschte Wirkungen wie Sedierung und Benommenheit zu vermeiden.

Trizyklische Antidepressiva (TZA)

Wirksamkeit (► Kap. 6)   Die Wirksamkeit der trizyklischen Antidepressiva bei den Angststörungen (außer: soziale Phobie) ist nachgewiesen, vor allem für die Medikamente Imipramin und Clomipramin.

Wirkeintritt   Die Patienten sollten informiert werden, dass der anxiolytische Effekt eine Wirklatenz von 2–4 Wochen hat (in manchen Fällen bis zu 6-8 Wochen).

Unerwünschte Wirkungen   Besonders zu Beginn der Behandlung kann die Therapieadhärenz durch unerwünschte Wirkungen wie anfänglich gesteigerte Angst, Mundtrockenheit, orthostatische Dysregulation, Tachykardie, Sedierung, sexuelle Funktionsstörungen, psychomotorische Einschränkungen, Verlängerung der Reaktionszeiten u.a. unerwünschte Wirkungen beeinträchtigt werden. Eine Gewichtszunahme kann bei Langzeitbehandlung problematisch werden. Insgesamt ist die Häufigkeit von unerwünschten Wirkungen bei den TZAs größer als bei moderneren Antidepressiva wie den Serotonin-Wiederaufnahmehemmern (SSRIs) oder selektiven Serotonin-Noradrenalin-Wiederaufnahmehemmern (SNRIs). Daher sollten die letzteren Medikamente in der Regel zuerst versucht werden, bevor eine Therapie mit TZAs begonnen wird.

Dosierung   Trizyklische Antidepressiva sollten in einer niedrigen Dosierung begonnen werden und alle 3–5 Tage erhöht werden. Die Dosis sollte so lange erhöht werden, bis der höchste empfohlene Bereich erreicht ist, wenn eine anfängliche Behandlung mit einer niedrigen oder mittleren Dosis nicht erfolgreich war. Bei älteren Patienten werden niedrigere Dosen verwendet.

5HT$_{1A}$-Agonist Buspiron

Wirksamkeit (► Kap. 6)   Der 5 HT$_{1A}$-Agonist Buspiron ist bei der generalisierten Angststörung wirksam, wie in einigen kontrollierten Studien gezeigt werden konnte; allerdings war die Wirkung geringer als bei anderen Medikamenten und nicht durchgängig in allen Studien nachweisbar. Für die anderen Angststörungen liegen keine Wirksamkeitsnachweise vor.

Wirkeintritt   Der anxiolytische Effekt kann mit einer Latenz von 2–4 Wochen auftreten (in manchen Fällen auch später).

Unerwünschte Wirkungen   siehe ■ Tab. 5.7

Dosierung   siehe ◘ Tab. 5.5

Opipramol

Wirksamkeit (▶ Kap. 6)   Opipramol ist eine trizyklische Substanz, die Ähnlichkeit mit den TZAs hat (jedoch nicht als Antidepressivum zugelassen ist). Es existiert lediglich eine kontrollierte Studie zur Behandlung der generalisierten Angststörung. Für andere Angststörungen liegen keine Wirksamkeitsnachweise vor.

Wirkeintritt   Der anxiolytische Effekt kann mit einer Latenz von 2–4 Wochen auftreten (in manchen Fällen auch später).

Unerwünschte Wirkungen   siehe ◘ Tab. 5.7

Dosierung   siehe ◘ Tab. 5.5

Reversibler Inhibitor für Monoaminoxidase A (RIMA) Moclobemid

Wirksamkeit (▶ Kap. 6)   Die Ergebnisse mit dem reversiblen Inhibitor der Monoaminoxidase A (RIMA) Moclobemid waren inkonsistent (▶ Kap. 1). Obwohl die Wirksamkeit von Moclobemid bei sozialer Phobie in einigen Placebo-kontrollierten Studien gezeigt wurde, konnte manche Studie keinen Unterschied zu Placebo feststellen, und eine Studie zeigte nur marginale Effekte. Bei der Panikstörung versagte Moclobemid in einem Doppelblind-Vergleich mit Placebo, war aber in Referenzvergleichsuntersuchungen ebenso wirksam wie die Vergleichssubstanz (Kap. 6 ▶ Abschn. 6.3.2 »RIMA Moclobemid«). Bei anderen Angststörungen ist das Medikament nicht untersucht worden.

Wirkeintritt   Der anxiolytische Effekt kann mit einer Latenz von 2–4 Wochen auftreten (in manchen Fällen auch später).

Unerwünschte Wirkungen   siehe ◘ Tab. 5.7.

Dosierung (◘ Tab. 5.5)   Um Überstimulierung und Schlaflosigkeit zu vermeiden, sollte das Medikament morgens oder mittags gegeben werden.

Benzodiazepine

Wirksamkeit (▶ Kap. 6)   Die Wirksamkeit der Benzodiazepine bei Angststörungen wurde in zahlreichen kontrollierten klinischen Studien nachgewiesen. Die große Anzahl von Benzodiazepinen hat Zulassungen für die Behandlung von »Angstzuständen« erhalten. Wegen ihres Suchtpotenzials können die Benzodiazepine zur Behandlung von Angststörungen aber nicht empfohlen werden. Ausnahmen sind Situationen, bei denen andere Maßnahmen nicht eingesetzt werden können (z.B. kardiovaskuläre Erkrankungen, Kontraindikationen für andere Behandlungsformen, Suizidalität). Wenn komorbide Angststörungen behandelt werden, sollte berücksichtigt werden, dass Benzodiazepine nur eine begrenzte Wirkung auf die begleitenden Störungen haben, wie z.B. Depressionen oder Zwangsstörungen.

Wirkeintritt   Die anxiolytische Wirkung tritt sofort nach oraler oder parenteraler Applikation ein.

Unerwünschte Wirkungen (◘ Tab. 5.7)   Im Gegensatz zu den Antidepressiva führen die Benzodiazepine nicht zu Unruhe zu Beginn der Behandlung. Bei der Behandlung mit Benzodiazepinen kann es zu Sedierung, Schwindel, verlängerter Reaktionszeit u.a. unerwünschte Wirkungen kommen. Kognitive Funktionen und Fahrtüchtigkeit können beeinträchtigt werden. Nach langfristiger Behandlung mit Benzodiazepinen kann sich eine Abhängigkeit entwickeln (Bradwejn, 1993; Livingston, 1994; Nelson u. Chouinard, 1999; Rickels et al., 1990; Schweizer et al., 1990b; Shader u. Greenblatt, 1993; Smith u. Landry, 1990) – besonders bei prädisponierten Patienten (Schweizer et al., 1998). Eine Benzodiazepinabhängigkeit wird häufig nicht entdeckt und behandelt. Während nach einer Repäsentativerhebung eine Prävalenz von mindestens 1,9 Mio. Arzneimittelabhängigen in Deutschland geschätzt wurde (Kraus u. Augustin, 2001), wurden im Jahr 2002 weniger als 0,01% von insgesamt 4,3 Mio. AOK-Versicherten aufgrund der ICD-Diagnose F13 in stationären Einrichtungen behandelt (Soyka et al., 2005). Absetzphänomene haben ihr Maximum nach 2 Tagen bei Benzodiazepinen mit kurzer Halbwertzeit und bei 4–7 Tagen bei Benzodiazepinen mit langer Halbwertzeit (Rickels et al., 1990).

Besondere bei älteren Patienten ist wegen der Sturzgefahr besondere Vorsicht bei der Anwendung von Benzodiazepinen geboten.

Dosierung: ◘ Tab. 5.5 Benzodiazepin-Dosierungen sollten so niedrig wie möglich, aber auch so hoch wie notwendig eingestellt werden.

Antihistamine
Wirksamkeit (▶ Kap. 6) Das Antihistamin Hydroxyzin war bei generalisierter Angststörung in doppelblinden Placebo-kontrollierten Studien wirksam. Wegen sedierender Effekte sollte das Antihistamin nur dann verwendet werden, wenn andere Medikamente nicht wirksam waren oder die Behandlung nicht vertragen wurde. Hydroxyzin ist in Deutschland nicht für die Behandlung der definierten Angststörungen zugelassen, sondern für »Angst- und Spannungszustände und nicht-psychotische, emotional bedingte Unruhezustände«.

Wirkeintritt Antihistaminika üben ihre angstlösende Wirkung bereits nach einigen Stunden aus.

Unerwünschte Wirkungen siehe ◘ Tab. 5.7

Dosierung siehe ◘ Tab. 5.5

Antipsychotika
Neuroleptika werden seit den 70er Jahren zur Behandlung von Angststörungen eingesetzt. Hoch- oder niedrigpotente (typische) Neuroleptika wurden dabei niedriger dosiert, als dies in der Schizophreniebehandlung üblich ist. Die Anwendung sollte allerdings kritisch gesehen werden. Die Studien, die in den 70er und 80er Jahren bei Patienten mit »Angstneurosen« durchgeführt wurden, hatten einige methodische Schwächen. Außerdem sollte Neuroleptika bei nichtpsychotischen Patienten nicht länger als drei Monate eingesetzt werden, da sonst das Risiko für irreversible Spätdyskinesien erhöht sein kann. Bei den Angststörungen sind jedoch in der Regel längere Behandlungsperioden notwendig; daher wird die Verwendung von typischen Neuroleptika nicht empfohlen.

Wirksamkeit (▶ Kap. 6) In der jüngsten Zeit wurde das atypische Antipsychotikum Quetiapin bei der generalisierten Angststörung untersucht und zeigte Effekte, die mit derzeit üblichen Anxiolytika vergleichbar sind. Eine Zulassung in Europa wurde jedoch nicht erteilt. Das Medikament kommt also nur infrage, wenn Standardtherapien nicht wirksam waren oder nicht vertragen wurden.

Wirkeintritt Die Wirkung von Quetiapin tritt innerhalb von wenigen Tagen ein.

unerwünschte Wirkungen ◘ Tab. 5.7

Dosierung: 50–300 mg/Tag

Irreversibler Monoaminoxidaseinhibitor-Hemmer (MAOH)
Wirksamkeit (▶ Kap. 6) Die Wirksamkeit des irreversiblen MAOH Phenelzin bei Panikstörung und sozialer Phobie wurde in einigen kontrollierten Studien gezeigt; über den in Deutschland erhältlichen MAOH Tranylcypromin liegen allerdings keine ausreichenden Daten vor.

Unerwünschte Wirkungen ◘ Tab. 5.7. Wegen der Möglichkeit schwerer Neben- bzw. Wechselwirkungen mit anderen Medikamenten oder Nahrungsmittelkomponenten werden die MAO-Hemmer Phenelzin und Tranylcypromin nicht als Medikamente der ersten Wahl angesehen. Sie sollten nur von erfahrenen Psychiatern angewendet werden, wenn andere Behandlungsmöglichkeiten nicht wirksam waren oder nicht toleriert wurden.

Wirkeintritt Die Patienten sollten informiert werden, dass der anxiolytische Effekt eine Wirklatenz von 2 Wochen hat (Bereich 1–6 Wochen).

Dosierung siehe ◘ Tab. 5.5. Zur Vermeidung von Überstimulierung und Schlaflosigkeit sollten diese Medikamente ebenfalls nur morgens oder mittags gegeben werden.

Antikonvulsiva
Antikonvulsiva wie Carbamazepin, Valproat, Lamotrigin oder Gabapentin haben in einigen vor-

läufigen Studien Wirksamkeit bei Angststörungen gezeigt und sollten weiter erforscht werden; allerdings werden sie nicht in der Routinebehandlung verwendet. Sie kommen lediglich bei therapieresistenten Erkrankungen infrage.

Betablocker

Da Betablocker autonome Angstsymptome wie Herzklopfen, Tremor usw. beeinflussen können, wurden sie zur Behandlung von Angststörungen verwendet. Allerdings zeigten die verfügbaren Doppelblindstudien keine Wirksamkeit von Betablockern bei Angststörungen (Wirksamkeit ▶ Kap. 6). Zudem leiden viele Patienten mit Angststörungen unter niedrigem Blutdruck oder orthostatischer Dysregulation; dies kann durch Betablocker noch verstärkt werden. Betablocker wurden verwendet, um periphere Angstsymptome (wie z.B. Tremor) bei Musikern mit Lampenfieber zu behandeln, aber diese Ergebnisse können nicht ohne weiteres auf Patienten mit einer sozialen Angststörung übertragen werden. Insgesamt sind Betablocker daher in der Angstbehandlung obsolet.

Homöopathische und pflanzliche Präparate

Für homöopathische und pflanzliche Präparate gibt es keine wissenschaftlichen Nachweise. Außerdem sind viele dieser Präparate nicht einer geeigneten Sicherheitsüberprüfung unterzogen worden.

Pharmakotherapie bei besonderen Patientengruppen

Ältere Patienten

Bei der Behandlung älterer Patienten müssen folgende Faktoren beachtet werden: Erhöhte Sensibilität in Hinblick auf anticholinerge Eigenschaften, erhöhtes Risiko für orthostatische Hypotonie und EKG-Veränderungen und mögliche paradoxe Reaktionen auf Benzodiazepine. SSRIs, Buspiron und Moclobemid erscheinen als relativ sicher in der Behandlung älterer Patienten (Benitez et al., 2008).

Demenz

Bei Patienten mit Demenz können Angstsymptome auftreten, die dann nicht zu den Angststörungen im engeren Sinne zu rechnen sind. Je nach der Natur dieser Angstsymptome (z.B. hirnorganisch bedingte psychotische Angst) erfolgt die Behandlung nach allgemeinen medizinischen Prinzipien und unter Berücksichtigung der speziellen Interaktionen und Kontraindikationen.

Schwangerschaft

Der Mehrzahl der Übersichtsarbeiten zufolge stellt die Behandlung mit SSRIs und TZAs in der Schwangerschaft kein erhöhtes Risiko für das Kind dar, obwohl geringfügige Anomalien, Frühgeburten und neonatale Komplikationen im Zusammenhang mit diesen Medikamenten berichtet wurden. Ein Zusammenhang zwischen intrauterinem Tod und größeren fetalen Missbildungen mit einer SSRI- oder eine TZA-Exposition während der Schwangerschaft oder Stillzeit konnte nicht festgestellt werden (Altshuler et al., 1996; Altshuler et al., 2001; Austin u. Mitchell, 1998; Emslie u. Judge, 2000; Ericson et al., 1999; Misri et al., 2000a; Misri et al., 2000b; Rubinchik et al., 2005; Tuccori et al., 2009).

Während einige Autoren ein erhöhtes Risiko für Spontanaborte sehen (Oyebode et al., 2012), ist für diesen Zusammenhang nach anderen Autoren die Evidenz nicht ausreichend (Gentile, 2008).

In einigen Fallberichten und Studien traten direkte Medikamentenwirkungen oder Absetzphänomene bei einigen Neugeborenen auf, deren Mütter kurz vor der Niederkunft Antidepressiva eingenommen hatten (Nordeng et al., 2001; Wisner et al., 1999). Bei Vorschulkindern, die in utero einer Fluoxetinbehandlung der Mutter exponiert waren, konnten keine neurobehavioralen Änderungen nachgewiesen werden (Goldstein u. Sundell, 1999). Die Mehrheit der Studien fand keinen Zusammenhang zwischen der neurobehavioralen Entwicklung der Kinder und Antidepressivabehandlung der Mutter (Gentile u. Galbally, 2011).

Eine neuere Metaanalyse kam zu dem Schluss, dass Antidepressiva relativ sicher in der Schwangerschaft sind, dass aber bestimmte Sicherheitsbedenken bestehen bleiben, insbesondere eine höheres Risiko für Frühgeburten, Anpassungsstörungen der Neugeborenen und Missbildungen mit Paroxetin (Udechuku et al., 2010).

Zwischen der Anwendung von Benzodiazepinen und kongenitalen Missbildungen wurde ein Zusammenhang angenommen (Laegreid et al., 1990); es gibt jedoch keine konsistenten Befunde, die auf eine Gefährlichkeit einer Behandlung mit Benzodiazepinen hinweisen. Aufgrund der verfügbaren Arbeiten scheint die Einnahme von Diazepam oder Chlordiazepoxid während der Schwangerschaft sicher zu sein. Es ist jedoch diskutiert worden, ob die Verwendung von Alprazolam während der Schwangerschaft vermieden werden sollte (Iqbal et al., 2002). Um ein potenzielles Risiko kongenitaler Defekte zu vermeiden, sollten in begründeten Ausnahmefällen Benzodiazepine verwendet werden, zu denen jahrelange Erfahrungen vorliegen.

Stillzeit

SSRIs und TZAs gehen in die Muttermilch über; im Serum von Säuglingen wurden niedrige Konzentrationen gefunden (Misri et al., 2000b; Simpson u. Noble, 2000; Spigset u. Hägg, 1998). Es scheint nach der Literatur nicht gerechtfertigt, Müttern, die TZAs erhalten, vom Stillen abzuraten (Ausnahme: Doxepin). Möglicherweise sollte Fluoxetin während der Stillzeit vermieden werden (Spigset u. Hägg, 1998). Behandlungen mit anderen SSRIs (Citalopram, Fluvoxamin, Paroxetin oder Sertralin) scheinen während der Stillzeit unproblematisch zu sein, obwohl diese Feststellung mangels vorliegender Daten als vorläufig anzusehen ist (Spigset u. Hägg, 1998).

Unter der Behandlung mit Citalopram kam es zu unerwünschte Wirkungen bei Säuglingen. Daher sollten Säuglinge, deren Mütter mit Medikamenten behandelt wurden, sorgfältig in Hinblick auf unerwünschte Wirkungen wie Sedierung, Lethargie, Saugschwäche oder Gewichtsverlust beobachtet werden. Wenn größere Dosen über einen längeren Zeitraum verwendet wurden oder eine weitere Behandlung notwendig ist, sollte möglicherweise ein Abstillen empfohlen werden (Iqbal et al., 2002; Spigset u. Hägg, 1998).

Vorgehen bei Nichtansprechen einer Pharmakotherapie

Die Behandlungsanamnese des Patienten sollte bei der Planung der Therapie berücksichtigt werden. Bevor ein Patient als »therapieresistent« eingestuft wird, sollten folgende Faktoren sichergestellt werden: eine korrekte Diagnose, die zuverlässige Einnahme, eine Dosis im therapeutischen Bereich und

eine adäquate Behandlungsdauer. Gleichzeitig gegebene andere Medikamente (z.B. Enzyminduktoren oder -inhibitoren) können die Wirkung eines Anxiolytikums beeinflussen. Auch psychosoziale Faktoren können die Behandlung erschweren; insbesondere können komorbide Persönlichkeitsstörungen, Substanzmissbrauch und Depressionen die Prognose ungünstig beeinflussen.

- Serumspiegelbestimmung: In der Routinebehandlung werden selten Serumkonzentrationen der Angstmedikamente bestimmt, unter anderem weil die Korrelationen zwischen Serumkonzentration und klinischer Wirkung häufig nicht ausreichend sind. Nur in den Fällen, in denen eine mangelnde Wirkung aufgrund eines verstärkten Abbaus, eine erhöhte Nebenwirkungsrate aufgrund verminderten Abbaus oder eine mangelnde Einnahmezuverlässigkeit vermutet wird, sollte die Serumkonzentration bestimmt werden.
- Metabolisierungsbesonderheiten, Genotypisierung: In solchen Fällen kann auch eine Genotypisierung erfolgen. Bestimmte Zytochrom-Enzyme sind bei bestimmten Personen nicht ausreichend bzw. in erhöhtem Maße vorhanden, so dass der Abbau der Medikamente beeinflusst werden kann. Die Genotypisierung ist zurzeit wegen der damit verbundenen hohen Kosten keine Routinemaßnahme.
- Wechsel zu oder Kombination mit einer Psychotherapie (Kap. 6 ▶ Abschn. 6.3.2 »RIMA Moclobemid«)
- Wechsel des Medikaments: Wenn es unter einer Standardmedikation nicht zu einer Besserung kommt, muss der Arzt entscheiden, wann ein Medikationswechsel durchgeführt werden soll; da jedoch kontrollierte Studien zu dieser Fragestellung fehlen, können keine wissenschaftlich abgesicherten Regeln aufgestellt werden, wann ein solcher Medikamentenwechsel stattfinden sollte. Allgemein wird empfohlen, die Medikation zu wechseln, wenn ein Patient nach einer Behandlungsdauer von 4–6 Wochen in adäquater Dosis keine Response[1] zeigt. Wenn nach dieser Periode

---

1   Response wird unterschiedlich definiert; z.B. häufig als 50%ige Abnahme der Skalenwerte auf der Hamilton-

5

allerdings eine partielle Besserung beobachtet wird, besteht häufig noch eine Chance, dass es nach weiteren 4–6 Wochen zu einer Response kommt – daher sollte in einem solchen Fall die Therapie zunächst einmal fortgeführt werden – ggf. in erhöhter Dosierung. Bei älteren Patienten kann es länger dauern, bis eine Remission eintritt. Obwohl Studien zum Wechsel von Medikamenten fehlen, kommt es bei therapieresistenten Patienten manchmal zu einer Response, wenn der Patient auf andere Medikamente der gleichen oder einer anderen Substanzgruppe umgestellt wird (z.B. Wechsel von einem SSRI zu einem anderen oder zu einem TZA), da sich die einzelnen Medikamente innerhalb der Gruppen chemisch unterscheiden.

- Kombination. Unter Kombination versteht man die Hinzugabe eines weiteren Medikaments, wenn das ursprüngliche Medikament nur eine Teilbesserung ergab. Außer für die Kombination von Antidepressiva mit Benzodiazepinen ist keine andere Kombination in Studien untersucht worden. Es wird empfohlen, einen Wechsel des Medikaments einer Kombination vorzuziehen. Gründe hierfür sind: Mögliche Interaktionen, höhere Kosten sowie das Problem, dass bei Wirksamkeit einer Kombination nicht klar ist, ob nun die Kombination oder nur das neue Medikament geholfen hat.

- Augmentation. Unter Augmentation versteht man im engeren Sinne, dass zwei Medikamente oder Therapien kombiniert werden, deren Wirkmechanismen sich ergänzen, so dass ihre Wirkung nicht einfach nur additiv verstärkt wird. Für die Angststörungen gibt es bis auf die Augmentation eines SSRIs mit Pindolol oder einer KVT mit glutamatergen Substanzen keine Studien zu Augmentationsstrategien.

Mögliche Therapiestrategien bei Non-Response werden in ▶ Tab. 1.7) aufgeführt. Bei Verwendung von Medikamenten, die für eine Indikation nicht zugelassen sind, sind medizinrechtliche Fragen zu berücksichtigen. Nur wenn das Vorgehen durch

ausreichende Evidenz gestützt ist, darf ein Arzt nicht zugelassene Medikamente verordnen. Der Patient ist auf darauf hinzuweisen.

Kombinationen bei therapieresistenten Angststörungen

Eine Monotherapie ist grundsätzlich vorzuziehen; Kombinationen sind nur in therapieresistenten bzw. schweren Fällen anzuraten. Evidenzen liegen nur für die Kombination von Antidepressiva mit Benzodiazepinen vor (Goddard et al., 2001; Pollack et al., 2003), die jedoch nicht empfohlen wird.

5.1.3 Abwägung der Risiken und Nutzen von Pharmako- und Psychotherapie und deren Kombination

In der täglichen Praxis kann zwischen einer Psychotherapie oder einer Pharmakotherapie als Behandlungsform gewählt werden; zudem werden häufig medikamentöse und psychotherapeutische Verfahren kombiniert. Die Datenlage zu diesem Thema ist im ▶ Kap. 6 dargelegt.

Neben Wirksamkeitserwägungen sind auch andere Gesichtspunkte für die Wahl einer Behandlungsmodalität entscheidend:
- Präferenz des Patienten
- Wirkeintritt der Behandlung
- unerwünschte Wirkungen der Medikamente
- Schweregrad der Erkrankung
- Komorbidität
- Verfügbarkeit der Psychotherapie
- Ökonomische Überlegungen

Bei einer medikamentösen Therapie kann im Falle einer Non-Response die Dosis gesteigert oder ein Medikamentenwechsel vorgenommen werden. Kontrollierte Studien liegen jedoch nicht vor. Ebenso liegen keine kontrollierten Studien zum Wechsel von einer Psychotherapie auf eine andere vor.

5.1.4 Einfluss komorbider Störungen

Das Vorliegen von komorbiden psychischen Störungen, insbesondere Persönlichkeitsstörungen,

---

Angstskala; Remission oft als ein Hamilton-Wert ≤7

verschlechtert nach einer Metaanalyse die Behandlungsergebnisse (Sanchez-Meca et al., 2010), während eine andere Metaanalyse von 148 Behandlungsstichproben zu dem Schluss kam, dass Komorbidität die Effektstärken nicht signifikant beeinflusst (Olatunji et al., 2010).

Allerdings werden die meisten klinischen Studien nicht mit Patienten mit »reinen« Angststörungen durchgeführt. Ausgeschlossen werden in der Regel nur Patienten mit komorbiden Störungen, die die Validität der Studie beeinträchtigen würden bzw. die Angsterkrankung in den Hintergrund treten lassen würden, wie Psychosen, Suchterkrankungen, Persönlichkeitsstörungen oder schwere Depressionen bzw. Suizidalität. Andere komorbide Störungen sind in der Regel zugelassen (wie andere Angststörungen oder mittelgradige Depressionen).

5.1.5 Allgemeine Behandlungsprinzipien

Therapeutische Beziehung

Grundlage jeder Intervention sollte die Entwicklung und Aufrechterhaltung einer tragfähigen therapeutischen Beziehung sein, deren Qualität zum Behandlungserfolg beiträgt.

Diagnose

Die Patienten sollen über ihre Diagnose ausführlich informiert werden.

Aufklärung und partizipative Entscheidungsfindung

Nach § 630e BGB ist der Behandelnde verpflichtet, den Patienten über sämtliche für die Einwilligung wesentlichen Umstände aufzuklären. Dazu gehören insbesondere Art, Umfang, Durchführung, zu erwartende Folgen und Risiken der Maßnahme sowie ihre Notwendigkeit, Dringlichkeit, Eignung und Erfolgsaussichten im Hinblick auf die Diagnose oder die Therapie. Ärzte und Psychologen müssen Patienten sachgerecht und objektiv über die Besserungschancen durch die jeweiligen Therapieformen unter Berücksichtigung der Evidenzlage informieren. Bei der Aufklärung ist auch auf Alternativen zur Maßnahme hinzuweisen, wenn mehrere medizinisch gleichermaßen indizierte und übliche Methoden zu wesentlich unterschiedlichen Belastungen, Risiken oder Heilungschancen führen können. Bei der Auswahl der Behandlungsmethode sollten frühere erfolgreiche bzw. nicht erfolgreiche Therapieversuche berücksichtigt werden. Die Patienten sollten auf die Wirklatenz der Antidepressiva hingewiesen werden, die in der Regel 2 Wochen beträgt (Bereich 1–6 Wochen). Auch die Wirkung einer Psychotherapie kann mit Verzögerung eintreten.

Es versteht sich von selbst, dass Aufklärungsgespräche in allgemeinverständlicher Sprache geführt werden sollten. Ein Ziel des ersten Aufklärungsgesprächs ist es, Hoffnung zu vermitteln. Hilfreich sind Aufklärungsbroschüren oder Hinweise auf Selbsthilfematerialien, wenn sie evidenzbasiert sind. Im Sinne der partizipativen Entscheidungsfindung sollte der Patient zu jeder Zeit bei der Wahl des Therapieverfahrens mitbeteiligt werden.

Risiken

Patienten, die Medikamente erhalten, müssen, wie es allgemeinem ärztlichem Handeln entspricht, über unerwünschte Wirkungen, absolute und relative Gegenanzeigen, Wechselwirkungen, Risiken bei Überdosierungen und Warnhinweise aufgeklärt werden. Insbesondere muss dabei auf häufige und/oder schwerwiegende unerwünschte Wirkungen hingewiesen werden.

Zeitaufwand und Kosten

Mit dem Patienten sollte der mit einer Behandlung verbundene Zeitaufwand besprochen werden (Stundenzahl, Anfahrt, Dauer der Therapie, notwendige Laborkontrollen bei medikamentöser Therapie usw.).

Die für den Patienten entstehenden Kosten (sofern anwendbar; z.B. Zuzahlung bei Medikamenten, Selbstbeteiligung bei privat Versicherten, ggf. Ausfalls-/Bereitstellungshonorar bei einem vom Patienten verschuldetem Ausfall einer Therapiesitzung gemäß schriftlichem Vertrag zwischen Patient und Therapeut) sollten offengelegt werden.

Verfügbarkeit

Mit dem Patienten zusammen sollte erörtert werden, ob eine vorgeschlagene Therapie in einem angemessenen Zeitraum begonnen werden kann. Wenn zum

Beispiel aufgrund der örtlichen Gegebenheiten mit einer mehrmonatigen Wartezeit bis zum Beginn einer Psychotherapie zu rechnen ist, sollte ggf. eine Alternative vorgeschlagen werden (z.B. eine medikamentöse Therapie oder Selbsthilfemaßnahmen).

Verbesserung der Therapieadhärenz/ Einnahmezuverlässigkeit

Patienten mit Angststörungen haben bei bestimmten Therapien oft übergroße Bedenken (z.B. Angst vor Panikattacken, die durch eine Expositionstherapie ausgelöst werden können). Patienten mit Angststörungen haben auch häufig unbegründete oder übertriebene Furcht vor den unerwünschte Wirkungen psychopharmakologischer Medikamente, wie z.B. Furcht vor einer Suchtauslösung bei Medikamenten ohne Abhängigkeitspotential, mit der Folge, dass die Medikamentencompliance oft sehr gering ist (Keene et al., 2005; Stein et al., 2006). Durch geeignete Aufklärung kann die Einnahmezuverlässigkeit bzw. Therapieadhärenz verbessert werden.

5.1.6 Behandlungsziele

Ziele der Behandlung sind:
- Angstsymptome und Vermeidungsverhalten zu reduzieren
- die Rückfallwahrscheinlichkeit zu reduzieren
- die Einschränkungen im Alltagsleben zu reduzieren
- die soziale Integration und gesellschaftliche Teilhabe zu verbessern
- die berufliche Leistungsfähigkeit wiederherzustellen

5.1.7 Indikation für eine Behandlung

Als Indikation für eine Behandlung gelten:
- Bestehen einer Angststörung nach ICD-10
- ein mittlerer bis schwerer Leidensdruck des Patienten
- psychosoziale Einschränkungen
- mögliche Komplikationen einer Angsterkrankung (wie Suchterkrankungen u.a.)

5.1.8 Abwendbare gefährliche Verläufe

Abwendbare gefährliche Verläufe sollten erkannt und durch eine geeignete und frühzeitige Behandlung verhindert werden. Dazu gehören:
- Übersehen einer somatischen Erkrankung
- Sekundäre Depression
- Suizidalität
- Suchtentwicklung
- Sozialer Rückzug und Isolation
- Entstehen und Verstärken von Beziehungsproblemen
- Berufliche Einschränkungen

5.1.9 Einbezug von Angehörigen

Mit Einverständnis des Patienten sollten die Angehörigen in die Behandlung mit einbezogen werden, nach folgenden Prinzipien:
- Erhebung der Fremdanamnese mit Einverständnis des Patienten
- Wecken von Verständnis für die Symptome des Patienten
- Psychoedukation über Angststörungen
- Einbindung in die Therapie (so sollten Angehörige nicht das Vermeidungsverhalten durch Trost verstärken, sondern dessen Abbau fördern)
- Unterstützung der Therapieadhärenz durch die Angehörigen

5.2   Versorgung von Menschen mit Angsterkrankungen

5.2.1   Versorgung auf Hausarztebene

Angststörungen gehören zu den häufigsten psychischen Krankheiten in der Hausarztpraxis (Amendt et al., 2004; Sielk et al., 2009). Bei der Versorgung von Angststörungen nehmen Hausärzte als erste Ansprechpartner eine wichtige Rolle ein. Etwa 20% der Patienten (Frauen 24%, Männer 16%) mit Angststörungen suchen zur Versorgung ihre Hausärzte auf (Wittchen u. Jacobi, 2004). Knapp ein

Drittel der Patienten verbleibt ausschließlich beim Hausarzt (Schulz et al., 2008). Hausärzte behandeln somit einen hohen Anteil von Patienten mit Angststörungen (Wittchen u. Jacobi, 2004), häufig mit psychischen oder körperlichen Komorbiditäten (Seidscheck, 2006).

Niedergelassene Ärzte, die Leistungen der psychosomatischen Grundversorgung (psychodiagnostisches Gespräch, psychotherapeutische Intervention, Entspannungsverfahren) für gesetzlich krankenversicherte Patienten abrechnen wollen, müssen sich zusätzlich qualifizieren. Die psychosomatische Grundversorgung ist jedoch weder Ersatz noch Konkurrenz für eine Psychotherapie durch ärztliche oder psychologische Psychotherapeuten. Vielmehr lernen die darin ausgebildeten Ärzte unter anderem, Patienten bei entsprechender Indikation für eine psychotherapeutische Behandlung zu gewinnen und eine Psychotherapie einzuleiten.

Der hausärztlichen Versorgungsebene kommen somit folgende Funktionen zu:

- Erkennung von Angststörungen und korrekte Diagnosestellung einschließlich Abklärung möglicher somatischer Differenzialdiagnosen, da Patienten mit einer Angststörung sich oft mit somatischen Beschwerden (Symptome wie Herzrasen, Engegefühl in der Brust etc.) beim Hausarzt oder Internisten vorstellen (Geiser et al., 2012; Kroenke et al., 1997; Nisenson et al., 1998).
- Vermittlung der Diagnose an den Patienten: Den Hausärzten kommt eine besondere Rolle beim Aufbau einer empathischen und vertrauensvollen Arzt-Patienten-Beziehung sowie der Entwicklung eines angemessenen Verständnisses der Krankheit, ihrer Symptome, ihrer Behandlung und ihrer Prognose für Betroffene und deren Umfeld zu.
- Einleitung der Therapie (Beratung, Medikation): Die Klassifizierung der Angstproblematik und die gemeinsame Entscheidungsfindung mit demPatienten (partizipative Entscheidungsfindung) zu einem Behandlungspfad (Behandlungsmethode) unter Berücksichtigung der in den Versorgungsebenen zur Verfügung stehenden Fachärzte und Psychotherapeuten bestimmen das weitere Vorgehen bzw. das mögliche Setting einer Therapie.

- Ggf. Überweisung zum Facharzt zu weiterer Abklärung und Therapie: Hausärzten kommt eine wichtige Beratungsfunktion zu, inwieweit Fachärzte, psychologische und ärztliche Psychotherapeuten sowie komplementäre Dienste in die Behandlung einbezogen werden sollen. Folgende Indikationskriterien für unterschiedliche Stufen der Versorgung sind sinnvoll: Bei leichten bis mittelschweren Angststörungen kann eine alleinige ambulante Behandlung nach *lege artis* durchgeführter somatischer, psychopathologischer und psychologischer Diagnostik von allen relevanten Behandlungsgruppen, d.h. auch von Hausärzten – speziell bei Allgemeinärzten mit der Qualifikation »Psychosomatische Grundversorgung« durchgeführt werden. Bei hausärztlicher Behandlung ist nach spätestens sechs Wochen bei nicht ausreichender Besserung die Konsultation bei einem Facharzt für Psychiatrie und Psychotherapie, einem Facharzt für psychosomatische Medizin und Psychotherapie, einem psychologischen Psychotherapeuten oder einem ärztlichen Psychotherapeuten zu erwägen.
- Koordination weiterer Behandlungen: In der Langzeit-Versorgung werden Patienten mit Angststörungen neben einer fachspezifischen Therapie der Angststörungen – besonders im ambulanten Setting – auch weiterhin von ihren Hausärzten versorgt. Beim Übergang eines Patienten zurück in die ambulante Versorgungsebene können durch Versorgungsengpässe z. B. bei Wartezeiten erhebliche Belastungen für den Patienten und auch für den Hausarzt durch erforderliche zusätzliche Betreuungsleistungen entstehen. Generell sind bei der Versorgung von Patienten mit Angststörungen »abwendbar gefährliche Verläufe« frühzeitig zu erkennen und zu berücksichtigen (Schneider et al., 2012). Erhebliche Veränderungen der Lebenssituationen des Patienten bzw. das Eintreten von Life Events, welche im Rahmen einer intensiven hausärztlichen Versorgung frühzeitig identifiziert werden können, sind als höheres Risiko für die Verstärkung einer Angststörung mit Ausbildung von Komorbiditäten bzw. auch Suizidalität zu berücksichti-

gen. Verschlechterungen bzw. fehlender Erfolg einer eingeschlagenen Therapie sollten daher im Rahmen eines systematischen Monitorings der Patienten identifiziert werden und zum Überdenken der Behandlungsstrategie führen.

5.2.2 Fachspezifische ambulante Versorgung

Bei einem wesentlichen Teil der Patienten erfolgt dieser Zugang zur fachspezifischen Behandlung per Überweisung durch den Hausarzt, den somatischen Facharzt oder eine stationäre Einrichtung. Bei der Entscheidung über die Zuweisung zur fachspezifischen Versorgung ist zu gewährleisten, dass die Patienten über ihre Erkrankung und die evidenzbasierten Behandlungsmöglichkeiten entsprechend den Empfehlungen der gültigen Leitlinien angemessen informiert sind und die Patientenpräferenzen explizit erfragt und bei der Entscheidung über die Zuweisung in besonderer Weise beachtet werden. Patienten mit Angststörungen können grundsätzlich auch einen direkten Zugang zur fachspezifischen ambulanten Versorgung wählen.

Die fachspezifische psychotherapeutische Versorgung von erwachsenen Patienten mit Angsterkrankungen wird in Deutschland durch psychologische Psychotherapeuten, Fachärzte für psychosomatische Medizin und Psychotherapie, Fachärzte für Psychiatrie und Psychotherapie sowie psychotherapeutisch tätige Ärzte mit einer Facharztweiterbildung in einem nicht-psychotherapeutischen Fachgebiet und einer Zusatzweiterbildung »Psychotherapie, fachgebunden« geleistet (Diese Berufsgruppen werden im Folgenden, wenn sie als Gesamtgruppe angesprochen werden, unter dem Begriff Psychotherapeuten zusammengefasst). Die psychotherapeutische Versorgungsdichte variiert dabei sehr stark in Abhängigkeit von Regionen, zwischen Großstädten und ländlichen Regionen und zwischen alten und neuen Bundesländern. In Deutschland sind ca. 13800 psychologische Psychotherapeuten, 2600 Fachärzte für psychosomatische Medizin und Psychotherapie, 2000 Fachärzte für Psychiatrie und Psychotherapie, 2400 Fachärzte für Nervenheilkunde und 2500 psychotherapeutisch tätige Ärzte mit einer Facharztweiterbildung in einem nicht-psychotherapeutischen Fachgebiet als Vertragsärzte bzw. Vertragspsychotherapeuten niedergelassen tätig (Zentralinstitut für die kassenärztliche Versorgung, 2010). Von den Fachärzten aus den genannten Facharztgruppen sind ca. 5 400 Fachärzte überwiegend oder ausschließlich psychotherapeutisch tätig und werden in der Bedarfplanungs-Richtlinie zusammen mit den psychologischen Psychotherapeuten und Kinder- und Jugendlichenpsychotherapeuten in einer Arztgruppe beplant. Von diesen verfügen 64% über die Fachkunde in tiefenpsychologisch fundierter Psychotherapie (TfP), 7% über die Fachkunde in TfP und analytischer Psychotherapie, 16% in analytischer Psychotherapie (AP) und 13% in Verhaltenstherapie (VT) (Mehrfachnennungen möglich). Von den psychologischen Psychotherapeuten verfügen 47% über eine Fachkunde in Verhaltenstherapie, während 36% über eine Fachkunde in TfP, 5% in TfP und AP und 12% in analytischer Psychotherapie verfügen.

Psychotherapeuten behandeln das gesamte Spektrum der Angststörungen. Zudem umfasst das Leistungsangebot die psychopathologische Differenzialdiagnostik, die Erfassung der psychosozialen Situation des Patienten, bei den Fachärzten auch die fachspezifische psychopharmakologische Behandlung und die ggf. noch erforderliche Veranlassung der somatischen Differenzialdiagnostik zum Ausschluss organischer Ursachen der Beschwerden (vgl. ▶ Kap. 4.5).

Wegen der häufigen Komorbidität von Angsterkrankungen mit somatischen Erkrankungen ist in vielen Fällen eine enge Kooperation von Hausärzten, somatischen Fachärzten und Psychotherapeuten erforderlich.

Die psychiatrischen Institutsambulanzen (PIA) erfüllen einen spezifischen Versorgungsauftrag speziell für Patienten, die wegen der Art, Schwere oder Dauer ihrer Erkrankung eines solchen besonderen, krankenhausnahen Versorgungsangebotes bedürfen. Ziel ist es, Krankenhausaufnahmen zu vermeiden, stationäre Behandlungszeiten zu verkürzen und Behandlungsabläufe zu optimieren. In Deutschland existieren zurzeit etwa 500 psychiatrische Institutsambulanzen; entsprechend werden derzeit zunehmend auch psychosomatische Institutsambulanzen eingerichtet.

5.2.3 Krankenhaus- und tagesklinische Versorgung

In der Regel können Angsterkrankungen ambulant behandelt werden. Indikationen für eine stationäre Behandlung der Angsterkrankung können sein:

- Suizidalität
- ausgeschöpfte oder nicht verfügbare ambulante Behandlungsmaßnahmen
- eine besondere Schwere der Angstsymptomatik (z.B. ausgeprägtes Vermeidungsverhalten bei Agoraphobie)
- Ko- und Multimorbidität, belastendes soziales Umfeld bzw. familiäre Desintegration

Stationäre und teilstationäre Behandlungen erfolgen an Fachkrankenhäusern, Universitätsabteilungen sowie Fachabteilungen in Allgemeinkrankenhäusern. Der multimodale Ansatz beinhaltet Einzel- und Gruppenpsychotherapie inkl. Psychoedukation, ggf. eine psychopharmakologische Behandlung sowie ergänzende therapeutische Angebote (z.B. Ergotherapie, Physiotherapie, Sport- und Bewegungstherapie).

- Stationäre psychiatrisch-psychotherapeutische Behandlung: Im Jahr 2011 gab es in Deutschland 412 Fachkliniken für Psychiatrie und Psychotherapie sowie entsprechende Fachabteilungen an Allgemeinkrankenhäusern mit ca. 54 000 Betten (Statistisches Bundesamt, 2013). Der Anteil an Patienten mit Angsterkrankung als Hauptdiagnose ist mit durchschnittlich 4,2% (Schulz et al., 2008) im Vergleich zu anderen Erkrankungsgruppen eher gering.
- Die stationäre psychosomatisch-psychotherapeutische Behandlung wird in eigenen Fachkrankenhäusern, in Abteilungen für psychosomatische Medizin und Psychotherapie an Allgemeinkrankenhäusern und Universitätskliniken durchgeführt. Im Jahr 2011 existierten in Deutschland 190 Fachkrankenhäuser bzw. -abteilungen für psychosomatische Medizin und Psychotherapie bzw. psychotherapeutische Medizin mit ca. 8 400 Betten. Der Anteil an Patienten mit Angsterkrankung als Hauptdiagnose liegt bei durchschnittlich 14.2% (Schulz et al., 2011).

Ergänzend zum vollstationären Angebot halten mittlerweile zahlreiche Einrichtungen teilstationäre bzw. tagesklinische Angebote vor. Rund 16 % der Betten in Fachkrankenhäusern und Fachabteilungen für Psychiatrie und Psychotherapie und rund 10 % der Betten in Fachkrankenhäusern und Fachabteilungen für psychosomatische Medizin und Psychotherapie sind als tagesklinischer (teil-stationärer) Behandlungsplatz ausgewiesen (Arbeitsgruppe Psychiatrie der Obersten Landesgesundheitsbehörden, 2007). Die Behandlung findet in der Woche tagsüber statt; die Patienten übernachten zu Hause. Tageskliniken können Schutz und Struktur bei gleichzeitiger Förderung von Eigenverantwortlichkeit bieten. Die Behandlungsprogramme der Kliniken reichen von rein stützenden Angeboten bis hin zu intensiven multimodalen, integrativen Konzepten (Schulz et al., 2008; Zeeck et al., 2002).

Wird eine stationäre Behandlung durchgeführt, ist spätestens im letzten Drittel des Aufenthaltes die ambulante Weiterversorgung bzw. Nachsorge des Patienten im Sinne eines systematischen Entlassmanagements zu initiieren, um eine möglichst hohe Behandlungskontinuität sicherzustellen und »Drehtüreffekte« zu verhindern. Das Entlassmanagement besteht aus der Information, Beratung und Motivierung des Patienten sowie der Auswahl, Planung und möglichst konkreten Anbahnung der Weiterversorgung. Um eine größtmögliche inhaltliche Behandlungskontinuität sicherzustellen, sollten die Weiterbehandelnden (z.B. Hausarzt, ambulanter Psychotherapeut) zeitnah über Behandlungsverlauf und -ergebnis informiert werden.

Stationäre Selbsteinweisungen kommen – gerade bei nicht fachgerecht behandelten Patienten bzw. bei Patienten mit unzureichender Adhärenz – häufig vor; sie resultieren oft aus der Angstsymptomatik selbst, bei der Patienten in subjektiv lebensbedrohlich empfundene Situationen (z.B. im Rahmen einer Panikattacke mit der Überzeugung, einen Herzinfarkt zu erleiden) stationäre Aufnahmen (häufig zunächst in eine somatische Fachabteilung) anstreben.

5.2.4 Rehabilitation

Nach einer norwegischen Längsschnittstudie (Mykletun et al., 2006), in der ein Gesundheitssurvey (N > 45000) mit administrativen Daten zu Rentenanträgen in den folgenden 6–30 Monaten abgeglichen wurden, waren Angststörungen und Depressionen (und insbesondere komorbide Erkrankungen) die stärksten Prädiktoren für spätere Rentenanträge. Diese Befunde gelten für jüngere (Alter: 18–44) noch stärker als für ältere (45–66) Patienten. Patienten mit einer Angsterkrankung werden nach den Erfahrungen in der Praxis nicht selten berentet, ohne dass alle evidenzbasierten ambulanten und stationären Behandlungsmöglichkeiten ausgeschöpft worden sind (Bandelow, 2000); allerdings fehlen hierzu konkrete Zahlen. Eine Rehabilitationsbehandlung erfordert den Antrag des Versicherten und ein ärztliches Gutachten, aus dem die Indikation zur Rehabilitationsbehandlung und die individuelle Zielsetzung des Patienten hervorgeht und dokumentiert, dass alle evidenzbasierten ambulanten Behandlungsmöglichkeiten ausgeschöpft sind und dass keine Indikation für eine Krankenhausbehandlung vorliegt. Bei Patienten mit langen Arbeitsunfähigkeitszeiten wird oft über die Krankenkasse der Medizinische Dienst zur Prüfung eingeschaltet, ob die laufenden ambulanten Behandlungen ausreichend sind oder ob die Indikation für eine stationäre Krankenhausbehandlung oder Rehabilitationsbehandlung vorliegt.

In der medizinischen Rehabilitation, d.h. in ca. 190 Einrichtungen in Deutschland mit ca. 13000 stationären Behandlungsplätzen und 1000 ganztägig ambulanten Behandlungsplätzen für den Bereich »psychische/psychosomatische Störungen« werden die Behandlungen vorrangig im Auftrag der Rentenversicherungsträger durchgeführt. Die Zielsetzungen der Rehabilitation beinhalten in besonderer Weise die Unterstützung der Krankheitsbewältigung sowie die Auseinandersetzung mit den individuellen und sozialen Folgen von Krankheit und den damit verbundenen Beeinträchtigungen der Teilhabe. Dabei ist das zentrale Anliegen der Erhalt der Teilhabe am Erwerbsleben. Patienten, die in der Rehabilitation behandelt werden, weisen in der Regel hohe Komorbiditäten mit anderen Erkrankungen sowie eine ausgeprägte Chronifizierung mit einer durchschnittlichen Krankheitsdauer von 8 Jahren auf; etwa jeder vierte Patient ist vor Beginn der Rehabilitationsbehandlung bereits länger als ein halbes Jahr arbeitsunfähig gewesen (Barghaan et al., 2005). Patienten mit Angststörungen erhalten dort psychotherapeutische Behandlungen, insbesondere Gruppenpsychotherapie mit ergänzender Einzelpsychotherapie sowie ggf. ärztliche Behandlung einschließlich Medikation. Krankengymnastik, Sport und Bewegungstherapie, Ergotherapie, Psychoedukation und Sozialarbeit ergänzen die Behandlung. Wesentlicher Teil der rehabilitativen Behandlung ist außerdem die Diagnostik von Funktions-, Aktivitäts- und Teilhabestörungen im Sinne der ICF (Internationale Klassifikation der Funktionsfähigkeit). Dies führt ggf. zu speziellen Interventionen (z. B. Medizinisch-berufsorientierte Rehabilitation, MBOR). Zum Abschluss jeder Rehabilitationsbehandlung erfolgt eine sozialmedizinische Leistungsbeurteilung. Bei qualitativer oder quantitativer Einschränkung des Leistungsvermögens sind ggf. medizinisch/berufliche Orientierungsmaßnahmen in die Rehabilitationsbehandlung zu integrieren.

Zur Wirksamkeit stationärer psychosomatischer Rehabilitationsbehandlung liegt eine Metaanalyse von 56 auswertbaren unkontrollierten Studien vor, die zum Teil ebenfalls eine Katamnese einschließen (Steffanowski et al., 2007). Der gemittelte gewichtete Vorher-Nachher-Gesamteffekt (Cohen's d) beträgt 0,51. Insgesamt 46 berichten Ergebnisse einer katamnestischen Befragung, die im Durchschnitt ein Jahr nach Entlassung aus der Klinik durchgeführt wurde. Der gemittelte gewichtete Gesamteffekt beträgt d = 0,41. Allerdings litten nur 8.1% der darin eingeschlossenen Patienten unter Angststörungen, so dass die Ergebnisse nicht generalisiert werden können. In einer observationalen Studie wurde die stationäre Behandlung von 5022 Patienten mit Angststörungen und anderen komorbiden Störungen untersucht, die in psychotherapeutischen/psychosomatischen Einrichtungen mit verschiedenen Formen der Psychotherapie und zum Teil mit Medikamenten behandelt wurden (Beutel et al., 2011). Höhere Effektstärken zwischen 0,78 (Selbsteinschätzung) und 1,97 (Fremdbeurteilung) wurden für die verschiedenen Angststörungen berichtet (Beutel et al., 2010a). Die wissenschaftliche Aussagefähigkeit dieser Studien ist wegen der fehlenden Vergleiche mit unbehandelten Kontrollgruppen eingeschränkt.

Indikationen zur Rehabilitation bei Angststörungen sind:

- Eingetretene oder drohende Chronifizierung trotz Ausschöpfung der ambulanten Behandlungsmöglichkeiten
- Gefährdung der Teilhabe am Erwerbsleben, vor allem bei längerdauernder (> 6 Wochen) Arbeitsunfähigkeit als Folge der Angststörung (Zuständigkeit der gesetzlichen Rentenversicherung)
- Gefährdung der Teilhabe am gesellschaftlichen Leben beziehungsweise der Selbstständigkeit als Folge der Angststörung (Zuständigkeit der gesetzlichen Krankenversicherung).

5.2.5 Patientenselbsthilfe

Neben der professionellen Versorgung und oft in Kooperation mit ihr hat sich in Deutschland eine vielfältige Selbsthilfegruppen-Landschaft entwickelt – mehr als in jedem anderen Land in Europa (Matzat, 2011). Selbsthilfegruppen arbeiten ohne professionelle Leitung, viele ziehen aber gelegentlich Fachkräfte zur Beratung oder Supervision hinzu. Sie nutzen die Erfahrung der Betroffenen mit ihrer Erkrankung und deren Behandlung, das besondere Verständnis füreinander, Solidarität und wechselseitige Unterstützung. Die Zahl der Selbsthilfegruppen wird insgesamt auf ca. 100 000 geschätzt, davon ca. 10 000 für Suchtkranke und ca. 5 000 für Menschen mit psychischen Störungen wie Angsterkrankungen, Depression u.a. Die meisten ihrer Mitglieder haben vorher bereits Psychotherapie (einzeln oder in Gruppe, ambulant oder stationär) in Anspruch genommen. Sie nutzen Selbsthilfegruppen als eine Nachsorgemöglichkeit. Andere nehmen eine Einzeltherapie war und sind ergänzend in einer Selbsthilfegruppe. Inzwischen gibt es neben der Vielzahl von Erfahrungsberichten Betroffener auch gute Hinweise aus der Forschung auf positive Effekte von Selbsthilfegruppen für Menschen mit psychischen Störungen (Pistrang et al., 2008). Voraussetzung dürfte die »Passung« dieses Gruppenkonzepts zum jeweiligen Patienten sein.

Mehr als Selbsthilfegruppen zu anderen Themen stehen die psychologisch-therapeutisch orientierten Selbsthilfegruppen in Kontakt zu professionell betriebenen Selbsthilfe-Kontaktstellen, von denen es bundesweit ca. 300 gibt (also nahezu flächendeckend). Diese stehen Betroffenen, Angehörigen und Fachleuten für Information und Beratung, ggf. auch zur Unterstützung von Neugründungen, zur Verfügung und dienen als »Drehscheibe« zwischen dem professionellen Versorgungssystem und der gemeinschaftlichen Selbsthilfe. Sie sind auch für Menschen mit Angststörungen das beste »Tor« zu Selbsthilfegruppen. Die Adressen örtlicher Selbsthilfe-Kontaktstellen findet man auf der Website der Nationalen Kontakt- und Informationsstelle zur Anregung und Unterstützung von Selbsthilfegruppen (NAKOS) unter ► www.nakos. de. Darüber hinaus vermittelt auch die Deutsche Angst-Selbsthilfe (DASH; ► www.angstselbsthilfe. de) bundesweit an örtliche Selbsthilfegruppen.

Es gibt einige RCTs, die Selbsthilfestrategien wie Bibliotherapie untersucht haben (den Boer et al., 2004; Morgan u. Jorm, 2009). Diese sind in den jeweiligen Kapiteln zur Evidenz (► Kap. 1) aufgeführt. Die Wirksamkeit von Selbsthilfegruppen bei Angststörungen wurde in einigen Studien untersucht (Daum, 1984; Engelhardt, 1995; Hartmann, 2006; Matzat, 2004; Matzat, 2007; Matzat u. Spangenberg, 1989; Taubmann u. von Wietersheim, 2008); es fehlen aber randomisierte kontrollierte Studien zu der Fragestellung, ob sich die Angstsymptomatik bei Patienten, die an einer Selbsthilfegruppe teilnehmen, stärker bessert als bei Patienten, die nicht an einer solchen Gruppe teilnehmen (den Boer et al., 2004; Pistrang et al., 2008)

Patienten und Angehörige sollen über Selbsthilfe- und Angehörigengruppen informiert und, wenn angebracht, zur Teilnahme motiviert werden (KKP).

5.2.6 Ausblick

Angststörungen verlaufen oft chronisch und beeinträchtigen durch das charakteristische Vermeidungsverhalten die Partizipation der Erkrankten in sozialer, beruflicher und gesellschaftlicher Hinsicht. Trotz vielfältiger Behandlungsangebote in

Evidenz

Borwin Bandelow, Thomas Lichte, Sebastian Rudolf, Jörg Wiltink,
Manfred Beutel

B. Bandelow et al. (Hrsg.), *S3-Leitlinie Angststörungen*,
DOI 10.1007/978-3-662-44136-7_6, © Deutsche Gesellschaft für Allgemeinmedizin (DEGAM)
Deutsche Gesellschaft für Psychiatrie und Psychotherapie, Psychosomatik und Nervenheilkunde (DGPPN)
Deutsche Gesellschaft für Psychosomatische Medizin und Ärztliche Psychotherapie (DGPM)
Deutsches Kollegium für Psychosomatische Medizin (DKPM) 2015

In diesem Kapitel wird die Evidenz für die Wirksamkeit der verschiedenen Therapieformen dargestellt. Die Suchalgorithmen und die Methodik zur Auswahl der Studien wird im Anhang ▶ Abschn. A.3 dargestellt. Alle verwerteten Studien werden im Folgenden aufgeführt. Es besteht ein Ungleichgewicht in der Studienlage zwischen psychopharmakologischen und psychotherapeutischen Studien sowie zwischen den Therapieschulen. Insgesamt ist Psychotherapieforschung im Vergleich zu pharmakologischer und zu neurobiologischer Grundlagenforschung erheblich unterfinanziert (Nature Editorial, 2012). Daher ist die Evidenzlage zu einzelnen wichtigen Fragen der Angstbehandlung (psychodynamische Verfahren, Therapiedauer, Langzeitwirkungen, differenzielle Indikation, Komorbidität, Altersbezug, etc.) nicht ausreichend. Die Leitliniengruppe empfiehlt daher, verstärkt diese wichtigen Fragen zu beforschen und entsprechend die Forschung zu fördern.

Wenn die Evidenz in vorliegenden Leitlinien abgebildet wurde, wurde der Evidenzgrad übernommen bzw. im Falle von Diskrepanzen verschiedener Leilinien von der Leitliniengruppe analysiert und konsentiert. Gleichwohl werden alle zugrunde gelegten Studien im Text aufgeführt und bewertet. Wenn in bisherigen Leitlinien keine ausreichenden Recherchen zu bestimmten Fragestellungen vorlagen, wurden eigene Recherchen der Leitliniengruppe durchgeführt. Details zu diesen Studien finden sich im Anhang ▶ Abschn. A.3. In Fällen, in denen aus den vorhandenen Leitlinien keine bzw. keine konsistenten Empfehlungen hervorgingen und eine eigene Recherche nicht für notwendig erachtet wurde, wurde die Evidenz per »Expertenkonsens« analysiert und die Empfehlungen ggf. als »Klinischer Konsenspunkt (KKP)« ausgesprochen.

Die in dieser Leitlinie dargestellten Evidenzen basieren in der Regel auf der Signifikanz von Mittelwertsunterschieden bzw. in einzelnen Studien von Responseraten. Wenn eine signifikante Überlegenheit einer Behandlung gegenüber einer Kontrollbedingung festgestellt wird, sagt dies noch nichts über die Effektstärke oder klinische Relevanz des Unterschieds aus. Solche Aussagen können nur in Metaanalysen getroffen werden (Kap 2 ▶ Abschn. 2.3.4 »Effektstärken«). Zu den Behandlungsmethoden für Angststörungen existieren zahlreiche Metaanalysen, die im folgenden Kapitel aufgeführt werden, die aber zum Teil sehr heterogene Aussagen zu den Effektstärken der einzelnen Therapien machen. Da bisher noch keine Metaanalyse die prä-post-Effektstärken aller verfügbaren Behandlungsformen nach einer einheitlichen Methode für alle Angststörungen verglichen hat, können im folgenden Kapitel keine Aussagen zu den Effektstärken gemacht werden. In der Regel bescheinigen die Metaanalysen sowohl psychotherapeutischen als auch medikamentösen Behandlungen mittlere oder hohe treated vs. control- bzw. prae-post-Effektstärken.

Praktisch alle ausgewerteten Studien wurden in ambulanten Settings durchgeführt, so dass die Empfehlungen nur für ambulante und nicht für stationäre oder teilstationäre Behandlungen gemacht werden können.

Für manche in diesem Kapitel genannten Medikamente ist die Wirksamkeit in klinischen Studien nachgewiesen, ohne dass eine Zulassung besteht. Wenn solche Medikamente verordnet werden (Off-Label-Gebrauch), sind medizinrechtliche Fragen zu beachten.

6.1 Panikstörung/Agoraphobie

6.1.1 Psychotherapie

Verhaltenstherapie
Akutstudien
Zur Wirksamkeit der kognitiven Verhaltenstherapie (KVT) bei Panikstörung/Agoraphobie liegt eine Reihe von RCTs vor.

Kontrollierte Studien
- **Vergleiche mit Warteliste**
Kognitive Verhaltenstherapie erwies sich in einer Vielzahl von RCTs der Warte-Kontroll-Bedingung überlegen (z. B. (Barlow et al., 1989; Beck et al., 1994; Clark et al., 1994; Clark et al., 1999b; Ito et al., 2001; Kenardy et al., 2003; Klosko et al., 1990; Margraf et al., 1993; Ost et al., 2004; Sharp et al., 2004; Swinson et al., 1995; Telch et al., 1993; Telch et al., 1995; Tsao et al., 2005; Williams u. Falbo, 1996).

Tab. 6.1 Panikstörung/Agoraphobie: KVT (Kognitive Verhaltenstherapie). Evidenz- und Empfehlungsgrade der Referenzleitlinien. Die Erklärung der Evidenz- und Empfehlungsgrade findet sich im Anhang ▶ Abschn. A.2.1

Leitlinien	Evidenzgrad	Empfehlung
AkdÄ	Exposition/KVT ist wirksam (keine Evidenzgraduierung)	Empfohlen (keine Graduierung)
BAP	KVT ist wirksam (Ia)	A
WFSBP	CBT/exposure therapy for panic disorder/agoraphobia is more effective than a wait list condition and is superior to a psychological/pill placebo in the majority of studies (keine Empfehlungsgraduierung)	Empfohlen (keine Empfehlungsgraduierung)
CPA	1	First-line treatment; CBT is the most consistently efficacious psychological treatment for PD
APA	KVT ist wirksam (A)	Empfohlen (keine Empfehlungsgraduierung)
NICE	KVT ist wirksam	Empfohlen (keine Empfehlungsgraduierung)
DGPs	Panikstörung ohne Agoraphobie: KVT ist wirksam	Empfohlen (keine Graduierung)
	Panikstörung mit Agoraphobie: KVT ist wirksam	
	Agoraphobie ohne Panikstörung: KVT mit Fokus auf situativer Exposition ist wirksam	

■ **Vergleiche mit psychologischem oder Pillen-Placebo**

Auch im Vergleich mit einer Placebobedingungen stellten einige Untersuchungen eine Überlegenheit der KVT fest: vs. psychologisches Placebo (supportive Therapie zum Ausschluss von Spontanheilungs- und Therapeutenkontakteffekten)(Beck et al., 1992; Craske et al., 1995) oder vs. Pillen-Placebo (Barlow et al., 2000; Klosko et al., 1990; Marks et al., 1983; Marks et al., 1993; Sharp et al., 1996). In einer Studie war die KVT einer interpersonellen Therapie überlegen (Vos et al., 2012).

Eine Reihe von Studien fanden allerdings keine Unterschiede zu den Placebo-Kontrollbedingungen: vs. Pillen-Placebo (Bakker et al., 1999; Black et al., 1993); vs. Programmed Practice (Selbstexposition) (Mavissakalian u. Michelson, 1986a); vs. progressive Muskelrelaxation (Michelson et al., 1988); vs. nichtvorschreibende Therapie/reflektives Zuhören (Shear et al., 1994); vs. psychologisches Placebo (supportive Therapie)/Pillenplacebo (Marchand et al., 2008). Eine Studie fand keinen Unterschied zu »treatment as usual« (TAU; kein Haupteffizienzkriterium angegeben)(Addis et al., 2004).

Metaanalysen

Zahlreiche Metaanalysen bestätigen die Wirkung von KVT bzw. Exposition (Bandelow et al., 2007a; Furukawa et al., 2006; Furukawa et al., 2009; Mitte, 2005b; Norton u. Price, 2007; Ruhmland u. Margraf, 2001b; van Balkom et al., 1997; Westen u. Morrison, 2001), wobei die Wirksamkeit gegenüber Wartelistenbedingungen als gesichert gilt, während die Wirkung gegenüber aktiven Kontrollbedingungen als uneindeutig eingeschätzt wird (Haby et al., 2006; Hofmann u. Smits, 2008).

Referenzleitlinien

Die Empfehlungen von Referenzleitlinien zur KVT sind in ■ Tab. 6.1 aufgelistet. In dieser Tabelle und in allen folgenden ist zu berücksichtigen, dass bei der Erstellung früherer Leitlinien nicht alle Studien zur Verfügung standen, die in der vorliegenden Leitlinie berücksichtigt wurden.

■ **Zusammenfassende Beurteilung**

■■ **Panikstörung/Agoraphobie**

▬ **Behandlungsmethode:** Kognitive Verhaltenstherapie (KVT)

- **Evidenzgrad:** Ia (Leitlinienadaptation)
  Empfehlung: Patienten mit einer Panikstörung/Agoraphobie soll eine KVT angeboten werden (A).
- **Evidenzgrad:** Expertenkonsens
  Empfehlung: Die KVT soll sich an empirisch fundierten Manualen orientieren (KKP).

Langzeiteffekte der Verhaltenstherapie

RCTs mit Verhaltenstherapie wurden in Hinblick auf die Frage untersucht, ob eine Verhaltenstherapie eine dauerhafte Wirkung hat, d.h. dass nach Beendigung der Therapie die Erfolge über einen gewissen Zeitraum bestehen bleiben.

Follow-Up

Um festzustellen, ob diese dauerhafte Besserung nur bei denjenigen Patienten beobachtet wird, die in der Akutphase mit KVT/Exposition behandelt worden waren oder ob auch in den Kontrollgruppen, wurden zunächst direkte Vergleiche überprüft.

Direkte Vergleiche

Nur in 7 der 22 verfügbaren Studien gab es zum Follow-up-Zeitpunkt eine Kontrollgruppe. Als Kontrollgruppe dienten ein Arm mit psychologischem Placebo (»Clinical Management« bzw. »Applied Relaxation/»angewandte Entspannung«) oder Pillenplacebo, welche bei Therapieende abgesetzt wurden. Bei 14 von 21 Studien handelt es sich um Wartelisten-Vergleiche, d.h. nach Beendigung der eigentlichen Therapie bekamen die Patienten in der Warteliste jetzt auch die aktive Therapie, so dass sie nicht als Kontrollgruppe zum Follow-up-Zeitpunkt zur Verfügung standen. Der Range der Follow-up-Perioden beträgt für die Panikstörung 1,5–24 Monate.

Bei den Untersuchungen mit Kontrollgruppe wurde teilweise durch die lange Follow-up-Periode die drop-out-Rate so hoch, dass signifikante Gruppenunterschiede schwer zu erzielen waren. Eine Analyse aller VT-Studien bei Panik/Agoraphobie, die ein Follow-up-Assessment hatten, ergab:

- Die Überlegenheit einer VT gegenüber einer Kontrollgruppe wurde in 2 Studien gezeigt (Clark et al., 1994; Marks et al., 1993)
- 5 Studien zeigten keine Überlegenheit einer VT gegenüber einer Kontrollgruppe im Fol-

low-up (Barlow et al., 2000; Cohen et al., 1984; Loerch et al., 1999; Marks et al., 1983; Mavissakalian u. Michelson, 1986b).

- Die übrigen 14 Follow-up-Untersuchungen fanden ohne eine Kontrollgruppe in der post-treatment-Phase statt, meist, da die Wartelistenkontrollgruppe nach der Akuttherapie die aktive Therapie erhielt (Beck et al., 1992; Kenardy et al., 2003; Lidren et al., 1994; Ost et al., 2004; Schmidt et al., 2000; Telch et al., 1993; Telch et al., 1995; Tsao et al., 2005; Williams u. Falbo, 1996).

In den Studien von Clark et al 1994 und Cohen et al 1984 wurde zum Follow-up-Zeitpunkt gegen angewandte Entspannung (AR) getestet (Clark et al., 1994; Cohen et al., 1984). Shear und Kollegen testeten gegen ein psychologisches Placebo (nicht-direktive Therapie) (Shear et al., 1994). In der Studie von Marks et al. (1993) wurde gegen ein Pillenplacebo und zusätzlicher angewandter Entspannung getestet. Bei Mavissakalian und Michelson (1986b) wurde Verhaltenstherapie mit einem Pillenplacebo und zusätzlichen vorgegebenen Trainingseinheiten verglichen. In den Studien von Barlow et al. und Marks et al. 1983 wurde jeweils gegen ein Pillenplacebo getestet (Barlow et al., 2000; Cohen et al., 1984; Loerch et al., 1999; Marks et al., 1983; Mavissakalian u. Michelson, 1986b).

Responseraten in langfristigen Katamnesen

Die Responderraten nach einer therapiefreien Zeit sind in den einzelnen Studien sehr variabel; dies mag auch an der unterschiedlichen Definition der Response liegen. Auch unterscheiden sich die Studien insofern, wie die Inanspruchnahme anderer Therapien in der Follow-up-Zeit erfolgte. In vielen Publikationen werden hierzu keine adäquaten Angaben gemacht (Bakker et al., 1998).

In den kontrollierten Studien fanden sich sehr unterschiedliche Responseraten nach der therapiefreien Zeit: In einer Studie waren Panikpatienten nach 1 Jahr zu 70% gebessert (Clark et al., 1994). Ein halbes Jahr nach Expositionstherapie waren in einer Studie noch 62% gut bzw. sehr gut gebessert (Marks et al., 1993). In der Studie von Barlow et al. (2000) waren nach einem halben Jahr nur noch 32% der Patienten Responder. In der Studie von Loerch et al. (1999) waren nach einem halben Jahr von den Patienten, die KVT erhalten hatten, nur noch 18% gebessert und benötigten keine weiteren Therapien.

Kontrollierte Studien decken nur Follow-up-Zeiträume von in der Regel 6–12 Monaten ab. In einigen naturalistischen Studien wurden Patienten, die eine KVT oder Expositionstherapie erhalten hatten, nach längeren Zeiträumen nachuntersucht. In solchen Studien können natürlich Spontanheilungseffekte nicht kontrolliert werden. In einer Studie waren nach 1 Jahr 89% der Patienten panikattackenfrei, aber 28% hatten noch agoraphobe Symptome (Stuart et al., 2000). Zwei Jahre nach einer Studie von Marks et al. (1983) waren noch zwei Drittel der Patienten nach einer Expositionstherapie gebessert (Cohen et al., 1984). Nach 2 Jahren waren in einer weiteren Studie nur 25% symptomfrei (Hunt u. Andrews, 1998). In einer Studie hatten nach 2 Jahren 25% noch Panikattacken und 27% waren noch in Behandlung (Brown u. Barlow, 1995). In einer anderen Studie waren nach 1 Jahr 30% panikfrei, nach bis zu 5 Jahren nur noch 10% (Cowley et al., 1996). In einer Studie waren nach 2–5 Jahren je nach Definition 33-44% der Patienten remittiert (Bruce et al., 1999). In einem Follow-up waren 96% nach 2 Jahren in Remission, 77% nach 5 Jahren, 68% nach sieben Jahren und 62% nach 10 Jahren (Fava et al., 2001). In einer Analyse von 8 RCTs zur KVT bei Angststörungen (davon 4 mit Panikstörung) waren nach 2–14 Jahren Follow-up noch 48% weiter symptomatisch; nur 18% waren in Remission (Durham et al., 2005).

In der Zusammenschau dieser langfristigen Katamnesen wird deutlich, dass die Effekte einer KVT/Expositionstherapie bei Panikstörung mit zunehmendem Abstand vom Therapieende abnehmen, wenn auch die Responseraten sehr variabel ausfallen.

Zusammenfassung

Die Effekte der Verhaltenstherapie verringern sich in den Monaten nach Beendigung einer KVT; sie bleiben allerdings auf einem hohen Level. Allerdings sind auch Patienten in den Kontrollgruppenbedingungen am Ende der Follow-up-Periode noch gebessert (vor allem die Patienten, die eine Medikament erhalten hatten), ohne dass sich signifikante Unterschiede hinsichtlich der Follow-up-Besse-

rung zwischen Patienten, die eine KVT erhalten hatten, und den Patienten in den Kontrollgruppen (psychologisches/Pillenplacebo oder Medikamente) zeigten. Das Ergebnis, dass Patienten, die ein Medikament wie Imipramin erhalten hatten, auch nach der Follow-up-Zeit gebessert blieb, könnte durch eine nachhaltige Wirkung erklärt werden – wie es bei Depressionen der Fall ist. Es kann aber auch angenommen werden, dass die dauerhafte Besserung, die in Follow-up-Studien beobachtet wird, zum Teil durch Spontanheilung erklärbar ist und nicht ausschließlich einer bestimmten Therapie zugeschrieben werden kann. Allerdings ist zu bedenken, dass in Follow-up-Studien nicht effektiv verhindert werden kann, dass Patienten an Behandlungen teilnehmen, die nicht zum Studienprotokoll gehören, was zu einer Nivellierung der Unterschiede führen könnte.

Diese Aussagen können aber im Wesentlichen nur für den Zeitraum von einem halben bis einem Jahr nach Therapieende gemacht werden, da Studien mit längeren Follow-up-Intervallen nicht vorliegen. Naturalistische Nachbeobachtungen über mehrere Jahre lassen darauf schließen, dass es Jahre nach Beendigung einer KVT zu einem Wiederauftreten der Symptome in nicht unerheblichem Ausmaß kommt.

Daher werden oft sogenannte Booster-Sitzungen vorgeschlagen, um die Erfolge einer KVT zu stabilisieren; In einigen Studien wurden Booster-Sessions angewendet (Panikstörung: (Brown et al., 1997; Brown u. Barlow, 1995; Clark et al., 1994; Margraf et al., 1993), GAD: (Butler et al., 1991); soziale Phobie: (Clark et al., 2006; Mörtberg et al., 2006; Stangier et al., 2011); allerdings fehlen kontrollierte Studien zum Vergleich von Follow-up-Perioden mit oder ohne Booster-Sessions.

Behandlung von älteren Patienten

Es gibt nur eine unkontrollierte Studie zur KVT bei älteren Patienten, in der KVT wirksam war (Swales et al., 1996).

Empfehlungen zur notwendigen Dauer einer Verhaltenstherapie bei Panikstörung mit/ohne Agoraphobie

Da bisher keine Analysen vorhandener RCTs zur notwendigen Dauer einer KVT vorlagen, wurde eine eigene Recherche durchgeführt. Die analysierten Studien sind im Anhang ▶ Abschn. A.5 aufgelistet.

Um eine Empfehlung zur notwendigen Dauer einer KVT bei Panikstörung mit/ohne Agoraphobie abgeben zu können, wurden über computergestützte Recherche gefundene RCTs mit therapeutengestützten Interventionen analysiert. Zur besseren Vergleichbarkeit wurde die Therapiedauer minutengenau in Zeitstunden (60 min.) umgerechnet. RCTs zur therapeutengestützten Verhaltenstherapie wurden über einen Bereich zwischen 6 bis 24 Zeitstunden durchgeführt. Im Mittel ergibt sich einer durchschnittliche Therapiedauer von ca. 13 Stunden.

Durch eine Auswertung von Follow-up-Untersuchungen konnte nicht die Frage geklärt werden ob längere Behandlungen im Follow-up dauerhaftere Wirkungen erzielen als kürzere, da die wenigen auswertbaren Studien nach der Follow-up-Periode keinen Vorteil gegenüber einer Kontrollgruppe zeigten.

Drei Studien testeten kürzere vs. längere Therapiedauern. In einer Studie war eine »ultrakurze« (insgesamt 2 Zeitstunden) einer »kurzen« (6 Std.) Therapie unterlegen (Sharp et al., 2000). Diese Studie hatte kein Follow-up. Bei Kenardy et al. (Kenardy et al., 2003) waren 12 Sitzungen und 6 Sitzungen CBT einer Warteliste überlegen; 12 Sitzungen (insgesamt 12 Zeitstunden) waren dabei den 6 Sitzungen überlegen (Kenardy et al., 2003); allerdings gab es im Follow-up keinen Unterschied mehr. In einer Studie war eine 7-stündige KVT bei Therapieende sowie beim 1- und 2-Jahres-Follow-up ebenso wirksam wie eine 14-stündige Gruppen- und eine 14-stündige Einzeltherapie; die Power dieser Studie dürfte für einen solchen Vergleich unzureichend sein (Marchand et al., 2009). In einer dreiarmigen RCT wurden 12 einstündige Therapiesitzungen, eine Kurztherapie von 5 Sitzungen und eine Wartelisten-Kontrollgruppe verglichen. Die Autoren fanden in den Follow-up-Untersuchungen nach 3 bzw. 12 Monaten keinen Unterschied in der Wirkung der beiden Therapiearme; beide zeigten aber signifikante Verbesserungen gegenüber der Kontrollbedingung (Clark et al., 1999a).

Da eine 10-Stunden-Behandlung in mehreren Studien erfolgreich war, erscheint es angemessen, für eine VT mindestens 10 Zeitstunden anzusetzen.

Nach klinischen Erfahrungen kann im Einzelfall bei schwer verlaufenden Fällen eine längere Therapiedauer notwendig sein, wie z.B. bei Komorbidität mit Persönlichkeitsstörungen (siehe S3-Leitlinie Persönlichkeitsstörungen; AWMF, 2008). Allerdings gibt es keine belastbare Evidenz aus RCTs für eine bessere Wirksamkeit längerer Therapien in therapierefraktären Fällen.

▪ Zusammenfassende Beurteilung

Die RCTs zu Panikstörung/Agoraphobie belegen eine gute Wirksamkeit im Zeitraum von 10 bis 25 Therapiestunden. Evidenzbasierte Aussagen zur notwendigen Dauer der Therapie können angesichts der gegenwärtigen Studienlage nicht gemacht werden. Bezüglich der Wirksamkeit längerer Therapien besteht Forschungsbedarf.

Die Therapiedauer sollte entsprechend der Krankheitsschwere, Komorbidität und psychosozialer Rahmenbedingungen individuell geplant werden (Expertenkonsens). Die Empfehlungen anderer Leitlinien zur Dauer der KVT sind in ◨ Tab. 6.2 aufgelistet.

Referenzleitlinien
▪ Zusammenfassende Beurteilung

Die RCTs zu Panikstörung/Agoraphobie belegen eine gute Wirksamkeit im Zeitraum von 10 bis 25 Therapiestunden. In begründeten Fällen können längere Therapiedauern erforderlich sein.

▪▪ Panikstörung/Agoraphobie
━ Thema
   ━ Therapiedauer einer KVT
━ Evidenzgrad
   ━ Evidenzbasierte Aussagen zur notwendigen Dauer der Therapie können angesichts der gegenwärtigen Studienlage nicht gemacht werden (Expertenkonsens).
━ Empfehlung
   ━ Bei Patienten mit einer Panikstörung/Agoraphobie sollte die Therapiedauer sollte entsprechend der Krankheitsschwere, Komorbidität und psychosozialer Rahmenbedingungen individuell geplant werden (KKP).

◻ Tab. 6.2 Panikstörung/Agoraphobie: Dauer einer KVT/Expositionstherapie. Evidenz- und Empfehlungsgrade der Referenzleitlinien

Leitlinie	Evidenzgrad	Empfehlung
AkdÄ	Nicht Thema der Leitlinie	Nicht Thema der Leitlinie
BAP	A general range of 8–20 hours of sessions of CBT may be needed in the treatment of anxiety disorders. In GAD and panic disorder, a typical treatment course consists of approximately 16–20 hours, up to half of which can be conducted by the patient in supervised 'homework' sessions, over a period of approximately four months (NICE, 2004).	8–20 Stunden Keine eindeutige Empfehlung
WFSBP	Nicht Thema der Leitlinie	Nicht Thema der Leitlinie
CPA	This protocol typically includes 12 sessions; about one-half of patients show substantial benefit after 3 to 6 sessions, while patients with more severe agoraphobic avoidance may require more than 12 sessions. A protocol developed by David Clark and colleagues places more emphasis on cognitive change and involves a similar number of sessions for the treatment of PD with no more than mild agoraphobia. A brief form of this treatment, with only 6.5 hours of therapist time, has been shown to be as efficacious. It is generally accepted that more severe agoraphobic avoidance requires more intensive situational exposure	3–12 Stunden Keine eindeutige Empfehlung
APA	Panic-focused CBT is generally administered in 10–15 weekly sessions.	10–15 Stunden Keine eindeutige Empfehlung
NICE		Empfohlene Dauer 7–14 Stunden (A); die Behandlung sollte 1–2 Wochenstunden umfassen und nach spätestens 4 Monaten beendet sein. Kürzere Therapien sollten 7 Stunden umfassen und mit strukturiertem Selbsthilfematerial unterstützt werden
DGPs	Keine Evidenzrecherche	Keine Empfehlungen

6

Kontraindikationen

Als Kontraindikation für eine Expositionstherapie kann eine instabile kardiovaskuläre Erkrankung gelten. Manche Patienten verweigern die Expositionstherapie aus der Befürchtung heraus, von Angst überwältigt zu werden (Neudeck u. Lang, 2011).

Vergleiche verschiedener VT-Techniken
Expositionstherapie vs. KVT

- Etwa zwei Drittel der Patienten mit einer Panikstörung haben eine Agoraphobie. Insgesamt treten nur 31% der Panikattacken in typischen agoraphoben Situationen auf (de Beurs et al., 1994), während Panikattacken oft situationsungebunden aus heiterem Himmel auftreten; die *in-vivo*-Exposition in den typischen gefürchteten Situationen deckt also nur ein Teil der Panikattacken, nämlich die situationsgebundenen ab. Manche Metaanalysen finden höheren Effektstärken, wenn eine Exposition *in vivo* durchgeführt wird (z. B. (Clum et al., 1993; Gould et al., 1995; Ruhmland u. Margraf, 2001b), während andere keinen Unterschied zwischen reiner Expositionstherapie und KVT sehen (Mitte, 2005b). Allerdings beinhalten Programme zur KVT häufig Expositionsanteile. In einer Metaanalyse wurde für eine reine kognitive Therapie eine Effektstärke von 0,34, für Expositionstherapie von 1,53, und für die Kombination aus Exposition und kognitiver Therapie 1,29 gefunden; der Anteil der Exposition *in vivo* scheint umso wichtiger sein, je stärker das agoraphobische Vermeidungsverhalten ausgeprägt ist (Sanchez-Meca et al., 2010).

■ ■ **Panikstörung/Agoraphobie**
— **Behandlungsmethode**
  — Expositionselemente
— **Evidenzgrad**
  — Expertenkonsens (basierend auf Metaanalysen mit heterogenen Studien)
— **Empfehlung**
  — Bei Patienten mit einer Panikstörung soll die KVT beim Vorliegen von agoraphobischem Vermeidungsverhalten Expositionselemente (Konfrontation mit Angst auslösenden Situationen) beinhalten (KKP).

Anwesenheit des Therapeuten bei der Exposition

Eine große Studie untersuchte, ob die Anwesenheit des Therapeuten während der Exposition notwendig ist oder ob eine theoretische Instruktion des Patienten in der Therapiesitzung ausreicht. Beide Formen waren nach Therapieende signifikant besser als eine Warteliste, und die therapeutengestützte Exposition war auf 2 der 4 Haupteffizienzkriterien wirksamer als die KVT ohne Anwesenheit des Therapeuten (Gloster et al., 2011); Details und SIGN-Statement: Anhang ▶ Tab. A.11.

■ ■ **Panikstörung/Agoraphobie**
— **Behandlungsmethode**
  — Anwesenheit des Therapeuten bei der Exposition
— **Evidenzgrad**
  — Expertenkonsens
— **Empfehlung**
  — Patienten mit einer Panikstörung/Agoraphobie sollte Expositionstherapie in Begleitung eines Therapeuten angeboten werden (KKP).

Gruppentherapie

— KVT in Form von Gruppentherapie ist wirksamer als eine Wartelistenbedingung (Telch et al., 1993). In dieser Studie war Gruppentherapie nicht schlechter wirksam als Einzeltherapie; die Power dieser Studie reichte aber für einen Non-inferiority-Vergleich nicht aus.
— In einer Studie waren Einzel-KVT und Gruppentherapie wirksamer als Warteliste und gleich wirksam; in Hinblick auf klinische Signifikanz war Einzel-KVT überlegen (Sharp et al., 2004).
— In einer Studie war Gruppen-KVT ebenso wirksam wie Paroxetin (Dannon et al., 2004); die Power dieser Studie reichte aber für einen Non-inferiority-Vergleich nicht aus.

Insgesamt gibt es keine ausreichende Evidenz, dass Gruppen-KVT ebenso gut wirkt wie Einzel-KVT.

■ ■ **Panikstörung/Agoraphobie**
— **Behandlungsmethode**
  — Kognitive Verhaltenstherapie (KVT) in Gruppen
— **Evidenzgrad**
  — Es gibt keine ausreichende Evidenz zu der Frage, ob eine Gruppentherapie ebenso wirksam ist wie eine Einzeltherapie (Expertenkonsens).Evidenzgrad
— **Empfehlung**
  — Patienten mit einer Panikstörung/ Agoraphobie kann KVT als Gruppentherapie angeboten werden (KKP).
  — Wenn eine KVT-Einzel¬behandlung nicht zur Verfügung steht, sollte KVT als Gruppentherapie angeboten werden (KKP).

Wöchentliche Sitzungen vs. zeitlich konzentrierte KVT

In einer Studie wurde KVT mit 13 wöchentlichen Sitzungen mit zeitlich konzentrierter KVT (gleiche Zeitstundenanzahl auf 3 Wochen konzentriert) verglichen; es ergab sich kein Unterschied (Bohni et al., 2009). Allerdings war die Fallzahl für einen Non-Inferiority-Vergleich zu klein.

Atemtraining

Atemtraining hat keine zusätzliche Wirkung im Rahmen einer KVT (Craske et al., 1997; de Ruiter et al., 1989; Schmidt et al., 2000).

Behandlung via Telefon

- Eine Telefontherapie war wirksamer als eine Warteliste (Swinson et al., 1995).
- Eine Expositionstherapie über Telefon war wirksamer als Entspannungstraining (Mcnamee et al., 1989).

Es fehlen allerdings Vergleiche mit einer Standard-KVT; daher kann die Telefontherapie derzeit nicht empfohlen werden.

Nicht-therapeutengestützte verhaltenstherapeutische Interventionen

Da eine KVT kostenintensiv und an vielen Orten nicht ausreichend verfügbar ist, wurden zahlreiche Studien zum Wirksamkeitsvergleich nicht-therapeutengestützter Interventionen durchgeführt (Therapie durch Selbsthilfebücher, durch Materialien für den eigenen Computer, durch Audiobänder oder im Internet). Teilweise wurden diese Therapien mit minimalem Therapeutenkontakt durchgeführt (kurze Anrufe oder E-Mails). Die Beurteilung der Ergebnisse mancher Studien ist erschwert, da sie auf Selbstbeurteilungen beruht, die per E-Mail geschickt werden und nicht verblindet werden können.

Bibliotherapie

Unter Bibliotherapie versteht man die Selbstbehandlung mit Hilfe eines Buches über die Prinzipien der KVT.

- In einer Studie war Bibliotherapie besser als eine Warteliste (Nordin et al., 2010).
- In 2 Studien war Bibliotherapie besser wirksam als eine Warteliste und ebenso wirksam wie eine therapeutengestützte Einzel- bzw. Gruppen-KVT (Gould et al., 1993; Lidren et al., 1994). Für den Test auf Gleichwirksamkeit waren diese Studien allerdings zu klein. In der Studie von Gould et al. (1993) unterschied sich Bibliotherapie nicht von der Warteliste (siehe Lewis et al., 2012), während bei Lidren et al. (1994) ein Unterschied gefunden wurde.
- Eine umfassende Selbsthilfemaßnahme (Bibliotherapie, Video, Entspannungstonband) war nicht besser als eine Warteliste (Gould u. Clum, 1995) (siehe Lewis et al. (2012).
- In einer Studie wurden 3 Gruppen verglichen: Normaler Therapeutenkontakt war wirksamer

als Bibliotherapie (Kontrollgruppe), während sich minimaler Therapeutenkontakt nur in wenigen Maßen von der Kontrollgruppe unterschied (Sharp et al., 2000).

Die derzeitige Datenlage reicht nicht aus, um nachzuweisen, dass eine Bibliotherapie ebenso wirkt wie eine therapeutengestützte KVT.

Computergestützte KVT

- In einer Studie wurden eine 12-stündige und eine 6-stündige therapeutengestützte KVT sowie eine Computer-gestützte 6-stündige Behandlung mit einer Warteliste verglichen. Die 12-stündige wirkte besser als die 6-stündige therapeutengestützte KVT. Die Computer-gestützte 6-stündige Behandlung fiel in die Mitte, unterschied sich aber nicht von den beiden aktiven Behandlungen (Kenardy et al., 2003).

Es gibt also insgesamt nur limitierte Evidenz, dass eine Computer-gestützte KVT ebenso gut wirkt wie eine therapeutengestützte KVT.

Internet-gestützte KVT

Internetbasierte KVT kombiniert meist Computerprogramme mit zusätzlichem persönlichem Therapeutenkontakt über E-Mails, SMS usw., wobei der zeitliche Aufwand für den Therapeuten in der Regel deutlich geringer ist als bei einer Therapie von Angesicht zu Angesicht.

- Mehrere Studien zeigten eine bessere Wirkung einer Internet-basierten KVT beim Vergleich mit einer Warteliste (Carlbring et al., 2006; Carlbring et al., 2001; Klein u. Richards, 2001; Klein et al., 2006; Richards et al., 2006; Wims et al., 2010).
- In einer Studie war Internet-KVT wirksamer als Entspannung als Kontrollgruppe (Marks et al., 2004).
- In mehreren Studien konnte kein Unterschied zwischen einer Internet-basierten und einer therapeutengestützten Gruppen- oder Einzel-KVT gefunden werden (Bergstrom et al., 2010a; Bergstrom et al., 2010b; Carlbring et al., 2005; Kiropoulos et al., 2008; Marks et al., 2004). Obwohl die Stichproben mittelgroß wa-

ren, reichte die Teststärke wahrscheinlich nicht für einen Test auf Gleichwirksamkeit.

Audiotapes
- In einer Studie erhielten Patienten entweder selbstangewendete KVT (mit Tonbändern und einem Selbsthilfebuch) plus Sertralin, selbstangewendete KVT plus Placebo, Sertralin allein oder Placebo allein (Koszycki et al., 2011). Es ist unklar, welche Skala als Haupteffektivitätskriterium gewählt wurde; eine Skala (BSQ) scheint eines der primären Outcome-Maße gewesen sein. Es fand sich ein signifikanter Vorteil für selbstangewendete KVT plus Sertralin gegenüber den anderen 3 Gruppen auf der BSQ, nicht aber auf den anderen Maßen. Die Mehrzahl der sekundären Maße ergab, dass nur selbstangewendete KVT plus Sertralin sich von Placebo unterschied. Selbstangewendete KVT plus Placebo war in keinem Vergleich signifikant besser als Placebo. Die Verwendung von Skalen in dieser Studie war problematisch; es wurden verschiedene Skalen verwendet, die jeweils nur einzelne Aspekte der Panikstörung erfassen (wie die BSQ), so dass die Identifikation signifikanter Unterschiede erschwert wurde. Möglicherweise war die Studie für eine Kombinationstherapie auch nicht ausreichend gepowert (43–46/Gruppe).

Metaanalysen
Eine Metaanalyse fand für Selbsthilfeinterventionen moderate Effektstärken im Vergleich zu den Kontrollgruppen (d=0.56 nach Behandlung und d=0.53 Follow-up) (Hirai u. Clum, 2006). Sie fanden im Vergleich zu therapeutengestützter KVT eine vergleichbare Wirksamkeit.

Referenzleitlinien
◘ Tab. 6.3

▪ Zusammenfassende Beurteilung
Die Evidenz für nicht-therapeutengestützte Interventionen ist derzeit nicht ausreichend; sie beruht zum Teil auf Vergleichen mit einer Warteliste oder auf nicht ausreichend teststarken Vergleichen mit einer therapeutengestützten Einzel-KVT; in manchen Studien waren sie der nicht-therapeutenge-

stützten KVT unterlegen; in einer Studie ergab sich kein Unterschied zu einer Placebokontrolle. Daher kann derzeit nicht nachgewiesen werden, dass diese Therapieform ebenso gut wirken wie die etablierte Einzel-KVT. Eine Schwierigkeit bei der Beurteilung ergibt sich dadurch, dass die verschiedenen untersuchten Selbsthilfestrategien eine sehr variable Intensität hatten (vom einfachen Lesen eines Buches bis hin zu einer Internet- und E-Mail-gestützten Therapie mit Therapeutenkontakt, wobei die Intensität des Therapeutenkontakts sehr variabel war) und somit nicht vergleichbar waren.

Zudem ergeben sich medizinrechtliche Probleme bei der Durchführung von Therapien, die nicht von Angesicht zu Angesicht durchgeführt werden. In Deutschland darf eine Psychotherapie ohne vorherigen Kontakt mit einem Therapeuten von Angesicht zu Angesicht nicht durchgeführt werden. Eine Erstattung durch die Krankenkassen/-versicherungen ist derzeit nicht vorgesehen. Es sollte auch keine Internettherapie bei Patienten durchgeführt werden, bei denen die Diagnose nicht vorher bei einem Arzt oder Psychologen in direktem Kontakt gestellt wurde. Weitere Probleme ergeben sich bei der Überwachung der Patienten, z.B. bezüglich einer eventuellen Suizidalität. Auch ergeben sich bei Internetbehandlungen datenschutzrechtliche Probleme.

Wegen dieser Problematik kann derzeit eine Empfehlung nur für den Fall ausgesprochen werden, dass eine KVT wegen räumlicher Distanz oder aus anderen Gründen (z.B. Bewegungseinschränkung durch eine körperliche Krankheit) nicht möglich ist.

▪▪ Panikstörung/Agoraphobie
- **Behandlungsmethode**
  - Nichttherapeutengestützte Interventionen (die auf der KVT basieren) mithilfe von Büchern, Audiomaterial, Computern oder Internet
- **Evidenzgrad**
  - Expertenkonsens (basierend auf einzelnen RCTs)
- **Empfehlung**
  - In Deutschland darf eine Psychotherapie ohne vorherigen Kontakt mit einem Psy-

◘ Tab. 6.3 Panikstörung/Agoraphobie: Nicht-therapeutengestützte KVT. Evidenz- und Empfehlungsgrade der Referenzleitlinien

Leitlinien	Evidenzgrad	Empfehlung
AkdÄ	Nicht erwähnt	Nicht erwähnt
BAP	Computergestützte kognitive Therapie (Ib)	Keine Empfehlung
WFSBP	Keine Evidenzgraduierung	Keine Empfehlung
CPA	–	Keine eindeutige Empfehlung: .... CBT can be delivered in different formats, including individual therapy, group therapy, self-direc-ted therapy (that is, bibliotherapy), or minimal intervention therapy. Minimal intervention therapies include abbreviated treatments with a therapist (for example, a single session for a specific phobia), treatments offered via the Inter-net (for example, online group or individual therapy sessions), or interaction via telephone (telemedicine). These strategies may be useful in cases where in-person therapy is not an option because of distance or other issues. ...
APA	Inkonsistente Evidenz: Nicht-therapeutengestützte KVT wirksam, aber »live CBT« hat niedrigere drop-out-Raten (A; A-)	Eingeschränkte Empfehlung
		Computergestützte KVT kann für Panikpatien-ten angeboten werden, die keinen Zugang zu einem Spezialisten haben.
		Eine auf den Prinzipien der KVT basierte Bib-liotherapie sollte angeboten werden
NICE	Wirksamkeit bei mittelschweren und schweren Angststörungen nicht nachgewiesen	Nicht empfohlen
DGPs	»Wirksam« (Ergebnisse als vorläufig anzusehen; abschließende Einschätzung der Wirksamkeit von internet- oder computerbasierten Ansätzen (im Ver-gleich z.B. zur Standard-KVT) ist zurzeit noch nicht möglich): Selbständige und/oder begleitete Bearbeitung von Aufgaben, die per Email zugeschickt wurden; Selbständige und/oder begleitete Bearbeitung von Aufgaben, die per PC gestellt wurden; Information auf Webseiten und Expositionshausauf-gaben per Email oder per Internet-Manual; Informa-tion auf Webseiten ohne Exposition; Standardthera-pie mit Exposition in virtueller Realität	Empfohlen (keine Empfehlungsgraduierung; vorläufige Einschätzung)
	»Möglicherweise wirksam«: KVT per Videokonfe-renz mit Inhalten der Standardtherapie; Internet-manual mit Therapeutenunterstützung, aber ohne Exposition	

chotherapeuten/Arzt von Angesicht zu Angesicht aus rechtlichen Gründen nicht durchgeführt werden.

- Nichttherapeutengestützte, auf der KVT basierende Interventionen mithilfe von Büchern, Audiomaterial, Computern oder Internet dürfen daher als Monotherapie nicht angeboten werden.
- Bei Patienten mit einer Panikstörung/Agoraphobie können zur Überbrückung bis zum Therapiebeginn oder als therapiebegleitende Maßnahme nichttherapeutengestützte, auf der KVT basierende Interventionen mithilfe von Büchern, Audiomaterial, Computern oder Internet im Sinne einer Anleitung zur Selbsthilfe angeboten werden (KKP).

Komorbide Störungen

- In einer Studie war bei Patienten mit Alkoholabhängigkeit und komorbider Panikstörung KVT + TAU nicht wirksamer als TAU (Bowen et al., 2000).
- In einer kleinen Studie zeigte sich, dass eine KVT auch komorbide Erkrankungen bei Patienten mit einer Panikstörung bessert (GAD, soziale und spezifische Phobie) (Tsao et al., 2005).

Entspannungstechniken
Progressive Muskelrelaxation (PR)

Die progressive Muskelrelaxation nach Jacobson ist eine Entspannungstechnik, die als eigenständige Therapiemodalität angesehen wird, aber auch oft ein Baustein einer KVT ist. In einer Studie war PR weniger wirksam als Applied Relaxation (Ost, 1988). Es wurden auch negative Effekte der Relaxation gefunden, insofern, dass durch die Relaxation Angst ausgelöst werden kann (Heide u. Borkovec, 1983; Heide u. Borkovec, 1984): Patienten, die während der Relaxationstherapie Angst entwickelten, zeigten eine geringere Besserung (Borkovec et al., 1987).

Applied Relaxation (AR)

Applied Relaxation (Angewandte Entspannung; AR) nach Öst ist eine Entspannungstechnik, die als eigenständiges Therapieverfahren für die Panikstörung vorgeschlagen wurde. Ein Problem bei der Beurteilung der Studien besteht darin, dass manche Studien eine modifizierte Form der AR anwendeten, die verhaltenstherapeutische Elemente beinhalteten, wie Psychoedukation, Exposition sowie stützende psychologische Gespräche, so dass nicht klar ist, ob die Effekte auf die reine Muskelentspannung oder auf eine KVT-ähnliche Therapie zurückgehen. Es gibt keine Studien, die zeigen, dass AR als zusätzlicher Baustein bei einer KVT eine zusätzliche Wirkung hat.

Kontrollierte Studien

AR zeigte inkonsistente Studienergebnisse.

- In 3 Studien war AR zwar gleich wirksam wie eine KVT (Arntz, 2003; Ost u. Westling, 1995; Ost et al., 1993); die Studien hatten aber keine ausreichende Teststärke für einen Non-inferiority-Vergleich.
- AR war in einer Studie besser wirksam als Progressive Muskelrelaxation (Ost, 1988).
- In einer Studie war AR besser als eine Warteliste, aber weniger wirksam als KVT (Arntz u. van den Hout, 1996).
- Bei einer Studie war AR war auf der PDSS (dem Haupteffizienzmaß) weniger gut wirksam als psychodynamische Therapie, während die HAMA Gleichwirksamkeit zeigte (Milrod et al., 2007a).
- In einer weiteren Studie war eine um Expositionsübungen ergänzte AR wirksamer als eine Warteliste, aber weniger wirksam als KVT bzw. Imipramin (Clark et al., 1994).
- Im Follow-up war eine um Expositionsübungen ergänzte AR weniger wirksam als KVT und als ein Medikament (Clark et al., 1994).

Eine Metaanalyse kontrollierter Studien kam zu dem Schluss, dass Entspannungstherapien weniger wirksam sind als KVT (Siev u. Chambless, 2007).

Referenzleitlinien
◨ Tab. 6.4

- **Zusammenfassende Beurteilung**

Es gibt keine ausreichende Evidenz, dass Progressive Muskelrelaxation zur Behandlung einer Panikstörung/Agoraphobie wirksam ist. Es gibt keine ausreichende Evidenz, dass Applied Relaxation

◼ Tab. 6.4 Panikstörung/Agoraphobie: Applied Relaxation (AR). Evidenz- und Empfehlungsgrade der Referenzleitlinien

Leitlinie	Evidenzgrad	Empfehlung
AkdÄ	Nicht erwähnt	–
BAP	Nicht erwähnt	
WFSBP	Nicht erwähnt	
CPA	3-4	Data are currently insufficient to recommend routine use
APA	AR weniger wirksam als KVT:	Eingeschränkte Empfehlung (Keine Empfehlungsgraduierung)
	Although one controlled study found applied relaxation to be as effective as CBT and exposure therapy (218), (A), a recent metaanalysis suggested that relaxation training is less effective than CBT for patients with panic disorder (219), (E).	
NICE	Nicht erwähnt	Nicht erwähnt
DGPs	Panikstörung ohne Agoraphobie: wirksam	Panikstörung ohne Agoraphobie: empfohlen (keine Evidenzgraduierung)
	Panikstörung mit Agoraphobie: bislang ohne ausreichenden Wirksamkeitsnachweis	
	Agoraphobie ohne Panikstörung: bislang ohne ausreichenden Wirksamkeitsnachweis	

ebenso gut wirkt wie eine KVT; eine Metaanalyse ergab geringere Wirksamkeit. Es fehlen Vergleiche mit einem psychologischen Placebo.

Psychoanalytische (psychodynamische) Methoden

Psychodynamische Methoden (im Folgenden abgekürzt PDTh) wurden in den vorhandenen Angstleitlinien zum Teil nicht systematisch untersucht bzw. nicht empfohlen (◼ Tab. 6.5). Daher wurde eine eigene Recherche durchgeführt (Anhang ▶ Abb. A.3.1).

Daten zur psychoanalytischen Methoden liegen im Wesentlichen für manualisierte psychodynamischen Therapie vor. Die verfügbaren Studien differenzieren nicht zwischen »tiefenpsychologisch fundierter Psychotherapie«, »analytischer Psychotherapie« oder anderen Formen.

Kontrollierte Studien
Milrod et al. (2007a)
Eine RCT wurde zur Behandlung der Panikstörung mit einer psychodynamischen Methode durchge-

führt (Milrod et al., 2007a). Es zeigte sich eine bessere Wirkung bei »panikfokussierter psychodynamischer Therapie« gegenüber einer Kontrollgruppe mit »Applied Relaxation« (AR), einem Entspannungsverfahren, auf der PDSS-Skala, dem Haupteffektivitätskriterium. Auch die Response war signifikant besser. Die Skalen HAMA und HAMD zeigten keinen signifikanten Unterschied.

Die Analyse dieser Studie mit dem SIGN-Statement ergab folgende methodische Einschränkungen (Details siehe Anhang):

- Kleine Stichprobengröße (PDTh: n=26; AR: n=23)
- Die Drop-out-Raten waren stark unterschiedlich: 7% bei psychodynamischer Therapie, 34% bei Applied Relaxation.
- Die Skalenwerte wurden nicht – wie üblich – auch als Zwischenmessungen erhoben, sondern erst am Ende der Studie (»Um die Übertragung nicht zu stören«). Bei den Patienten, die die Therapie vorzeitig beendeten und die nicht mehr zu einer Studienabschluss-Beurteilung zur Verfügung standen,

◻ **Tab. 6.5** Panikstörung/Agoraphobie: psychodynamische Kurzzeittherapie. Evidenz- und Empfehlungsgrade der Referenzleitlinien

Leitlinie	Evidenzgrad	Empfehlung
AkdÄ	Nicht erwähnt[a]	–
BAP	Certain forms of psychotherapy, such as exposure therapy, cognitive therapy and cognitive behavioural therapy (CBT), have proven efficacy in the treatment of anxiety disorders, but others, such as psychodynamic psychotherapy, have not been found superior to control interventions, or have not been subject to controlled investigations. (keine Evidenzgraduierung)	Nicht empfohlen
WFSBP	Eine RCT zeigte Überlegenheit gegenüber Entspannung (Milrod et al., 2007a). Keine Vergleich mit einem psychologischen Placebo vorhanden.	Psychodynamische Therapie wird nicht für Routinetherapie empfohlen.
	Reine psychodynamische Therapie war in einer offenen Studie einer Kombination aus psychodynamischer Therapie und Exposition unterlegen (Hoffart u. Martinsen, 1990).	
CPA	3-4	Data are currently insufficient to recommend routine use
APA	Eine Studie (Einstufung A –).	PFPP kann als initiale Behandlung in einigen Fällen indiziert sein (II). Fallberichte und klinische Erfahrung legen darüber hinaus nahe, dass psychodynamische Psychotherapien, die breiter emotionale und interpersonale Themen fokussieren, für einige Patienten nützlich sein können (III).«
NICE	Nicht erwähnt	–
DGPs	Panikstörung: bislang ohne ausreichenden Therapienachweis	Die Panikstörung mit Agoraphobie sollte bevorzugt mit Kognitiver Verhaltenstherapie (KVT) behandelt werden
	Panikstörung mit Agoraphobie: wirksam. Evidenz im Vergleich zur KVT deutlich geringer.	
	Agoraphobie ohne Panikstörung : psychodynamische Therapie mit basaler KVT: möglicherweise wirksam. Wirksamkeit der KVT bei der Agoraphobie ohne Panikstörung am besten belegt	

[a] Es muss berücksichtigt werden, dass ältere Leitlinien nicht alle neueren Studien zur Verfügung hatten

wurden in Ermangelung von Zwischenwerten die Ausgangswerte als Endwerte genommen. Wegen der großen Unterschiede in den Dropout-Raten kann es daher zu einer erheblichen Überschätzung der Wirksamkeit der PDTh kommen, so dass nicht klar ist, ob die signifikanten Unterschiede nicht allein durch die naturgemäß schlechten Ausgangswerte der ausgeschiedenen Patienten zustande gekommen sind. Daher bieten die Autoren noch eine andere Auswertung an – ohne 7 von 10 Patienten, die ausgeschieden waren. Diese basiert nun aber nur noch auf 42 bzw. 41 Patienten. Es geht nicht aus der Arbeit hervor, wie viele Patienten aus welcher Gruppe in diese Analyse eingingen. Die Auswertung ohne die ausgeschiedenen Teilnehmer ergab weiterhin signifikante Effekte bzgl. der PDSS. Es werden aber keine Skalenwerte für diese Subgruppe genannt. Für den Responderstatus wird keine korrigierte Auswertung angeboten.

- Die Interventions- und Kontrollgruppe waren zu Studienbeginn nicht vergleichbar: Männeranteil trotz Randomisierung 15% bei PDTh und 47% bei Applied Relaxation; es wurde eine Korrektur gerechnet, aber nur für die PDSS; diese ergab keinen signifikanten Einflusseffekt des Geschlechts; wegen der geringen Stichprobengröße ist ein solcher jedoch nicht reliabel auszuschließen.
- Die Patienten nahmen zusätzlich Medikamente (SSRI) ein: 19 % in der AR-Gruppe und 17 % in der Gruppe mit PDTh.

Beutel et al. (2013)

In einer Studie wurden PDTh (36/28) mit KVT (18/15) verglichen (Beutel et al., 2013). Nach Angabe der Autoren war die Studie nicht für einen Äquivalenzvergleich gepowert. Als Haupteffektivitätskriterium wird die PDSS angeben. Die PDSS-vorher-nachher-Mittelwertsunterschiede werden nicht angegeben, nur die auf eine andere Skala (»LEAS«) adjustierten Werte (Mittlere PDSS-Besserung: PDTh: 5,91; KVT: 8,55; Effektstärken: nach Adjustierung PDTh: d=1,28; KVT d=1.81. Es fand sich lediglich ein Trend für eine bessere Wirksamkeit der KVT (p=0,083). Die reinen PDSS-Effektstärken ohne diese Adjustierung betrugen für die PDTh d=1,15, für die KVT 2,26.

Diese Studie kann aufgrund der niedrigen Fallzahl nicht als Nachweis der Gleichwirksamkeit beider Verfahren herangezogen werden (Details: Anhang ▶ Tab. A.12).

Wiborg u. Dahl (1996)

In einer Studie von Wiborg u. Dahl Fluoxetin (1996) wurde eine medikamentöse Behandlung mit Clomipramin mit einer Kombination aus Clomipramin und psychodynamischer Therapie verglichen. Methodische Probleme (weitere Details siehe Anhang ▶ Tab. A.33)

- Diese Studie hat, was die Psychotherapiebedingung angeht, keine Kontrollbedingung; somit

kann die Studie nichts über spezifische Effekte der PDTh aussagen.

- Die beiden Gruppen unterschieden sich stark zu Beginn: Mit HAM-A=30,3 war die reine Clomipramin-Gruppe schwer krank, während die Clomipramin + PDTh Gruppe mit HAM-A= 21,8 nur mittelgradig krank war.
- Es wurden nur die Endwerte verglichen, ohne Berücksichtigung der stark unterschiedlichen Ausgangswerte. Bei korrekter Auswertung muss das Ergebnis so gewertet werden, das kein Unterschied zwischen Clomipramin + psychodynamischer Therapie und Clomipramin nachweisbar ist.

Offene Studien

In einer offenen Studie (Milrod et al., 2001) wurden 21 Patienten mit psychodynamischer Therapie behandelt; es kam zu einer Besserung, die über die 6 Monats-Katamnese hinweg stabil blieb.

Follow-up-Untersuchungen
Milrod et al. (2007a)

Für die Studie von Milrod et al. (2007a) existieren 6-Monate-Follow-up-Daten (▶ www.clinicaltrials. gov). Diese wurden nicht publiziert, weil die Versuchspersonenanzahl durch Drop-outs zu gering für eine Analyse war (Milrod, persönliche Mitteilung).

Beutel et al. (2013)

Im Follow-up der Studie von Beutel et al. (2013) wurden PDTh (n=27) mit KVT (14) verglichen. Die PDSS-vorher-nachher-Mittelwertsunterschiede werden nicht angegeben, nur die auf eine andere Skala (»LEAS«) adjustierten Werte (Mittlere PDSS-Besserung: PDTh: 6.45; KVT: 8,11; Effektstärken: nach Adjustierung PDTh: d=1.03; KVT d=1.28. Ein signifikanter Unterschied wird nicht angegeben. Die reinen PDSS-Effektstärken ohne diese Adjustierung betrugen für die PDTh d=0.95, für die KVT 1.61. Die Studie kann wegen der zu geringen Fallzahl nicht als Noninferioritäts-Beleg dienen.

Wiborg et al. (1996)

- In der Studie von Wiborg u. Dahl (1996) wurden 3 Monate nach »Therapieende« erhobenen

Follow-up-Werte nicht berichtet; erst die Werte 9 Monate nach »Therapieende« (=18-Monate Follow-up) werden angegeben, die durch einen verblindeten Rater erhoben wurden.

- Die Autoren konstatieren, dass die Rückfälle 9 Monate nach Therapieende in der Kombinationstherapie aus Clomipramin und PDTh seltener waren als in der reinen Clomipramin-Gruppe. Das Rückfallkriterium wurde wegen der unterschiedlichen Ausgangs-Schweregrade korrigiert (z.B. »adjusted for HAM-A, P=.004« etc.). Da es sich um 20 Vergleiche handelte (19 + Relapse-Kriterium), muss eine Bonferronikorrektur angewendet werden (p<0.00256). Nach dieser Korrektur verbleiben nur 2 Skalen, CGI und PSS. Auch das Rückfall-Kriterium entfällt nach Bonferroni-Korrektur, wenn der Wert über HAMA-Ausgangswerte korrigiert wird.

- Die Berechnung der Follow-up-Werte (◘ Tab. 6.2, 18-Monate-Follow-up, S. 693) ist nicht adäquat. Die Auswertung hätte nicht über die Endwerte, sondern über vorher-nachher-Unterschiede erfolgen müssen. Die Nachberechnung ergab nur bei 2 Skalen einen signifikanten Unterschied zugunsten der Kombination und 1 zugunsten der alleinigen Clomipramin-Behandlung; alle 3 hielten der Bonferroni-Korrektur nicht stand.

Ein Vorteil der zusätzlichen PDTh gegenüber der alleinigen Clomipraminbehandlung im Follow-up lässt sich nicht also nicht nachweisen.

Therapiedauer

Über die notwendige Dauer einer psychodynamischen Therapie kann angesichts der Datenlage nichts ausgesagt werden. Die Studien von (Milrod et al., 2007a) umfasste 24 Zeitstunden. Für längerdauernde Therapien fehlt ein Evidenznachweis.

Referenzleitlinien
◘ Tab. 6.5

- **Zusammenfassende Beurteilung**

Evidenz

- Die RCT von Milrod et al. (2007a) kann wegen methodologischer Mängel nur eingeschränkt als Wirkungsnachweis verwendet werden.

- Die Studie von Beutel et al. (2013) kann wegen der zu geringen Fallzahl nicht als Noninferioritäts-Beleg gegenüber der KVT dienen.

- Die Studie von Wiborg et al. (1996) zeigt keine Überlegenheit einer Kombination aus Clomipramin PDTh gegenüber einer reinen Clomipramingruppe.

Dauer

Über die notwendige Dauer einer psychodynamischen Therapie kann angesichts der Datenlage nichts ausgesagt werden.

Die verfügbaren Studien wurden über bis zu 24 Zeitstunden durchgeführt; für längerdauernde Therapien gibt es keine Daten.

Langzeitwirkung

- Die Follow-up-Daten der Studie von Milrod et al. (2007a) wurden nicht veröffentlicht.

- Die Follow-up-Daten von Wiborg et al. (1996) zeigen keine langanhaltende Wirkung einer PDTh.

- In der Studie von Beutel et al. (2013) war eine anhaltende Wirksamkeit über 6 Monate beobachtet worden.

- - **Panikstörung/Agoraphobie**
- **Behandlungsmethode**
  - Psychodynamische Psychotherapie
- **Evidenzgrad**
  - IIa
- **Empfehlung**
  - Patienten mit einer Panikstörung/Agoraphobie sollte eine psychodynamische Psychotherapie angeboten werden, wenn sich eine KVT nicht als wirksam erwiesen hat, nicht verfügbar ist oder wenn eine diesbezügliche Präferenz des informierten Patienten besteht (B). (Sondervotum des bvvp: siehe Anhang ► Abschn. A.7)
  - Die psychodynamische Psychotherapie soll sich an empirisch fundierten Manualen orientieren (KKP)
  - Bei Patienten mit einer Panikstörung / Agora¬phobie sollte die Therapiedauer entsprechend der Krankheitsschwere, Komorbidität und psychosozialer Rahmenbedingungen individuell geplant werden (KKP)

◻ Tab. 6.6 Panikstörung/Agoraphobie: Klientenzentrierte Gesprächspsychotherapie. Evidenz- und Empfehlungsgrade der Referenzleitlinien

Leitlinie	Evidenzgrad	Empfehlung
AkdÄ	Nicht erwähnt	–
BAP	Nicht erwähnt	–
WFSBP	Nicht erwähnt	–
CPA	Nicht erwähnt	–
APA	Nicht erwähnt	–
NICE	Nicht erwähnt	–
DGPs	Panikstörung mit Agoraphobie: keine Studien	
	Panikstörung mit Agoraphobie: Möglicherweise wirksam (Cave: mindestens eine RCTs ohne positive Ergebnisse)	
	Agoraphobie ohne Panikstörung: bislang ohne ausreichenden Wirksamkeitsnachweis	

Klientenzentrierte Gesprächspsychotherapie

In Deutschland wird gelegentlich die klientenzentrierte Gesprächspsychotherapie nach Rogers (1951) angewendet. Die Kosten werden nicht durch die Kostenträger erstattet.

Kontrollierte Studien

— In einer Studie wurde klientenzentrierte Psychotherapie mit einer Kombination aus klientenzentrierter Psychotherapie und Expositionstherapie unter stationären Bedingungen verglichen (Teusch et al., 1997). Hauptwirksamkeitsparameter wurden nicht genannt. Es gab sich auf einigen Skalen ein Vorteil der kombinierten Therapie zu Behandlungsende, aber nicht beim 1-Jahres-Follow-up. Die Anzahl der Versuchspersonen in dieser Studie war allerdings für einen Test auf Gleichwirksamkeit zu klein, so dass nicht sicher ist, ob vorhandene deutliche numerische Unterschiede bei einer ausreichend großen Stichprobe signifikant geworden wären. Außerdem wurden die Patienten den Behandlungsbedingungen nicht randomisiert, sondern »nach klinischen Gesichtspunkten« zugewiesen, was möglicherweise die Gruppenunterschiede nivellierte. Beide Behandlungsgruppen erhielten im stationären Setting auch weitere Behandlungen wie »psychogymnastics«, »kreative Elemente«, Medika-

mente usw., so dass nicht die reine Methode untersucht wurde. Es erfolgte keine Verblindung. Drop-outs wurden durch neue Patienten ersetzt; es fand keine ITT-Analyse statt.

— Eine andere Publikation (Teusch et al., 2001) beinhaltete zwei Drittel der Patienten aus der ersteren Studie und wurde daher nicht berücksichtigt.

— In einer cross-over-Studie (d.h. in einer Studie, in der die Patienten nach der Hälfte der Studienzeit in die jeweils andere Therapiegruppe wechseln) war KVT besser wirksam als klientenzentrierte Gesprächstherapie (Beck et al., 1992).

Offene Studie

Die stationäre Behandlung von Patienten mit Panikstörung und Agoraphobie wurde in einer offenen, unkontrollierten Studie untersucht. Etwa 2/3 der Patienten wurden gut oder sehr gut gebessert (Teusch u. Böhme, 1991).

Referenzleitlinien

◻ Tab. 6.6

▪ Zusammenfassende Beurteilung

Eine Studie fand für Gesprächspsychotherapie (klientenzentrierte Psychotherapie) eine geringere Wirksamkeit als für die KVT. Die übrigen Studien können nicht zum Wirksamkeitsnachweis herangezogen werden. Es gibt keine belastbare Evidenz, dass die klientenzentrierte Gesprächspsychotherapie besser wirkt als eine Kontrollgruppe. Daher kann die Anwendung der klientenzentrierten Gesprächspsychotherapie nicht empfohlen werden.

■ ■ Panikstörung/Agoraphobie
━ Behandlungsmethode
- Gesprächspsychotherapie (klientenzentrierte Psychotherapie)

━ Evidenzgrad
- Es gibt keine belastbare Evidenz, dass die Gesprächspsychotherapie (klientenzentrierte Psychotherapie) besser wirkt als eine Kontrollgruppe (Expertenkonsens).

━ Empfehlung
- Patienten mit einer Panikstörung/Agoraphobie sollte eine Gesprächspsychotherapie (klientenzentrierte Psychotherapie) nicht angeboten werden (KKP).

Interpersonelle Therapie (IPT)
- Es existiert nur eine Studie, in der KVT einer interpersonellen Therapie überlegen war (Vos et al., 2012).

Daher kann die Anwendung der Interpersonellen Therapie nicht empfohlen werden.

EMDR
Kontrollierte Studien
- In einer kontrollierten Untersuchung wurde EMDR mit einer Wartelisten- und einer »Aufmerksamkeits-Placebo«-Kontrollbedingung bei Patienten mit Panikstörung und Agoraphobie verglichen. Ein Haupteffektivitätskriterium wurde nicht genannt. Im Vergleich zur Warteliste ergaben sich auf manchen Skalen Besserungen, auf anderen nicht, wie zum Beispiel bei der Panikattackenfrequenz. Eine Bonferroni-Korrektur wurde nicht durchgeführt. Im Vergleich zu der Aufmerksamkeits-Placebo-Kontrollgruppe zeigte sich kein Unterschied (Goldstein et al., 2000). Also zeigt EMDR weder zur Warteliste noch zur Kontrollbedingung Unterschiede. Die Patienten durften während der Studie Medikamente (z.B. Alprazolam oder Antidepressiva) einnehmen.

- In einer Studie wurde EMDR mit einer Behandlung ohne die EMDR-Augenbewegungen und einer Warteliste verglichen. Es wurden 5 Haupteffizienzkriterien genannt. EMDR war nach Bonferronikorrektur auf 2 von 5 Kriterien besser als die Warteliste. EMDR war auf 1 von 5 Skalen besser wirksam als die Behandlung ohne Augenbewegungen; dieser Unterschied hielt einer Korrektur nicht stand. Beide aktiven Behandlungen waren wirksamer als die Warteliste (Feske u. Goldstein, 1997). Im Follow-up nach 3 Monaten verloren sich alle Unterschiede.

Referenzleitlinien
◘ Tab. 6.7

■ Zusammenfassende Beurteilung
Es fehlt der Nachweis, dass EMDR bei der Panikstörung Wirkungen hat, die über Placeboeffekte hinausgehen.

■ ■ Panikstörung/Agoraphobie
━ Behandlungsmethode
- EMDR

━ Evidenzgrad
- EMDR zeigte in RCTs nicht zweifelsfrei eine Überlegenheit gegenüber Wartelisten- und „psychologisches Placebo"-Bedingungen (Leitlinienadaptation)

━ Empfehlung
- Patienten mit einer Panikstörung/Agoraphobie soll EMDR nicht empfohlen werden (A).

Psychotherapie bei Komorbidität
Patienten mit einer Panikstörung/Agoraphobie und psychischer Komorbidität soll eine Psychotherapie angeboten werden, die die komorbiden Störungen mitbehandelt (KKP).

6.1.2 Pharmakotherapie

Selektive Serotonin-Wiederaufnahmehemmer (SSRIs)
Die Wirksamkeit von SSRIs bei der Panikstörung wurde in zahlreichen kontrollierten Studien überprüft und SSRIs wurden als Medikamente der ersten Wahl für diese Störung eingestuft.

◘ Tab. 6.7 Panikstörung/Agoraphobie: EMDR: Evidenz- und Empfehlungsgrade der Referenzleitlinien

Leitlinie	Evidenzgrad	Empfehlung
AkdÄ	Nicht erwähnt	
BAP	Nicht erwähnt	
WFSBP	»Eye movement desensitization and reprocessing (EMDR) has been used for panic disorder with disappointing results« (keine Evidenz-graduierung)	Nicht empfohlen (keine Emp-fehlungsgraduierung)
CPA	3–4	Data are currently insufficient to recommend routine use
APA	Empirical data on the use of EMDR in treating panic disorder are limi-ted. In one trial, six sessions of EMDR were superior to a waiting-list control at posttreatment; however, the investigators questioned the clinical significance of the treatment's effect because very few patients who received EMDR showed substantial functional recovery at 3-month follow-up (207), (A-). Another study found EMDR to be equivalent in its effects to a credible attention-placebo control (208), (A-).	Nicht empfohlen (keine Emp-fehlungsgraduierung)
NICE	EMDR ist unwirksam	Nicht empfohlen
DGPs	Nicht erwähnt	

Citalopram war in Placebo- und Referenzver-gleichen mit Clomipramin (Wade et al., 1997) und Escitalopram (Bandelow et al., 2007b; Stahl et al., 2003) wirksam. In einer Rückfall-Präventionsstu-dio über 52 Wochen war Citalopram überlegen gegenüber Placebo und vergleichbar wirksam wie Clomipramin (TZA) (Lepola et al., 1998). In einer Langzeitstudie, die eine 24-wöchige Doppelblind-Behandlung und eine offene Erweiterung auf weite-re 26 Wochen beinhaltete, war Citalopram genauso wirksam wie Fluvoxamin (Amore et al., 1999b).

Escitalopram erwies sich in einer kontrollierten Studie mit Citalopram und Placebo als wirksam (Bandelow et al., 2007b; Stahl et al., 2003). Escita-lopram ist der S-Enantiomer des Racemats Citalo-pram. Daher sind die klinischen Studien mit Ci-talopram ebenfalls relevant für Escitalopram (und umgekehrt).

Fluvoxamin zeigt Wirksamkeit in einer An-zahl von DBPK-Studien (Asnis et al., 2001; Black et al., 1993; de Beurs et al., 1995; den Boer u. Wes-tenberg, 1990; Hoehn-Saric et al., 1993; Pols et al., 1993). In einer weiteren Studie war Fluvoxamin der Vergleichssubstanz Imipramin ebenbürtig und wirksamer als Placebo (Bakish et al., 1996). Eine kleine Untersuchung konnte keine Überlegenheit gegenüber Placebo hinsichtlich der Haupteffizienz-maße zeigen, nur in einigen anderen Instrumenten (Sandmann et al., 1998). Eine weitere Studie zeigte keine Wirksamkeit für Fluvoxamin, aber starke Ef-fekte für Imipramin im Vergleich zu Placebo (Nair et al., 1996).

Fluoxetin war in DBPK-Studien (Michelson et al., 2001; Michelson et al., 1998) wirksam. In einer 26-wöchigen Langzeitstudie war Fluoxetin ebenso wirksam wie Imipramin (Amore et al., 1999a). In einer 52-wöchigen Langzeitstudie erwies es sich als ebenso wirksam wie der RIMA Moclobemid (Tiller et al., 1999).

Paroxetin zeigte Wirksamkeit in DBPK- (Bal-lenger et al., 1998; Oehrberg et al., 1995; Pollack u. Doyle, 2003) (Sheehan et al., 2005; Wedekind et al., 2007) und Referenzvergleichsuntersuchungen (Bakker et al., 1999; Bandelow et al., 2004a; Lecru-bier et al., 1997; Pollack et al., 2007b). In einer Rück-fallpräventionsstudie über 36 Wochen war Paroxe-tin ebenso wirksam wie das trizyklische Antide-pressivum Clomipramin (Lecrubier u. Judge, 1997).

Sertralin war ebenfalls in DBPK-Studien (Londborg et al., 1998; Pohl et al., 1998; Pollack et al., 1998) und in einer non-inferiority-Vergleichs-studie (Bandelow et al., 2004a) wirksam. Eine Studie fand keinen Unterschied zu Placebo (Koszycki et al., 2011). In einer Rückfallpräventionsstudie über 26 Wochen, gefolgt von einer offenen Behandlung über ein Jahr war Sertralin gegenüber Placebo überlegen (Rapaport et al., 2001). In einer weiteren Rückfallpräventionsstudie wurden die Responder einer DBPK-Studie über 8 Wochen randomisiert zu einer Sertralin- oder Placebo-Behandlung eingeteilt. Sertralin erwies sich gegenüber Placebo in den meisten Maßen als überlegen, mit Ausnahme des Hauptzielkriteriums (Rückfallrate) (Kamijima et al., 2005). In einer Langzeitstudie über 26 Wochen bei Patienten mit einer Panikstörung und komorbider Depression war Sertralin Placebo überlegen und gleich wirksam wie Imipramin (Lepola et al., 2003).

Referenzleitlinien
◻ Tab. 6.8

■ **Zusammenfassende Beurteilung**
Die Tabelle enthält die Empfehlungen anderer Leitlinien und die Entscheidung der Leitliniengruppe. Der Empfehlungsgrad richtet sich nach dem Risiko-Nutzen-Verhältnis. Die Risiken und unerwünschte Wirkungen der Medikamente werden in ▶ Kap. 5 ▶ Abschn. 5.1.2 »Vergleichende Wirksamkeit und Tolerabilität der Substanzklassen dargestellt. Wegen des günstigen Risiko-Nutzen-Verhältnisses erhalten die SSRIs die Empfehlung A. Die Entscheidung ist konsistent mit anderen Leitlinien.

Fluvoxamin und Fluoxetin sind wirksam, aber nicht zugelassen. Beim Off-label-Gebrauch sind medizinrechtliche Fragen zu beachten.

■■ **Panikstörung/Agoraphobie**
▬ **Behandlungsmethode**
  ▬ SSRIs
▬ **Evidenzgrad**
  ▬ Ia (Leitlinienadaptation)
▬ **Empfehlung**
  ▬ Patienten mit einer Panikstörung/Agoraphobie sollen SSRIs (Citalopram, Escitalopram, Paroxetin, Sertralin) zur Behandlung angeboten werden (A).

◻ **Tab. 6.8** Panikstörung/Agoraphobie: Selektive Serotonin-Wiederaufnahmehemmer (SSRI). Evidenz- und Empfehlungsgrade der Referenzleitlinien. Die Erklärung der Evidenz- und Empfehlungsgrade findet sich im Anhang ▶ Abschn. A.2.1

Leitlinie	Evidenzgrad	Empfehlung
AkdÄ	↑↑	Empfohlen (keine Empfehlungsgraduierung)
BAP	Ia	A
WFSBP	A	1
CPA	1-2	First-line: citalopram, escitalopram, fluoxetine, fluvoxamine, paroxetine, sertraline, venlafaxine XR
APA	A	I
NICE	SSRI sind wirksam	A

Serotonin-Noradrenalin-Wiederaufnahmehemmer (SNRIs)
Die Wirksamkeit des Antidepressivums Venlafaxin, einem selektiven Serotonin-Noradrenalin-Wiederaufnahmehemmer, wurde in DBPK-Studien gezeigt (Bradwejn et al., 2005; Pollack et al., 1996). In der letztgenannten Untersuchung war bei Venlafaxin die Remission der Paniksymptomatik nicht besser als bei Placebo, jedoch konnte Venlafaxin die Panikattackenhäufigkeit im Mittel reduzieren, und zudem fand sich in dieser Untersuchung ein höherer Anteil begrenzter Panikattacken, höhere Response- und Remissionsraten, Verbesserungen in der antizipatorischen Angst, Furcht und Vermeidung. In 2 Studien erwies sich Venlafaxin als wirksamer im Vergleich zu Placebo und war ebenso wirksam wie die Vergleichssubstanz Paroxetin (Pollack et al., 2007a; Pollack et al., 2007b).

In einer Rückfall-Präventionsstudie über 12 Wochen, gefolgt von einer 26-wöchigen DBPK-Behandlung, war Venlafaxin in der Rückfallprävention wirksamer als Placebo (Ferguson et al., 2007).

Referenzleitlinien
◻ Tab. 6.9

◘ Tab. 6.9 Panikstörung/Agoraphobie: SNRI Venlafaxin. Evidenz- und Empfehlungsgrade der Referenzleitlinien

Leitlinie	Evidenz-grad	Empfehlung
AkdÄ	↑↑	Empfohlen (keine Empfehlungsgraduierung)
BAP	Ib	A
WFSBP	A	1
CPA	1	First-line agent
APA	A	I
NICE	(nicht zugelassen)	(Nicht empfohlen)

▪ **Zusammenfassende Beurteilung**

Die Tabelle enthält die Empfehlungen anderer Leitlinien und die Entscheidung der Leitliniengruppe. Der Empfehlungsgrad richtet sich nach dem Risiko-Nutzen-Verhältnis. Die Risiken und unerwünschte Wirkungen der Medikamente werden in ► Kap. 5 ► Abschn. 5.1.2 »Vergleichende Wirksamkeit und Tolerabilität der Substanzklassen« dargestellt. Wegen des günstigen Risiko-Nutzen-Verhältnisses erhält der SNRI Venlafaxin die Empfehlung A.

▪▪ **Panikstörung/Agoraphobie**
— **Behandlungsmethode**
    — SNRI Venlafaxin
— **Evidenzgrad**
    — Ia (Leitlinienadaptation)
— **Empfehlung**
    — Patienten mit einer Panikstörung/Agoraphobie soll der SNRI Venlafaxin zur Behandlung angeboten werden (A)

Trizyklische Antidepressiva (TZA)

— Imipramin war wirksam in placebokontrollierten Studien (Klein, 1964; Zitrin et al., 1980; Zitrin et al., 1983) und Referenzvergleichen (CNCPS, 1992; Gentil et al., 1993; Nair et al., 1996; Sheehan et al., 1990; Uhlenhuth et al., 1989). In einer Studie ohne ausreichende Teststärke waren Imipramin und Buspiron auf dem Hauteffizienzmaß nicht wirksamer als Placebo (Pohl et al., 1998). In einer Rückfall-präventionsstudie (8 Wochen Akutphase, gefolgt von einer bis zu 35 Wochen dauernden Rückfallprävention) war Imipramin gegenüber Placebo überlegen und ebenso wirksam wie Alprazolam (Curtis et al., 1993). In einer weiteren Rückfallpräventionsstudie war es in einer 8 Wochen dauernden Akut-DPBC-Studie gleich wirksam mit Alprazolam und weniger wirksam als Alprazolam in einer 26-wöchigen DBPK-Erweiterung (Rickels u. Schweizer, 1998). In einer 26-wöchigen Langzeitstudie war es gleich wirksam mit Fluoxetin (Amore et al., 1999a).

— Clomipramin erwies sich ebenfalls als wirksam in DBPK- (Bandelow et al., 2000; Caillard et al., 1999; Johnston et al., 1988) und Referenzvergleichen (Cassano et al., 1988; Fahy et al., 1992; Gentil et al., 1993; Lecrubier et al., 1997; Modigh et al., 1992; Wade et al., 1997). In einer Rückfallpräventionsstudie über 26 Wochen war es gleich wirksam wie der SSRI Paroxetin (Lecrubier u. Judge, 1997).

— In einer Studie war Desipramin wirksamer als Placebo (Lydiard et al., 1993).

— Lofepramin war ebenfalls wirksam in einer DBPK mit Clomipramin als aktive Vergleichssubstanz (Fahy et al., 1992).

▪ **Zusammenfassende Beurteilung**

Die Tabelle enthält die Empfehlungen anderer Leitlinien. Der Empfehlungsgrad richtet sich nach dem Risiko-Nutzen-Verhältnis. Die Risiken und unerwünschte Wirkungen der Medikamente werden in ► Kap. 5 ► Abschn. 5.1.2 »Vergleichende Wirksamkeit und Tolerabilität der Substanzklassen« dargestellt.

Im Allgemeinen lässt sich sagen, dass die Häufigkeit unerwünschter Ereignisse für trizyklische Antidepressiva höher ist als für andere Antidepressiva, insbesondere der Gruppe der SSRIs (Amore et al., 1999a; Bakish et al., 1996; Bakker et al., 1999; Bystritsky et al., 1994; Lecrubier u. Judge, 1997; Lepola et al., 1998; Wade et al., 1997). Eine Metaanalyse bei Panikstörung zeigte keinen Wirksamkeitsunterschied zwischen SSRIs und TZAs, aber eine geringere Drop-out-Rate bei SSRIs (18%) im Vergleich zu TZAs (35%) (Bakker et al., 2002). Bei Depressionen wurden mehr Nebenwirkungen bei TZAs als bei SSRIs gefunden (Rief et al., 2009).

Tab. 6.10   Panikstörung: TZA. Evidenz- und Empfehlungsgrade der Referenzleitlinien

Leit-linie	Evidenzgrad	Empfehlung
AkdÄ	↑↑	Empfohlen (keine Empfehlungsgraduierung)
BAP	Ia (Clomipramin, Imipramin)	A
WFSBP	Medikamente 2. Wahl, da sie mehr unerwünschte Wirkungen verursachen als SSRIs/SNRIs (A)	2
CPA	There is good evidence from RCT … in a metaanalysis…	Second-Line Agents … However, since these agents tend to be less well tolerated, have greater cardiotoxicity, are more toxic in overdose, and are associated with higher discontinuation rates than are SSRIs (30%, compared with 17%) (175), they are recommended as second-line options …
APA	Medikamente 1. Wahl	I
NICE	Wenn kein geeigneter SSRI verfügbar sein sollte oder nach über 12 Wochen keine Verbesserung eingetreten und eine weitere medikamentöse Behandlung notwendig ist, können Imipramin und Clomipramin in Betracht gezogen werden.	A

Nach einer Cochrane-Analyse sind die Unterschiede in Drop-out-Raten zwischen SSRIs und TZAs moderat. Dennoch sollten die anderen Substanzen im Vergleich zu trizyklischen Antidepressiva vorrangig verwendet werden, da auch die Letalität bei Überdosierung bei den SSRI geringer ist.

Referenzleitlinien
■ Tab. 6.10

■   **Zusammenfassende Beurteilung**
Imipramin hat sich in zahlreichen Studien als wirksam gezeigt, ist aber nicht zugelassen.

■ ■   **Panikstörung/Agoraphobie**
– **Behandlungsmethode**
  – Trizyklische Antidepressiva (Clomipramin)
– **Evidenzgrad**
  – Ia (Leitlinienadaptation)
– **Empfehlung**
  – Patienten mit einer Panikstörung/Agoraphobie sollte das trizyklische Antidepressivum Clomipramin zur Behandlung angeboten werden, wenn SSRIs oder der SNRI

Venlafaxin nicht wirksam war oder nicht vertragen wurden (B).

Reversibler Hemmer der Monoaminoxidase A (RIMA)

Die Ergebnisse zu Moclobemid sind inkonsistent. Moclobemid erwies sich in einer großen Studie (n=182/184) als ebenso wirksam wie Fluoxetin (Tiller et al., 1999) sowie in einer mittelgroßen (n=67/68) gleichwirksam wie Clomipramin (Krüger u. Dahl, 1999). Jedoch war Moclobemid in einer Doppelblindstudie Placebo nicht überlegen (Loerch et al., 1999). In einer weiteren Studie konnte die Überlegenheit gegenüber Placebo lediglich für die schwerer erkrankten Patienten gezeigt werden, jedoch nicht für die Gesamtgruppe (Uhlenhuth et al., 2002). In einer 52-wöchigen Langzeitstudie war Moclobemid ebenso wirksam wie Fluoxetin (Tiller et al., 1999). Das Medikament ist in Deutschland nicht für die Behandlung der Panikstörung zugelassen.

Referenzleitlinien
■ Tab. 6.11

◘ Tab. 6.11   Panikstörung/Agoraphobie: RIMA Moclobemid. Evidenz- und Empfehlungsgrade der Referenzleitlinien

Leit-linie	Evidenzgrad	Empfehlung
AkdÄ	Limitierte Evidenz für Moclobemid	Nicht empfohlen (keine Empfehlungsgraduierung)
BAP	Ib	Keine Empfehlungsgraduierung
WFSBP	D	Nur wenn Standardbehandlung unwirksam oder nicht verträglich waren (5)
CPA	Placebo-controlled RCTs have demonstrated conflicting results with moclobemide for the management of PD. In comparative trials, moclobemide demonstrated efficacy similar to that of clomipramine and fluoxetine; the percentage of panic-free patients was 49% to 53%, respectively, with moclobemide (Level 2). In placebo-controlled trials, moclobemide was not superior to placebo overall; however, in one study, it was beneficial in more severely ill patients, suggesting it may be useful in treatment-resistant patients	3rd line
APA	Inkonsistente Evidenz; (keine Evidenzgraduierung)	Eingeschränkte Empfehlung (keine Empfehlungsgraduierung)
	Four studies have examined the effectiveness of moclobemide, a reversible inhibitor of monoamine oxidase A, in panic disorder, and the results are only modestly encouraging. Although two studies with active comparators, but no placebo, showed comparable efficacy to both fluoxetine (298) and clomipramine (299), respectively, the only two published placebo-controlled studies of this medication failed to show an effect greater than placebo (300, 301).	
NICE	Nicht erwähnt	

Benzodiazepine

Die Wirksamkeit der Benzodiazepine bei der Panikstörung hat sich in einigen kontrollierten klinischen Studien gezeigt.

— Alprazolam erwies sich als in zahlreichen Studien im Vergleich zu Placebo überlegen bzw. ebenso wirksam wie Vergleichssubstanzen (Andersch et al., 1991; Ballenger et al., 1988; CNCPS, 1992; Lydiard et al., 1992; Noyes et al., 1996; Pecknold et al., 1994; Rickels, 2004; Uhlenhuth et al., 1989). In einer Rückfall-Präventionsstudie (8 Wochen Akutstudie, gefolgt von einer bis zu 35-wöchigen Rückfallprävention) war es überlegen im Vergleich zu Placebo und gleich wirksam im Vergleich zu Imipramin (Curtis et al., 1993). In einer weiteren Rückfallpräventionsstudie war es ebenso wirksam wie Imipramin in einer 8-wöchigen Akut-DBPK-Studie und wirksamer als Imipramin in einer 26-wöchigen DBPK-Erweiterung (Rickels u. Schweizer, 1998).

— Clonazepam war wirksam in DBPK-Studien (Beauclair et al., 1994; Dyukova et al., 1992; Moroz u. Rosenbaum, 1999; Rosenbaum et al., 1997) und einer Placebo- und Referenzvergleich-Kontrollstudie (Tesar et al., 1991).

— Diazepam war in 2 Studien Placebo überlegen und gleich wirksam wie Alprazolam (Dunner et al., 1986; Noyes et al., 1996).

— Lorazepam war gleich wirksam wie Alprazolam in 2 Studien und beide Substanzen waren Placebo überlegen (Charney u. Woods, 1989; Schweizer et al., 1990a).

Referenzleitlinien
◘ Tab. 6.12

▪ Zusammenfassende Beurteilung

Die Tabelle enthält die Empfehlungen anderer Leitlinien und die Entscheidung der Leitliniengruppe. Der Empfehlungsgrad richtet sich nach dem

◻ Tab. 6.12 Panikstörung: Benzodiazepine. Evidenz- und Empfehlungsgrade der Referenzleitlinien

Leitlinie	Evidenzgrad	Empfehlung
AkdÄ	↑↑	Gerechtfertigt, wenn andere Behandlungen nicht wirksam waren oder aufgrund von unerwünschte Wirkungen nicht vertragen wurden. Auch zur Überbrückung der Zeit bis zum Wirkungseintritt der Antidepressiva oder bei kurzen Belastungen
BAP	Ia	Nur für Kurzzeittherapie geeignet, oder wenn Standardtherapie versagt haben (keine Empfehlungsgraduierung)
WFSBP	A	Wirksam, aber nur für Kurzzeittherapie geeignet, auch als Zusatzgabe zu Antidepressiva in den ersten Wochen, oder wenn Standardtherapie versagt haben oder aufgrund von unerwünschte Wirkungen nicht vertragen wurden (2)
CPA	Alprazolam, clonazepam, lorazepam, and diazepam have demonstrated efficacy for the treatment of PD (1)	Second-Line. …as mentioned above, benzodiazepines may also be used at any time for the short-term management of acute or severe agitation or anxiety
	Short-term adjunctive clonazepam at the initiation of SSRI treatment can lead to a more rapid response (Level 1)	
APA	Wirksam	Medikamente 1. Wahl, aber nur wenn keine zusätzliche affektive Störung besteht (I)
NICE	Wirksam	Benzodiazepine werden mit schlechteren Langzeitergebnissen in Verbindung gebracht und sollten nicht zur Langzeit-Behandlung von Personen mit Panikstörungen verordnet werden.
		Zur Akutbehandlung anwendbar (A)
		Nicht länger als 2-4 Wochen anwenden (B)

Risiko-Nutzen-Verhältnis. Die Risiken und unerwünschte Wirkungen der Medikamente werden in ► Kap. 5 ► Abschn. 5.1.2 »Vergleichende Wirksamkeit und Tolerabilität der Substanzklassen« dargestellt. Trotz nachgewiesener Wirkung werden die Medikamente wegen der erwähnten Risiken (Abhängigkeitsentwicklung u.a.) nicht zur Angstbehandlung empfohlen. In Ausnahmefällen (z.B. schwere kardiale Erkrankungen, Kontraindikationen für Standardmedikamente, Suizidalität u.a.) können Benzodiazepine unter sorgfältiger Risiko-Nutzen-Abwägung angewendet werden.

Das Absetzen von Benzodiazepinen kann durch eine kognitive Verhaltenstherapie erleichtert werden. In einer Studie war langsames Absetzen (»Ausschleichen«) + KVT besser als Ausschleichen ohne KVT (Otto et al., 1993). In einer RCT wurden drei Gruppen verglichen, einfaches Ausschleichen der Benzodiazepine, Ausschleichen + Entspannung sowie Ausschleichen + KVT. Die KVT-Gruppe war signifikant besser als die anderen beiden (Otto et al., 2010a).

■■ Panikstörung/Agoraphobie
▬ Behandlungsmethode
  ▬ Benzodiazepine
▬ Evidenzgrad
  ▬ Ia (Leitlinienadaptation)
▬ Empfehlung
  ▬ Patienten mit einer Panikstörung/Agoraphobie sollen Benzodiazepine nicht angeboten werden (A).

Andere

▬ Die Wirksamkeit des selektiven Noradrenalin-Wiederaufnahmehemmers (NaRI) Reboxetin konnte in einer DBPK-Studie gezeigt werden (Versiani et al., 2002). In einer Einfachblind-Studie war Reboxetin gleich wirksam mit

6

Fluvoxamin (Seedat et al., 2003) aber weniger wirksam als Paroxetin (Bertani et al., 2004). Reboxetin wird nicht erstattet und ist nicht für Angststörungen zugelassen.

- In einem kleinen Doppelblind-Vergleich zwischen Mirtazapin und Fluvoxamin konnten keine Unterschiede zwischen den beiden Substanzen gefunden werden; die Studie war mit 13 bzw. 14 Patienten pro Gruppe aber für einen Non-inferiority-Vergleich nicht groß genug (Ribeiro et al., 2001) (keine Bewertung möglich).
- Das Antikonvulsivum Valproat war in einer sehr kleinen DBPK cross-over-Studie wirksam (Lum et al., 1990). Aufgrund der kleinen Stichprobengröße kann die Evidenz nur als vorläufig angesehen werden.
- Der intrazelluläre second-messenger precursor Inositol zeigte in einer kleinen Studie Überlegenheit im Vergleich zu Placebo (Benjamin et al., 1995) und war gleich wirksam wie der SSRI Fluvoxamin (Palatnik et al., 2001). Wegen der kleinen Stichprobengröße kann auch hier die Evidenz lediglich als vorläufig angesehen werden.
- In einer DBPK-Studie des Antikonvulsivums Gabapentin zeigte sich, dass die Substanz lediglich bei Patienten mit sehr schwerer Panikstörung Placebo überlegen war (Pande et al., 2000).
- Buspiron war nicht wirksamer als Placebo (Sheehan et al., 1993; Sheehan et al., 1990) und weniger wirksam als Imipramin (Sheehan et al., 1990), Clorazepat (Schweizer u. Rickels, 1988) und Alprazolam (Sheehan et al., 1993).
- Bupropion, ein Noradrenalin-Dopamin-Wiederaufnahmehemmer, war in einer kleinen kontrollierten Studie nicht wirksam (Sheehan et al., 1983).

Betablocker

Weil Betablocker auf autonome Angstsymptome wie Palpitationen, Tremor usw. Einfluss haben können, wurden sie gelegentlich bei der Behandlung der Panikstörung eingesetzt. Jedoch war der Betablocker Propranolol nicht wirksamer als Placebo (Munjack et al., 1989) und weniger wirksam als Vergleichssubstanzen (Munjack et al., 1989; Noyes et al., 1984). In einer weiteren RCT mit einer kleinen Stichprobengröße unterschied sich Propranolol nicht von Alprazolam, jedoch zeigte Alprazolam einen schnelleren Wirkeintritt (Ravaris et al., 1991). Die Studie war mit 29 Patienten aber für einen Non-inferiority-Vergleich nicht groß genug.

Antipsychotika (Neuroleptika)

Typische Neuroleptika wurden in den vergangenen Jahrzehnten in großem Ausmaß bei Angststörungen eingesetzt. Zwar waren hochpotente Neuroleptika wie Fluspirilen, Flupentixol, Haloperidol u.a. oder niedrig- bis mittelpotente Neuroleptika wie Chlorprothixen, Melperon u.a. in kontrollierten Studien bei Patienten mit Angsterkrankungen untersucht worden; diese Studien meist älteren Datums entsprechen aber nicht mehr den heutigen methodologischen Erfordernissen. Selbst wenn einige dieser Medikamente eine ältere Zulassung haben, die den Einsatz bei Angststörungen einräumt (»Psychoneurosen, wenn Tranquilizer wegen Unverträglichkeit oder Abhängigkeit nicht gegeben werden können«), werden typische Neuroleptika heute nicht mehr empfohlen, da es geeignete Alternativen gibt. Lediglich für den sehr kurzfristigen Einsatz (d.h. einmalige Gabe bei Bedarf) bei akuten Angstzuständen ist der Einsatz niedrigpotenter Neuroleptika zu rechtfertigen.

Neuere Studien zeigten die Wirksamkeit atypischer Antipsychotika bei der generalisierten Angststörung (siehe dort) oder als Zusatztherapie bei therapieresistenten Angststörungen.

Phytotherapeutika und Homöopathika

Phytotherapeutika (wie Johanniskraut oder Baldrian) und homöopathische Präparate werden in großem Umfang bei Angsterkrankungen off-label verordnet, ohne dass wissenschaftliche Nachweise vorliegen (Bandelow et al., 1995). Die Verschreibung dieser Präparate zu Lasten der Kostenträger verursacht erhebliche zusätzliche Kosten im Gesundheitssystem.

Vergleiche zwischen verschiedenen Medikamentengruppen

In Vergleichen zwischen SSRIs und TZAs konnten keine Wirksamkeitsunterschiede gefunden werden (Amore et al., 1999a; Bakish et al., 1996; Bakker et al., 1999; Bystritsky et al., 1994; Cavaljuga et al., 2003; Lecrubier u. Judge, 1997; Wade et al., 1997), mit der Ausnahme von Maprotilin, das im Gegensatz zu Fluvoxamin keinen Effekt zeigte (den Boer u. Westenberg, 1988). In den meisten dieser Studien zeigte sich, dass die Tolerabilität bei den SSRIs besser ist als bei den TZAs, mit einer Ausnahme (Otto et al., 2001). Vergleiche innerhalb der SSRIs zeigten keine Unterschiede in Hinblick auf die Wirksamkeit (Bandelow et al., 2004a; Perna et al., 2001), mit Ausnahme eines Vergleichs von Escitalopram und Citalopram, bei dem Escitalopram in manchen Maßen überlegen war (Bandelow et al., 2007b). Eine Metaanalyse zeigte keinen Wirksamkeitsunterschied zwischen SSRIs und TZAs, aber eine geringere Drop-out-Rate bei SSRIs (18%) im Vergleich zu TZAs (35%) (Bakker et al., 2002).

Es gibt keine direkten Vergleiche von SSRIs und Benzodiazepinen. Nach einer Metaanalyse waren die Effektstärken für SSRIs höher als für Benzodiazepine (Boyer, 1995). In manchen Studien wurde das TZA Imipramin mit Alprazolam verglichen; es zeigten sich keine Wirksamkeitsunterschiede (Andersch et al., 1991; Charney et al., 1986; CNCPS, 1992; Lepola et al., 1990; Rizley et al., 1986; Taylor et al., 1990; Uhlenhuth et al., 1989).

Langzeit- und Rückfallverhinderungsstudien

Die Panikstörung hat oft einen phasenhaften Verlauf. Nach der Remission sollte die Behandlung mehrere Monate weitergeführt werden, um Rückfälle zu vermeiden. Für die Zulassung eines Medikaments werden seit einigen Jahren von der Behörde EMA kontrollierte Rückfallverhinderungsstudien verlangt. Daher liegen für die heute in Angstbehandlung als Standardtherapien empfohlenen Medikamente solche Studien vor (siehe Evidenzteil). Die Wirksamkeit der SSRIs, des SNRIs Venlafaxin, der TZAs, der Benzodiazepine und des Moclobemids konnte in Langzeit- und Rückfallverhinderungsstudien gezeigt werden (zur Evidenz siehe die jeweiligen Kapitel der Medikamente). In der Regel haben diese Studien eine Dauer von 6–12 Monaten. Diese Studien zeigten, dass nach Absetzen eines Medikaments und Umsetzen auf Placebo nicht bei allen Patienten sofort ein Rückfall eintritt, sondern dass manche Patienten mehrere Monate bzw. bis zum Ende der Studie gebessert blieben. Zudem gibt es Studien, in denen das Medikament abgesetzt wurde und nach einer medikamentenfreien Zeit (vgl. 6.1.3) erneut Skalenwerte erhoben wurden. Auch hier zeigte es sich, dass die viele Patienten nicht auf ihre Ausgangswerte zurückfielen. Eine Metaanalyse zur antidepressiven Behandlung bei Angststörungen fand robuste Behandlungseffekte (Donovan et al., 2010).

Insgesamt geht aus diesen Studien hervor, dass die Behandlung nach Eintreten der Remission noch 6–12 Monate fortgeführt werden sollte. Allerdings kann die optimale Therapiedauer nicht näher eingegrenzt werden. In anderen Leitlinien wird eine Therapiedauer von 6–24 Monaten vorgeschlagen (◘ Tab. 6.13).

Die Behandlung mit Benzodiazepinen, die nur in Ausnahmefällen (z.B. schwere kardiale Erkrankungen, Kontraindikationen für Standardmedikamente, Suizidalität u.a.) in Betracht kommt, soll nicht über längere Zeiträume durchgeführt werden.

Dosis in der Erhaltungstherapie

Die Behandlung sollte bei SSRIs und SNRIs in der Erhaltungstherapie in der gleichen Dosis fortgeführt werden, die in der Akuttherapie erfolgreich war, da alle kontrollierten Studien eine Dosis verwendeten, die der in der Akutbehandlung verwendeten Dosis entsprachen, und keine Studien existieren, die zeigen, dass eine reduzierte Dosis ebenso wirksam ist wie die Ursprungsdosis.

Zu den TZAs existiert lediglich eine offene Studie, nach der kein Wirkungsverlust gezeigt wurde, wenn die Dosis von Imipramin halbiert wurde (Mavissakalian u. Perel, 1992).

Benzodiazepine sollen nicht eingesetzt werden; kommt es aus in begründeten Ausnahmefällen zu einer längeren Behandlung mit Benzodiazepinen, sollte die Dosis möglichst gering gehalten werden.

Referenzleitlinien
◘ Tab. 6.13

◻ Tab. 6.13 Panikstörung/Agoraphobie: Behandlungsdauer bei der Pharmakotherapie. Evidenz- und Empfehlungsgrade der Referenzleitlinien

Leitlinie	Evidenzgrad	Empfehlung
AkdÄ	k.A.	
BAP	Double-blind studies indicate that continuing SSRI or clomipramine treatment from 12 weeks to 52 weeks is associated with an increase in overall treatment response rates (Ib), (IV)	6 Monate, wenn nach 12 Wochen Response eingetreten ist (A)
WFSBP	Zahlreiche Rückfallverhinderungsstudien zeigen Notwendigkeit der Behandlung über 6-24 Monate	12–24 Monate (keine Empfehlungsgraduierung)
CPA	Langzeitwirkung nachgewiesen für 6–12 Monate: Citalopram, Fluoxetin, Paroxetin, Sertralin, Venlafaxin, Moclobemid	8-12 Monate
	Alprazolam: 2 Jahre	
	Nicht nachgewiesen in 1 Studie mit Imipramin, aber in mehreren anderen	
APA	keine Evidenzgraduierung	6 Monate oder länger
NICE	keine Evidenzgraduierung	6 Monate nach Eintritt der initialen Response

- **Zusammenfassende Beurteilung**
- ■ **Panikstörung/Agoraphobie**
- ▬ **Thema**
  - ▬ Dauer der medikamentösen Behandlung
- ▬ **Evidenzgrad**
  - ▬ Expertenkonsens
- ▬ **Empfehlung**
  - ▬ Bei Patienten mit einer Panikstörung/Agoraphobie soll nach Eintreten der Remission eine Pharmakotherapie noch 6–12 Monate fortgeführt werden (KKP).
  - ▬ Die Dauer kann verlängert werden, wenn ein Absetzversuch zu einem Wiederauftreten der Angstsymptomatik führt, wenn der Krankheitsverlauf besonders schwer war oder wenn sich aus der Anamnese des Patienten Hinweise auf eine lange Behandlungsnotwendigkeit ergeben (KKP).
  - ▬ Die Behandlung mit SSRIs und SNRIs soll in der Erhaltungstherapie in der gleichen Dosis fortgeführt werden, die in der Akuttherapie erfolgreich war (KKP).

Kombinationen von Medikamenten

Eine Monotherapie ist grundsätzlich vorzuziehen; Kombinationen sind nur in therapieresistenten bzw. schweren Fällen anzuraten. Evidenzen für Kombinationen liegen nicht vor, außer für die nicht empfohlene Kombination von Antidepressiva mit Benzodiazepinen zur Überbrückung der Wirklatenz der Antidepressiva (Goddard et al., 2001; Pollack et al., 2003; Woods et al., 1992).

Behandlung von komorbiden Störungen

Es gibt nur eine Studie zur Behandlung von Patienten mit komorbider Panikstörung und Depression. Imipramin und Sertralin waren beide gleich wirksam, aber Sertralin-behandelte Patienten zeigten bessere Verträglichkeit und Compliance (Lepola et al., 2003).

6.1.3 Vergleich von Psycho- und Pharmakotherapie und Kombinationen

Es wurde eine gesonderte Recherche durchgeführt. Die Qualitätsanalyse der Studien findet sich im Anhang ► Abschn. A.4.

Mehrere RCTs haben das Verhältnis zwischen Psycho- und Pharmakotherapie bei Patienten mit einer Panikstörung/Agoraphobie untersucht. Zunächst wurde die Evidenz aus Originalstudien analysiert. Diese direkten Head-to-Head-Vergleiche enthielten in wechselnden Zusammenstellungen folgende Therapiearme: Psychotherapie, Medikament, die Kombination aus beidem und/oder eine Placebobehandlung. Alle Vergleiche Psycho- und Pharmakotherapie bis auf eine Studie von Wiborg et al. (1996) wurden mit Verhaltenstherapie durchgeführt (KVT oder Expositionstherapie).

Originalstudien
Wirkt Psychotherapie besser oder schlechter als Medikamente?

Vierzehn Studien wurden zu diesem Vergleich herangezogen. Die Qualität dieser Studien wird im Anhang ▶ Abschn. A.4.1 analysiert:

- 7 Studien zeigten Gleichwirksamkeit von Medikament und Psychotherapie (Clark et al., 1994; Dannon et al., 2004; Klosko et al., 1990; Marks et al., 1983; Mavissakalian u. Michelson, 1983; Sharp et al., 1996; Telch et al., 1985). In einer Studie waren bei Patienten ≥ 60 Jahren CBT und Medikament gleich wirksam (Hendriks et al., 2010); diese Studie wird hier nicht berücksichtigt, da hier nur ältere Patienten behandelt wurden.
- 5 Studien zeigten Überlegenheit eines Medikaments (Bakker et al., 1999; Barlow et al., 2000; Black et al., 1993; Mavissakalian u. Michelson, 1986a; van Apeldoorn et al., 2008). In der Studie von Barlow et al. (2000) zeigte sich die Überlegenheit des Medikaments allerdings nur in der Responder-Analyse (Anhang ▶ Abschn. A.4.1).
- Inkonsistente Ergebnisse ergab die Studie von Marks et al. (1993): Alprazolam war schlechter wirksam als Expositionstherapie, aber Exposition plus Alprazolam war besser wirksam als Exposition allein. In einer Studie von Loerch et al. (1999), in der Moclobemid schlechter wirksam war als die kognitive Therapie, wurde ein Medikament verwendet, von dem sich einer anderen Studie herausstellte, dass es nicht besser wirkt als Placebo (Buller, 1994). Dennoch war die Kombination aus Moclobe-

mid- und kognitiver Therapie im Follow-up der alleinigen Verhaltenstherapie überlegen.

Die Aussagekraft dieser Studien wird allerdings durch folgende Probleme eingeschränkt:
- Manche der Studien sind älteren Datums und wurden nicht mit den Medikamenten durchgeführt, die in der Leitlinie empfohlen werden.
- Die Versuchspersonenanzahlen waren in manchen dieser Studien niedrig, so dass die eventuelle Überlegenheit einer Modalität möglicherweise nicht entdeckt wurde.
- Die Untersuchungen von Marks et al. (1983) und Mavissakalian et al. (1983) sind ausschließlich mit agoraphoben Patienten durchgeführt worden. Es ist nicht klar, ob die mit Exposition gewonnenen Ergebnisse auf Panikpatienten ohne Agoraphobie generalisiert werden können.
- In der Untersuchung von Marks et al.(1983) war Imipramin nicht besser wirksam als Placebo, obwohl 28 andere RCTs für Imipramin einen Wirkungsnachweis erbrachten.
- Bei der Untersuchung von Clark et al.(1994) waren in der Psychotherapiegruppe Betablocker und Benzodiazepine als Zusatzmedikation erlaubt; die Aussagekraft dieser Studie ist somit eingeschränkt.
- Während die Medikamentenarme i.d.R. doppelblind gegen Placebo verblindet waren, gab es in einigen Studien keine Kontrollgruppe für den Psychotherapiearm.

Wirkt Psychotherapie plus Psychopharmaka besser oder schlechter als Psychotherapie allein?

17 Studien beschäftigten sich mit diesem Thema. Ein solcher Vergleich setzt voraus, dass sich das gewählte Psychopharmakon vorher in einer anderen Studie als wirksam erwiesen hatte, was nicht für alle aufgeführten Studien gilt.
- In 13 Studien war die Kombination besser wirksam als Psychotherapie allein (Barlow et al., 2000; Cottraux et al., 1995; de Beurs et al., 1995; Gladsjo et al., 2001; Marks et al., 1993; Mavissakalian u. Michelson, 1986a; Oehrberg et al., 1995; Stein et al., 2000; Telch et al., 1985; van Apeldoorn et al., 2008; Zitrin et al., 1980; Zit-

6

rin et al., 1983). Die Studie von Cottraux et al. (1995) wurde mit Buspiron durchgeführt, welches keine Zulassung für die Panikstörung hat.

- 4 Studien zeigten keinen zusätzlichen Gewinn durch eine Pharmakotherapie (Loerch et al., 1999; Marks et al., 1983; Sharp et al., 1996). Die Studie von Marks et al. (1983) wurde später von Raskin, Marks und Sheehan reanalysiert (siehe Michelson et al. (1988). Hier ergab sich, dass Imipramin doch die Wirkung der Exposition auf einigen Skalen verstärkte. Zu der eingeschränkten Verwertbarkeit der Studie von Loerch et al. (1999) für diese Fragestellung siehe oben. In einer Studie wurden 3 verhaltenstherapeutische Techniken sowie ein psychologisches Placebo verglichen; alle 4 wurden entweder mit Imipramin oder Placebo kombiniert; es fanden sich keinerlei Unterschiede; die Studie war aber mit 8 Behandlungsarmen nicht ausreichend gepowert (Marchand et al., 2008). In einer Studie trat die Wirkung in der kombinierten Therapie Fluvoxamin + KVT deutlich früher ein als in der KVT-Gruppe (Sharp et al., 1996).

Wirkt Psychotherapie plus Psychopharmakotherapie besser oder schlechter als ein Medikament allein?

8 Studien untersuchten, ob die Ergänzung einer medikamentösen Therapie durch eine Psychotherapie die Wirkung verstärkt:

- In 7 Studien wurde kein Unterschied zwischen reiner Pharmakotherapie und der Kombination mit zusätzlicher Psychotherapie gefunden (King et al., 2011; Marks et al., 1983; Mavissakalian u. Michelson, 1983; Mavissakalian u. Michelson, 1986a; Sharp et al., 1996; van Apeldoorn et al., 2008; Wiborg u. Dahl, 1996). In der Studie von Mavissakalian et al. war Imipramin + VT auf einigen Phobie-Maßen besser als Imipramin allein; nicht bei Panik- und Angstmaßen; allerdings wurde keine Bonferroni-Korrektur angewendet; daher zeigte die Studie formal keinen Unterschied.
- 2 Studien sprechen für eine Ergänzung der medikamentösen Therapie durch eine Psychotherapie (Barlow et al., 2000; Loerch et al., 1999). In der Barlow-Studie war allerdings in

der Responderanalyse kein Unterschied zu finden.

Die letzteren 3 Studien haben außerdem eingeschränkte Aussagekraft, da sie keine psychologische-Placebo-Gruppe o.ä. als Kontrollgruppe für die Psychotherapie hatten. Die Studie (Wiborg u. Dahl, 1996) hat zahlreiche weitere methodische Probleme.

Die Ergebnisse müssen natürlich für die verschiedenen Psychotherapieformen und Medikamente getrennt betrachtet werden. Während die Ergebnisse für Alprazolam inkonsistent sind, waren das trizyklische Imipramin und die SSRI Fluvoxamin und Paroxetin entweder besser oder gleich wirksam als eine Psychotherapie. Exposition war in einer Studie besser wirksam als das Medikament, während sich für die kognitive Therapie entweder eine schlechtere oder gleiche Wirksamkeit ergab.

Fasst man die Ergebnisse der Kopf-an-Kopf-Vergleiche zusammen, ist eine medikamentöse Therapie in einigen Studien ebenso wirksam wie eine Psychotherapie (alle Vergleichsuntersuchungen wurden mit einer Verhaltenstherapie durchgeführt, bis auf die Studie von Wiborg et al. (1996) mit psychodynamischer Therapie); in einer fast ebenso großen Anzahl von Studien ist sie effektiver als eine Psychotherapie. Keine Studie konnte konsistent die Unterlegenheit eines Medikamentes gegenüber einer Psychotherapie zeigen. Es fehlen allerdings aktuelle Studien zu den in dieser Leitlinie mit hohem Evidenzgrad empfohlenen Behandlungsformen.

Vergleiche einer Psychotherapie allein mit der Kombination aus Psycho- und Pharmakotherapie zeigen konsistent einen Vorteil für die Kombination. Weniger deutlich ist der Vorteil einer Kombination gegenüber einer alleinigen Medikamententherapie.

Metaanalysen

Zahlreiche Metaanalysen haben Psychotherapie, Medikamente und/oder Kombinationstherapien bei der Panikstörung untersucht. Diese fanden eine vergleichbare Wirkung von Pharmakotherapie und Psychotherapie (Bandelow et al., 2007a; Mitte, 2005b; Roshanaei-Moghaddam et al., 2011) sowie eine Überlegenheit der Kombination (Bandelow et al., 2007a; Furukawa et al., 2006; Furukawa et al., 2009;

van Balkom et al., 1997). Nach Absetzen der Therapie war die Kombination wirksamer als reine Pharmakotherapie und ebenso wirksam wie Psychotherapie (Furukawa et al., 2006; Furukawa et al., 2009).

Bei metaanalytischen Vergleichen von Pharmakotherapie und Psychotherapie sind folgende Punkte zu beachten: (1) In den älteren Metaanalysen wurden die jüngeren Studien nicht eingeschlossen, (2) es wurden heterogene Einschlusskriterien für Studien verwendet (Selektionsbias), (3) in manche Metaanalysen wurden Studien mit Medikamenten eingeschlossen, die nicht zu den Standardmedikamenten für Angststörungen gehören bzw. nicht auf Markt gekommen sind, (4) es besteht eine starke Heterogenität bezüglich der Auswahl der Skalen (5) es bestehen Unterschiede in der Effektstärkenberechung (z.B. fixed vs. random model), (6) es bestehen Unterschiede Unterschiede in der Anwendung einer Korrektur für Studiengröße, (7) die Effektstärke eines Pillenplacebos ist ungleich viel höher als die einer Wartelistenbedingung, (8) bei Wartelistenvergleichen ist die Verblindung ein Problem, so dass es zu Verzerrungen durch Erwartungseffekte kommen kann, (9) in Medikamentenstudien wird in der Regel eine intent-to-treat-Auswertung (ITT) durchgeführt, während in Psychotherapiestudien meist eine Completeranalyse erfolgt (Die Completeranalyse ergibt in der Regel höherer Effektstärken als die ITT-Analyse), (10) in den meisten Psychotherapiestudien die zusätzliche Gabe von Medikamenten erlaubt (Borden et al., 1991; Bouchard et al., 1996; Brown et al., 1997; Clark, 1994; Côté et al., 1994; Craske et al., 1997; Craske et al., 1989; Gould u. Clum, 1995; Gould et al., 1993; Lidren et al., 1994; Margraf et al., 1993; Mavissakalian et al., 1983b; Mcnamee et al., 1989; Newman et al., 1997; Ost u. Westling, 1995; Ost et al., 1993; Swinson et al., 1995; Telch et al., 1993; Telch et al., 1995; Williams u. Falbo, 1996). Die gemessenen Effektstärken der »reinen« Verhaltenstherapie setzen sich dann aus der Psychotherapie- und der Medikamentenwirkung zusammen.

Referenzleitlinien
◪ Tab. 6.14

- **Zusammenfassende Beurteilung**

Bei der Panikstörung sprechen sowie direkte Vergleiche als auch Metaanalysen für eine Kombinationstherapie. Die Entscheidung, ob die Kombination von KVT und Psychopharmakotherapie angeboten wird, wird auch in von der Schwere der Symptomatik, der Funktionsbeeinträchtigung und der Präferenz des informierten Patienten getroffen werden.

- ▪▪ **Panikstörung/Agoraphobie**
- ▬ **Maßnahme:** Psychotherapie oder Pharmakotherapie
  Evidenzgrad: Ia (Leitlinienadaptation)
  Empfehlung:
  - ▬ Patienten mit Panikstörung /Agora¬phobie soll angeboten werden (A):
    - – Psychotherapie
    - – Pharmakotherapie
  - ▬ Dabei soll die Präferenz des informierten Patienten berücksichtigt werden. Im Informationsgespräch sollen insbesondere folgende Aspekte eine Rolle spielen: Wirkeintritt, Nachhaltigkeit, unerwünschte Wirkungen und Verfügbarkeit.
- ▬ **Maßnahme:** Vorgehen bei Therapieresistenz
  Evidenzgrad: Expertenkonsens
  Empfehlung: In Fällen, in denen eine Psycho- oder Pharmakotherapie nicht ausreichend wirksam war, soll die jeweils andere Therapieform angeboten werden oder kann eine Kombination von Psychotherapie und Pharmakotherapie angeboten werden (KKP).

6.1.4 Augmentation der Verhaltenstherapie mit glutamatergen Substanzen

Nach einigen Studien kann das Tuberkulosemittel D-Cycloserin, ein N-Methyl-D-Aspartat (NMDA)-Rezeptoragonist, die Furchtlöschung bei einer Expositionstherapie erleichtern (Norberg et al 2008).

- ▬ In einer RCT war die Augmentation einer Expositionstherapie mit D-Cycloserin erfolgreich (Otto et al., 2010b); während sie in einer anderen Studie keine zusätzliche Wirkung zeigte (Siegmund et al., 2011).

◻ Tab. 6.14 Panikstörung/Agoraphobie: Kombination von Psychotherapie und Psychopharmakotherapie. Evidenz- und Empfehlungsgrade der Referenzleitlinien

Leitlinie	Evidenzgrad	Empfehlung
AkdÄ	Es ist unklar, ob die Kombination besser wirkt als bei Modalitäten allein (keine Evidenzgraduierung)	Empfohlen (keine Empfehlungsgraduierung)
BAP	Overall, it is uncertain whether combining drug and psychological treatments is associated with greater overall efficacy than with either treatment, given alone (Ia) (Ib)	Routinely combining drug and psychological approaches is not recommended for initial treatment in the absence of consistent evidence for enhanced efficacy over each treatment given alone (D)
WFSBP	Keine Evidenzgraduierung	Empfohlen (Keine Empfehlungsgraduierung)
		As the aetiology of the anxiety disorder is multifactorial, the combination of drug treatment and cognitive behaviour therapy seems rational; The combination was superior to psychological therapy alone in the vast majority of studies; According to this meta-analysis, drug treatment and cognitive behavioural therapy were equally effective, but combined pharmacological and psychological treatment was substantially superior to the monotherapies in panic disorder patients. All in all, there is enough evidence to recommend the combination.
CPA	Keine Evidenzgraduierung	First-Line: CBT and pharmacotherapy should be considered as first-line options for the treatment of PD … Even when pharmacotherapy results in improvements, elements of CBT should usually be part of therapy, particularly in patients with substantial agoraphobic symptoms. Patients who do not do well with CBT may improve with pharmacotherapy and vice versa.
APA	Psychotherapie, pharmakologische Intervention und deren Kombination haben sich als wirksam zur Behandlung der Panikstörung erwiesen.	Keine eindeutige Empfehlung (keine Empfehlungsgraduierung)
	Meta-Analysen geben keine konsistente und klare Evidenz, ob Psychotherapie oder Kombinationstherapien das bessere Behandlungsergebnis liefern.	
	Die KVT ist den TZAs im Hinblick auf Tolerabilität und des symptomatischen Behandlungserfolgs nach Therapieende überlegen.	
	Es zeigt sich kein Unterschied in der Wirksamkeit von KVT mit Imipramin gegenüber KVT mit Placebo in der Akutphase der Erkrankung.	
	Es gibt Evidenz, dass drei Monate nach Behandlungsende KVT mit Placebo wirksamer ist als KVT mit Imipramin.	

Leitlinie	Evidenzgrad	Empfehlung
NICE	Keine Aussage zur Kombination	Beide Modalitäten empfohlen (keine Empfehlungs-graduierung)
DGPs	Die bisherige Evidenz für eine bessere Wirksamkeit der Kombination von Medikamenten und Psychotherapie erlaubt es nicht, die Kombinationsbehandlung vorzuziehen. Kurzfristig ist eine medikamentöse Zusatztherapie ähnlich gut wie eine Psychotherapie alleine, langfristig ist die Effektivität der Psychotherapie in der Regel dauerhafter, allerdings gibt es kaum Studien mit ausreichend langen Nachuntersuchungszeiträumen	

Tab. 6.14 Fortsetzung

- Ein andere glutamaterge Substanz, der Glyzin-Transporter-1-Inhibitor Org 25935 (Nations et al., 2012) konnte die Wirkung einer KVT in Vergleich zu Placebo nicht bessern.

Zusammenfassend ist die Datenlage inkonsistent, so dass keine Empfehlung ausgesprochen werden kann.

6.1.5 Sport (Ausdauertraining)

Kontrollierte Studien

- In einer Studie wurden Clomipramin, Placebo und »therapeutisches Ausdauertraining«, bei dem die Patienten ca. 3-mal pro Woche etwa 5 km joggen, verglichen. Das Ausdauertraining war signifikant wirksamer als Placebo, aber weniger wirksam als Clomipramin (Bandelow et al., 2000; Broocks et al., 1998).
- In einer weiteren Studie wurden Patienten vier Gruppen zugeteilt, die Paroxetin oder Placebo sowie Ausdauertraining oder Entspannungstraining erhielten. Der Medikamentenvergleich wurde doppelblind durchgeführt; zusätzlich wurde durch die Einführung eines »blinden« Raters die Verblindung der anderen Therapiemodalitäten gewährleistet. Nur Paroxetin unterschied sich signifikant von Placebo; Ausdauertraining unterschied sich nicht von Entspannungstraining (Wedekind et al., 2010).
- Eine Gruppen-KVT war wirksamer als Ausdauertraining (Hovland et al., 2012).

Referenzleitlinien

Tab. 6.15

- **Zusammenfassende Beurteilung**

Es gibt nur limitierte Evidenz, dass Sport andere als unspezifische Effekte hat. Dennoch kann Sport als adjunktive Therapie zu Standardtherapien empfohlen werden. In den vorliegenden Studien wurde Ausdauertraining (z.B. dreimal pro Woche 5 km laufen) erprobt.

- **Panikstörung/Agoraphobie**
- **Behandlungsmethode**
  - Sport (Ausdauertraining, z.B. dreimal pro Woche 5 km laufen)
- **Evidenzgrad**
  - Expertenkonsens
- **Empfehlung**
  - Patienten mit einer Panikstörung/Agoraphobie kann Sport (Ausdauertraining) als ergänzende Maßnahmen zu anderen Standardtherapien empfohlen werden (KKP).

6.1.6 Behandlung von akuten Panikattacken

Im Falle einer akuten Panikattacke ist selten eine spezifische Behandlung notwendig. Oft tritt die Beruhigung bereits durch die Anwesenheit eines Arztes oder Psychologen ein. In begründeten Ausnahmefällen kann durch die Gabe eines Benzodi-

□ Tab. 6.15   Panikstörung/Agoraphobie: Ausdauertraining. Evidenz- und Empfehlungsgrade der Referenzleitlinien

Leit-linie	Evidenzgrad	Empfehlung
AkdÄ	Nicht erwähnt	Nicht erwähnt
BAP	Ib	Keine ausdrückliche Empfehlung
WFSBP	Exercise seems to have some effect in panic disorder, however, this effect seems to be less pronounced than the effect of medication (keine Evidenzgraduierung)	Empfohlen (keine Empfehlungsgraduierung)
CPA	Nicht erwähnt	–
APA	Nicht erwähnt	
NICE	The benefits of exercise as part of good general health should be discussed with all people with panic disorder as appropriate.	
DGPs	möglicherweise wirksam	Ausdauertraining (mit eingeschränkten Effekten)

azepins (z.B. Lorazepam 1,0–2,5 mg) der Angstzustand rasch beendet werden.

6.1.7   Vorgehen bei Therapieresistenz

Studien zur Therapieresistenz sind teilweise schlecht vergleichbar, weil unterschiedlich definiert ist, wie viele adäquate Vorversuche gescheitert sein mussten und wie hoch der cut-off-Skalenwert für eine Response war.

Nichtansprechen einer Psychotherapie
Es gibt keine kontrollierten Studien zu der Fragestellung, ob bei Therapieresistenz auf ein Psychotherapieverfahren eine Umstellung auf eine andere Psychotherapietechnik erfolgreich ist.

In RCTs konnte gezeigt werden, dass Patienten, die durch eine KVT nur unvollständig gebessert worden waren, durch SSRIs oder Clomipramin gebessert wurden (Hoffart et al., 1993; Kampman et al., 2002).

Nichtansprechen einer Pharmakotherapie
Es gibt wenige kontrollierte Studien, die mit Patienten mit einer Panikstörung, die auf eine Satandard-Pharmakotherapie nicht ansprachen, durchgeführt worden sind. In einer DBPK-Studie konnte gezeigt werden, dass die Zugabe von Pindolol zu Fluoxetin

bei therapieresistenten Patienten mit einer Panikstörung wirksam ist (Hirschmann et al., 2000).

In unkontrollierten Studien zeigten Patienten, die trotz einer adäquaten medikamentösen Behandlung nicht gebessert worden waren, nach einer zusätzlichen KVT eine Besserung (Heldt et al., 2003; Pollack et al., 1994).

Offene Studien zur Behandlung von Patienten mit einer Panikstörung, die auf eine Standard-Pharmakotherapie nicht ansprachen, finden sich bei (Bandelow et al., 2008) (► Tab. 1.7)

6.1.8   Selbsthilfegruppen

Es fehlen Studien zur Wirksamkeit von Selbsthilfegruppen bei Panikstörung/Agoraphobie. Patienten und Angehörige sollen über Selbsthilfe- und Angehörigengruppen informiert und, wenn angebracht, zur Teilnahme ermuntert werden (Expertenkonsensus; KKP).

6.2   Generalisierte Angststörung

6.2.1   Psychotherapie

Verhaltenstherapie
Vergleich mit Warteliste
Einige Studien zeigten eine Überlegenheit einer KVT gegenüber einer Wartelistenbedingung (Bar-

◼ **Tab. 6.16** Generalisierte Angststörung: Kognitive Verhaltenstherapie (KVT). Evidenz- und Empfehlungsgrade der Referenzleitlinien

Leitlinie	Evidenzgrad	Empfehlung
AkdÄ	Keine Evidenzgraduierung	Empfohlen (keine Empfehlungsgraduierung)
BAP	Ia	A
WFSBP	A number of studies showed superiority of CBT to a waiting list group. Moreover, comparisons with a "psychological placebo", a pill placebo or comparable control group conditions showed that CBT has not only unspecific psychotherapy effects, but also specific ingredients (keine Evidenzgraduierung)	Empfohlen (keine Empfehlungsgraduierung)
CPA	1	first-line choice
NICE	Wirksam (keine Evidenzgraduierung)	A
DGPs	Ia	I

low et al., 1992; Butler et al., 1991; Dugas et al., 2010; Dugas et al., 2003; Ladouceur et al., 2000; Lindsay et al., 1987).

Vergleich mit psychologischem Placebo

Einige Vergleiche mit Placebobedingungen zeigten, dass KVT nicht nur unspezifische Psychotherapieeffekte, sondern auch spezifische Therapiebestandteile hat. KVT war psychologischen Placebobedingungen überlegen: vs. nondirektive Therapie (Borkovec et al., 1987) und vs. Kontakt-Kontrollgruppe (Linden et al., 2005), sowie einem Pillenplacebo (Power et al., 1990). In einer Studie ohne ausreichende Teststärke war KVT besser als eine Warteliste, aber nicht besser als ein psychologisches Placebo (»Anxiety Management«)(Lindsay et al., 1987). In einer Studie war KVT auf einigen Skalen besser wirksam als ein psychologisches Placebo (nondirektive Therapie); da aber kein Haupteffektivitätsmaß angegeben wurde und bei den Therapieeffekten keine Bonferroni-Korrektur angewendet wurde, muss das Ergebnis als negativ gewertet werden (Borkovec u. Costello, 1993)(siehe auch Hofmann & Smits (2008).

Metaanalysen

Zahlreiche Metaanalysen zeigen eine Wirkung der KVT, wobei sich diese meist auf Vergleiche mit einer Warteliste beziehen (Bandelow et al., 2007a; Borkovec u. Ruscio, 2001; Chambless u. Gillis, 1993; Covin et al., 2008; Gould et al., 1997; Haby et al., 2006; Hofmann u. Smits, 2008; Hunot et al., 2007; Mitte, 2005a; Norton u. Price, 2007; Ruhmland u. Margraf, 2001a; Westen u. Morrison, 2001).

Referenzleitlinien
◼ Tab. 6.16

- ◼ **Zusammenfassende Beurteilung**
- ◼◼ **Generalisierte Angststörung**
- ▬ **Behandlungsmethode:** Kognitive Verhaltenstherapie (KVT)
  Evidenzgrad: Ia (Leitlinienadaptation)
  Empfehlung: Patienten mit einer generalisierten Angststörung soll eine KVT angeboten werden (A).
- ▬ **Behandlungsmethode:** Manualisierte KVT
  Evidenzgrad: Expertenkonsens
  Empfehlung: Die KVT soll sich an empirisch fundierten Behandlungsprotokollen (Manualen) orientieren (KKP).

Behandlung älterer Patienten

Fünf Studien beschäftigten sich mit KVT bei älteren Menschen (≥ 65 Jahre) mit GAD.

- ▬ Eine Studie zeigte keine Überlegenheit einer KVT gegenüber einer Wartelistenbedingung (Studie 1 bei Mohlman, 2003).
- ▬ Eine Studie zeigte Überlegenheit einer durch Lern- und Gedächtnishilfen ergänzten KVT

◘ Tab. 6.17 Referenzleitlinien

Leitlinie	Evidenzgrad	Empfehlung
AkdÄ	Nicht Thema der Leitlinie	Nicht Thema der Leitlinie
BAP	A general range of 8–20 hours of sessions of CBT may be needed in the treatment of anxiety disorders. In GAD and panic disorder, a typical treatment course consists of approximately 16–20 hours, up to half of which can be conducted by the patient in supervised 'homework' sessions, over a period of approximately four months (NICE, 2004).	8-20 Stunden Keine eindeutige Empfehlung
WFSBP	Nicht Thema der Leitlinie	Nicht Thema der Leitlinie
CPA	Keine Angaben	Keine Angaben
NICE		Insgesamt 7-14 Stunden (A) Wöchentliche Sitzungen von 1–2 Stunden (B) Zeitraum: über maximal 4 Monate (B)
DGPs	Keine Evidenzrecherche	Keine Empfehlungen

gegenüber einer Wartelistenbedingung (Studie 2 bei Mohlman, 2003).

- Eine kleine Studie zeigte eine bessere Wirkung der KVT bei älteren Patienten als eine Kontrollgruppe mit minimalem Kontakt, also einer Art Wartelistenbedingung (Stanley et al., 2003).
- Eine Studie zeigte keinen Unterschied zu einem psychologischen Placebo (nondirektive, supportive Psychotherapie) (Stanley et al., 1996).
- Im Vergleich gegenüber einer »Behandlung wie üblich« zeigte sich in einer größeren Studie kein Unterschied auf dem Hauptmaß Schweregrad der GAD (Stanley et al., 2009), aber auf anderen Maßen.
- In einer Studie war KVT wirksamer als die Warteliste, aber nicht besser als ein psychologisches Placebo (Wetherell et al., 2003).

Zusammenfassend ist die Evidenz für die KVT bei älteren Menschen mit GAD limitiert.

Therapiedauer

Die RCTs zur generalisierten Angststörung belegen eine gute Wirksamkeit im Zeitraum von 10–24 Zeitstundenstunden. Evidenzbasierte Aussagen zur notwendigen Dauer der Therapie können angesichts der gegenwärtigen Studienlage nicht gemacht werden. Die Therapiedauer sollte entsprechend der Krankheitsschwere, Komorbidität und psychosozialer Rahmenbedingungen individuell geplant werden (Expertenkonsens/KKP). In einer Metaanalyse wurde eine mittlere Sitzungszahl von 13,46 ermittelt (Covin et al., 2008). Eine eigene Recherche ergab, dass in den analysierten Studien zwischen 8 und 28 Zeitstunden behandelt wurde, wobei die meisten Studien zwischen 10 und 24 Zeitstunden verwendeten (Durchschnitt 19,0 Zeitstunden). Es gibt nur eine Studie, die kurze und lange Therapien verglich. Nach dieser sind 16–20 Sitzungen nicht wirksamer als 8–10 Sitzungen (Durham et al., 1994). Im Follow-up dieser Studie zeigten sich auch keine Unterschiede zwischen der kurzen und der langen Therapiedauer (Durham et al., 1999) (◘ Tab. 6.17).

■■ **Generalisierte Angststörung**
- **Thema**
  - Therapiedauer einer KVT
- **Evidenzgrad**

- Evidenzbasierte Aussagen zur notwendigen Dauer der Therapie können angesichts der gegenwärtigen Studienlage nicht gemacht werden (Expertenkonsens).
- **Empfehlung**
  - Bei Patienten mit einer generalisierten Angststörung sollte die Therapiedauer entsprechend der Krankheitsschwere, Komorbidität und psychosozialer Rahmenbedingungen individuell geplant werden (KKP).

Langzeiteffekte

Studien ohne Kontrollgruppe im Follow-up zeigten eine langanhaltende Wirkung (Borkovec et al., 2002; Dugas et al., 2003; Linden et al., 2005; Salzer et al., 2011).

Der Range der Follow-up-Perioden beträgt für die GAD 3–24 Monate.

Gruppen- vs. Einzeltherapie

- Es gibt nur eine Studie mit Gruppen-KVT, die Überlegenheit gegenüber einer Warteliste zeigte (Dugas et al., 2003).

Direkte Vergleiche von Gruppen- und Einzel-KVT gibt es nicht. Metaanalysen fanden höhere Effektstärken bei Einzel- als bei Gruppentherapien (Covin et al., 2008; Gould et al., 1997; Ruhmland u. Margraf, 2001a).

- ■ ■ **Generalisierte Angststörung**
- **Behandlungsmethode**
  - Kognitive Verhaltenstherapie (KVT) in Gruppen
- **Evidenzgrad**
  - Es gibt keine ausreichende Evidenz zu der Frage, ob eine Gruppentherapie ebenso wirksam ist wie eine Einzeltherapie (Expertenkonsens).
- **Empfehlung**
  - Patienten mit einer generalisierten Angststörung kann KVT als Gruppentherapie angeboten werden (KKP).
  - Wenn eine KVT-Einzel¬behandlung nicht zur Verfügung steht, sollte KVT als Gruppentherapie angeboten werden (KKP).

Kognitive vs. »traditionelle« Verhaltenstherapie

In einer Studie war KVT wirksamer als »traditionelle« Verhaltenstherapie ohne kognitive Elemente (Butler et al., 1991).

Internet-basierte KVT mit Therapeutenunterstützung

- In einer Studie war eine Internet-basierte Therapie mit Therapeutenunterstützung durch E-Mail wirksamer als eine Warteliste (Titov et al., 2009).
- In einer Studie war eine therapeutengestützte Internet-KVT ebenso wirksam wie eine nur von einem Techniker unterstützte Internet-KVT; beide waren besser als eine Warteliste (Robinson et al., 2010). Der Therapeutenkontakt per Telefon beschränkte sich auf 10 Minuten pro Woche.

Es fehlen Vergleiche einer Internet-basierten Therapie mit Therapeutenunterstützung mit einer KVT mit persönlichem Therapeutenkontakt sowie Vergleiche mit psychologischem Placebo.

Internet-basierte KVT mit minimalem Therapeutenkontakt

- In einer Studie wurde Internet-gestützte KVT mit einer Internet-gestützten psychodynamischen Therapie verglichen. Der Therapeutenkontakt via Videokonferenz war minimal. Beide Formen unterschieden sich nicht voneinander und von der Warteliste (Andersson et al., 2012).
- In einer Studie wurde Internet-gestützte KVT mit minimalem Therapeutenkontakt wirksamer als eine Warteliste (Paxling et al., 2011).

Es gibt keine ausreichende Evidenz, dass Internetbasierte KVT mit minimalem Therapeutenkontakt wirksam ist.

Tab. 6.18 Generalisierte Angststörung: Applied Relaxation (AR). Evidenz- und Empfehlungsgrade der Referenzleitlinien

Leitlinie	Evidenzgrad	Empfehlung
AkdÄ	Nicht erwähnt	
BAP	Nicht erwähnt	
WFSBP	Nicht erwähnt	
CPA	Evidenz nicht ausreichend	nicht empfohlen
NICE	Nicht erwähnt	

Entspannungsverfahren
Applied Relaxation (AR)
Kontrollierte Studien

- In 2 Studien mit zu geringer Teststärke waren KVT und AR gleich wirksam (Arntz, 2003; Ost u. Breitholtz, 2000).
- In einem Vergleich von KVT, Applied Relaxation (AR) und einem psychologischen Placebo waren alle Bedingungen gleichwirksam; allerdings war die Teststärke auch dieser der Studie möglicherweise zu gering, um Unterschiede zu entdecken (Borkovec u. Costello, 1993).
- In einer Studie war AR wirksamer als eine Warteliste (Hoyer et al., 2009).
- In einer Studie war AR nur marginal wirksamer als eine Warteliste und weniger wirksam als KVT (Dugas et al., 2010).
- In einer Studie war AR weniger wirksam als »Metakognitive Therapie«, eine Form der KVT (Wells et al., 2010).

Referenzleitlinien

Tab. 6.18

- **Zusammenfassende Beurteilung**

Die in den vorliegenden Studien behauptete Gleichwirksamkeit der AR mit KVT ist wegen der zu geringen Stichprobengröße für Non-Inferiority-Vergleiche nicht nachzuweisen; AR ist bei GAD wahrscheinlich weniger wirksam als KVT und nicht sicher wirksamer als ein psychologisches Placebo. AR kann daher als eigenständiges Verfahren nicht empfohlen werden.

Allerdings kann AR als zusätzliches Therapiemodul im Rahmen einer KVT verwendet werden. Entsprechende Dismantling-Studien, die KVT mit oder AR verglichen, fehlen.

- ■ **Generalisierte Angststörung**
- **Behandlungsmethode**
  - Applied Relaxation
- **Evidenzgrad**
  - AR wurde als zusätzliches Therapiemodul im Rahmen einer KVT eingesetzt; entsprechende Dismantling-Studien fehlen (Expertenkonsens)
- **Empfehlung**
  - AR kann für Patienten mit einer generalisierten Angststörung im Rahmen einer KVT angeboten werden (KKP)

Psychoanalytische (psychodynamische) Therapie

Da andere Leitlinien psychodynamische Verfahren nicht empfehlen (**Tab. 6.19**), wurde eine eigene Recherche durchgeführt. Die Einzelheiten dieser Recherche finden sich im Anhang, Abschn. A.3.2

Kontrollierte Studien
Durham et al. (1994)

- Eine größere Studie verglich KVT, analytische Psychotherapie (PDTh) und eine Kontrollgruppe (»Anxiety Management« durch Assistenzärzte ohne psychotherapeutische Erfahrung, die eine Kurzeinweisung bekamen) (Durham et al., 1994). KVT und PDTh wurden durch erfahrene verhaltenstherapeutische bzw. analytische Psychotherapeuten in einer Kurzversion (8–10 Stunden) und in einer Langversion (16–20 Stunden) durchgeführt, die Kontrollgruppe nur in der Kurzversion. Die PDTh wurde nicht manualisiert durchgeführt. Es handelte sich dabei um eine psychodynamische Kurzzeitpsychotherapie, die sich an dem Vorgehen analytischer Psychotherapie orientierte und bewusst auf supportive Therapieelemente (Vergewisserung und Rat) verzichtete. Diese Behandlung war signifikant weniger wirksam als KVT.

Leichsenring et al. (2009)

- In einer Studie (Leichsenring et al., 2009) waren KVT (29/27) und PDTh (28/25) auf dem Haupt-

⬛ **Tab. 6.19** Generalisierte Angststörung: Psychodynamische Therapie. Evidenz- und Empfehlungsgrade der Referenzleitlinien

Leitlinie	Evidenzgrad	Empfehlung
AkdÄ	Ausreichende Studien liegen nicht vor	Nicht empfohlen
BAP	Psychodynamic psychotherapy … has not been found superior to control interventions, or … not been subject to controlled investigations. (keine Evidenzgraduierung)	Nicht empfohlen
WFSBP	In a comparison with psychoanalytic treatment, CBT was more effective (keine Evidenzgraduierung)	Nicht empfohlen, da keine ausreichenden Studien vorliegen (keine Empfehlungsgraduierung)
CPA	Data on these strategies are insufficient to consider them established alternatives	Not recommended
NICE	Nicht erwähnt	–

effizienzmaß nicht signifikant unterschiedlich, obwohl die KVT numerisch (um durchschnittlich 2,5 Punkte auf der HAMA[1]) bessere Werte erzielte. Dies ist ein bedeutsamer klinischer Unterschied (Nutt et al., 2008). Die Fallzahl der Studie war für einen non-inferiority-Vergleich nicht ausreichend groß, wie die Autoren konstatieren (siehe auch Milrod (2009). Auch in den anderen Skalen zeigten sich numerische Vorteile für die KVT, die in 3 von 7 Skalen signifikant waren (Anhang ▶ Tab. A.41). Diese Studie kann also nicht als Nachweis der Gleichwirksamkeit beider Verfahren herangezogen werden; sie lässt eher den Schluss zu, dass KVT wirksamer ist als PDTh. Ein weiteres Problem ist das Fehlen einer Kontrollgruppe, so dass nicht gesagt werden kann, ob eine der beiden Therapien oder beide sich von einem psychologischen Placebo unterscheiden (assay sensitivity). Das Haupteffektivitätskriterium wurde von blinden Ratern erhoben, bei den anderen Skalen handelte es sich um Selbstbeurteilungsskalen).

Follow-up-Untersuchungen
Durham et al. (1999)
— In einer Follow-up-Untersuchung der Studie von Durham et al. (1994) hatte KVT langfristigere Wirkungen als analytische Psychotherapie (Durham et al., 1999).

---

1 Ein Unterschied von 2,0 Punkten auf der HAMA wird standardmäßig als klinisch bedeutsam angesehen

Salzer et al. (2011)
— In der Follow-up-Auswertung der Studie von Leichsenring et al. (2009) blieben nach 12 Monaten Follow-up bei KVT und psychodynamischer Therapie die Wirkungen im Wesentlichen erhalten; es zeigte sich im Haupteffektivitätskriterium kein signifikanter Unterschied zwischen der KVT und der PDTh; es fand sich auf 2 von 7 Skalen ein signifikanter Vorteil für die KVT (Salzer et al., 2011); auch auf den anderen Skalen fanden sich erhebliche numerische Unterschiede zuungunsten der PDTh. Die Stichprobengröße war nach 1 Jahr auf 24 (KVT) bzw. 17 (PDTh) Patienten verringert, so dass die Teststärke weiter absank und auch hier die Gleichwirksamkeit nicht bewiesen werden kann.

Therapiedauer
Die Studie von Leichsenring et al. (2009) beinhaltete bis zu 30 Therapiesitzungen. Über eine Wirksamkeit längerer Therapien kann nichts ausgesagt werden.

Referenzleitlinien
⬛ Tab. 6.19

- **Zusammenfassende Beurteilung**
— In der Zusammenschau gibt es keine ausreichende Evidenz, dass psychodynamische Psychotherapie besser wirkt als ein psychologisches Placebo. Psychodynamische Therapie scheint einer KVT unterlegen zu sein.

— Die vorliegenden Studien wurden über bis zu 30 Stunden durchgeführt. Zu längerdauernden Therapien fehlen Daten.

— Es fehlen Vergleiche mit einer Warteliste.

■■ Generalisierte Angststörung

— **Behandlungsmethode:** Psychodynamische Psychotherapie
Evidenzgrad: IIa
Empfehlung: Patienten mit einer generalisierten Angststörung sollte eine psychodynamische Psychotherapie angeboten werden, wenn sich eine KVT nicht als wirksam erwiesen hat, nicht verfügbar ist oder wenn eine diesbezügliche Präferenz des informierten Patienten besteht (B). Sondervotum des bvvp: siehe Anhang ▶ Abschn. A.7

— **Behandlungsmethode:** Manualisierte Therapie
Evidenzgrad: Expertenkonsens
Empfehlung: Die psychodynamische Psychotherapie soll sich an empirisch fundierten Manualen orientieren (KKP).

— **Behandlungsmethode:** Behandlungsdauer
Evidenzgrad: Expertenkonsens
Empfehlung: Bei Patienten mit einer GAD sollte die Therapiedauer entsprechend der Krankheitsschwere, Komorbidität und psychosozialer Rahmenbedingungen individuell geplant werden (KKP).

Internet-basierte PDTh mit minimalem Therapeutenkontakt

— In einer Studie wurde Internet-gestützte KVT mit einer Internet-gestützte psychodynamischen Therapie und einer Warteliste verglichen. Der Therapeutenkontakt via Videokonferenz war minimal. Beide Formen unterschieden sich nicht voneinander und von der Warteliste (Andersson et al., 2012).

Es fehlt der Nachweis, dass Internet-basierte PDTh mit minimalem Therapeutenkontakt wirksam ist.

Vorgehen bei Patienten, die die durch eine Psychotherapie nicht gebessert wurden

Es gibt keine Studien, die die Wirksamkeit einer Psychotherapie bei therapierefraktärer GAD überprüft haben.

6.2.2   Pharmakotherapie

Selektive Serotonin-Wiederaufnahmehemmer (SSRIs)

In zahlreichen RCTs wurde die Wirksamkeit von SSRIs bei GAD nachgewiesen:

— *Escitalopram* war Placebo überlegen (Davidson et al., 2004b; Goodman et al., 2005). In einer Studie mit älteren Patienten war Escitalopram Placebo bezüglich der kumulativen Responserate überlegen; allerdings fand sich in der ITT-Analyse keine Überlegenheit (Lenze et al., 2009). In einer Dreiarmstudie waren Escitalopram und Paroxetin Placebo überlegen (Baldwin et al., 2006). In einem Referenzvergleich mit Quetiapin war Escitalopram Placebo überlegen (Merideth et al., 2012). In einem Vergleich mit Venlafaxin unterschied sich Escitalopram auf dem primären Effizienzmaß nicht von Placebo; ein Unterschied zeigte sich aber auf allen anderen Skalen (Bose et al., 2007). In einer Rückfallverhinderungsstudie über 24–76 Wochen war Escitalopram Placebo überlegen (Allgulander et al., 2006). In einer 24-Wochen-Studie waren Escitalopram und Paroxetin gleich wirksam (Bielski et al., 2005). Eine Studie mit nicht ausreichender Teststärke zeigte Gleichwirksamkeit von Escitalopram und Bupropion (Bystritsky et al., 2008).

— *Paroxetin* war in DBPK-Studien wirksam (Pollack et al., 2001; Rickels et al., 2003). Die langfristige Wirksamkeit gegenüber Placebo zeigte sich in einer 24-Wochen-Studie, die im Anschluss an eine 8-wöchige offene Behandlung mit Paroxetin durchgeführt wurde (Stocchi et al., 2003), außerdem einem 24-Wochen-Vergleich mit Escitalopram (Bielski et al., 2005).

— *Sertralin* war wirksamer als Placebo (Allgulander et al., 2004a; Brawman-Mintzer et al., 2006). In einem Vergleich der SSRIs Paroxetin und Sertralin waren beide gleich wirksam (Ball et al., 2005).

Referenzleitlinien
▢ Tab. 6.20

Tab. 6.20 Generalisierte Angststörung: SSRIs. Evidenz- und Empfehlungsgrade der Referenzleitlinien		
Leitlinie	**Evidenzgrad**	**Empfehlung**
AkdÄ		Empfohlen (keine Empfehlungsgraduierung)
BAP	Die SSRIs Escitalopram, Paroxetin und Sertralin sind als Mittel erster Wahl bei der GAD anzusehen (Ia)	A
WFSBP	Die SSRIs Escitalopram, Paroxetin und Sertralin sind als Mittel erster Wahl bei der GAD anzusehen (A)	1
CPA	1	First line
NICE	SSRI sind wirksam	B

- **Zusammenfassende Beurteilung**
- - **Generalisierte Angststörung**
- **Behandlungsmethode:** SSRIs
- **Evidenzgrad:** Ia (Leitlinienadaptation)
- **Empfehlung**
  - Patienten mit einer generalisierten Angststörung sollen die SSRIs Paroxetin oder Escitalopram angeboten werden (A).
  - Der SSRI Sertralin ist nicht für die Behandlung der generalisierten Angststörung zugelassen.
  - Patienten mit einer generalisierten Angststörung sollte Sertralin im Rahmen eines Therapieversuchs angeboten werden, wenn andere Therapien mit der Empfehlung A nicht wirksam waren oder nicht vertragen wurden (B).

Für den SSRI Sertralin ist die Wirksamkeit in klinischen Studien nachgewiesen, ohne dass eine Zulassung besteht. Wenn solche Medikamente verordnet werden (off-label-Gebrauch), sind medizinrechtliche Fragen zu beachten.

Selektive Serotonin-Noradrenalin-Wiederaufnahmehemmer (SNRIs)

Zwei SNRIs, Venlafaxin und Duloxetin wurden bei GAD untersucht.

- Venlafaxin war Placebo überlegen (Bose et al., 2007; Lenox-Smith u. Reynolds, 2003; Nimatoudis et al., 2004; Rickels et al., 2000b). In Vergleichsstudien war es Placebo überlegen und ebenso wirksam wie Duloxetin (Hartford et al., 2007; Nicolini et al., 2009) und Pregabalin (Montgomery et al., 2006). In einem

Dreiarmvergleich war nur Pregabalin, nicht aber Venlafaxin Placebo überlegen (Kasper et al., 2009). In einer weiteren Vergleichsuntersuchung war es wirksamer als Buspiron (Davidson et al., 1999); signifikante Überlegenheit fand sich aber nur für den HAM-A psychic anxiety factor, ängstliche Stimmung und Anspannung, nicht aber für den HAM-A Gesamtwert und die CGI. In einem Vergleich mit Diazepam als aktive Kontrolle war das Benzodiazepin signifikant wirksamer als Placebo, nicht aber Venlafaxin (Hackett et al., 2003). In placebokontrollierten Langzeitstudien über 6 Monate konnte die Wirkung bestätigt werden (Allgulander et al., 2001; Gelenberg et al., 2000; Lenox-Smith u. Reynolds, 2003). Auch wenn Studien keinen Unterschied zu Placebo auf den Haupteffizienzmaßen fanden, so zeigte sich doch in der überwiegenden Anzahl von Studien eine Überlegenheit gegenüber Placebo.
- Für *Duloxetin* wurde eine eigene Recherche der Leitliniengruppe durchgeführt, da das Medikament in den Referenzleitlinien noch nicht erwähnt wurde, weil die RCTs zu Duloxetin jüngeren Datums sind. Die Details zur Qualität der eingeschlossenen Studien finden sich im Anhang ▶ Abschn. A.4.2. Das Medikament war in DBPK-Studien wirksam (Koponen et al., 2007; Rynn et al., 2008) sowie in Dreiarmvergleichen mit Venlafaxin und Placebo (Hartford et al., 2007; Nicolini et al., 2009). Ein Non-inferiority-Vergleich bestätigte die Gleichwirksamkeit von Duloxetin und Venlafaxin (Allgulander et al., 2008). In einer

◻ Tab. 6.21   Generalisierte Angststörung: SNRIs. Evidenz- und Empfehlungsgrade der Referenzleitlinien

Leitlinie	Evidenzgrad	Empfehlung
AkdÄ		Mittel erster Wahl
BAP	Ia	Der SNRI Venlafaxin ist als Mittel erster Wahl bei der GAD anzusehen (A) (Duloxetin war zur Zeit der Leitlinienerstellung nicht verfügbar).
WFSBP	A	Der SNRI Venlafaxin ist als Mittel erster Wahl bei der GAD anzusehen (1) (Duloxetin war zur Zeit der Leitlinienerstellung nicht verfügbar).
CPA	1	1st line
NICE	Venlafaxin ist wirksam (Duloxetin war zur Zeit der Leitlinienerstellung nicht verfügbar).	Nur wenn Sertralin nicht wirkt, kann Venlafaxin versucht werden.

DBPK-Studie über 26 Wochen, die sich an eine 26-wöchige offene Behandlung anschloss, war Duloxetin wirksamer als Placebo (Davidson et al., 2008b).

Referenzleitlinien
◻ Tab. 6.21

- **Zusammenfassende Beurteilung**

Da der SNRI Duloxetin zur Zeit der Erstellung der Leitlinien noch nicht verfügbar war, wurde eine eigene Recherche der Leitliniengruppe durchgeführt. Alle 5 placebokontrollierten Studien zeigten eine Wirksamkeit. Eine Gleichwirksamkeit mit dem Referenzpräparat Venlafaxin konnte durch einen ausreichend gepowerten Non-Inferiority-Vergleich gezeigt werden. Somit ergibt sich nach den verwendeten Kriterien ein Evidenzgrad Ia.

- - **Generalisierte Angststörung**
- **Behandlungsmethode:** SNRIs (Venlafaxin, Duloxetin)
  - **Evidenzgrad:** Venlafaxin: Ia (Leitlinien-adaptation)
  Empfehlung: Patienten mit einer generalisierten Angststörung soll der SNRI Venlafaxin angeboten werden (A).
  - **Evidenzgrad:** Duloxetin: Ia (eigene systematische Recherche)

  Empfehlung: Patienten mit einer generalisierten Angststörung soll der SNRI Duloxetin angeboten werden (A).

Pregabalin

- *Pregabalin* war in DBPK-Studien wirksam (Pohl et al., 2005). Das Medikament wurde in Dreiarmstudien mit Placebo, Lorazepam (Feltner et al., 2003; Pande et al., 2003), Alprazolam (Rickels et al., 2005) und Venlafaxin (Montgomery et al., 2006) verglichen. Pregabalin war ebenso wirksam wie die etablierten Medikamente. Die Wirkung setzte signifikant früher ein als bei Venlafaxin. In einem Dreiarmvergleich war nur Pregabalin, nicht aber Venlafaxin Placebo überlegen (Kasper et al., 2009). Eine DBPK-Studie bewertete Pregabalin bei älteren GAD-Patienten (≥ 65) und zeigte eine gute Wirkung und Verträglichkeit (Montgomery et al., 2008).
- In einer Rückfallverhütungsstudie wurde Pregabalin 8 Wochen offen gegeben; dann wurden die Patienten zu Pregabalin oder Placebo für 24 Wochen randomisiert (Feltner et al., 2008). Obwohl die Studie frühzeitig abgebrochen wurde, konnte die Studie ausgewertet werden. Die Patienten hatten unter Pregabalin signifikant geringer Rückfallraten als die Placebo-Gruppe.

Referenzleitlinien
◻ Tab. 6.22

◘ **Tab. 6.22**   Generalisierte Angststörung: Pregabalin. Evidenz- und Empfehlungsgrade der Referenzleitlinien

Leitlinie	Evidenzgrad	Empfehlung
AkdÄ	(Zur Zeit der Leitlinienerstellung nicht verfügbar)	
BAP	Ib	Medikament 2. Wahl (Zur der Leitlinienerstellung waren nicht alle Studien verfügbar)
WFSBP	A	1
CPA	1	Pregabalin is presently a second-line choice because there is little clinical experience with its use in Canada
NICE	Nicht erwähnt (Zur der Leitlinienerstellung waren nicht alle Studien verfügbar)	

■ **Zusammenfassende Beurteilung**

Trotz guter Evidenz für die Wirksamkeit von Pregabalin erhält das Medikamente wegen der häufigen unerwünschten Wirkungen wie Somnolenz und Benommenheit u.a. sowie Fallberichten über Missbrauch (Anhang ▶ Abschn. A.6) vor allem bei polytoxikomanen Patienten nur eine »sollte« (B)-Empfehlung.

■■ **Generalisierte Angststörung**
━ **Behandlungsmethode**
  ━ Pregabalin
━ **Evidenzgrad**
  ━ Ia (Leitlinienadaptation)
━ **Empfehlung**
  ━ Patienten mit einer generalisierten Angststörung sollte Pregabalin angeboten werden (B).

Buspiron

Der 5 HT$_{1A}$-Agonist *Buspiron* war Placebo in einigen Studien überlegen (Davidson et al., 1999; Enkelmann, 1991; Goldberg u. Finnerty, 1982; Laakmann et al., 1998; Pecknold et al., 1989; Pollack et al., 1997; Sramek et al., 1996) und ebenso wirksam wie Benzodiazepine (Caccia, 1998; Feighner et al., 1982; Goldberg u. Finnerty, 1982; Jacobson et al., 1985; Rickels et al., 1982; Ross u. Matas, 1987; Strand et al., 1990)(nicht alle dieser Studien hatten eine ausreichende Teststärke für einen non-inferiority-Vergleich). Es war aber weniger wirksam als Venlafaxin (Davidson et al., 1999) und Lorazepam (Laakmann et al., 1998). In einer Studie war es Placebo nicht überlegen (Lader u. Scotto, 1998). Eine Langzeitstudie (24 Wochen) verglich Buspiron mit Abecarnil, eine Substanz, die es nicht zur Marktreife geschafft hat (Pollack et al., 1997).

Referenzleitlinien
◘ Tab. 6.23

■ **Zusammenfassende Beurteilung**

Wegen der als im Vergleich zu anderen Medikamenten geringer eingeschätzten Wirkung erhält das Medikament eine »kann« (0)-Empfehlung.

■■ **Generalisierte Angststörung**
━ **Behandlungsmethode**
  ━ Buspiron
━ **Evidenzgrad**
  ━ Ib (Leitlinienadaptation)
━ **Empfehlung**
  ━ Patienten mit einer generalisierten Angststörung kann Buspiron angeboten werden, wenn Therapien der Empfehlungskategorien A oder B unwirksam waren oder nicht vertragen wurden (0).

Antihistamin Hydroxyzin

Zur Behandlung von akuten Angstzuständen werden gelegentlich Antihistaminika eingesetzt. Unter den Antihistaminika ist nur Hydroxyzin untersucht.

Die Wirksamkeit von *Hydroxyzin* wurde in einer DBPK-Studie gezeigt (Darcis et al., 1995; Ferreri et al., 1994). In einem Referenzvergleich war Hydroxyzin Placebo überlegen, während Buspi-

◻ Tab. 6.23 Generalisierte Angststörung: Buspiron. Evidenz- und Empfehlungsgrade der Referenzleitlinien

Leitlinie	Evidenzgrad	Empfehlung
AkdÄ		Empfohlen (keine Empfehlungs-graduierung)
BAP	Ia	A
WFSBP	Medikament 2. Wahl. Ergebnisse mit Buspiron waren inkonsistent (D)	4
CPA	Buspirone was more effective than placebo and as effective as benzodiazepines in several RCTs. It appears to be less effective than venlafaxine XR or hydroxyzine. Some evidence suggests that buspirone may have less efficacy in patients who have previously used benzodiazepines (1)	2nd line: Limited effectiveness in clinical practice relegates buspirone to use as a second line agent
NICE	Nicht erwähnt	

◻ Tab. 6.24 Generalisierte Angststörung: Hydroxyzin. Evidenz- und Empfehlungsgrade der Referenzleitlinien

Leitlinie	Evidenzgrad	Empfehlung
AkdÄ	Studien mit Hydroxyzin lagen bei Leitlinienerstellung noch nicht vor	–
BAP	Ib	A
WFSBP	A	2
CPA	1	3rd line: clinical experience in treating GAD with this agent is limited
NICE	Nicht erwähnt	

ron Placebo nicht überlegen war (Lader u. Scotto, 1998). In einer Dreiarmstudie über 3 Monate wurde Hydroxyzin mit Placebo und dem Benzodiazepin Bromazepam verglichen (Llorca et al., 2002). Die Wirksamkeit von Hydroxyzin wurde bestätigt, wobei keine Unterschiede zwischen den aktiven Medikamenten gefunden wurden.

Allerdings fehlen Rückfallverhinderungsstudien über Zeiträume von 6–12 Monaten.

Hydroxyzin hat sich in der Routinebehandlung der generalisierten Angststörung nicht durchgesetzt.

Referenzleitlinien
◻ Tab. 6.24

- **Zusammenfassende Beurteilung**

Das Medikament ist aus Sicht der Leitliniengruppe für die Praxis nicht relevant.

Opipramol

Opipramol, ein Anxiolytikum, das chemisch den trizyklischen Antidepressiva ähnelt, war in einer Dreiarmstudie wirksamer als Placebo und ebenso wirksam wie Alprazolam (Möller et al., 2001). Langzeitstudien fehlen.

Referenzleitlinien
◻ Tab. 6.25

- **Zusammenfassende Beurteilung**
- ▪▪ **Generalisierte Angststörung**
- ▬ **Behandlungsmethode**
  - ▬ Opipramol
- ▬ **Evidenzgrad**
  - ▬ Ib (Leitlinienadaptation)
- ▬ **Empfehlung**
  - ▬ Patienten mit einer generalisierten Angststörung kann Opi¬pramol angeboten

◘ Tab. 6.25 GAD: Opipramol. Evidenz- und Empfehlungsgrade der Referenzleitlinien

Leitlinie	Evidenzgrad	Empfehlung
AkdÄ	Wenn andere Standardtherapien versagt haben, kann Opipramol eingesetzt werden (keine Evidenzgraduierung)	
BAP	Opipramol nach Studie wirksam, aber in UK nicht verfügbar (Ib)	–
WFSBP	Studienlage nicht ausreichend B)	Medikament 2. Wahl (3)
CPA	Nicht erwähnt; Opipramol nicht verfügbar	
NICE	Nicht erwähnt; Opipramol nicht verfügbar	

◘ Tab. 6.26 Generalisierte Angststörung: TZA. Evidenz- und Empfehlungsgrade der Referenzleitlinien.

Leitlinie	Evidenzgrad	Empfehlung
AkdÄ		Empfohlen (keine Empfehlungsgraduierung)
BAP	Ia (Imipramin)	A
WFSBP	A	Imipramin 2. Wahl, da es mehr unerwünschte Wirkungen verursacht als SSRIs/SNRIs (2)
CPA	1	2nd line
NICE	Nicht erwähnt	–

werden, wenn Therapien der Empfehlungskategorien A oder B unwirksam waren oder nicht vertragen wurden (0).

Trizyklische Antidepressiva (TZAs)
Imipramin war Placebo überlegen und ebenso wirksam wie Vergleichssubstanzen (Hoehn-Saric et al., 1988; Rickels et al., 1993).

Referenzleitlinien
◘ Tab. 6.26

- **Zusammenfassende Beurteilung**
Für Imipramin ist die Wirksamkeit in klinischen Studien nachgewiesen, ohne dass eine Zulassung besteht. Wenn solche Medikamente verordnet werden (off-label-Gebrauch), sind medizinrechtliche Fragen zu beachten.

- ■ **Generalisierte Angststörung**
- **Behandlungsmethode**
  - Trizyklisches Antidepressivum Imipramin
- **Evidenzgrad**
  - Ib (Leitlinienadaptation)
- **Empfehlung**

- Das TZA Imipramin ist nicht für die Behandlung der generalisierten Angststörung zugelassen.
- Patienten mit einer generalisierten Angststörung sollte Imipramin im Rahmen eines Therapieversuchs angeboten werden, wenn andere Therapien mit der Empfehlung A nicht wirksam waren oder nicht vertragen wurden (B).

Quetiapin
Das atypische Antipsychotikum *Quetiapin* wird in der Regel bei schizophrenen Patienten verwendet, und zwar in Dosierungen zwischen 150 und 800 mg/d (Falkai et al., 2005). Zur Behandlung der GAD reichen nach den vorliegenden Studien Dosen von 50–300 mg/Tag aus.
- In einer DBPK-Studie bei Patienten mit GAD war Quetiapin besser wirksam als Placebo (Khan et al., 2011). Die Wirkung setzt bereits ab der ersten Woche ein.
- In Referenzvergleichen mit Paroxetin (Bandelow et al., 2010) und Escitalopram (Merideth et al., 2012) war Quetiapin jeweils Placebo überlegen, wie auch die Referenzmedikamente (Bandelow et al., 2010). Die Wirkung setzte

◘ Tab. 6.27   Generalisierte Angststörung: Quetiapin. Evidenz- und Empfehlungsgrade der Referenzleitlinien

Leitlinie	Evidenzgrad	Empfehlung
AkdÄ	Studien mit Quetiapin lagen bei Leitlinienerstellung noch nicht vor	–
BAP	Studien mit Quetiapin lagen bei Leitlinienerstellung noch nicht vor	–
WFSBP	Positive Ergebnisse mit Quetiapin; Ergebnisse noch vorläufig (A)	1
CPA	Studien mit Quetiapin lagen bei Leitlinienerstellung noch nicht vor	–
NICE	Studien mit Quetiapin lagen bei Leitlinienerstellung noch nicht vor	

bereits ab dem 4. Behandlungstag ein, im Gegensatz zu SSRIs.

- In einer placebokontrollierten Studie bei älteren Patienten war das Medikament ebenfalls wirksam, bei akzeptabler Tolerabilität (Mezhebovsky et al., 2013).
- In einer Rückfallverhütungsstudie wurden Patienten zunächst offen mit Quetiapin behandelt; die Responder wurden dann zu Quetiapin oder Placebo randomisiert. Die Rückfälle waren unter Placebo signifikant häufiger (Katzman et al., 2011).
- Bei Patienten, die nicht oder nur teilweise auf eine SSRI-Behandlung ansprachen, war Quetiapin in einer kleinen offenen Studie besser wirksam als Placebo (Altamura et al., 2011).

In den GAD-Studien wurde Quetiapin niedriger dosiert als in der Schizophreniebehandlung (50–300 mg)/Tag.

Quetiapin ist für die Behandlung der generalisierten Angststörung in Europa nicht zugelassen. Es kommt daher nur für die Behandlung von Patienten infrage, bei denen Standardtherapien nicht wirksam waren oder nicht vertragen wurden.

Referenzleitlinien
◘ Tab. 6.27

- **Zusammenfassende Beurteilung**

Quetiapin ist in Deutschland nicht für die Behandlung der GAD zugelassen. Trotz guter Datenlage hinsichtlich der Wirksamkeit kann das Medikament wegen seines Nebenwirkungsprofils (metabolisches Syndrom u.a. unerwünschte Wirkungen) nur im Rahmen eines Therapieversuchs Patienten mit einer generalisierten Angststörung angeboten werden,

wenn Therapien der Empfehlungskategorien A oder B unwirksam waren oder nicht vertragen wurden.

- ▪▪ **Generalisierte Angststörung**
- **Behandlungsmethode**
  - Quetiapin
- **Evidenzgrad**
  - Expertenkonsens
- **Empfehlung**
  - Quetiapin ist in Deutschland nicht für die Behandlung der generalisierten Angststörung zugelassen. Wenn Therapien der Empfehlungskategorien A oder B unwirksam waren oder nicht vertragen wurden, kann Quetiapin im Rahmen eines Therapieversuchs Patienten mit einer generalisierten Angststörung angeboten werden (KKP).

Benzodiazepine
Einige Benzodiazepine wurden bei GAD untersucht.

- *Alprazolam* war Placebo überlegen und ebenso wirksam wie Vergleichssubstanzen (Castillo et al., 1987; Cohn u. Wilcox, 1984; Elie u. Lamontagne, 1984; Enkelmann, 1991; Hoehn-Saric et al., 1988; Lydiard et al., 1997; Möller et al., 2001).
- *Diazepam* war in DBPK-Studien (Ansseau et al., 1991; Boyer u. Feighner, 1993; Fontaine et al., 1983; Pecknold et al., 1989; Rickels et al., 2000a; Rickels et al., 1993; Rickels et al., 1997) und Referenzvergleichen wirksam (Elie u. Lamontagne, 1984; Feighner et al., 1982; Jacobson et al., 1985; Rickels et al., 2005; Ross u. Matas, 1987). In einer Studie war es Placebo überlegen, aber Bromazepam unterlegen (Fontaine et al., 1983).

◘ Tab. 6.28 Generalisierte Angststörung: Benzodiazepine. Evidenz- und Empfehlungsgrade der Referenzleitlinien.

Leit-linie	Evidenzgrad	Empfehlung
AkdÄ		Gerechtfertigt, wenn andere Behandlungen nicht wirksam waren oder aufgrund von unerwünschten Wirkungen nicht vertragen wurden. Auch zur Überbrückung der Zeit bis zum Wirkungseintritt der Antidepressiva oder bei kurzen Belastungen
BAP	Alprazolam und Diazepam sind wirksam (Ia)	Nur für Kurzzeittherapie geeignet, oder wenn Standardtherapien versagt haben (A)
WFSBP	A	In treatment-resistant cases, benzodiazepines (alprazolam, diazepam) may be used when the patient does not have a history of dependency. Also, they can be combined with antidepressants in the first couple of weeks of treatment before the onset of efficacy of the antidepressants.
CPA	Alprazolam, bromazepam, lorazepam and diazepam have demonstrated efficacy (1), Despite rapid initial relief of anxiety symptoms, evidence suggests that the effects of benzodiazepines may not be significantly different from those of placebo after 4 to 6 weeks of treatment	2nd line: Because of side effects (sedation and potential for cognitive impairment and ataxia, particularly in the elderly) and dependence and withdrawal issues, benzodiazepines are generally recommended only for short-term use. To stay well, however, some patients will require long-term adjunctive treatment with benzodiazepines
NICE		Nur kurzzeitig bei Krisen anwenden

— *Lorazepam* war Placebo in 3 Studien überlegen (Feltner et al., 2003; Fontaine et al., 1986; Fresquet et al., 2000; Pande et al., 2003) und ebenso wirksam wie Alprazolam (Cohn u. Wilcox, 1984).

— *Bromazepam* war ebenso wirksam wie Hydroxyzin (Llorca et al., 2002) und Lorazepam (Fontaine et al., 1986) und besser wirksam als Diazepam (Fontaine et al., 1983).

— *Clobazam* war Placebo überlegen (Castillo et al., 1987).

Referenzleitlinien
◘ Tab. 6.28

■ **Zusammenfassende Beurteilung**
Trotz nachgewiesener Wirkung werden die Medikamente wegen ihrer unerwünschten Wirkungen, insbesondere dem Abhängigkeitspotenzial, nicht zur Angstbehandlung empfohlen. In Ausnahmefällen (z.B. schwere kardiale Erkrankungen, Kont-

raindikationen für Standardmedikamente, Suizidalität u.a.) können Benzodiazepine unter sorgfältiger Risiko-Nutzen-Abwägung angewendet werden.

■■ **Generalisierte Angststörung**
— **Behandlungsmethode**
  — Benzodiazepine
— **Evidenzgrad**
  — Ia (Leitlinienadaptation)
— **Empfehlung**
  — Patienten mit einer generalisierten Angststörung sollen Benzodiazepine nicht angeboten werden (A).

Andere Medikamente
— *Agomelatin*, ein Antidepressivum, ist ein Melatoninagonist und 5-HT$_{2C}$-Antagonist. In einer Studie war Agomelatin Placebo überlegen (Stein et al., 2008). Eine Rückfallverhinderungsstudie zeigte Überlegenheit gegenüber Placebo (Stein et al., 2012).

- *Valproat* war in einer DBPK-Studie wirksam (Aliyev u. Aliyev, 2008).
- In einer kleinen DBPK-Studie zeigte *Bupropion* gleiche Wirksamkeit wie Escitalopram (Bystritsky et al., 2008). Allerdings reichte die Teststärke nicht für einen Non-inferiority-Vergleich.
- *Tiagabin*, ein Antikonvulsivum aus der Gruppe der selektiven GABA-Wiederaufnahmehemmer, war in DBPK-Studien nicht besser wirksam als Placebo (Pollack et al., 2005; Pollack et al., 2008).
- Propranolol zeigte keine ausreichende Wirkung bei GAD (Meibach et al., 1987).

Homöopathische und pflanzliche Präparate

- In einer Studie ohne Placebokontrolle war ein *Lavendelölextrakt* ebenso wirksam wie das Benzodiazepin Lorazepam (Woelk u. Schläfke, 2010). Allerdings hatte die Studie methodische Probleme: Die Teststärke der Studie war mit n = 77 wahrscheinlich für einen Non-inferiority-Vergleich nicht ausreichend. Lorazepam hat eine relativ kurze Halbwertszeit, wurde aber in der Studie nur einmal täglich (statt dreimal täglich) gegeben, so dass die Wirksamkeit möglicherweise eingeschränkt war.
- In der einzigen DBPK-Studie mit einem homöopathischen Präparat fand sich kein Unterschied zu Placebo (Bonne et al., 2003).

In einer Metaanalyse zu GAD-Therapien wurde für komplimentäre/alternative Therapieverfahren (Kava-Kava[2] und Homöopathie) ein signifikant *geringere* Effektstärke gefunden als für Placebo (Hidalgo et al., 2007).

Folgende Studien zu pflanzlichen Präparaten wurden nicht berücksichtigt, da sie nicht den Anforderissen der vorliegenden Leitlinie (Erfüllung der ICD-10- oder DSM-IV-Kriterien) entsprechen:

- Ein *Ginkgo biloba*-Extrakt war in einer DBPK-Studie wirksam; allerdings bestand die Stichprobe aus Patienten mit GAD und »Anpassungsstörungen mit ängstlicher Stimmung« (Woelk et al., 2007).
- In einer DBPK-Studie war Lavendelöl bei Patienten mit einer »Angststörung, nicht näher spezifiziert« wirksamer als Placebo (Kasper et al., 2010).

Vergleich zwischen den Medikamenten

In einer Metaanalyse wurden die Effektstärken der Medikamentengruppen untereinander verglichen. Die beste Effektstärke fand sich für Pregabalin, gefolgt von Antihistaminika, SNRI, Benzodiazepinen, SSRIs, Azapironen und komplimentäre/alternative Verfahren (Hidalgo et al., 2007). Eine weitere Metaanalyse beschäftigte sich vor allem mit Benzodiazepinen und Buspiron, da zum Zeitpunkt der Erstellung die heute empfohlenen Medikamente noch nicht ausreichend untersucht worden waren (Mitte et al., 2005).

Langzeit- und Rückfallverhinderungsstudien

Die GAD ist in der Regel eine chronische Störung und erfordert eine langfristige Behandlung. Nach den oben genannten Studien waren Escitalopram, Paroxetin, Venlafaxin, Duloxetin und Pregabalin in der Langzeit-Rückfallprophylaxe wirksamer als Placebo. Eine Metaanalyse zur antidepressiven Behandlung fand robuste Behandlungseffekte (Donovan et al., 2010). Aus diesen Studien geht hervor, dass die Behandlung nach Eintreten der Remission noch 6–12 Monate fortgeführt werden sollte (Ia/A), obwohl eine optimale Therapiedauer nicht identifiziert werden kann. Die Dauer kann verlängert werden, wenn ein Absetzversuch zu einem Wiederauftreten der Angstsymptomatik führt, wenn der Krankheitsverlauf besonders schwer war oder wenn sich aus der Anamnese des Patienten Hinweise auf eine lange Behandlungsnotwendigkeit ergeben.

Vorgehen bei Patienten, die durch eine medikamentöse Standardtherapie nicht gebessert wurden

Einige wenige Studien untersuchten die Wirkung atypischer Antipsychotika als Augmentationstherapie bei Patienten, die sich durch medikamentöse Standardtherapien nicht gebessert haben.

---

2   Kava-kava wurde wegen Lebertoxizität vom Markt genommen.

- In einer DBPK-Studie mit therapieresistenter GAD führte die zusätzliche Gabe von *Risperidon* zu der anxiolytischen Medikation zu signifikanter Besserung (Brawman-Mintzer et al., 2005)
- Bei Patienten, die auf eine Monotherapie mit Fluoxetin nicht ausreichend gebessert wurden, war die Augmentation mit *Olanzapin* einer zusätzlichen Gabe von Placebo überlegen (Pollack et al., 2006).
- In einer Studie war Pregabalin als add-on-Therapie bei Patienten mit Non-Response auf SSRIs/SNRIs wirksamer als Placebo (Rickels et al., 2012).
- Eine Studie mit kleiner Stichprobe zeigte keinen Effekt einer zusätzlichen Gabe von *Quetiapin* zu einer Paroxetin-Medikation bei therapieresistenten Patienten (Simon et al., 2008).
- In einer Studie mit kleiner Stichprobe wurden therapierefraktäre Patienten mit *Ziprasidon* oder Placebo behandelt; es zeigte sich kein Unterschied (Lohoff et al., 2010).
- In einer weiteren Studie war eine add-on-Therapie mit *Risperidon* nicht wirksamer (Pandina et al., 2007)

Nach einer systematischen Übersicht kontrollierter Studien war die Datenlage für Pregabalin am robustesten (Samuel et al., 2011).

Einige Medikament wurden in offenen Studien untersucht (► Tab. 1.7) (siehe auch Bandelow et al. (2008; Samuel et al., 2011).

Es gibt keine Studien, die die Wirksamkeit einer Psychotherapie bei Patienten, die auf eine medikamentöse Therapie nicht ausreichend ansprachen, überprüft haben. Es erscheint aber nach klinischer Erfahrung sinnvoll, einen Versuch mit einer evidenzbasierten Psychotherapie durchzuführen.

Behandlung von älteren Patienten

Die meisten RCTs wurden mit Patienten im Alter von 18–65 durchgeführt. Die folgenden Studien beschäftigten sich mit älteren Patienten:

- Eine DBPK-Studie bewertete Pregabalin bei älteren GAD-Patienten (≥65) und zeigte eine gute Wirkung und Verträglichkeit (Montgomery et al., 2008).

- In einer placebokontrollierten Studie bei älteren Patienten war Quetiapin wirksam (Mezhebovsky et al., 2013).
- In einer Studie mit älteren Patienten war Escitalopram Placebo bezüglich der kumulativen Responserate überlegen; allerdings fand sich in der ITT-Analyse keine Überlegenheit (Lenze et al., 2009).
- In einer kleinen Studie mit älteren Patienten war Citalopram Placebo überlegen; allerdings erfüllte die Studie nicht die Kriterien dieser Leitlinie, da nicht alle Patienten eine GAD hatten (Lenze et al., 2005).
- In einer *post-hoc*-Analyse der älteren Patienten aus 4 GAD-Studien erwies sich Duloxetin als effektiv (Davidson et al., 2008a).
- In einer *post-hoc*-Analyse der älteren Patienten aus 5 GAD-Studien war Venlafaxin hinsichtlich der CGI-Response-Rate signifikant wirksamer als Placebo, aber nicht auf allen primären Effizienzmaßen (Katz et al., 2002).

Eine Studie fand bei älteren Patienten mit verschiedenen Angststörungen einen Unterschied zwischen Sertralin und einer Warteliste, nicht aber zwischen KVT und Warteliste (Schuurmans et al., 2006). Die Studie wurde nicht in die Analyse miteinbezogen, da verschiedenen Angststörungen untersucht wurden und die Stichprobe eingeschränkt war (ältere Patienten).

6.2.3 Vergleich von Psycho- und Pharmakotherapie und Kombinationen

Es wurde eine gesonderte Recherche durchgeführt. Die Qualitätsanalyse der Studien findet sich im Anhang ► Abschn. A.4). Es liegen keine Studien vor, die in dieser Leitlinie mit dem Empfehlungsgrad A empfohlene Medikamente mit Psychotherapie vergleichen.

Wirkt Psychotherapie besser oder schlechter als Medikamente?

Zwei Studien untersuchten diese Fragestellung:

- Eine Studie verglich KVT, »Anxiety Management« (eine relaxationsorientierte Therapie),

Benzodiazepine und Warteliste. Alle 3 aktiven Bedingungen waren effektiver als die Warteliste, aber unterschieden sich nicht untereinander (Lindsay et al., 1987). Die Studie war mit 4×10 Patienten nicht teststark genug, um Unterschiede zu entdecken.

- Eine Studie verglich Diazepam, Placebo, KVT, KVT + Diazepam und KVT + Placebo (Power et al., 1990). Es wurde kein Haupteffektivitätskriterium genannt: es wurden 6 verschiedene Vergleiche durchgeführt, die einer Bonferroni-Korrektur z.T. nicht standhalten würden. KVT + Diazepam hatte die beste Wirkung; gefolgt von KVT. KVT plus Placebo war weniger gut wirksam. Diazepam war wirksamer als Placebo.

Eine Studie verglich Buspiron, Placebo, »Anxiety Management« (eine KVT-Variante mit Modifikation des Vermeidungverhaltens u.a.) und als psychologisches Placebo »nondirektive Therapie« (definiert als »clients were allow to talk about any topics they wished«)(Lader u. Bond, 1998). Da in der Publikation fast alle wesentlichen Angaben fehlen, wurde sie nicht in die Analyse miteinbezogen.

Eine Studie fand bei älteren Patienten mit verschiedenen Angststörungen einen Unterschied zwischen Sertralin und einer Warteliste, nicht aber zwischen KVT und Warteliste (Schuurmans et al., 2006). Die Studie wurde nicht in die Analyse mit einbezogen, da verschiedenen Angststörungen untersucht wurden und die Stichprobe eingeschränkt war (ältere Patienten).

Wirkt Psychotherapie plus Psychopharmakotherapie besser oder schlechter als Psychotherapie allein?

- Eine Studie fand keine signifikant bessere Wirksamkeit einer Kombination von KVT und Diazepam, verglichen mit reiner KVT (Power et al., 1990).

Wirkt Psychotherapie plus Psychopharmakotherapie besser oder schlechter als ein Medikament allein?

- Eine Studie fand einen Vorteil der Kombination aus Verhaltenstherapie und Diazepam gegenüber der reinen Diazepambehandlung (Power et al., 1990).

Hat Psychotherapie nach Beendigung eine länger anhaltende Wirkung als Psychopharmakotherapie?

- Es gibt keine verwertbaren Studien.

Zusammenfassung: Medikamentöse und psychotherapeutische Verfahren und Kombinationstherapien im Vergleich

Die Bewertung wird dadurch erschwert, dass als Standardtherapie für die generalisierte Angststörung verwendete Medikamente (SSRIs, SNRIs, Pregabalin) bisher nicht mit Psychotherapien verglichen wurden. Außerdem reichen die vorliegenden Studien wegen methodologischer Schwächen (zu niedrige Power) nicht aus, um Schlüsse zu ziehen.

Aufgrund einer systematischen Übersicht von direkten Vergleichen einer Verhaltenstherapie, einer Pharmakotherapie und der Kombination aus beiden gibt es folgende Evidenz:

- Es gibt keine ausreichende Evidenz, dass KVT besser wirkt als eine Pharmakotherapie oder umgekehrt.
- Es gibt keine Daten zu der Frage, ob eine KVT eine länger anhaltende Wirkung hat als eine medikamentöse Therapie

Referenzleitlinien
☐ Tab. 6.29

- Zusammenfassende Beurteilung
- ■ Generalisierte Angststörung
- Maßnahme: Psycho- und Pharmakotherapie
  Evidenzgrad: Aufgrund der Studienlage kann nicht entschieden werden, ob eine Kombination wirksamer ist als die jeweiligen Monotherapien (Expertenkonsens)
  Empfehlung: Patienten mit einer generalisierten Angststörung soll angeboten werden (A):
  - Psychotherapie
  - Pharmakotherapie
  Dabei soll die Präferenz des informierten Patienten berücksichtigt werden. Im Informationsgespräch sollen insbesondere folgende Aspekte eine Rolle spielen: Wirkeintritt, Nach-

◻ **Tab. 6.29** Generalisierte Angststörung: Kombination von Psycho- und Pharmakotherapie. Evidenz- und Empfehlungsgrade der Referenzleitlinien

Leitlinie	Evidenzgrad	Empfehlung
AkdÄ	Bei der generalisierten Angststörung ist die Datenlage zur Kombinationstherapie noch nicht ausreichend, obwohl die vorliegenden Studien eher für eine Kombination sprechen (keine Evidenzgraduierung)	Empfohlen
BAP	It is uncertain whether combining drug and psychological treatments is associated with greater overall efficacy than with either treatment, given alone (Ib)	
WFSBP	Data on the advantages of combining drugs and psychological therapy are almost completely lacking.	When GAD is comorbid with depression, which is more the rule than the exception, pharmacotherapy with antidepressants is more strongly indicated.
CPA	1-2	There is strong evidence for the effectiveness of either CBT or pharmacotherapy alone for GAD. Unfortunately, few studies compare these approaches in the same trial, and even fewer evaluate combined treatment. A recent metaanalytic review identified 2 studies that compared groups receiving diazepam with CBT and CBT alone… There is no current evidence to support the routine combination of CBT and pharmacotherapy. However, as in other anxiety disorders, when patients do not benefit from CBT or have a limited response, a trial of pharmacotherapy is advisable. Similarly, patients who show limited benefit from pharmacotherapy may benefit from CBT

haltigkeit, unerwünschte Wirkungen und Verfügbarkeit.

— **Maßnahme:** Vorgehen bei Therapieresistenz
Evidenzgrad: Expertenkonsens
Empfehlung: In Fällen, in denen eine Psycho- oder Pharmakotherapie nicht ausreichend wirksam war, soll die jeweils andere Therapieform angeboten werden oder kann eine Kombination von Psychotherapie und Pharmakotherapie angeboten werden (KKP).

Zum Wechsel des Medikaments bzw. Augmentationsstrategien bei Therapieresistenz siehe ▶ Tab. 1.7.

6.2.4 Behandlung von komorbiden Störungen

Bei Komorbidität mit Depression soll eine leitliniengerechte antidepressive Therapie erfolgen (Expertenkonsens, KKP).

6.2.5 Sport

— In einer Studie wurde Gewichtheben, Laufen und Warteliste bei GAD verglichen. Ein primäres Effizienzmaß wurde nicht genannt; nach Bonferronikorrektur ergaben sich keine signifikanten Unterschiede (Herring et al., 2012).

6.2.6 Selbsthilfegruppen

Es fehlen Studien zur Wirksamkeit von Selbsthilfegruppen bei generalisierter Angststörung.

Patienten und Angehörige sollen über Selbsthilfe- und Angehörigengruppen informiert und, wenn angebracht, zur Teilnahme ermuntert werden ((Expertenkonsens; KKP).

6.3 Soziale Phobie

6.3.1 Psychotherapie

Verhaltenstherapie
Vergleiche mit einer Warteliste

− KVT, Exposition oder vergleichbare Techniken wirkten besser als eine Wartelistenbedingung: dies gilt für Exposition (Butler et al., 1984; Mersch, 1995); KVT (Kocovski et al., 2013; Stangier et al., 2011), KVT, Exposition + Relaxation und Exposition + Applied Relaxation (Clark et al., 2006); Selbstexposition mit oder ohne KVT (Salaberria u. Echeburua, 1998), Gruppen-KVT (Fonseca D'El Rey et al., 2008; Mörtberg et al., 2006), Gruppen-KVT und Exposition (Hofmann, 2004). In einer Studie war Exposition besser als eine Warteliste, während Gruppen-KVT nur in wenigen Skalen besser war (Hope et al., 1995).

Vergleiche mit psychologischem oder Pillenplacebo

− Mehrere Studien fanden eine Überlegenheit einer KVT gegenüber psychologischen Placebos : vs. »a credible placebo control (Heimberg et al., 1990)(KV-Gruppentherapie), supportive Therapie (»empathisches Zuhören« ohne kognitive oder analytische Techniken)(Cottraux et al., 2000) oder vs. nichtspezifische Therapie (Rapee et al., 2009). Auch gegenüber einem Pillenplacebo war die KVT überlegen (Clark et al., 2003; Davidson et al., 2004c; Prasko et al., 2006). Intensive Einzel-KVT war wirksamer als Gruppen-KVT bzw. treatment as usual (TAU) (Mörtberg et al., 2007).

− Mehrere Studien fanden keinen Unterschied zwischen der KVT bzw. Exposition und einer Placebobedingung: vs. Relaxation durch ein audiovisuelles Gerät (Smits et al., 2006) oder Pillenplacebo (Turner et al., 1994)[3](Blanco et al., 2010; Oosterbaan et al., 2001). Eine weitere Studie fand keine Überlegenheit einer Expositionstherapie gegenüber »allgemeiner ärztlicher Versorgung«; allerdings wurde die Expositionstherapie nicht von professionellen Verhaltenstherapeuten durchgeführt (Blomhoff et al., 2001).

Insgesamt ist eine Verhaltenstherapie bei sozialer Phobie gegenüber Wartelistenbedingungen überlegen; allerdings ist die Abgrenzung gegenüber psychologischen Placebo-Bedingungen uneindeutig.

Metaanalysen

Einige Metaanalysen bestätigten die Wirksamkeit der KVT gegenüber Wartelisten-, psychologischen Placebo- und Pillenplacebo-Bedingungen (Acarturk et al., 2009; Fedoroff u. Taylor, 2001; Norton u. Price, 2007; Powers et al., 2008). Allerdings sieht eine Metaanalyse eine geringere Wirksamkeit bei den schwereren Fällen und geringere Unterschiede gegenüber Placebobedingungen (Acarturk et al., 2009). Hofmann et al. (2008) fanden nicht bei allen Vergleichen mit psychologischem Placebo einen Unterschied.

Follow-up

In mehreren Studien konnte gezeigt werden, dass eine Verhaltenstherapie eine über die aktive Therapiephase anhaltende Wirkung hat (Berger et al., 2010; Clark et al., 2003; Cottraux et al., 2000; Heimberg et al., 1993; Liebowitz et al., 1999; Mörtberg et al., 2007; Prasko et al., 2006). Die Follow-up-Perioden in diesen Studien betrugen zwischen 3 und 60 Monaten.

Therapiedauer

Eine eigene Recherche ergab, dass in den analysierten Studien zwischen 4 und 32 Zeitstunden behandelt wurde. Es gibt zu wenige Studien, um daraus

---

3   Nach Bonferroni-Korrektur wegen Nicht-Nennung eines Haupteffektivitätskriteriums

◻ Tab. 6.30 Soziale Phobie: KVT. Evidenz- und Empfehlungsgrade der Referenzleitlinien

Leitlinie	Evidenzgrad	Empfehlung
AkdÄ	Evidenz ausreichend (keine Evidenzgraduierung)	Empfohlen (keine Empfehlungsgraduierung)
BAP	Ia	Empfohlen (A)
WFSBP	CBT/exposure is more effective than a wait list control condition, and more effective than a psychological/pill placebo in some, but not all studies (keine Evidenzgraduierung)	Empfohlen (keine Empfehlungsgraduierung)
CPA	Evidenz ausreichend (keine Evidenzgraduierung)	Empfohlen
DGPs	KVT (Kognitive Therapie nach Clark & Wells, Gruppenbehandlung nach Heimberg, Kombination von Expositions- und kognitiven Techniken/kognitiver Restrukturierung, Konfrontations- bzw. Expositionstherapie, Soziales Kompetenztraining: Ia	Empfohlen (keine Empfehlungsgraduierung)
	Einzel- und Gruppentherapie effektiv; Einzeltherapie erzielt größere Effekte: Ib	
	Internet-basierte KVT in Kombination mit Therapeutenkontakt: Ib	

allgemeingültige Vorschläge abzuleiten. Es gibt keine Vergleichsstudien, die kurze vs. lange Therapien verglichen.

Referenzleitlinien
◻ Tab. 6.30

- **Zusammenfassende Beurteilung**
- ■■ **Soziale Phobie**
- **Behandlungsmethode:** Kognitive Verhaltenstherapie (KVT)
  - **Evidenzgrad:** Ia (Leilinienadaptation)
    Empfehlung: Patienten mit einer sozialen Phobie soll eine KVT angeboten werden (A).
  - **Evidenzgrad:** Expertenkonsens
    Empfehlung: Die KVT soll sich an empirisch fundierten Manualen orientieren (KKP).

Verschiedene Verhaltenstherapietechniken
Gruppen- vs. Einzeltherapie
- Gruppen-KVT war besser wirksam als eine Warteliste (Fonseca D'El Rey et al., 2008; Gruber et al., 2001; Mörtberg et al., 2006).
- In einer Studie war Gruppen-KVT nur in wenigen Skalen besser als eine Warteliste

(Hope et al., 1995); da kein Haupteffektivitätskriterium benannt und keine Korrektur für multiple Vergleiche durchgeführt wurde, muss das Ergebnis als negativ angesehen werden. Gruppen-KVT war zudem in einigen Skalen weniger wirksam als eine Gruppen-Expositionstherapie ohne kognitive Elemente.
- Gruppen-KVT war besser wirksam als ein psychologisches Placebo (Heimberg et al., 1990).
- Gruppen-KVT war besser wirksam als ein Pillenplacebo (Davidson et al., 2004c; Prasko et al., 2006).
- In einer Studie war Gruppen-KVT wirksamer als ein Pillenplacebo, aber weniger wirksam als Phenelzin (Heimberg et al., 1998).
- In einer Studie war Gruppen-KVT nicht wirksamer als ein Pillenplacebo (Blanco et al., 2010).
- In einer Studie war Einzel- wirksamer als Gruppentherapie. Einzel-, aber nicht Gruppentherapie war wirksamer als eine Warteliste (Stangier et al., 2003).
- In einer Studie war Einzel-KVT wirksamer als Gruppen-KVT, die sich nicht von treatment as usual (TAU) unterschied (Mörtberg et al., 2007).

In einer naturalistischen Studie war Therapie in großen Gruppen (17–24 Mitglieder) wirksamer als eine Warteliste; allerdings waren die Erfolge moderat (30% Reduktion der Symptomatik) (Aderka et al., 2011).

Insgesamt gibt es keine ausreichende Evidenz, dass Gruppen-KVT ebenso wirksam ist wie eine Einzeltherapie. Allerdings gibt es bei der KVT der sozialen Phobie Elemente, die am besten in der Gruppe durchgeführt werden, wie Selbstsicherheitstraining und Rollenspiele. Daher erscheint es sinnvoll, eine KVT zu empfehlen, die sowohl Einzel- als auch Gruppenelemente enthält.

■■ **Soziale Phobie**
— **Behandlungsmethode:** Kognitive Verhaltenstherapie (KVT) in Gruppen
  — **Evidenzgrad:** Eine Einzel-KVT scheint wirksamer zu sein als eine Gruppen-KVT (Ib)
    Empfehlung: Patienten mit einer sozialen Phobie sollte KVT als Einzeltherapie angeboten werden (B).
  — **Evidenzgrad:** (Expertenkonsens)
    Empfehlung:
    – Die KVT kann als Kombination von Einzel- und Gruppetherapie angeboten werden (KKP).
    – Wenn eine KVT-Einzelbe¬hand¬lung nicht zur Verfügung steht, sollte KVT als Gruppentherapie angeboten werden (KKP).

Exposition vs. keine Exposition
Verhaltenstherapien, die Expositionstechniken enthielten, hatten nach einer Metaanalyse größere Effektstärken als Therapien ohne Exposition (Gould et al., 1997).

Internetbasierte KVT
— In einer Studie wurde therapeutengestützte Internettherapie mit einer Bibliotherapie und einer Warteliste verglichen; beide Therapien waren wirksamer als die Warteliste und gleich wirksam (Furmark et al., 2009).
— Computer-KVT mit E-mail-Kontakt war in 2 Studien besser als eine Warteliste (Titov et al., 2008b; Titov et al., 2008c).
— Eine therapeutengestützte Computer-KVT war wirksamer als eine Selbsttherapie am Computer und eine Wartelistenbedingung, während die Selbsttherapie nicht wirksamer war als die Warteliste (Titov et al., 2008a).
— In einer mittelgroßen Studie war internetbasierte KVT (n=64) ebenso wirksam wie therapeutengestützte Gruppen-KVT (n=62) (Hedman et al., 2011). Trotz der Stichprobengröße ist es fraglich, ob die Power der Studie für einen Non-inferiority Trial ausreichte. Da die Evidenz für Gruppen-KVT nicht ausreichend ist (s.o.), ist die Aussagekraft dieser Studie eingeschränkt.
— In einer kleinen Studie ohne ausreichende Teststärke war internetbasierte KVT ebenso wirksam wie persönliche KVT (Andrews et al., 2011).

Insgesamt gibt es Evidenz, dass eine Internet/Computer-basierte therapeutengestützte KVT besser wirkt als eine Warteliste. Es gibt keine ausreichende Evidenz, dass Internet/Computer-basierte therapeutengestützte KVT ebenso gut wirkt wie eine persönliche KVT.

Es ergeben sich medizinrechtliche Probleme bei der Durchführung von Therapien, die nicht von Angesicht zu Angesicht durchgeführt werden. Eine Erstattung durch die Krankenkassen/-versicherungen ist derzeit nicht vorgesehen. Es sollte auch keine Internettherapie bei Patienten durchgeführt werden, bei denen die Diagnose nicht vorher bei einem Arzt oder Psychologen in direktem Kontakt gestellt wurde. Weitere Probleme ergeben sich bei der Überwachung der Patienten, z.B. bezüglich einer eventuellen Suizidalität.

Die Leitliniengruppe hat beschlossen, die Frage der internetbasierten KVT aufgrund der zuletzt unübersichtlichen Studienlage und der medizinrechtlichen Probleme zunächst nicht zu behandeln. Bei der Aktualisierung dieser Leitlinien soll differenziert zu dieser Frage Stellung genommen werden.

Nicht-therapeutengestützte KVT
● **Selbsthilfe mit Büchern/Selbstexposition**
Mit Selbsthilfe ist hier nicht die Teilnahme an Selbsthilfegruppen gemeint, sondern eine mit Hilfe von Informationsmaterialien gestützte Selbsthilfe.

- In einer Studie waren Selbstexposition und Selbstexposition + therapeutengestützte KVT wirksamer als eine Warteliste (Salaberria u. Echeburua, 1998); zwischen den beiden Therapieformen wurde keine Unterschied gefunden; die Power der Studie reichte nicht für einen Non-inferiority-Vergleich zwischen den beiden aktiven Gruppen aus.
- Eine Studie fand eine bessere Wirkung einer Selbsthilfe mit Büchern gegenüber einer Warteliste (Abramowitz et al., 2009).

Es gibt keine ausreichende Evidenz, dass Selbsthilfe ebenso wirksam ist wie eine therapeutengestützte KVT (Expertenkonsens).

Selbsthilfe (mithilfe von validierten Büchern bzw. durch Selbstexposition) sollte Patienten mit einer sozialen Phobie in Abhängigkeit von der Schwere der Symptomatik, dem Funktionsniveau und der Präferenz des informierten Patienten als ergänzende Maßnahme zu einer Standardtherapie angeboten werden (KKP).

Zu Selbsthilfegruppen siehe ▶ Abschn. 6.3.8.

- **Internetbasierte KVT mit minimalem Therapeutenkontakt**
- Eine Studie zeigte für internetbasierte KVT mit minimalem Therapeutenkontakt keine bessere Wirkung im Vergleich zu einer Warteliste (Berger et al., 2009) (siehe Lewis et al., 2012).
- Eine Vergleich zeigte keinen Unterschied zwischen internetbasierter KVT mit minimalem Therapeutenkontakt mit persönlicher KVT; die Studie hatte keine ausreichende Teststärke (Andrews et al., 2011).

Es gibt nicht genügend Evidenz zur Wirksamkeit einer internetbasierten KVT mit minimalem Therapeutenkontakt (Expertenkonsens). Internetbasierte KVT mit minimalem Therapeutenkontakt wird für Patienten mit einer sozialen Phobie nicht empfohlen (KKP).

- ■■ **Soziale Phobie**
- **Behandlungsmethode**
  - Internet/Computer-basierte nicht-therapeutengestützte KVT
- **Evidenzgrad**

- Expertenkonsens, basierend auf einzelnen RCTs.
- **Empfehlung**
- In Deutschland darf eine Psychotherapie ohne vorherigen Kontakt mit einem Psychotherapeuten/Arzt von Angesicht zu Angesicht aus rechtlichen Gründen nicht durchgeführt werden.
- Nichttherapeutengestützte, auf der KVT basierende Interventionen mithilfe von Büchern, Audiomaterial, Computern oder Internet dürfen daher als Monotherapie nicht angeboten werden.
- Bei Patienten mit einer Sozialen Phobie können zur Überbrückung bis zum Therapiebeginn oder als therapiebegleitende Maßnahme therapeutengestützte, auf der KVT basierende Interventionen mithilfe von Büchern, Audiomaterial, Computern oder Internet im Sinne einer Anleitung zur Selbsthilfe angeboten werden (KKP).

Applied Relaxation
Kontrollierte Studien

- In einem Vergleich mit AR mit einer KVT waren beide Behandlungen auf manchen Skalen gleich wirksam (kein Haupteffektivitätskriterium angegeben); bei der Patientenbeurteilung war KVT wirksamer. Beide Methoden waren besser als die Warteliste. Die Studie war zu klein für einen Test auf Gleichwirksamkeit (Jerremalm et al., 1986).
- In einem Vergleich von AR mit Social Skills Training war die letztere Methode wirksamer (Ost et al., 1981)
- In einer Studie waren KVT und Exposition + AR besser als eine Warteliste, und KVT war wirksamer als Exposition + AR. Da aber keine reine AR in dieser Studie untersucht wurde, kann die Studie nicht verwertet werden (Clark et al., 2006).

In einer Studie wurde bei Patienten mit Furcht vor Erröten, Zittern Schwitzen oder Kälteschauern Applied Relaxation mit »Task Concentration Training (TCR)« und einer Warteliste verglichen. Beide Methoden waren besser als eine Warteliste und AR war weniger wirksam als TCR. Da aber die

■ **Tab. 6.31**   Soziale Phobie: Applied Relaxation. Evidenz- und Empfehlungsgrade der Referenzleitlinien

Leitlinie	Evidenzgrad	Empfehlung
AkdÄ	Nicht erwähnt	–
BAP	Nicht erwähnt	–
WFSBP	Nicht erwähnt	–
CPA	Nicht erwähnt	–
DGPs	Bislang ohne ausreichenden Wirksamkeitsnachweis (III)	–

Studie nicht die Kriterien dieser Leitlinie erfüllte (Patienten mit ICD-10- oder DSM-definierten Angststörungen), wurde sie nicht berücksichtigt (Bogels, 2006).

Referenzleitlinien
■ Tab. 6.31

■   **Zusammenfassende Beurteilung**
Es gibt keine ausreichende Evidenz, dass Applied Relaxation besser wirkt als eine Warteliste oder ebenso gut wie eine etablierte Methode.

■■   **Soziale Phobie**
▬   **Behandlungsmethode**
▬ Applied Relaxation
▬   **Evidenzgrad**
▬ Es gibt keine ausreichende Evidenz, dass Applied Relaxation besser wirkt als eine Warteliste oder ebenso gut wie eine etablierte Methode (Expertenkonsens).
▬   **Empfehlung**
▬ AR sollte Patienten mit einer sozialen Phobie nicht angeboten werden (KKP).

Psychoanalytische (psychodynamische) Verfahren
Da in anderen Leitlinien die psychodynamische Therapie für soziale Phobie teilweise nicht empfohlen bzw. nicht erwähnt wird, wurde eine eigene Recherche durchgeführt, die auch neuere, in den Referenzleitlinien bisher nicht berücksichtigte Studien einbeziehen (Anhang ▶ Abschn. A.1

Kontrollierte Studien
Leichsenring et al. (2013)
In einer ausreichend gepowerten Studie wurde manualisierte KVT (n=209), manualisierte PDTh (n=207) und Warteliste verglichen (n=79). KVT und PDTh waren hinsichtlich der Remission jeweils besser als die Warteliste; es ergaben sich Hinweise, dass die KVT wirksamer ist als PDTh.

Knijnik et al. (2004)
In einer kleinen Studie war eine psychodynamische Gruppentherapie (n=15/10) auf der Liebowitz-Skala besser wirksam als ein psychologisches Placebo (n=15/10), nicht jedoch auf der den anderen Haupteffizienzkriterien HAMA und CGI (Knijnik et al., 2004). Eine Bonferroni-Korrektur wurde nicht durchgeführt; der p-Wert 0,036 würde dieser Korrektur nicht standhalten. Somit kann die Studie nicht als Beleg für einen Unterschied zwischen den beiden Gruppen gelten.

Knijnik et al. (2008)
In einer Studie wurde eine Kombination aus Clonazepam (n=28 eingeschlossene Pat./28 auswertbare Patienten) und manualisierter psychodynamischer Gruppentherapie (PDTh) mit Clonazepam-Monotherapie verglichen (n=29/29) (Knijnik et al., 2008). Für die PDTh gab es keine Kontrollbedingung im Sinne eines psychologischen Placebos, so dass die Studie keine Aussage zur spezifischen Wirkung einer PDTh hätte machen können. Die Autoren konstatieren einen signifikanten Unterschied auf dem Haupteffektivitätskriterium CGI; bei korrekter statistischer Auswertung ist der Unterschied nicht signifikant. Alle anderen Effizienzmaße zeigten keinen Unterschied. Somit zeigt die Studie keinen Unterschied zwischen einer reinen Clonazepamtherapie und einer Kombination aus Clonazepamtherapie und PDTh. Clonazepam ist ein Benzodiazepin, welches wegen der Suchtproblematik nicht als Standardmedikament für die Behandlung der sozialen Phobie empfohlen wird, vor allem nicht für eine Behandlung über 12 Wochen.

Referenzleitlinien
■ Tab. 6.32

◘ **Tab. 6.32** Soziale Phobie: psychodynamische Therapie. Evidenz- und Empfehlungsgrade der Referenzleitlinien[a]

Leitlinie	Evidenzgrad	Empfehlung
AkdÄ	Zum Wirkungsnachweis existieren meist nurEinzelfallberichte, aber kaum kontrollierteStudien (keine Evidenzgraduierung)	Nicht empfohlen (keine Empfehlungsgraduierung)
BAP	Nicht erwähnt	
WFSBP	Keine Evidenz (keine Evidenzgraduierung)	Nicht empfohlen (keine Empfehlungsgraduierung)
CPA	3-4	Not recommended: Data on these strategies are insufficient to consider them established alternatives
DGPs	Möglicherweise wirksam (IIa): Psychodynamische Kurztherapie; Kombinationstherapie (Psychodynamische Kurzzeittherapie + Medikamente)	
	Psychoanalyse, Psychodynamische Langzeittherapie: IV	

[a] Es ist zu berücksichtigen, dass manche älteren Leitlinien nicht alle neueren Studien zur Verfügung hatten

- **Zusammenfassende Beurteilung**
- Eine Studie ergab Hinweise auf eine Überlegenheit der KVT gegenüber der manualisierten PDTh. Beide Therapien waren gegenüber einer Warteliste überlegen.
- Eine Studie zeigte keinen Unterschied zu einem psychologischen Placebo.
- Eine Studie zeigte nicht zweifelsfrei einen Unterschied zwischen einer Kombination aus PDTh und Clonazepam und einer reinen Clonazepambehandlung.
- Es liegen keine Daten zu Studien ≥ 30 Sitzungen vor.
- Follow-up-Daten lagen bei Redaktionsschluss nicht vor.

■ ■ **Soziale Phobie**
- **Behandlungsmethode**
  - Psychodynamische Psychotherapie
- **Evidenzgrad**
  - Ib
- **Empfehlung**
  - Patienten mit einer sozialen Phobie sollte eine psychodynamische Psychotherapie angeboten werden, wenn sich eine KVT nicht als wirksam erwiesen hat, nicht verfügbar ist oder wenn eine diesbezügliche Präferenz des informierten Patienten besteht (B). Anhang ▶ Abschn. A.7 Sondervotum des bvvp
- Die psychodynamische Psychotherapie soll sich an empirisch fundierten Manualen orientieren (KKP).
- Bei Patienten mit einer sozialen Phobie sollte die Therapiedauer entsprechend der Krankheitsschwere, Komorbidität und psychosozialer Rahmenbedingungen individuell geplant werden (KKP).

Interpersonelle Therapie

Weiterhin liegen Therapiestudien zum Einsatz der interpersonellen Therapie (IPT) vor. Diese Therapierichtung wird in Deutschland nicht von den Krankenkassen unterstützt.

- In einem Vergleich waren KVT und IPT gleich wirksam; allerdings war die Studie nicht ausreichend teststark für einen Noninferioritätsvergleich (Borge et al., 2008).
- In einem Vergleich war IPT signifikant weniger wirksam als KVT; beide Therapien waren besser als eine Warteliste (Stangier et al., 2011).
- Eine andere Studie konnte keinen signifikanten Unterschied zu einer Kontrollgruppe (»supportive Therapie«) finden (Lipsitz et al., 2008).

◨ Tab. 6.33 Soziale Phobie: interpersonelle Therapie. Evidenz- und Empfehlungsgrade der Referenzleitlinien

Leitlinie	Evidenzgrad	Empfehlung
AkdÄ	Nicht erwähnt	
BAP	Nicht erwähnt	
WFSBP	Nicht erwähnt	
CPA	3-4	Not recommended: Data on these strategies are insufficient to consider them established alternatives
DGPs	Möglicherweise wirksam (IIa); bisher kein Nachweis gegenüber Kontrollbedingung	

Im Follow-up war KVT in der Studie von Stangier et al. (2011) signifikant besser als IPT (Responseraten 68,4% vs. 31,6%).

Referenzleitlinien
◨ Tab. 6.33

- **Zusammenfassende Beurteilung**
Es gibt Hinweise, dass eine IPT weniger wirksam ist als eine KVT und keine Evidenz, dass sie wirksamer ist als eine Kontrollbehandlung. Patienten mit einer sozialen Phobie sollte IPT nicht angeboten werden.

6.3.2 Pharmakotherapie

Mehrere Medikamente waren in RCTs bei der sozialen Phobie wirksam.

Selektive Serotonin-Wiederaufnahmehemmer (SSRIs)

SSRIs waren in mehreren Studien bei sozialer Phobie effektiv.
- *Escitalopram* war in einer doppelblinden, placebo-kontrollierten Studie bei sozialer Phobie wirksam (Kasper et al., 2005). Eine Langzeit-

studie über 24 Wochen zeigte eine gleich starke Wirkung von Escitalopram und Paroxetin sowie Überlegenheit gegenüber Placebo (Lader et al., 2004). In einer Rückfallpräventionsstudie wurden Responder nach 12 Wochen offener Behandlung für weitere 24 Wochen randomisiert den Bedingungen Escitalopram oder Placebo zugeteilt. Dabei erwies sich Escitalopram als wirksamer bei der Vorbeugung von Rückfällen (Montgomery et al., 2005).
- *Paroxetin* erwies sich in mehreren doppelblinden, placebo-kontrollierten Studien als wirksam (Allgulander, 1999; Baldwin et al., 1999; Lepola et al., 2004; Liebowitz et al., 2002; Pollack et al., 2001; Stein et al., 1998). In zwei placebo-kontrollierten Studien war Paroxetin zudem gleich effektiv wie Venlafaxin (Allgulander et al., 2004b; Liebowitz et al., 2005a). In einer Rückfallpräventionsstudie wurden Responder nach einer 12-wöchigen einfach-blinden Behandlung mit Paroxetin randomisiert einer weiteren 24-wöchigen Behandlung mit Paroxetin oder Placebo zugeteilt. Die Rückfallraten in der Paroxetin-Gruppe waren signifikant niedriger (Stein et al., 2002b).
- *Fluvoxamin* und *Fluvoxamin CR* (controlled release) waren in doppelblinden, placebo-kontrollierten Studien effektiv (Asakura et al., 2007; Davidson et al., 2004a; Stein et al., 1999; van Vliet et al., 1994; Westenberg et al., 2004). In einer Langzeitstudie wurden Patienten für eine 12-wöchige Verlängerung erneut randomisiert den Bedingungen Fluvoxamin oder Placebo zugeteilt. Das primäre Erfolgsmaß erreichte keine statistische Signifikanz, doch Fluvoxamin unterschied sich von Placebo auf sekundären Maßen (Stein et al., 2003).
- *Sertralin* hat sich in doppelblinden, placebo-kontrollierten Studien als effektiv erwiesen (Blomhoff et al., 2001; Katzelnick et al., 1995; Liebowitz et al., 2003; Van Ameringen et al., 2001). Die Wirksamkeit wurde auch langfristig gezeigt. In einer 24-wöchigen doppelblinden, placebo-kontrollierten Studie (Blomhoff et al., 2001) und einer 24-wöchigen Rückfallpräventionsstudie (Walker et al., 2000) im Anschluss an eine 20-wöchige doppelblinde, placebo-kontrollierte

Tab. 6.34 Soziale Phobie: SSRIs. Evidenz- und Empfehlungsgrade der Referenzleitlinien		
Leitlinie	**Evidenzgrad**	**Empfehlung**
AkdÄ		Empfohlen (keine Empfehlungsgraduierung)
BAP	Ia	A
WFSBP	Escitalopram, Fluvoxamin, Paroxetin und Sertralin sind wirksam (A); Citalopram war in einer doppelblinden Studie wirksam; Datenlage zu Fluoxetin ist inkonsistent	1
CPA	Two metaanalyses found that SSRI treatment, primarily with paroxetine, sertraline, and fluvoxamine, was effective in reducing total levels of social anxiety and improving overall clinical condition (1)	1st line

Studie (Van Ameringen et al., 2001) konnte die Wirksamkeit von Sertralin gezeigt werden.

- *Citalopram* war in einer doppelblinden, placebo-kontrollierten Studie wirksam (Furmark et al., 2005).
- Zwei doppelblinde, placebo-kontrollierte Studien mit *Fluoxetin* zeigten keine Überlegenheit gegenüber Placebo (Clark et al., 2003; Kobak et al., 2002). In einer anderen Studie war Fluoxetin jedoch wirksamer als Placebo (Davidson et al., 2004b).

Metaanalysen
Die Wirksamkeit der SSRIs bei der sozialen Phobie wurde in zahlreichen Metaanalysen bestätigt (Blanco et al., 2003; Fedoroff u. Taylor, 2001; Gould et al., 1997; Hedges et al., 2007; van der Linden et al., 2000). In einer Metaanalyse zur Wirksamkeit und Verträglichkeit von SSRIs und Venlafaxin bei sozialer Phobie waren Escitalopram, Paroxetin, Sertralin und Venlafaxin signifikant wirksamer als Placebo, während Fluvoxamin Placebo tendenziell, aber nicht signifikant überlegen war (Hansen et al., 2008); die anderen Metaanalysen konnten das negative Ergebnis für Fluvoxamin nicht bestätigen.

Referenzleitlinien
Tab. 6.34

- **Zusammenfassende Beurteilung**

Fluvoxamin und Citalopram sind wirksam, aber nicht zugelassen.

Soziale Phobie
- **Behandlungsmethode**
  - SSRIs (Paroxetin, Sertralin oder Escitalopram)
- **Evidenzgrad**
  - Ia (Leitlinienadaptation)
- **Empfehlung**
  - Patienten mit einer sozialen Phobie sollen die SSRIs Paroxetin, Sertralin oder Escitalopram angeboten werden (A).

Selektive Serotonin-Noradrenalin-Wiederaufnahmehemmer (SNRIs)
In einer kleinen doppelblinden, placebo-kontrollierten Studie wurde die Wirksamkeit der schnell freisetzenden (*immediate-release*, IR) Formulierung von Venlafaxin gezeigt (Katzelnick et al., 1995). Auch für die Formulierung mit verlangsamter Freisetzung (*extended release*, XR) wurde die Wirksamkeit in doppelblinden, placebo-kontrollierten Studien (Liebowitz et al., 2005b; Rickels et al., 2004) gezeigt. In einer Vergleichsstudie mit Paroxetin war Venlafaxin XR ebenso wirksam wie Paroxetin, während beide aktiven Substanzen besser als Placebo waren (Allgulander et al., 2004b; Liebowitz et al., 2005a). In einer 6-monatigen Rückfallpräventionsstudie war Venlafaxin Placebo überlegen (Stein et al., 2005).

Metaanalysen
Die Wirksamkeit des SNRIs Venlafaxin bei der sozialen Phobie wurde in einer Metaanalyse bestätigt (Hansen et al., 2008).

◘ Tab. 6.35   Soziale Phobie: SNRIs. Evidenz- und Empfehlungsgrade der Referenzleitlinien

Leitlinie	Evidenzgrad	Empfehlung
AkdÄ		Empfohlen (keine Empfehlungsgraduierung)
BAP	Ia	A
WFSBP	A	1
CPA	1	1st line

Referenzleitlinien
◘ Tab. 6.35

- ▪ **Zusammenfassende Beurteilung**
- ▪▪ **Soziale Phobie**
- — **Behandlungsmethode**
  - — SNRI Venlafaxin
- — **Evidenzgrad**
  - — Ia (Leitlinienadaptation)
- — **Empfehlung**
  - — Patienten mit einer sozialen Phobie soll der SNRI Venlafaxin angeboten werden (A).

Irreversibler Monoaminoxidase-Hemmer (MAOH)

Der irreversible MAO-Hemmer *Phenelzin* war Placebo, Atenolol und Moclobemid überlegen (Blanco et al., 2010; Heimberg et al., 1998; Liebowitz et al., 1988; Liebowitz et al., 1992; Versiani et al., 1992). Die langfristige Wirksamkeit wurde in einer RCT im Vergleich von Phenelzin und Moclobemid gezeigt, wobei jedoch Phenelzin weniger gut toleriert wurde als Moclobemid (Versiani et al., 1992).

Insgesamt gesehen zeigte der irreversible MAO-Hemmer Phenelzin eine sehr robuste Studienlage bei sozialer Phobie. Da aber das Medikament zu schwerwiegenden Wechsel- und unerwünschten Wirkungen führen kann, sollte es nur in therapieresistenten Ausnahmefällen verwendet werden (in Deutschland nur über die Auslandsapotheke erhältlich).

Referenzleitlinien
◘ Tab. 6.36

- ▪ **Zusammenfassende Beurteilung**

Die Wirksamkeit von Phenelzin wurde in mehreren kontrollierten Studien gezeigt (Ia). Der irreversible MAO-Hemmer Phenelzin ist in Deutschland nicht zugelassen und nur über die Auslandsapotheke erhältlich. Da das Medikament zu schwerwiegenden Wechsel- und unerwünschten Wirkungen führen kann, kann er Patienten mit einer sozialen Phobie nur angeboten werden, wenn Standardtherapien (Empfehlungskategorie A oder B) unwirksam waren oder nicht vertragen wurden. Wenn nicht zugelassene Medikamente verordnet werden (Off-Label-Gebrauch), sind medizinrechtliche Fragen zu beachten.

RIMA Moclobemid

Die Studienergebnisse mit dem reversiblen MAO-Hemmer *Moclobemid* sind inkonsistent. Die Substanz war Placebo in zwei Studien überlegen (IMCTGMSP, 1997; Stein et al., 2002a) und in einer dritten sowohl Placebo überlegen, als auch auf den meisten Maßen gleich wirksam wie Phenelzin; allerdings war die Studie für einen Non-inferiority-Vergleich nicht ausreichend (Versiani et al., 1992). In einer vierten Studie war die Größe des klinischen Effekts signifikant, aber gering (Schneier et al., 1998), und in 3 weiteren Studien (Noyes et al., 1997; Oosterbaan et al., 2001; Prasko et al., 2006) konnte keine Überlegenheit gegenüber Placebo gezeigt werden. Mit Moclobemid wurden zwei Langzeitstudien durchgeführt. In einer 24-wöchigen Studie waren sowohl Phenelzin als auch Moclobemid Placebo überlegen (Versiani et al., 1992). In der Verlängerung einer 12-wöchigen doppelblinden Studie konnten Patienten die Behandlung für weitere 6 Monate fortsetzen. Sowohl in der akuten, als auch in der langfristigen Behandlungsphase war Moclobemid Placebo überlegen (Stein et al., 2002a).

In einer Metaanalyse waren die Responder-Raten und Effektstärken vs. Placebo für RIMAs niedriger als für SSRIs (van der Linden et al., 2000).

Referenzleitlinien
◘ Tab. 6.37

◘ Tab. 6.36 Soziale Phobie: MAOH Phenelzin. Evidenz- und Empfehlungsgrade der Referenzleitlinien

Leitlinie	Evidenzgrad	Empfehlung
AkdÄ	↑	Eingeschränkte Empfehlung (keine Empfehlungsgraduierung) Wenn andere Mittel versagen, kann unter fachärztlicher Kontrolle ein Versuch mit dem MAO-Hemmer Tranylcypromin unternommen werden. Kontrollierte Wirknachweise liegen allerdings nur für den in Deutschland nicht erhältlichen MAOI Phenelzin vor
BAP	Ia	Da aber das Medikament zu schwerwiegenden Wechsel- und unerwünschte Wirkungen führen kann, sollte es nur in therapieresistenten Ausnahmefällen verwendet werden (A)
WFSBP	A	Da aber das Medikament zu schwerwiegenden Wechsel- und unerwünschte Wirkungen führen kann, sollte es nur in therapieresistenten Ausnahmefällen verwendet werden (2)
CPA	1	2nd line because dietary restrictions, drug interactions, and adverse events limit their use

◘ Tab. 6.37 Soziale Phobie: RIMA Moclobemid. Evidenz- und Empfehlungsgrade der Referenzleitlinien

Leit-linie	Evidenzgrad	Empfehlung
AkdÄ	Die Studienlage zu Moclobemid ist inkonsistent (keine Evidenzgraduierung)	Eingeschränkte Empfehlung (keine Empfehlungsgraduierung)
BAP	Moclobemid ist wirksam (Ia)	A
WFSBP	Die Studienlage zu Moclobemid ist inkonsistent (D)	Das Medikament sollte nur verwendet werden, wenn Standardtherapien unwirksam waren oder nicht vertragen wurden (5)
CPA	+1 to -1 (conflicting data)	2nd line

- **Zusammenfassende Beurteilung**
- - **Soziale Phobie**
- **Behandlungsmethode**
  - Moclobemid
- **Evidenzgrad**
  - Die Studienlage zu Moclobemid ist inkonsistent (Expertenkonsens)
- **Empfehlung**
  - Moclobemid kann Patienten mit einer sozialen Phobie angeboten werden, wenn Therapien der Empfehlungskategorie A unwirksam waren oder nicht vertragen wurden (KKP).

Pregabalin

Pregabalin erwiesen sich in doppelblinden, placebo-kontrollierten Studien bei sozialer Phobie als wirksam (Pande et al., 2004). In einer DBPK-Studie waren Pregabalin besser als Placebo, allerdings nur in der hohen Dosis von 600 mg /Tag, nicht aber in der Dosis 300 oder 450 mg/Tag (Feltner et al., 2011). In einer Rückfallverhinderungsstudie kam es unter Placebo zu signifikant mehr Rückfällen als unter Pregabalin (Greist et al., 2011).

Die Datenlage ist insofern inkonsistent, als in einer Studie nur die hohe Dosis wirksam war. Pregabalin ist nicht für die Behandlung der sozialen Phobie zugelassen.

Benzodiazepine

Das Benzodiazepin *Clonazepam* war Placebo und einer Wartelisten-Kontrollbedingung in zwei Studien überlegen (Davidson et al., 1993b; Munjack et al., 1990). In einer kleinen Studie wirkte Alprazolam nicht besser als Placebo (Gelernter et al., 1991).

Wegen der Möglichkeit einer Abhängigkeitsentwicklung sollten Benzodiazepine nur in begründeten Ausnahmefällen (s.o.) verwendet werden.

⬛ **Tab. 6.38**	Soziale Phobie: Benzodiazepine. Evidenz- und Empfehlungsgrade der Referenzleitlinien	
Leitlinie	**Evidenzgrad**	**Empfehlung**
AkdÄ	Keine Evidenzgraduierung	Eingeschränkte Empfehlung: nur in schweren Fällen oder zur kurzzeiti- gen Überbrückung (keine Empfehlungsgraduierung)
BAP	Ia	Benzodiazepine nur für kurzfristige Behandlung geeignet; wegen unerwünschte Wirkungen und Abhängigkeitsentwicklung nur in anderweitig therapieresistenten Fällen indiziert (A)
WFSBP	B	Das Medikament Clonazepam sollte nur verwendet werden, wenn Standardtherapien unwirksam waren oder nicht vertragen wurden (3)
CPA	1	2nd line: second-line options because of their potential difficulties. These include anterograde amnesia and the risks of withdrawal, tolerance, and addiction …

Referenzleitlinien

⬛ Tab. 6.38

- **Zusammenfassende Beurteilung**

Trotz nachgewiesener Wirkung werden Benzodi- azepine nicht zur Behandlung der sozialen Phobie empfohlen. In Ausnahmefällen (z.B. schwere kar- diale Erkrankungen, Kontraindikationen für Stan- dardmedikamente, Suizidalität, kurzfristige Be- handlung vor Prüfungssituationen, Bewerbungs- gesprächen u.a.) können Benzodiazepine unter sorgfältiger Risiko-Nutzen-Abwägung angewendet werden.

▪▪ **Soziale Phobie**
▬ **Behandlungsmethode**
  ▬ Benzodiazepine
▬ **Evidenzgrad**
  ▬ Expertenkonsens
▬ **Empfehlung**
  ▬ Patienten mit einer sozialen Phobie sollen Benzodiazepine nicht angeboten werden (KKP).

Beta-Blocker

Trotz ihres weit verbreiteten Einsatzes bei sozialen Ängsten zeigen die einzigen vorhandenen Studien keine Überlegenheit des Beta-Blockers *Atenolol* über Placebo (Liebowitz et al., 1988; Turner et al., 1994). Befunde zur Behandlung von Aufführungs- angst bei Musikern (James u. Savage, 1984; James et al., 1983) sollten nicht auf die soziale Phobie über- tragen werden.

Andere Medikamente

- *Mirtazapin* (NaSSA, noradrenerges und spezi- fisches serotonerges Antidepressivum) war in einer doppelblinden, placebo-kontrollierten Studie bei Patientinnen mit sozialer Phobie wirksam (Muehlbacher et al., 2005). In einer anderen DBPK-Studie zeigte sich kein Unter- schied zu Placebo (Schutters et al., 2010).
- *Gabapentin* war in einer DBPK-Studie wirk- sam (Pande et al., 1999).
- Das atypische Antipsychotikum *Olanzapin* war in einer kleinen Pilotstudie mit 7 auswertbaren Patienten Placebo überlegen (Barnett et al., 2002).
- Der Neurokinin-1-Antagonist *GR205171* war in einer doppelblinden, placebo-kontrollierten Studie wirksam (Furmark et al., 2005).
- In einer Studie mit zu geringer Power (n=15 Patienten) unterschied sich *Quetiapin* nicht von Placebo (Vaishnavi et al., 2007).
- Die Ergebnisse einer doppelblinden, placebo- kontrollierten Studie liefern keinen Beleg für die Wirksamkeit des Anxiolytikums *Buspiron* aus der Gruppe der Azapirone bei sozialer Phobie (van Vliet et al., 1997).
- Offene Studien mit anderen Substanzen wer- den bei Bandelow (2008) detailliert aufgeführt.

Kombinationen von Medikamenten

Bei sozialer Phobie zeigte eine Kombination aus Pa- roxetin und Clonazepam im Vergleich mit Paroxe- tin und Placebo keine schnellere Response; es fand sich ein nicht signifikanter Trend zu einer besseren

Response für Paroxetin + Clonazepam bei kleiner Stichprobe (N=19) (Response 79 vs. 43%; N=19) (Seedat u. Stein, 2004).

6.3.3 Vergleich von Pharmako- und Psychotherapie und Kombinationen

Es wurde eine gesonderte Recherche durchgeführt. Die Qualitätsanalyse der Studien findet sich im Anhang ▶ Abschn. 8.5.

Wirkt Psychotherapie besser oder schlechter als Medikamente?

Neun Studien können zu diesem Vergleich herangezogen werden:

— 1 Studie zeigte die Überlegenheit des irreversiblen MAO-Hemmers Phenelzin[4] gegenüber einer Gruppen-KVT (Blanco et al., 2010).

— In 1 Studie war Phenelzin rascher wirksam und auf einigen Skalen besser wirksam als Gruppen-KVT (Heimberg et al., 1998).

— In 1 Studie wurden nur die Patienten, die den SSRI Sertralin erhielten, gegenüber Placebo signifikant gebessert, nicht aber die Patienten, die mit Exposition behandelt wurden (Blomhoff et al., 2001). In der Studie wurde die Expositionstherapie nicht von erfahrenen Verhaltenstherapeuten durchgeführt.

— 2 Studien mit Fluoxetin zeigten widersprüchliche Ergebnisse. In einer Studie war KVT besser wirksam als Fluoxetin (Clark et al., 2003). In dieser Untersuchung wurde kein Haupteffektivitätskriterium angegeben und keine Bonferroni-Korrektur angewendet. Fluoxetin ist kein für die soziale Phobie zugelassenes Medikament. In einer Studie war es nicht wirksamer als Placebo (Kobak et al 2002). Es ist also nicht unbedingt für den Vergleich geeignet.

— In 1 Studie waren Fluoxetin und KVT gleich wirksam (Davidson et al., 2004c).

— Studien mit dem RIMA Moclobemid zeigten widersprüchliche Ergebnisse. Eine Untersuchung hatte ein kompliziertes Ergebnis: weder KVT noch Moclobemid waren besser wirksam als Placebo, aber KVT war besser als Moclobemid (Oosterbaan et al., 2001). Moclobemid war in einer Untersuchung nicht besser als Placebo (Noyes et al., 1997) und zeigte in einer anderen nur marginale Effekte (Schneier et al., 1998), ist also nicht für den Vergleich geeignet.

— In 1 Studie war KVT + Pillenplacebo besser wirksam als Moclobemid (Prasko et al., 2006).

— Zusätzlich muss noch eine einfachblinde Studie erwähnt werden, bei der Clonazepam mit Gruppen-KVT verglichen wurde. Die Skalen wurden durch blinde Rater erhoben. Die Stichprobe war recht klein. Bei Therapieende waren die Behandlungen auf einem der beiden Haupteffizienzmaße (CGI-S) nicht signifikant unterschiedlich. Beim 2. Haupteffizienzmaß war Clonazepam überlegen; ebenso auf zwei anderen Patientenskalen (Otto et al., 2000) (Details zur Studienqualität: Abschnitt). Clonazepam ist ein Benzodiazepin, das nicht für die Routinetherapie empfohlen wird.,

Wirkt Psychotherapie plus Psychopharmakotherapie besser oder schlechter als Psychotherapie allein?

— In der Studie von Blanco et al. (2010) war die Kombination von Phenelzin und KVT in Gruppen einer alleinigen KVT in Gruppen überlegen.

— In der Untersuchung von Blomhoff et al. (2001) war die Kombination aus Sertralin und Exposition nicht signifikant besser wirksam als Exposition plus Placebo.

— In der Studie von Davidson et al. (2004c) war die Kombination aus Fluoxetin und kognitiver Therapie nicht wirksamer als die Monotherapien.

— In der Studie von Prasko et al. (2006) war die Kombination aus KVT und Moclobemid nicht wirksamer als Moclobemid.

Wirkt Psychotherapie plus Psychopharmakotherapie besser oder schlechter als ein Medikament allein?

— In der Studie von Blanco et al. (2010) war die Kombination von Phenelzin und kognitiver

---

4   Phenelzin ist in Deutschland nur über die Auslandsapotheke erhältlich

Therapie der alleinigen medikamentöse Therapie überlegen.

- In der Untersuchung von Blomhoff et al. (2001) war die Kombination aus Sertralin und Exposition nicht signifikant besser wirksam als Sertralin.
- In der Studie von Davidson et al. (2004c) war die Kombination aus Fluoxetin und kognitiver Therapie nicht wirksamer als die Monotherapien.
- In der Studie von Prasko et al. (2006) war die Kombination aus KVT und Moclobemid wirksamer als Moclobemid allein.
- In einer Studie war eine Kombination aus Clonazepam und psychodynamischer Therapie (Knijnik et al., 2008) nicht wirksamer als Clonazepam allein.[5]

Hat Psychotherapie nach Beendigung eine länger anhaltende Wirkung als Psychopharmakotherapie?

Vier Untersuchungen widmen sich der Frage, ob Psychotherapien nach Beendigung der Therapie eine länger anhaltende Wirkung haben als Medikamente. Das Design erfordert für solche Studien, dass die Patienten zunächst mit Psychotherapie und/oder Medikamenten behandelt werden. Dann werden beide Therapien abgesetzt; nach einer mehrmonatigen behandlungsfreien Zeit erfolgt eine Nachbeurteilung.

- In der Follow-Up-Untersuchung (Liebowitz et al., 1999) der Studie von Heimberg et al. (1998) wurden die Phenelzin-Patienten und die KVT-Patienten nach Absetzen beider Therapien erneut randomisiert. Die Phenelzin-Patienten hatten zum Beginn der therapiefreien Phase bessere Ausgangswerte als die KVT-Patienten. Dieser Vorteil wurde in der Follow-up-Periode beibehalten (Unterschied signifikant). Die Rückfallraten unterschieden sich nicht signifikant.

- In einem Follow-up der Blomhoff-Studie (Haug et al., 2003) war nach Absetzen beider Therapien kein Unterschied zwischen Expositionstherapie und Sertralin feststellbar.[6]
- In der Studie von Oosterbaan et al. (2001) war nach einem 2-Monate Follow-up die KVT der Moclobemid-Therapie überlegen; Moclobemid war nicht besser als Placebo. Nach einem naturalistischen 15-Monate-Follow-up gab es zwischen Moclobemid und KVT keine Unterschiede mehr.
- In der Studie von Prasko et al. (2006) war die KVT (plus Pillenplacebo) im 24-Monate-Follow-up besser wirksam als Moclobemid. Eine Kombination aus beidem war nicht wirksamer als die Einzeltherapien.

Metaanalyse

Eine Metaanalyse von 108 Studien zur sozialen Phobie fand höhere Effektstärken bei medikamentösen Therapien als bei Psychotherapien (Fedoroff u. Taylor, 2001).

Zusammenfassung - Medikamentöse und psychotherapeutische Verfahren und Kombinationstherapien im Vergleich

Aufgrund einer systematischen Übersicht von direkten Vergleichen einer Verhaltenstherapie, einer Pharmakotherapie und der Kombination aus beiden bei einer sozialen Phobie ergibt sich ein insgesamt inkonsistentes Bild. Bei der Ableitung von Empfehlungen ergab sich die Schwierigkeit, dass nur in einer der Studien ein Medikament untersucht wurde, das in der vorliegenden Leitlinie den Empfehlungsgrad A erhält (Sertralin; Blomhoff et al., 2001). Moclobemid wird als Medikament der 2. Wahl empfohlen; alle anderen untersuchten Medikamente werden für die Standardtherapie nicht empfohlen und sind teilweise in Deutschland nicht

---

5   Die Autoren interpretieren ihr Ergebnis so, dass die Kombination mit psychodynamischer Therapie auf der CGI signifikant besser wirkte (p=0.033); dies ist jedoch nicht korrekt; lediglich die Interaktion Time x Treatment ist signifikant (p=0.033), es gibt aber keinen Treatment-Effekt (p=0.389); da sich eine hybride Interaktion zeigt, ist kein Haupteffekt interpretierbar (S. 572 der Publikation).

6   Zwar geben die Autoren Haug et al. im Abstract ihres Artikels an, Exposition sei im Follow-up wirksamer als Sertralin, dies ist aber nicht korrekt. Der Unterschied kam dadurch zustande, dass Exposition in der Akutstudie weniger wirksam war und erst im Follow-up die Werte erreichte, die Sertralin bereits direkt nach der Akutstudie erreicht hatte (Bandelow and Haug 2004).

zugelassen. KVT wird zum Teil in Gruppen-, zum Teil in Einzeltherapieform untersucht.

Es gibt ausreichende Evidenz, dass eine Therapie mit Phenelzin besser wirkt als eine KVT.

- Es gibt limitierte Evidenz, dass Sertralin besser wirkt als eine Expositionstherapie.
- Es gibt limitierte Evidenz, dass KVT besser wirkt als Moclobemid.
- Es gibt keine ausreichende Evidenz, dass KVT besser wirkt als Fluoxetin.
- Es gibt limitierte Evidenz, dass eine Kombinationstherapie mit Phenelzin besser wirkt als Phenelzin oder KVT allein.
- Es gibt keine ausreichende Evidenz, dass die durch eine Verhaltenstherapie erzielten Wirkungen nach Beendigung der Behandlung länger anhalten als die durch eine Behandlung mit Medikamenten erzielten Wirkungen.
- Es gibt keine ausreichende Evidenz, dass durch das Tuberkulosemittel D-Cycloserin die Wirkung einer Expositionstherapie verstärkt werden kann.

Referenzleitlinien
🗀 Tab. 6.39

- ▪ **Zusammenfassende Beurteilung**
- ▪▪ **Soziale Phobie**
- **Maßnahme:** Psychotherapie oder Pharmakotherapie
  Evidenzgrad: Ia (Leitlinienadaptation)
  Empfehlung:
  - Patienten mit sozialer Phobie soll angeboten werden (A):
    - Psychotherapie
    - Pharmakotherapie
  - Dabei soll die Präferenz des informierten Patienten berücksichtigt werden. Im Informationsgespräch sollen insbesondere folgende Aspekte eine Rolle spielen: Wirkeintritt, Nachhaltigkeit, unerwünschte Wirkungen und Verfügbarkeit.
- **Maßnahme:** Vorgehen bei Therapieresistenz
  Evidenzgrad: Expertenkonsens
  Empfehlung: In Fällen, in denen eine Psycho- oder Pharmakotherapie nicht ausreichend wirksam war, soll die jeweils andere Therapieform angeboten werden oder kann eine Kom-

bination von Psychotherapie und Pharmakotherapie angeboten werden (KKP).

Zum Wechsel des Medikaments bzw. Augmentationsstrategien bei Therapieresistenz siehe Tab. 1.7. Bei Off-Label Use sind medizinrechtliche Fragen zu beachten.

6.3.4 Augmentation der Verhaltenstherapie mit Medikamenten

Nach einigen Studien kann das Tuberkulosemittel D-Cycloserin, ein N-Methyl-D-Aspartat (NMDA)-Rezeptoragonist, die Furchtlöschung bei einer Expositionstherapie erleichtern (Norberg et al., 2008).

- In 2 kleinen Pilotstudien war die Augmentation einer Expositionstherapie mit D-Cycloserin erfolgreich (Guastella et al., 2008; Hofmann et al., 2006)
- In einer ausreichend gepowerten Studie (144 Patienten) war Augmentation einer Expositionstherapie mit D-Cycloserin nicht wirksamer als KVT ohne Augmentation (Hofmann et al 2013).

Angesichts der inkonsistenten Datenlage kann die Augmentation mit D-Cycloserin nicht empfohlen werden.

- Oxytocin soll zwischenmenschliches Vertrauen fördern (Kosfeld et al., 2005; Zak et al., 2005). In einer RCT war die Augmentation einer Expositionstherapie mit Oxytocin allerdings nicht erfolgreich (Guastella et al., 2009).

6.3.5 Sport

- Eine Studie ohne ausreichende Teststärke verglich Sport mit »Mindfulness-Based Stress Reduction«. Beide Behandlungen unterschieden sich nicht. Da aber die Kontrollbedingung nicht validiert ist, kann die Studie keine Aussage zur Sporttherapie machen (Jazaieri et al., 2012).

⬛ Tab. 6.39   Soziale Phobie: Vergleich von Medikamenten und Psychotherapie und deren Kombination. Evidenz- und Empfehlungsgrade der Referenzleitlinien

Leitlinie	Evidenzgrad	Empfehlung
AkdÄ	k.A.	
BAP	Es ist unsicher, ob die Kombination besser wirkt als die jeweiligen Monotherapien (Ib)	Consider cognitive therapy with exposure as this may reduce relapse rates better than drug treatment (A)
WFSBP	Nur vorläufige Daten, die für einen Vorteil einer Kombination gegenüber den Monotherapien sprechen könnten (keine Evidenzgraduierung)	According to a meta-analysis of studies with both a psychological and a drug treatment arm, there is only preliminary support for combined treatment for social anxiety disorder.
		Altogether, due to methodological limitations of comparison studies, the question still remains open whether CBT/exposure and medications have synergistic effects (keine Empfehlungs-graduierung)
CPA	Although results vary, CBT and pharmacotherapy appear to have similar efficacy for the acute treatment of SAD (2-3)	Keine eindeutige Empfehlung:
		There is controversy over whether it is helpful to use these agents in combination routinely, and there are few well-designed studies to answer this question
DGPs	Es gibt kurzfristig keine Überlegenheit der Psycho- über die Pharmakotherapie oder umgekehrt. Erfolge lassen sich durch eine Pharmakotherapie oder eine Kombinationstherapie schneller erreichen als durch eine Psychotherapie allein, langfristig ist Psychotherapie im Vorteil, sofern es sich um Kognitive Verhaltenstherapie handelt (Ib)	Empfohlen

6.3.6 Langzeit- und Rückfallverhinderungsstudien

Die soziale Phobie ist im Allgemeinen eine chronische Störung, die eine langfristige Behandlung erfordert. Experten-Konsensuskonferenzen empfehlen für die pharmakologische Behandlung in der Regel eine Dauer von mindestens 12 Monaten. Escitalopram, Paroxetin, Sertralin, Venlafaxin und Moclobemid waren bei der Rückfallprophylaxe wirksamer als Placebo (Referenzen s.o.). In einem Vergleich von Phenelzin mit KVT wurden beide Behandlungen abgesetzt; nach einem 6-Monate-Follow-up fand sich kein Unterschied in den Rückfallraten (Liebowitz et al., 1999).

Eine Metaanalyse zur antidepressiven Langzeitbehandlung fand robuste Behandlungseffekte (Donovan et al., 2010). Aus den vorliegenden Studien kann geschlossen werden, dass die Behandlung nach Eintreten der Remission noch 6–12 Monate fortgeführt werden sollte, obwohl eine optimale Therapiedauer nicht identifiziert werden kann.

6.3.7 Behandlung von komorbiden Störungen

In kleinen doppelblinden, placebo-kontrollierten Studien mit Patienten mit einer Doppeldiagnose von sozialer Phobie und Alkoholmissbrauch zeigte Paroxetin sowohl auf die soziale Phobie als auch auf den Alkoholmissbrauch einen Effekt (Book et al., 2008; Randall et al., 2001).

6.3.8 Selbsthilfegruppen

Es fehlen Studien zur Wirksamkeit von Selbsthilfegruppen bei sozialer Phobie.

Patienten und Angehörige sollen über Selbsthilfe- und Angehörigengruppen informiert und, wenn angebracht, zur Teilnahme ermuntert werden ((Expertenkonsens; KKP).

6.4 Spezifische Phobie

Patienten mit einer spezifischen Phobie konsultieren selten Ärzte oder Psychologen wegen einer Behandlung. Eine Behandlung sollte nur dann erfolgen, wenn relevante Einschränkungen durch die Symptomatik bestehen.

6.4.1 Psychotherapie

Verhaltenstherapie
Es existieren zahlreiche Studien zur Behandlung von spezifischen Phobien mit Verhaltenstherapie. Untersucht wurden:

Spinnenphobie:
- In-vivo-Exposition war wirksamer als eine Warteliste und virtuelle-Realität-Exposition (Heading et al., 2001).
- Therapeutengestützte Exposition in einer Sitzung war wirksamer als manualgestützte Selbsttherapie (Hellstrom u. Ost, 1995).
- Exposition war wirksamer als ein psychologisches Placebo (Hunt et al., 2006).
- Virtuelle-Realität-Exposition und *in-vivo*-Exposition waren in einer kleinen Studie wirksamer als ein psychologisches Placebo (Relaxation)(Gilroy et al., 2001).
- In-vivo-Exposition war in einer Studie mit ungenügender Power ebenso wirksam wie virtuelle-Realität-Exposition, beide wirkten besser als eine Warteliste (Michaliszyn et al., 2010).

Flugphobie:
- In einer Studie war Expositionstherapie besser wirksam als eine »no treatment«-Bedingung (Beckham et al., 1990).

◘ Tab. 6.40 Spezifische Phobie: KVT bzw. Exposition. Evidenz- und Empfehlungsgrade der Referenzleitlinien

Leit-linie	Evidenzgrad	Empfehlung
AkdÄ	Keine Evidenz-graduierung	Empfehlung (keine Empfehlungsgraduierung)
BAP	Ib	Empfohlen (D)
WFSBP	Keine Evidenz-graduierung	Exposition ist Behandlung 1. Wahl (keine Empfehlungsgraduierung)
CPA	1	1st line
DGPs		Empfohlen

Blut-/Injektions-/Zahnbehandlungsphobie:
- KVT war[7] wirksamer als eine Warteliste, aber nicht wirksamer als ein psychologisches Placebo (Psychoedukation)(de Jongh et al., 1995).
- KVT war wirksamer als Hypnose (Hammarstrand et al., 1995).
- Exposition war nach Behandlungsende wirksamer als Applied Relaxation (Ost et al., 1984).

Metaanalysen
Die Wirkung der Expositionstherapie wurde in Metaanalysen bestätigt (Ruhmland u. Margraf, 2001c). Eine *in-vivo*-Expositionstherapie wirkt nach einer Metaanalyse von 33 Studien besser als keine Behandlung, Placebobedingungen, alternative psychotherapeutische Interventionen und alternative Expositionsmethoden (imaginale Exposition, virtuelle Realität) (Wolitzky-Taylor et al., 2008). Auch in Follow-up-Studien war die *in-vivo*-Expositionstherapie Placebobehandlungen überlegen.

Referenzleitlinien
◘ Tab. 6.40

---

7   Zwar geben die Autoren Haug et al. im Abstract ihres Artikels an, Exposition sei im Follow-up wirksamer als Sertralin, dies ist aber nicht korrekt. Der Unterschied kam dadurch zustande, dass Exposition in der Akutstudie weniger wirksam war und erst im Follow-up die Werte erreichte, die Sertralin bereits direkt nach der Akutstudie erreicht hatte (Bandelow and Haug 2004).

- Zusammenfassende Beurteilung
- ■ Spezifische Phobie
- Behandlungsmethode
  - Expositionstherapie
- Evidenzgrad
  - Ia (Leitlinienadaptation)
- Empfehlung
  - Patienten mit einer spezifischen Phobie soll eine Expositionstherapie angeboten werden (A).

Therapiedauer

In den vorliegenden RCTs wurden spezifische Phobien in der Regel in nur wenigen Sitzungen, also 1–5 Sitzungen behandelt. Manchmal ist eine einzige Sitzung (von 1–3 Zeitstunden) bereits effektiv (Andersson et al., 2009; Antony et al., 2001; Hellstrom u. Ost, 1995; Ost, 1996; Ost et al., 1991; Vika et al., 2009). Einige Studien verglichen 1 vs. 5 Sitzungen und fanden keinen Unterschied (Ost et al., 1997; Ost et al., 1992; Vika et al., 2009). Drei Sitzungen einer virtuelle-Realität-Exposition waren ebenso wirksam wie 6 Sitzungen (Fraser et al., 2001). Nach einer Metaanalyse wirken multiple Sitzungen nur marginal besser als Therapien mit nur einer Sitzung (Wolitzky-Taylor et al., 2008).

Die Dauer der Exposition in Studien zur Behandlung von spezifischen Phobien wird im Anhang ▶ Tab. A.61 aufgelistet. Insgesamt betrug die Dauer 1–12 Zeitstunden (Durchschnitt 4,1).

Es ist allerdings zu bedenken, dass es bei spezifischen Phobien das Phänomen des »fear return« gibt, d.h. dass nach einer anfänglichen Besserung einer Phobie erneut phobische Ängste auftreten.

Evidenzbasierte Aussagen zur notwendigen Dauer der Therapie können angesichts der gegenwärtigen Studienlage nicht gemacht werden.

Langfristige Wirkung

Eine kleine Studie untersuchte 28 Patienten 10–16 Jahre nach Beendigung einer Behandlungsstudie mit Verhaltenstherapie. Allerdings hatten die Patienten nicht alle eine spezifische Phobie, sondern u.a. auch Agoraphobien. Nur 25% wurden nach diesem Zeitraum als gebessert beurteilt (Lipsitz et al., 1999).

Virtuelle-Realität-Exposition

Bei einer solchen Therapie wird mithilfe von Computern und Videobrillen ein realistisches Bild des Phobieobjektes erstellt (Mühlberger et al., 2009).

Spinnenphobie:

- Virtuelle-Realität-Exposition und *in-vivo*-Exposition waren in einer kleinen Studie wirksamer als ein psychologisches Placebo (Relaxation) (Gilroy et al., 2001).
- *In-vivo*-Exposition war in einer Studie mit ungenügender Power ebenso wirksam wie virtuelle-Realität-Exposition, beide wirkten besser als eine Warteliste (Michaliszyn et al., 2010).
- *In-vivo*-Exposition war wirksamer als eine Warteliste und als virtuelle-Realität-Exposition (Heading et al., 2001).

Höhenphobie:

- Virtuelle-Realität-Exposition war in kleinen Studien wirksamer als eine Warteliste (Garcia-Palacios et al., 2002; Rothbaum et al., 1995).
- Virtuelle-Realität-Exposition war in einer kleinen Studie ohne ausreichende Teststärke ebenso wirksam wie *in-vivo*-Exposition (Emmelkamp et al., 2002).

Flugphobie:

- Virtuelle-Realität-Exposition und *in-vivo*-Exposition waren in einer kleinen Studie wirksamer als ein psychologisches Placebo (Relaxation) (Muhlberger et al., 2001).

Unerwünschte Wirkungen

Bei der Virtuelle-Realität-Expositionstherapie kann es in ca. 10% der Fälle zu einer Kinetose mit Übelkeit kommen.

Metaanalyse

Eine Metaanalyse fand, dass alternative Expositionsmethoden (imaginäre Exposition, virtuelle Exposition) weniger wirksam war als *in-vivo*-Exposition; allerdings verloren sich die Unterschiede im Follow-up (Wolitzky-Taylor et al., 2008).

Zusammenfassende Beurteilung

Es gibt keine ausreichenden Hinweise, dass eine Virtuelle-Realität-Expositionstherapie   weniger wirksam ist als *in-vivo*-Exposition.

◘ Tab. 6.41 Spezifische Phobie: Pharmakotherapie. Evidenz- und Empfehlungsgrade der Referenzleitlinien

Leitlinie	Evidenzgrad	Empfehlung
AkdÄ	Behandlung mit SSRI nur in schweren Fällen indiziert (keine Evidenzgraduierung)	Nur in seltenen, schwer ausgeprägten Fällen ist eine Pharmakotherapie, z. B. mit einem SSRI erforderlich (keine Empfehlungsgraduierung)
BAP	Limited data suggest that paroxetine (Ib) and some benzodiazepines (III) are efficacious in acute treatment of simple phobia. It is unclear whether concomitant use of benzodiazepines enhances or reduces the efficacy of behavioural approaches.	Consider paroxetine or benzodiazepines when patients with distressing and impairing phobias have not responded to psychological approaches (C)
WFSBP	Der SSRI Paroxetin ist wirksam (B)	Psychopharmacological drugs are not recognized as a standard treatment in simple cases of specific Phobia. However, when specific phobia leads to substantial restrictions in quality of life, drug treatment should be tried (1).
CPA	In one small RCT paroxetine was significantly more effective than placebo	Keine klare Empfehlung

Es ist zu beachten, dass diese Therapieform derzeit nur in bestimmten Zentren zur Verfügung steht. Programme existieren nur für bestimmte Phobieformen. Zurzeit ist die Hard- und Software kostenintensiv.

Eine Behandlung ist nur bei relevanter Einschränkung durch die Symptomatik gerechtfertigt.

■■ **Spezifische Phobie**
— **Behandlungsmethode**
  — Virtuelle-Realität-Exposition
— **Evidenzgrad**
  ═ Expertenkonsens
— **Empfehlung**
  ═ Patienten mit einer spezifischen Phobie sollte eine Virtuelle-Realität-Expositionstherapie angeboten werden, wenn eine in-vivo Exposition nicht verfügbar ist (KKP).

EMDR

Eine kleine kontrollierte Studie bei Spinnenphobie fand keinen Unterschied zwischen EMDR und einer »no treatment«-Bedingung (Bates et al., 1996).

Psychoanalytische (psychodynamische) Verfahren

Eine Literaturrecherche ergab keine kontrollierten Studien mit psychodynamischer Therapie bei spezifischen Phobien.

6.4.2 Pharmakotherapie

— In einer kleinen Pilotstudie mit 11 Patienten war Paroxetin besser wirksam als Placebo (Benjamin et al., 2000). Wegen des zu geringen Stichprobenumfangs entsprach die Studie nicht den Einschlusskriterien der Leitlinie.
— In einer kleinen Studie mit nur 12 auswertbaren Patienten zeigte Escitalopram keine signifikante Überlegenheit gegenüber Placebo; die Power der Studie war aber zu gering, um einen Unterschied zu entdecken (Alamy et al., 2008). Wegen des zu geringen Stichprobenumfangs entsprach die Studie nicht den Einschlusskriterien der Leitlinie.

Referenzleitlinien
◘ Tab. 6.41

■ **Zusammenfassende Beurteilung**
Die Datenlage ist nicht ausreichend, um eine Empfehlung auszusprechen.

6.4.3 Kombination von Pharmako- und Psychotherapie

Es gibt keine Studien zum Vergleich von Pharmako- und Psychotherapie bzw. zur Kombination.

- Höhenphobie:
  - Eine Augmentation einer virtuellen Expositionstherapie bei Akrophobie mit D-Cycloserin war in einer placebokontrollierten Studie wirksam (Ressler et al., 2004), in einer anderen nicht erfolgreich (Tart et al., 2013).
- Spinnenphobie:
  - In einer placebokontrollierten Studie war D-Cycloserin nicht wirksam (Guastella et al., 2007).
- Schlangenphobie
  - In einer placebokontrollierten Studie war D-Cycloserin nicht wirksam (Nave et al., 2012).

6.4.4 Selbsthilfegruppen

Es fehlen Studien zur Wirksamkeit von Selbsthilfegruppen bei spezifischer Phobie.

Patienten und Angehörige sollen über Selbsthilfe- und Angehörigengruppen informiert und, wenn angebracht, zur Teilnahme ermuntert werden (Expertenkonsens; KKP).Multiple Sklerose
Störung: Panikstörung/Agoraphobie

Schlussbemerkungen

Borwin Bandelow, Thomas Lichte, Sebastian Rudolf, Jörg Wiltink, Manfred Beutel

B. Bandelow et al. (Hrsg.), *S3-Leitlinie Angststörungen*,
DOI 10.1007/978-3-662-44136-7_7, © Deutsche Gesellschaft für Allgemeinmedizin (DEGAM)
Deutsche Gesellschaft für Psychiatrie und Psychotherapie, Psychosomatik und Nervenheilkunde (DGPPN)
Deutsche Gesellschaft für Psychosomatische Medizin und Ärztliche Psychotherapie (DGPM)
Deutsches Kollegium für Psychosomatische Medizin (DKPM) 2015

Es existieren zahlreiche kontrollierte Studien zur Behandlung der Angsterkrankungen (Panikstörung/Agoraphobie, generalisierte Angststörung, soziale Phobie und spezifische Phobie) bei Erwachsenen. Durch eine frühzeitige leitliniengerechte Behandlung kann die Lebensqualität von Patienten mit Angststörungen deutlich gebessert werden. Erfahrungen zeigen jedoch, dass in der Praxis die Erkenntnisse aus Leitlinien oft unvollständig oder verspätet in die Tat umgesetzt werden. Behandler, Fachgesellschaften, Kostenträger und Politik sollten darauf drängen, dass die Empfehlungen dieser Leitlinie in vollem Umfang zur Anwendung kommen.

7

Serviceteil

B. Bandelow et al. (Hrsg.), *S3-Leitlinie Angststörungen*,
DOI 10.1007/978-3-662-44136-7, © Deutsche Gesellschaft für Allgemeinmedizin (DEGAM)
Deutsche Gesellschaft für Psychiatrie und Psychotherapie, Psychosomatik und Nervenheilkunde (DGPPN)
Deutsche Gesellschaft für Psychosomatische Medizin und Ärztliche Psychotherapie (DGPM)
Deutsches Kollegium für Psychosomatische Medizin (DKPM) 2015

A   Anhang

A.1   SIGN-Kriterien

◼ Tab. A.1 enthält das Messinstrument, mit dem die Qualität der Studien beurteilt wurde, das SIGN Statement mit Ergänzungen für die spezielle Fragestellung der Leitlinie (mit spezifischen Anmerkungen der Leitliniengruppe).

A.2   Verwendete Referenzleitlinien

A.2.1   Evidenz- und Empfehlungsgrade der Referenzleitlinien

In den folgenden Tabellen sind die unterschiedlichen Evidenz- und Empfehlungsgrade der Referenzleitlinien aufgeführt.

AKDÄ
◼ Tab. A.2

BAP
◼ Tab. A.3

WFSBP
◼ Tab. A.4

APA
◼ Tab. A.5

CPA
◼ Tab. A.6

NICE
◼ Tab. A.7

Deutsche Gesellschaft für Psychologie (DGPs)
◼ Tab. A.8

A.2.2   DELBI-Rating der verwendeten Leitlinien

◼ Tab. A.9 enthält die Einschätzung der Referenzleitlinien. Die Leitlinien wurden von vier Gutachtern unabhängig bewertet. Die relevanten Leitlinien wurden zur übersichtlichen Darstellung der Leitlinienbewertung der Gutachter entsprechend dem Rangplatz der bewerteten Gesamt-Scoresumme nach DELBI sortiert. Die Scorewerte der Domänen sind jeweils einzeln ausgewiesen (siehe: DELBI-Rating der verwendeten Leitlinien, Anhang 8.3.2, S. 8). Die Auswahl relevanter Leitlinien für die Erstellung einer Leitliniensynopse erfolgte mit dem im Methoden-Report des Nationalen Programms für Versorgungs-Leitlinien empfohlenen Kriterienmodell (2008). Als primäres Auswahlkriterium wurde die methodische Qualität der Leitlinie herangezogen, die durch sieben Aspekte der Domäne 3 definiert ist (siehe hierzu im Detail Domäne 3). Ein Domänenwert von ≤0.5 wurde ergänzend zum eingesetzten Kriterienmodell entsprechend als »keine ausreichende« Qualität definiert. Es wurden aus den sieben zu bewertenden Leitlinien zwei identifiziert, die von den Gutachtern als methodisch nicht ausreichend eingeschätzt wurden (DGPPN und RANZCP).

A.3   Eigene Recherchen der Leitliniengruppe

Punkte, die durch die Verwendung von Referenzleitlinien nicht geklärt wurden, wurden durch eigene Recherchen der Leitliniengruppe ergänzend untersucht.

A.3.1   Datenbankrecherche: Suchalgorithmen

Folgende Datenbanken wurden bis zum Stichdatum 1.7.2013 durchsucht: MEDLINE und ISI WEB

◻ Tab. A.1 SIGN-Statement mit Ergänzungen für die spezielle Fragestellung der Leitlinie (mit spezifischen Anmerkungen der Leitliniengruppe). Quelle: Scottish Intercollegiate Guidelines Network, March 2004 (SIGN)

Studienidentifikation beinhaltet Autor, Titel, Referenz:

Checkliste ausgefüllt durch:

Abschnitt 1: INTERNE VALIDITÄT

In einer gut durchgeführten randomisierten kontrollierten Studie (RCTs) ...	In dieser Studie ist das Kriterium ...	Gut berücksichtigt/ adäquat berücksichtigt/mäßig berücksichtigt/	Nicht berücksichtigt/nicht berichtet/ nicht anwendbar
1.1	**Hat die Studie eine relevante und spezifische Fragestellung? Wie lautet Sie?** Sofern keine klare und gut definierte Frage angegeben ist, wird es schwierig sein, zu beurteilen, wie gut die Studie ihre Ziele erreicht hat oder wie relevant die Frage ist, die man versucht, auf der Grundlage ihrer Schlussfolgerungen zu beantworten. Gegenstand ist eine ICD-/DSM-definierte Angststörung (PD, GAD, SAD) für alle Studientypen		
1.2	**Wurden die Probanden den Gruppen randomisiert zugeordnet?** Eine randomisierte Zuteilung von Patienten zu der einen oder anderen Behandlung bzw. zu aktiver Behandlung oder Placebo ist für diese Art von Studien von grundlegender Bedeutung. Wenn es keinen Hinweis auf eine Randomisierung gibt, sollte die Studie zurückgewiesen werden. Wenn die Beschreibung der Randomisierung nicht ausreichend ist, sollte der Studie eine geringere Wertigkeit gegeben werden. Prozesse wie alternative Allokation, Allokation nach Geburtsdatum oder nach Tag/Woche des Klinikbesuchs sind keine echten Randomisierungsprozesse, da es für einen Untersucher leicht wäre, herauszufinden, welche Patienten welche Behandlung erhalten. Diese Studien sollten daher als kontrollierte klinische Studien anstatt als RCTs eingestuft werden.		
1.3	**Wurde die Randomisierung mit adäquaten Methoden geheim gehalten?** Die verdeckte Zuteilung bezieht sich auf den Prozess, der sicherzustellen soll, dass der Untersucher nicht erfährt, welcher Gruppe die Patienten zugeordnet sind. Studien haben gezeigt, dass die Untersucher, wenn die Geheimhaltung nicht ausreichend ist, die Wirkung der Interventionen um bis zu 40% überschätzen können. Zentrale Zuteilung, EDV-gestützte Allokation oder die Verwendung von kodierten identischen Behältern können alle als angemessen Methoden des Verbergens angesehen werden und können als Indikatoren für eine gut durchgeführte Studie genommen werden. Wenn die Methode der Verschleierung als schlecht oder relativ leicht zu unterwandern angesehen wird, muss der Studie eine geringere Wertigkeit gegeben werden, oder sie kann abgelehnt werden, wenn die verdeckte Zuteilung als unzureichend angesehen wird.		

◻ Tab. A.1 Fortsetzung

1.4	**Waren die Probanden und Untersucher bezüglich der Zuordnung verblindet?**
	Verblindung bezieht sich auf einen Prozess, durch den denjenigen, die die Ergebnisse beurteilen müssen, verborgen bleibt, welche Behandlung ein Patient erhalten hat. Sie kann drei Ebenen umfassen. Einzelblind heißt, dass den Patienten nicht bewusst ist, welche Behandlung sie erhalten. In doppelblinden Studien weiß weder der Arzt noch der Patient, welche Behandlung gegeben wird. In sehr seltenen Fällen sind Studien dreifach verblindet werden, wobei weder Patienten, Ärzte, noch die Durchführenden der Analyse wissen, welche Patienten welche Behandlung erhält. Je höher der Grad der Verblindung, desto geringer ist die Gefahr eines Bias in der Studie.
1.5	**Waren Interventions- und Kontrollgruppe zu Studienbeginn vergleichbar?**
	Patienten, die für die Aufnahme in einer Studie ausgewählt werden, müssen so ähnlich wie möglich sein. Die Studie sollte etwaige wesentliche Unterschiede in der Zusammensetzung der Arbeitsgruppen in Bezug auf Geschlechterverhältnis, Alter, Stadium der Erkrankung (falls zutreffend), sozialer Herkunft, ethnischer Herkunft oder Komorbiditäten berichten. Diese Faktoren können durch Ein- und Ausschlusskriterien kontrolliert werden, wenn sie nicht direkt berichtet werden. Wird dieser Punkt nicht beachtet und werden ungeeigneten Gruppen verwendet, sollte dies zu einer Herabstufung der Studie führen.
1.6	**Wurden die Gruppen, mit Ausnahme der Intervention, gleich behandelt?**
	Wenn einige Patienten eine zusätzliche Behandlung erhalten, selbst wenn diese geringfügiger Natur ist oder aus Beratung und Betreuung besteht, so ist diese Behandlung ein möglicher Störfaktor, der die Ergebnisse ungültig machen kann. Wenn die Gruppen nicht gleich behandelt werden, sollte die Studie ausgeschlossen werden, es sei denn, dass keine anderen Evidenzdaten zur Verfügung stehen. Wenn eine solche Studie als Evidenz verwendet wird, sollte sie mit Vorsicht behandelt werden.
1.7	**Wurden alle relevanten Zielgrößen in standardisierter, valider und reproduzierbarer Weise erhoben?**
	Die primären Endpunkte der Studie sollten klar angegeben werden. Wenn das Hauptzielkriterium nicht angegeben wird, oder die Studie ihre wichtigsten Schlussfolgerungen auf sekundäre Endpunkte stützt, sollte sie abgelehnt werden. Wenn die Erfolgskriterien Subjektivität beinhalten, sollte Evidenz dafür geliefert werden, dass sie reliabel sind und vor ihrer Verwendung in der Studie validiert wurden.
	Hauptzielkriterium ist entscheidungsrelevant für LL-Gruppe
	Wenn Hauptzielkriterium nicht benannt, hält der Vergleich einem anerkannten post-hoc Verfahren (z.B. Bonferroni-Holm-Adjustierung) stand?

Tab. A.1 Fortsetzung

1.8	**Wie waren die Teilnehmerquoten?** **a) Einschluss?** **b) Dropouts?** Vorsicht ist angebracht, wenn die Zahl der Patienten, die aus einer Studie vorzeitig ausscheiden, sehr hoch ist. In der Regel wird eine 20%-Ausfallrate als akzeptabel angesehen, dies aber kann variieren. Es sollte angegeben werden, wie viele Patienten ausscheiden und aus welchen Gründen. Es sollte beachtet werden, dass die Ausfallrate umso höher ist, je länger die Studiendauer ist. Eine höhere Ausfallquote wird normalerweise nicht zur Ablehnung einer Studie führen, sondern zu einer Herabstufung.
1.9	Wurden alle Probanden in der Gruppe analysiert, der sie ursprünglich zugeordnet wurden (Intention to treat)? In der Praxis ist es selten der Fall, dass alle Patienten in der Interventionsgruppe die Intervention während des ganzen Prozesses erhalten, und alle in der Vergleichsgruppe sie nicht erhalten. Patienten können die Behandlung ablehnen, oder Gegenanzeigen können auftreten, so dass Patienten in die andere Gruppe übernommen werden. Wenn die Vergleichbarkeit der Gruppen durch Randomisierung aufrechterhalten werden soll, müssen jedoch Behandlungsergebnisse nach der Gruppe, zu der sie ursprünglich zugewiesen wurden, unabhängig von der tatsächlich erhaltenen Behandlung analysiert werden. (Dies wird als intern-to-treat-Analyse bezeichnet.) Wenn es klar ist, dass die Analyse nicht auf einer intern-to-treat-Basis beruht, kann die Untersuchung zurückgewiesen werden. Wenn aber keine oder wenig andere Evidenz existiert, kann die Studie eingeschlossen werden, sollte jedoch so ausgewertet werden, als wenn es sich um eine nicht-randomisierte Kohortenstudie handelte. (Kommentar der Leitliniengruppe: Es ist nicht üblich, dass Patienten, die aus der einen Gruppe ausscheiden, in die andere übernommen werden, wie im SIGN-Statement vorgeschlagen. Nach heutiger Definition heißt ITT: vorzeitig ausgeschiedene Patienten, die für einen vordefinierten Mindestzeitraum in der Studie waren, werden in die ITT-Analyse mit einbezogen. Entweder wird versucht, die Patienten trotz Ausscheidens zu kontaktieren, um Studienabschlusswerte zu erhalten, oder die letzten der Zwischenerhebungen werden nach der last-observation-carried-forward-Methode statt eines Endwertes genommen. Eine according-to-protocol-Auswertung (ATP) sollte zu einer Herabstufung der Studie führen)
1.10	**Bei Multicentre-Studien: Sind die Ergebnisse der einzelnen Zentren vergleichbar?** In Multicentre-Studien kann Vertrauen in die Ergebnisse erhöht werden, wenn nachgewiesen werden kann, dass in den verschiedenen beteiligten Zentren ähnliche Ergebnisse gewonnen wurden.

▪ Tab. A.1 Fortsetzung

ABSCHNITT 2: GESAMTBEWERTUNG

2.1	**Wie gut wurde für systematische Fehler/ Störvariablen kontrolliert?** Code ++ (Evidence nach Design), + (gerade noch haltbar), oder – (für Empfehlung keine Grundlage) Mögliche Allegiance wird gemeinsam im Plenum diskutiert
2.2	**Wenn + oder – in welcher Richtung könnte der Effekt verzehrt worden sein?**
2.3	Unter Berücksichtigung von klinischen Aspekten, der Beurteilung der Methodik und der statistischen Power, wie sicher sind Sie, dass der Effekt auf die Intervention zurückzuführen ist?
2.4	Sind die Studienergebnisse auf die Allgemeinbevölkerung übertragbar?

ABSCHNITT 3: BESCHREIBUNG DER STUDIE (Die folgenden Informationen werden benötigt, um die Evidenztabellen auszufüllen Cross-Studie Vergleiche abzuschließen. Bitte füllen Sie alle Abschnitte aus, für die Informationen verfügbar sind.).

3.02	**Welche Zielgrößen wurden bestimmt?**
3.1	**Wie viele Studienteilnehmer? Insgesamt und pro Arm?** Bitte geben Sie die Patientenanzahl für jeden Arm der Studie zu Studienbeginn an. Klare Definition ITT und ATP (oben) Es ist beschrieben, zu welchen Zeitpunkten und wie oft Hauptzielkriterium erfasst wurde.
3.2	**Was sind die Charakteristika der Studienpopulation? (Alter, Geschlecht, Risiko, Erkrankung etc.)** Geben Sie alle relevanten Eigenschaften an - z. B. Alter, Geschlecht, ethnische Herkunft, Komorbidität, Seuchenstatus, ambulant/stationär
3.3	**Welche Intervention wurde untersucht?** Listen Sie alle Interventionen der Studie auf. Wenn in Psychotherapiestudien Medikamente erlaubt waren: gibt es Angaben, ob in der Kontrollgruppe die gleiche Anzahl von Medikamenten gegeben wurden? Angabe der Dauer der Studie
3.4	**Welche Vergleiche werden in der Studie durchgeführt?** Sind es Vergleiche zwischen aktiven Behandlungen, oder zwischen Behandlung und Placebo/ keine Behandlung?

■ Tab. A.1   Fortsetzung

3.5	**Nach welcher Follow-up-Periode wurden Patienten in der Studie nachuntersucht?** Dauer der Follow-up-Periode gemessen vom Anfang der Studie. Geben Sie spezifische Endpunkte an, die das Ende der Follow-up-Periode markieren (z.B. Tod, vollständige Heilung). entscheiden. Geben Sie an, ob der Follow-up-Zeitraum kürzer war als ursprünglich geplant. Wurde in der Follow-up-Zeit kontrolliert, ob andere Therapiemodalitäten wahrgenommen wurden?
3.6	**Welches Therapieerfolgsmaße werden in der Studie verwendet?** Listen Sie alle Maße, die verwendet werden, um die Wirksamkeit der Interventionen zu beurteilen.
3.7	**Welche Effektmaße wurden berichtet und welche Richtung? (z.B. odds ratio)** Geben Sie alle Effektmaße der Studie an – z.B. absolutes oder relatives Risiko, NNT, etc. Beziehen Sie p-Werte und alle Konfidenzintervalle ein.
3.8	**Wie wurde diese Studie finanziert?** Geben Sie alle Finanzierungsquellen an, die in dem Artikel zitiert werden (z.B. Regierung, ehrenamtlich, oder Industrie).
3.9	**Kann diese Studie dazu beitragen, Ihre zentrale Frage zu beantworten?** Fassen Sie die wichtigsten Schlussfolgerungen der Studie zusammen und geben Sie an, wie es um die zentrale Frage bezieht.
	Ergänzung durch Leitliniengremium: Beurteilung der Studie durch eine Ethikkomitee, Good Clinical Practice (GCP)

◻ Tab. A.2   Angst-Leitlinie AKDÄ

Kategorien der Evidenz	
↑↑	Aussage (z. B. zur Wirksamkeit) wird gestützt durch mehrere adäquate, valide klinische Studien (z. B. randomisierte kontrollierte klinische Studie) bzw. durch eine oder mehrere valide Metaanalysen oder systematische Reviews randomisierter kontrollierter klinischer Studien. Positive Aussage gut belegt.
↑	Aussage (z. B. zur Wirksamkeit) wird gestützt durch zumindest eine adäquate, valide klinische Studie (z. B. randomisierte kontrollierte klinische Studie). Positive Aussage belegt.
↓↓	Negative Aussage (z. B. zu Wirksamkeit oder Risiko) wird gestützt durch eine oder mehrere adäquate, valide klinische Studien (z. B. randomisierte kontrollierte klinische Studie), durch eine oder mehrere Metaanalysen bzw. systematische Reviews randomisierter kontrollierter klinischer Studien. Negative Aussage gut belegt.
↔	Es liegen keine sicheren Studienergebnisse vor, die eine günstige oder schädigende Wirkung belegen. Dies kann begründet sein durch das Fehlen adäquater Studien, aber auch durch das Vorliegen mehrerer, aber widersprüchlicher Studienergebnisse.

◻ Tab. A.3   BAP

Categories of evidence relevant to specific causal relationships and treatments	
Ia	Evidence from meta-analysis of RCTs
Ib	Evidence from at least one RCT
IIa	Evidence from at least one controlled study without randomization
IIb	Evidence from at least one other type of quasi-experimental study
III	Evidence from non-experimental descriptive studies, such as comparative studies, correlation studies and case-control studies
IV	Evidence from expert committee reports or opinions and/or clinical experience of respected authorities
Proposed categories of evidence for observational findings and associations	
I	Evidence from large representative population samples
II	Evidence from small, well-designed but not necessarily representative samples
III	Evidence from non-representative surveys, case reports
IV	Evidence from expert committee reports or opinions and/or clinical experience of respected authorities
Strength of recommendations	
A	Directly based on category I evidence
B	Directly based on category II evidence or an extrapolated recommendation from category I evidence
C	Directly based on category III evidence or an extrapolated recommendation from category I or II evidence
D	Directly based on category IV evidence or an extrapolated recommendation from category I, II or III evidence
S	Standard of clinical care
RCT: randomized controlled trial	

Tab. A.4   WFSBP

Category of Evidence	Description
↑↑ A	**Full Evidence From Controlled Studies**
	is based on: 2 or more double-blind, parallel-group, randomized controlled studies (RCTs) showing superiority to placebo (or in the case of psychotherapy studies, superiority to a 'psychological placebo' in a study with adequate blinding) and 1 or more positive RCT showing superiority to or equivalent efficacy compared with established comparator treatment in a three-arm study with placebo control or in a well-powered non-inferiority trial (only required if such a standard treatment exists) In the case of existing negative studies (studies showing non-superiority to placebo or inferiority to comparator treatment), these must be outweighed by at least 2 more positive studies or a meta-analysis of all available studies shows superiority to placebo and non-inferiority to an established comparator treatment. Studies must fulfill established methodological standards (…).The decision is based on the primary efficacy measure.
↑ B	**Limited Positive Evidence From Controlled Studies**
	is based on: 1 or more RCTs showing superiority to placebo (or in the case of psychotherapy studies, superiority to a 'psychological placebo') or a randomized controlled comparison with a standard treatment without placebo control with a sample size sufficient for a non-inferiority trial. and No negative controlled studies exist
(↑) C	**Evidence from Uncontrolled Studies or Case Reports/Expert Opinion**
C1	**Uncontrolled Studies**
	is based on: 1 or more positive naturalistic open studies (with a minimum of 5 evaluable patients) or a comparison with a reference drug with a sample size insufficient for a non-inferiority trial and no negative controlled studies exist
C2	**Case Reports**
	is based on: 1 or more positive case reports and no negative controlled studies exist
C3	Based on the opinion of experts in the field or clinical experience
↔ D	**Inconsistent Results** Positive RCTs are outweighed by an approximately equal number of negative studies
↓ E	**Negative Evidence** The majority of RCTs studies shows non-superiority to placebo (or in the case of psychotherapy studies, superiority to a 'psychological placebo') or inferiority to comparator treatment
? F	**Lack of Evidence** Adequate studies proving efficacy or non-efficacy are lacking

◘ Tab. A.4   Fortsetzung

Category of Evidence	Description
Recommendation Grade	Based on:
1	Category A evidence and good risk-benefit ratio
2	Category A evidence and moderate risk-benefit ratio
3	Category B evidence
4	Category C evidence
5	Category D evidence

◘ Tab. A.5   APA

The following coding system is used to indicate the nature of the supporting evidence in the summary recommendations and references:

(A)	Randomized clinical trial. A study of an intervention in which subjects are prospectively followed over time; there are treatment and control groups; subjects are randomly assigned to the two groups; both the subjects and the investigators are blind to the assignments
(A-)	Same as above, but not double-blind.
(B)	Clinical trial. A prospective study in which an intervention is made and the results of that intervention are tracked longitudinally; study does not meet standards for a randomized clinical trial.
(C)	Cohort or longitudinal study. A study in which subjects are prospectively followed over time without any specific intervention.
(D)	Case-control study. A study in which a group of patients is identified in the present and information about them is pursued retrospectively or backward in time.
(E)	Review with secondary data analysis. A structured analytic review of existing data, e.g., a meta-analysis or a decision analysis.
(F)	Review. A qualitative review and discussion of previously published literature without a quantitative synthesis of the data.
(G)	Other. Textbooks, expert opinions, case reports, and other reports not included above.

Each recommendation is identified as falling into one of three categories of endorsement, indicated by a bracketed Roman numeral following the statement. The three categories represent varying levels of clinical confidence:

(I)	Recommended with substantial clinical confidence
(II)	Recommended with moderate clinical confidence
(III)	May be recommended on the basis of individual circumstances

▣ Tab. A.6 CPA

Levels of evidence	
1	Metaanalysis or replicated RCT that includes a placebo condition
2	At least one RCT with placebo or active comparison condition
3	Uncontrolled trial with at least 10 or more subjects
4	Anecdotal reports or expert opinion
	Treatment recommendation summary
First-line	Level 1 or Level 2 evidence plus clinical support for efficacy and safety
Second-line	Level 3 evidence or higher plus clinical support for efficacy and safety
Third-line	Level 4 evidence or higher plus clinical support for efficacy and safety
Not recommended	Level 1 or Level 2 evidence for lack of efficacy

▣ Tab. A.7 NICE

Recommendation grade	Evidence
A	Directly based on category I evidence
B	Directly based on: category II evidence, or extrapolated recommendation from category I evidence
C	Directly based on: category III evidence, or extrapolated recommendation from category I or II evidence
D	Directly based on: category IV evidence, or extrapolated recommendation from category I, II, or III evidence
NICE 2002	Evidence from NICE health technology appraisal
Evidence category	Source
I	Evidence from: meta-analysis of randomised controlled trials, or at least one randomised controlled trial
II	Evidence from: at least one controlled study without randomisation, or at least one other type of quasi-experimental study
III	Evidence from non-experimental descriptive studies, such as comparative studies, correlation studies and case–control studies
IV	Evidence from expert committee reports or opinions and/or clinical experience of respected authorities

Adapted from Eccles M, Mason J (2001) How to develop cost-conscious guidelines. *Health Technology Assessment* 5(16)

◻ **Tab. A.8**   DGPs: Evidenzgradbeurteilung nach den Kriterien der Fachgruppe für Klinische Psychologie und Psychotherapie

Evidenzgrad	Evidenzbasis	Beurteilung
I a	Metaanalyse(n) über mehrere randomisierte, kontrollierte Studien	(I) Wirksam
I b	Mindestens zwei randomisierte, kontrollierte Studien (RCT) aus unabhängigen Gruppen	
II a	Eine randomisierte, kontrollierte Studie (RCT)	(II) Möglicherweise wirksam
II b	Serie von gut angelegten quasi-experimentellen Studien (Effectiveness Studie, prospektive Kohortenstudien, Fallkontrollstudien, experimentelle Einzelfallstudien)	
III	Nicht-experimentelle oder deskriptive Studien (1-Gruppen-Prä-Post-Vergleiche, Korrelationsstudien)	(III) Bislang ohne ausreichende Wirknachweise
IV	Unsystematische Einzelfallstudien, Kasuistiken, Experten, Konsensuskonferenzen, klinische Erfahrung	

OF SCIENCE. Zusätzlich wurde eine Handsuche in den publizierten Metaanalysen und Reviews durchgeführt. Es wurde nach folgenden Kriterien gesucht:

Suchalgorithmen
Panic Disorder/Agoraphobia
PUB MED

((»panic disorder«{Title}) OR (»agoraphobia«{Title})) AND (»randomized«{All fields}) AND (»treatment« OR »therapy«{All fields})

> DATE: 1980/01/01 to present

ISI Web of Science

Title=(panic disorder OR agoraphobia) AND Topic=(randomized) AND Topic=(therapy)

> Timespan: >1979
> Search language=English, German

Generalized Anxiety Disorder
UB MED

(»generalized anxiety disorder«{Title}) AND (»randomized«{All fields}) AND (»treatment« OR »therapy«{All fields}).

> DATE: 1980/01/01 to present

ISI Web of Science

Title=(generalized anxiety disorder) AND Topic=(randomized) AND Topic=((therapy) OR (treatment))

> Timespan: >1979
> Search language=English, German

Social Anxiety Disorder
PUB MED

((»social anxiety disorder«{Title}) OR (»social phobics«{Title}) OR (»social phobia«{Title}))) AND (»randomized«{All fields}) AND (»treatment« OR »therapy«{All fields}).

> DATE: 1980/01/01 to present

ISI Web of Science

Title=((social anxiety disorder) OR ((social phobics) OR (social phobia)) AND Topic=(randomized) AND Topic=((therapy) OR (treatment))

> Timespan: >1979
> Search language=English, German

Specific Phobia
PUB MED

((»specific phobia«{Title}) OR (phobia)) AND (»randomized«{All fields}) AND (»treatment« OR »therapy«{All fields}).

> DATE: 1980/01/01 to present

▣ Tab. A.9 DELBI-Ratings. Der Domänen-Punktwert wurde entsprechend der Formel nach DELBI berechnet. Der Domänenwert ergibt sich aus der real erreichten Punktzahl minus der minimal möglichen Punktzahl, dividiert durch das Ergebnis aus der maximal möglichen Punktzahl minus der minimal möglichen Punktzahl.

Leitlinie Jahr/Land	Organisation	Domäne 1	Domäne 2	Domäne 3	Domäne 4	Domäne 5	Domäne 6	Domäne 7	Σ	Rang
Generalised anxiety disorder and panic disorder (with or without agoraphobia) in adults: management in primary, secondary and community care (partial update) 2011/GB	NICE	0,86	0,63	0,86	0,83	0,75	0,63	0,76	5,35	1
Evidence-based guidelines for the pharmacological treatment of anxiety disorders 2005/GB	BAP	0,86	0,50	0,71	0,83	0,56	0,58	0,64	4,68	2
Guidelines for the Pharmacological Treatment of Anxiety, Obsessive-Compulsive and Post-Traumatic Stress Disorders 2008	WFSBP	0,78	0,40	0,76	0,77	0,64	0,63	0,60	4,58	3
Arzneiverordnung in der Praxis: Angst und Zwangsstörungen 2003/D	AkdÄ	0,75	0,40	0,67	0,77	0,64	0,63	0,30	4,46	4
Evidenzbasierte Leitlinien zur Psychotherapie der Panikstörung mit und ohne Agoraphobie und der Agoraphobie ohne Panikstörung 2009/D, DGPs	DGPs	0,89	0,40	0,67	0,67	0,33	0,66	0,71	4,33	5
Practice Guideline for the treatment of patients with panic disorder 2009/USA	APA	0,61	0,25	0,69	0,79	0,44	0,88	0,57	4,23	6
Evidenzbasierte Leitlinien zur Psychotherapie der Sozialen Angststörung 2010/D	DGPs	0,72	0,29	0,65	0,71	0,36	0,75	0,58	4,06	7
Clinical Guidelines for the Management of Anxiety 2004 (amended 2007)/GB	NICE	0,72	0,56	0,58	0,69	0,44	0,08	0,65	3,72	8
Clinical Practice Guidelines Management of Anxiety Disorders 2006/Canada	CPA	0,72	0,35	0,56	0,60	0,36	0,21	0,60	3,40	9
Leitlinien zur Diagnostik und Therapie der Angsterkrankungen 2000/D	DGPPN	0,61	0,35	0,38	0,60	0,36	0,21	0,43	2,94	10
Clinical practice guidelines for the treatment of panic disorder and agoraphobia 2003/Australia, New Zealand	RANZCP	0,56	0,42	0,37	0,50	0,28	0,33	0,33	2,68	11

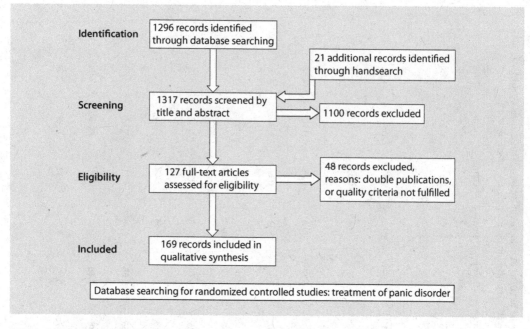

Database searching for randomized controlled studies: treatment of panic disorder

Identification — 1296 records identified through database searching

21 additional records identified through handsearch

Screening — 1317 records screened by title and abstract

1100 records excluded

Eligibility — 127 full-text articles assessed for eligibility

48 records excluded, reasons: double publications, or quality criteria not fulfilled

Included — 169 records included in qualitative synthesis

◘ **Abb. A.1**   Panikstörung und Agoraphobie

ISI Web of Science

Title=((specific phobia) OR (phobia) OR (phobic)) AND Topic=(randomized) AND Topic=((therapy) OR (treatment))

   Timespan: >1979

   Search language=English, German

   Die Auswahl der Studien erfolgte nach dem PRISMA-Statement (Moher et al., 2011). Im Folgenden werden für die 4 untersuchten Angststörungen die Flow-Diagramme dargestellt.

   Aufgrund der Titel und Abstracts wurde eine Vorauswahl vorgenommen (▸ Kap. 2 ▸ Abschn. 2.3.3 »Ein- und Ausschlusskriterien«

   ◘ Abb. A.1, ◘ Abb. A.2, ◘ Abb. A.3, ◘ Abb. A.4

A.3.2   Datenbankrecherche zur psychodynamischen Therapie

Folgende Studien, die nach Sichtung der Titel und Abstracts in Frage kamen, wurden nach Volltextrecherche ausgeschlossen:

Psychodynamische Therapie

— (Brajkovic et al., 2009; Bressi et al., 2010; Hoglend et al., 2006; Hoglend et al., 2008; Johansson et al., 2010; Klein et al., 1983; Knekt et al., 2008a; Knekt et al., 2008b; Svartberg et al., 1998): Nicht nur Angststörungen behandelt; keine separate Darstellung der Wirkung auf einzelne Angststörungen

— (Knijnik et al., 2009): Doppelpublikation bzw. Messung der Wirkung allein anhand von Abwehrmechanismen

— (Bassler u. Hoffmann, 1991): Gemischte Gruppe mit Panik und generalisierter Angst; während der Therapie wurde bei einigen von rein psychodynamischer auf gemischte Therapie mit verhaltenstherapeutischen Elementen umgestellt

— (Crits-Christoph et al., 1996) Offene Studie ohne Kontrollgruppe, keine reine GAD-Stichprobe

— (Crits-Christoph et al., 2005): Vergleich mit »supportiver Therapie«: Wenn supportive Therapie ein psychologisches Placebo ist, zeigt die Studie keinen Unterschied zu einem psychologischen Placebo. Wenn supportive Therapie als aktive Therapiebedingung angesehen wird, kann sie nicht verwertet werden, da supportive Therapie keine anderweitig validierte Therapie ist.

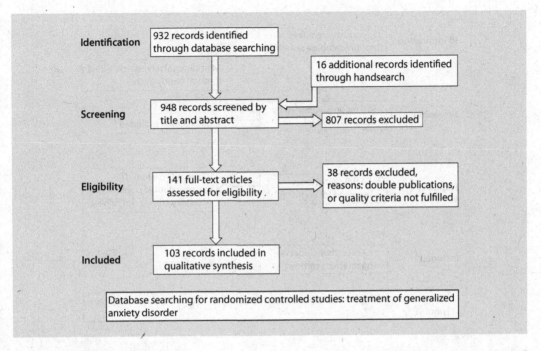

■ **Abb. A.2**   Generalisierte Angststörung

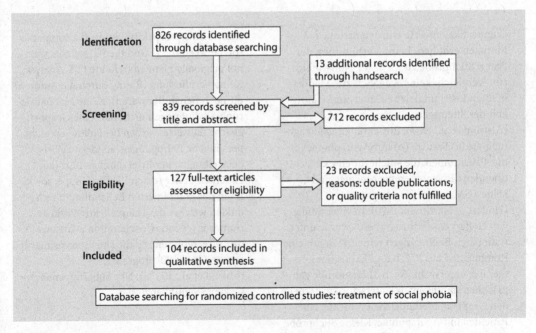

■ **Abb. A.3**   Soziale Phobie

— Studie von Bögels et al. (nicht publiziert), zitiert bei Leichsenring (2004)

— (Ferrero et al., 2007): keine Randomisierung, Patienten wurden nach Schweregrad den Bedingungen zugeordnet; keine Kontroll-

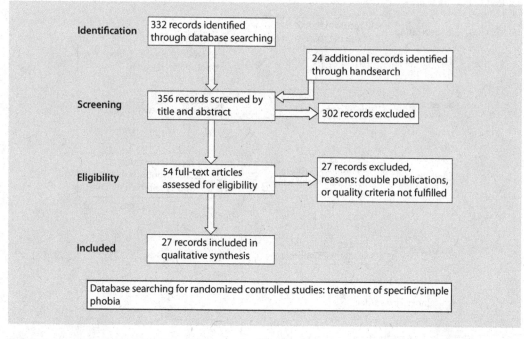

Abb. A.4 Spezifische Phobie

gruppe, Skalenwerte wurden erst nach 3 Monaten erhoben, keine Verblindung der Rater; Stichprobe zu klein für Non-Inferiority-Vergleich; keine Angaben zur Medikamentendosis; ungleiche Dauer und Häufigkeit der Sitzungen

- (Alström et al., 1984): Einschränkung auf agoraphobe (a) Frauen, (b) nur Agoraphobie (c) nur Patientinnen, die »nicht für eine einsichtsorientierte Psychotherapie geeignet sind«, keine DSM- oder ICD-Diagnose
- (Hoffart u. Martinsen, 1990): In einer Studie von Hoffart & Martinsen (1990) wurde unter stationären Bedingungen reine PDTh mit einer Kombination aus PDTh und Expositionstherapie untersucht. Nach Therapieende gab es keinen signifikanten Unterschied zwischen den Gruppen. Methodische Probleme: Nur Patienten mit Agoraphobie; Kleine Stichprobe (PDTh: n=17; PDTh + Exposition: n=36); keine adäquate Randomisierung (Verteilung auf die Gruppen durch die Oberschwester, die nicht an der Studie beteiligt war; es fand z.T. auch eine Auswahl durch die Patienten selbst

statt). Keine prospektive Studie (»a comparison between the IT and the PT patients was not originally planned«); Keine ITT-Analyse; Keine Verblindung (Rating durch die Autoren, die auch Behandler waren); Keine Manualisierung; Bedingungen nicht für beide Gruppen gleich: Teilweise wurden bei Follow-up nicht persönliche Befragungen, sondern Selbstbeurteilungen per Brief durchgeführt (alle Patienten in der reinen PDTh-Gruppe, sowie 1/3 in der kombinierten Behandlung); Es ist unklar, welches das Haupteffektivitätskriterium war (eventuell »separation avoidance measure, representing the situations primarily targeted in the IT program«).

- (Milrod et al., 2007b): Nur Subgruppenanalyse; keine Signifikanztests

A.4   Beurteilung der Studienqualität nach dem SIGN Statement

Hier werden die genauen Qualitätsanalysen einzelner Studien nach dem SIGN Statement aufgeführt.

A.4.1   Panikstörung

- Tab. A.10
- Tab. A.11
- Tab. A.12
- Tab. A.13
- Tab. A.14
- Tab. A.15
- Tab. A.16
- Tab. A.17
- Tab. A.18
- Tab. A.19
- Tab. A.20
- Tab. A.21
- Tab. A.22
- Tab. A.23
- Tab. A.24
- Tab. A.25
- Tab. A.26
- Tab. A.27
- Tab. A.28
- Tab. A.29
- Tab. A.30
- Tab. A.31
- Tab. A.32

Wiborg et al. (1996)

Zwar geben die Autoren an, dass in der Gruppe Clomipramin + PDTh bei Therapieende (9 Monate) für die meisten Angstmaße signifikant niedrigere Werte gemessen wurden als bei der Clomipramin-Gruppe. Da die Patienten stark unterschiedliche Ausgangswerte hatten, hätten nicht die absoluten Endwerte verglichen werden dürfen, sondern die mittlere Veränderung vom Ausgangswert. Daher wurde die Statistik für alle Skalen neu berechnet (Neuberechnung: ◘ Tab. A.33). Dies ergab, dass bei 14 von 17 Vergleichen kein signifikantes Ergebnis zu verzeichnen war. Da kein Haupteffektivitätskriterium explizit benannt wurde, muss eine Bonferroni-Holm-Korrektur durchgeführt werden. Die Werte für SCL-90 und CGI wurden nicht mitberechnet, da sie bei »Intake« und nicht bei »Start« gemessen wurden. Bei den 17 Vergleichen ergaben sich nur 3 signifikante Unterschiede zugunsten der Kombination (situational attacks, Dauer, Intensität der Panikattacken). Dieses Ergebnisse sind nach einer Bonferroni-Holm-Korrektur (p<0,00301) nicht mehr signifikant. Also

zeigt sich durchgehend kein Unterschied zwischen einer reinen Clomipramin-Therapie und einer Kombination aus Clomipramin und PDTh.

- Tab. A.34

A.4.2   Generalisierte Angststörung

- Tab. A.35
- Tab. A.36
- Tab. A.37
- Tab. A.38
- Tab. A.39
- Tab. A.40

Leichsenring et al. (2009)

In einer Studie (Leichsenring et al., 2009) waren KVT (29/27) und PDTh (28/25) auf dem Haupteffektivitätsmaß gleichwirksam. Allerdings war die Fallzahl dieser Studie für einen non-inferiority-Vergleich nicht ausreichend groß (dies räumen die Autoren ein; siehe auch (Milrod, 2009). Es ist fraglich, ob das bessere Abschneiden der KVT (um durchschnittlich 2,5 Punkte auf der HAMA[1]) bei ausreichender Stichprobengröße nicht signifikant geworden wäre. Dies ist ein bedeutsamer klinischer Unterschied (Nutt et al., 2008). Auch in den anderen Skalen zeigten sich numerische Vorteile für die KVT, die bei 3 von 7 Skalen signifikant waren. Diese Studie kann also nicht als Nachweis der Gleichwirksamkeit beider Verfahren herangezogen werden; sie lässt eher den Schluss zu, dass KVT wirksamer ist als PDTh. Ein weiteres Problem ist das Fehlen einer Kontrollgruppe, so dass nicht gesagt werden kann, ob eine der beiden Therapien oder beide sich von einem psychologischen Placebo unterscheiden (assay sensitivity). Das Haupteffektivitätskriterium wurde von blinden Ratern erhoben, die anderen Skalen waren Selbstbeurteilungsskalen, die nicht verblindet werden können.

- Tab. A.41
- Tab. A.42
- Tab. A.43
- Tab. A.44
- Tab. A.45
- Tab. A.46

---

1   Ein Unterschied von 2,0 Punkten auf der HAMA wird als klinisch bedeutsam angesehen

Tab. A.10 Bakker et al. (1999)

	SIGN-Kriterium	Gut berücksichtigt/ adäquat berücksichtigt/mäßig berücksichtigt/	Nicht berücksichtigt/nicht berichtet/nicht anwendbar	Bemerkung
	Studienidentifikation beinhaltet Autor, Titel, Referenz:	Gut berücksichtigt		
	INTERNE VALIDITÄT			
1.1	Hat die Studie eine relevante und spezifische Fragestellung? Wie lautet Sie?	Gut berücksichtigt		
1.2	Wurden die Probanden den Gruppen randomisiert zugeordnet?	Gut berücksichtigt		
1.3	Wurde die Randomisierung mit adäquaten Methoden geheim gehalten?	Gut berücksichtigt		
1.4	Waren die Probanden und Untersucher bezüglich der Zuordnung verblindet?	Gut berücksichtigt		
1.5	Waren Interventions- und Kontrollgruppe zu Studienbeginn vergleichbar?	Gut berücksichtigt		
1.6	Wurden die Gruppen, mit Ausnahme der Intervention, gleich behandelt?	Gut berücksichtigt		
1.7	Wurden alle relevanten Zielgrößen in standardisierter, valider und reproduzierbarer Weise erhoben?	Gut berücksichtigt		
1.8	Wie waren die Teilnehmerquoten? a) Einschluss? b) Dropouts (a/b)	Paroxetin 38/32, Clomipramin 39/32, kognitive Therapie 38/35, Placebo 39/32		
1.9	Wurden alle Probanden in der Gruppe analysiert, der sie ursprünglich zugeordnet wurden (Intention to treat)?	Gut berücksichtigt		ITT
1.10	Bei Multicenter-Studien: Sind die Ergebnisse der einzelnen Zentren vergleichbar?			
2.	GESAMTBEURTEILUNG DER STUDIE			
2.1	Wie gut wurde für bias/ confounding kontrolliert? Code: ++ Evidenz + gerade noch haltbar − für Empfehlung keine Grundlage Mögliche Allegiance-Effekte müssen kontrolliert werden	Gut berücksichtigt		
2.2	Wenn + oder −, in welcher Richtung könnte der Effekt verzerrt worden sein?			

□ Tab. A.10   Fortsetzung

	SIGN-Kriterium	Gut berücksichtigt/ adäquat berücksichtigt/mäßig berücksichtigt/	Nicht berücksichtigt/nicht berichtet/nicht anwendbar	Bemerkung
2.3	Unter Berücksichtigung von klinischen Aspekten, der Beurteilung der Methodik und der statistischen Power, wie sicher sind Sie, dass der Effekt auf die Intervention zurückzuführen ist?			
2.4	Sind die Studienergebnisse auf die Allgemeinbevölkerung übertragbar?			
3.	BESCHREIBUNG DER STUDIE			
3.1	Wie viele Studienteilnehmer? Insgesamt und pro Arm?	s. 1.8.		
3.2	Was sind die Charakteristika der Studienpopulation? (Alter, Geschlecht, Risiko, Erkrankung etc.)			
3.3	Welche Intervention wurde untersucht?			
3.4	Welche Vergleiche wurden durchgeführt?			
3.5	Wie lange wurden die Patienten nach Beendigung der Therapie nachbeobachtet?	n.a.		
3.6	Welche Effizienzmaße wurden angewendet?	Panikattacken, CGI, PGI, HAMA, Marks-Sheehan Phobie Scale, MADRS, SDS		
3.7	Welche Effektmaße wurden berichtet und welche Richtung?	Paroxetin = Clomipramin > kognitive Therapie = Placebo		
3.8	Wie wurde die Studie finanziert?	SmithKline Beecham		
3.9	Beantwortet die Studie die Schlüsselfrage?	Ja		
	Weitere Ergänzungen durch das Leitliniengremium	Ethikkomitee: Gut berücksichtigt		

Tab. A.11   Barlow et al. (2000)

SIGN-Kriterium	Gut berücksichtigt/ adäquat berücksichtigt/ mäßig berücksichtigt/	Nicht berücksichtigt/ nicht berichtet/ nicht anwendbar	Bemerkung
Studienidentifikation beinhaltet Autor, Titel, Referenz:	Gut berücksichtigt		
INTERNE VALIDITÄT			
1.1 Hat die Studie eine relevante und spezifische Fragestellung? Wie lautet Sie?	Gut berücksichtigt		
1.2 Wurden die Probanden den Gruppen randomisiert zugeordnet?	Gut berücksichtigt		
1.3 Wurde die Randomisierung mit adäquaten Methoden geheim gehalten?	Gut berücksichtigt		Med. doppelblind; blinde Rater
1.4 Waren die Probanden und Untersucher bezüglich der Zuordnung verblindet?	Gut berücksichtigt		
1.5 Waren Interventions- und Kontrollgruppe zu Studienbeginn vergleichbar?	Gut berücksichtigt		
1.6 Wurden die Gruppen, mit Ausnahme der Intervention, gleich behandelt?	Gut berücksichtigt		
1.7 Wurden alle relevanten Zielgrößen in standardisierter, valider und reproduzierbarer Weise erhoben?	Gut berücksichtigt		
1.8 Wie waren die Teilnehmerquoten? a) Einschluss? b) Dropouts (a/b)	kognitive Therapie 77/56, Imipramin 83/51, 24/14 Placebo, kogn. Therapie + Imipramin 65/47, kogn. Therapie + Placebo 63/45		
1.9 Wurden alle Probanden in der Gruppe analysiert, der sie ursprünglich zugeordnet wurden (Intention to treat)?	Gut berücksichtigt		
1.10 Bei Multicenter-Studien: Sind die Ergebnisse der einzelnen Zentren vergleichbar?	Ergebnisse nicht nach Zentren unterschiedlich berichtet		

🔲 Tab. A.11 Fortsetzung

SIGN-Kriterium	Gut berücksichtigt/ adäquat berücksichtigt/ mäßig berücksichtigt/	Nicht berücksichtigt/nicht berichtet/ nicht anwendbar	Bemerkung
2.	**GESAMTBEURTEILUNG DER STUDIE**		
2.1	Wie gut wurde für bias/ confounding kontrolliert? Code: ++ Evidenz + gerade noch haltbar – für Empfehlung keine Grundlage Mögliche Allegiance-Effekte müssen kontrolliert werden	Gut berücksichtigt	
2.2	Wenn + oder –, in welcher Richtung könnte der Effekt verzerrt worden sein?		
2.3	Unter Berücksichtigung von klinischen Aspekten, der Beurteilung der Methodik und der statistischen Power, wie sicher sind Sie, dass der Effekt auf die Intervention zurückzuführen ist?	In die Placebogruppe sind zu Beginn nur 24 Personen eingeschlossen worden; damit reduziert sich die Reliabilität der Vergleiche mit Placebo erheblich	
2.4	Sind die Studienergebnisse auf die Allgemeinbevölkerung übertragbar?		
3.	**BESCHREIBUNG DER STUDIE**		
3.1	Wie viele Studienteilnehmer? Insgesamt und pro Arm?	Siehe 1.8.	
3.2	Was sind die Charakteristika der Studienpopulation? (Alter, Geschlecht, Risiko, Erkrankung etc.)		
3.3	Welche Intervention wurde untersucht?		
3.4	Welche Vergleiche wurden durchgeführt?		
3.5	Wie lange wurden die Patienten nach Beendigung der Therapie nachbeobachtet?		
3.6	Welche Effizienzmaße wurden angewendet?	PDSS (primäres Maß); CGI	

◘ Tab. A.11 Fortsetzung

SIGN-Kriterium	Gut berücksichtigt/ adäquat berücksichtigt/ mäßig berücksichtigt	Nicht berücksichtigt/ nicht berichtet/ nicht anwendbar	Bemerkung
3.7 Welche Effektmaße wurden berichtet und welche Richtung?	kogn. Th. = Imipramin > Placebo kogn. Th. + Imipramin = kogn. Th. + Placebo kogn. Th. + Imipramin > kogn. Th. kogn. Th. + Imipramin= Imipramin *Responderanalyse:* Imipramin = Placebo kogn. Th. = Placebo Imipramin > kogn. Th. kogn. Th. + Imipramin = kogn. Th. + Placebo kogn. Th. + Imipramin > kogn. Th. kogn. Th. + Imipramin= Imipramin		
3.8 Wie wurde die Studie finanziert?	National Institute of Mental Health grant MH45964 (University of Pittsburgh School of Medicine); MH45965 (Boston University); MH45966 (Yale University School of Medicine); MH45963 and MH00416 (Senior Scientist Award) (Columbia University).		
3.9 Beantwortet die Studie die Schlüsselfrage?	Ja		
Weitere Ergänzungen durch das Leitliniengremium	Ethikkomitee: Gut berücksichtigt		

● Tab. A.12   Beutel et al. (2013)

SIGN-Kriterium	Gut berücksichtigt/ adäquat berücksichtigt/mäßig berücksichtigt/	Nicht berücksichtigt/nicht berichtet/ nicht anwendbar	Bemerkung
Studienidentifikation beinhaltet Autor, Titel, Referenz:	Gut berücksichtigt		
INTERNE VALIDITÄT			
1.1 Hat die Studie eine relevante und spezifische Fragestellung? Wie lautet Sie?	Gut berücksichtigt		
1.2 Wurden die Probanden den Gruppen randomisiert zugeordnet?	Gut berücksichtigt		
1.3 Wurde die Randomisierung mit adäquaten Methoden geheim gehalten?	Gut berücksichtigt		
1.4 Waren die Probanden und Untersucher bezüglich der Zuordnung verblindet?	Gut berücksichtigt		blinde Rater; hinsichtlich der Selbstbeurteilungsskalen kann keine Verblindung erfolgen
1.5 Waren Interventions- und Kontrollgruppe zu Studienbeginn vergleichbar?	Gut berücksichtigt		
1.6 Wurden die Gruppen, mit Ausnahme der Intervention, gleich behandelt?	Gut berücksichtigt		
1.7 Wurden alle relevanten Zielgrößen in standardisierter, valider und reproduzierbarer Weise erhoben?	Gut berücksichtigt		
1.8 Wie waren die Teilnehmerquoten? a) Einschluss? b) Dropouts (a/b)	(a) PDTh 36; KVT 18 (b) PDTh 28; KVT 14		
1.9 Wurden alle Probanden in der Gruppe analysiert, der sie ursprünglich zugeordnet wurden (Intention to treat)?	Gut berücksichtigt		Die Skalen wurden nur nach Ende der Therapie erhoben, daher war keine LOCF-Auswertung möglich. Response und Remission wurden ITT ausgewertet (drop-outs als non-responder gewertet) Bei Mittelwerten wurde keine ITT-Analyse durchgeführt.

◼ Tab. A.12 Fortsetzung

	SIGN-Kriterium	Gut berücksichtigt/ adäquat berücksichtigt/mäßig berücksichtigt/	Nicht berücksichtigt/nicht berichtet/ nicht anwendbar	Bemerkung
1.10	Bei Multicenter-Studien: Sind die Ergebnisse der einzelnen Zentren vergleichbar?	n.a.		
2.	GESAMTBEURTEILUNG DER STUDIE			
2.1	Wie gut wurde für bias/ confounding kontrolliert? Code: ++ Evidenz + gerade noch haltbar − für Empfehlung keine Grundlage Mögliche Allegiance-Effekte müssen kontrolliert werden	Gut berücksichtigt		
2.2	Wenn + oder −, in welcher Richtung könnte der Effekt verzerrt worden sein?			
2.3	Unter Berücksichtigung von klinischen Aspekten, der Beurteilung der Methodik und der statistischen Power, wie sicher sind Sie, dass der Effekt auf die Intervention zurückzuführen ist?	Stichprobengröße nicht ausreichend für einen Non-Inferiority-Vergleich. Die Mittelwertsunterschiede des primären Effizienzmaßes werden nicht genannt, nur die auf die »LEAs«-Skala adjustierten Werte Patienten in beiden Gruppen nahmen zusätzlich Psychopharmaka ein (22% Antidepressiva, 9,3% Anxiolytika, 9% pflanzliche Präparate)		
2.4	Sind die Studienergebnisse auf die Allgemeinbevölkerung übertragbar?	Die Studie kann keine Aussage zur Frage machen, ob eine PDTh so wirksam ist wie eine KVT		
3.	BESCHREIBUNG DER STUDIE			
3.1	Wie viele Studienteilnehmer? Insgesamt und pro Arm?	Siehe 1.8.		

■ Tab. A.12   Fortsetzung

	SIGN-Kriterium	Gut berücksichtigt/ adäquat berücksichtigt/mäßig berücksichtigt/	Nicht berücksichtigt/nicht berichtet/ nicht anwendbar	Bemerkung
3.2	Was sind die Charakteristika der Studienpopulation? (Alter, Geschlecht, Risiko, Erkrankung etc.)	Agoraphobie/Panikstörung		
3.3	Welche Intervention wurde untersucht?	s.o.		
3.4	Welche Vergleiche wurden durchgeführt?	s.o.		
3.5	Wie lange wurden die Patienten nach Beendigung der Therapie nachbeobachtet?	6 Monate		
3.6	Welche Effizienzmaße wurden angewendet?	Primäres Effizienzmaß: PDSS Response (PDSS) Remission (PDSS) Sekundäre Effizienzmaße: CGI HAMA HAMD BDI Die Mittelwertsunterschiede des primären Effizienzmaßes werden nicht genannt, nur die auf die »LEAS«-Skala adjustierten Werte		
3.7	Welche Effektmaße wurden berichtet und welche Richtung?	s.o.		
3.8	Wie wurde die Studie finanziert?	Keine extramurale Finanzierung		
3.9	Beantwortet die Studie die Schlüsselfrage?	Die Studie kann keine Aussage zur Frage machen, ob eine PDTh ebenso wirkt wie eine KVT		
	Weitere Ergänzungen durch das Leitliniengremium	Ethikkomitee: Gut berücksichtigt		

⬛ Tab. A.13 Black et al. (1993)

SIGN-Kriterium	Gut berücksichtigt/ adäquat berücksichtigt/ mäßig berücksichtigt	Nicht berücksichtigt/nicht berichtet/ nicht anwendbar	Bemerkung
Studienidentifikation beinhaltet Autor, Titel, Referenz:	Gut berücksichtigt		
INTERNE VALIDITÄT			
1.1 Hat die Studie eine relevante und spezifische Fragestellung? Wie lautet Sie?	Gut berücksichtigt		
1.2 Wurden die Probanden den Gruppen randomisiert zugeordnet?	Gut berücksichtigt		
1.3 Wurde die Randomisierung mit adäquaten Methoden geheim gehalten?		Mäßig berücksichtigt	Med. doppelblind. KVT-Patienten wurden von einem nicht-blinden Rater beurteilt
1.4 Waren die Probanden und Untersucher bezüglich der Zuordnung verblindet?	Gut berücksichtigt		
1.5 Waren Interventions- und Kontrollgruppe zu Studienbeginn vergleichbar?	Gut berücksichtigt		
1.6 Wurden die Gruppen, mit Ausnahme der Intervention, gleich behandelt?	Gut berücksichtigt		
1.7 Wurden alle relevanten Zielgrößen in standardisierter, valider und reproduzierbarer Weise erhoben?	Gut berücksichtigt		
1.8 Wie waren die Teilnehmerquoten? a) Einschluss? b) Dropouts (a/b)	Fluvoxamin 25/23, kognitive Therapie 25/20, Placebo 25/23		
1.9 Wurden alle Probanden in der Gruppe analysiert, der sie ursprünglich zugeordnet wurden (Intention to treat)?	Gut berücksichtigt		Completer-Analyse und ITT nach LOCF
1.10 Bei Multicenter-Studien: Sind die Ergebnisse der einzelnen Zentren vergleichbar?	n.a.		
2. GESAMTBEURTEILUNG DER STUDIE			
2.1 Wie gut wurde für bias/ confounding kontrolliert? Code: ++ Evidenz + gerade noch haltbar – für Empfehlung keine Grundlage Mögliche Allegiance-Effekte müssen kontrolliert werden	Gut berücksichtigt		

▪ Tab. A.13 Fortsetzung

	SIGN-Kriterium	Gut berücksichtigt/ adäquat berücksichtigt/ mäßig berücksichtigt	Nicht berücksichtigt/nicht berichtet/ nicht anwendbar	Bemerkung
2.2	Wenn + oder –, in welcher Richtung könnte der Effekt verzerrt worden sein?			
2.3	Unter Berücksichtigung von klinischen Aspekten, der Beurteilung der Methodik und der statistischen Power, wie sicher sind Sie, dass der Effekt auf die Intervention zurückzuführen ist?	Keine Haupteffektivitätskriterium genannt; Unterschiede überleben aber Bonferronikorrektur		
2.4	Sind die Studienergebnisse auf die Allgemeinbevölkerung übertragbar?			
3.	BESCHREIBUNG DER STUDIE			
3.1	Wie viele Studienteilnehmer? Insgesamt und pro Arm?	Siehe 1.8.		
3.2	Was sind die Charakteristika der Studienpopulation? (Alter, Geschlecht, Risiko, Erkrankung etc.)			
3.3	Welche Intervention wurde untersucht?	s.o.		
3.4	Welche Vergleiche wurden durchgeführt?			
3.5	Wie lange wurden die Patienten nach Beendigung der Therapie nachbeobachtet?	n.a.		
3.6	Welche Effizienzmaße wurden angewendet?	Panikattacken, CAS, CGI, SDS		
3.7	Welche Effektmaße wurden berichtet und welche Richtung?	Fluvoxamin > kognitive Therapie = Placebo		
3.8	Wie wurde die Studie finanziert?	Reid-Rowell		
3.9	Beantwortet die Studie die Schlüsselfrage?			
	Weitere Ergänzungen durch das Leitliniengremium	Ethikkomitee: keine Angabe GCP: n.a.		

◘ Tab. A.14   Clark et al. (1994)

	SIGN-Kriterium	Gut berücksichtigt/ adäquat berücksichtigt/mäßig berücksichtigt/	Nicht berücksichtigt/nicht berichtet/ nicht anwendbar	Bemerkung
	Studienidentifikation beinhaltet Autor, Titel, Referenz:	Gut berücksichtigt		
	INTERNE VALIDITÄT			
1.1	Hat die Studie eine relevante und spezifische Fragestellung? Wie lautet Sie?	Gut berücksichtigt		
1.2	Wurden die Probanden den Gruppen randomisiert zugeordnet?	Gut berücksichtigt		
1.3	Wurde die Randomisierung mit adäquaten Methoden geheim gehalten?	Gut berücksichtigt		
1.4	Waren die Probanden und Untersucher bezüglich der Zuordnung verblindet?	Gut berücksichtigt		Blinde Rater
1.5	Waren Interventions- und Kontrollgruppe zu Studienbeginn vergleichbar?	Gut berücksichtigt		
1.6	Wurden die Gruppen, mit Ausnahme der Intervention, gleich behandelt?	Gut berücksichtigt		
1.7	Wurden alle relevanten Zielgrößen in standardisierter, valider und reproduzierbarer Weise erhoben?	Gut berücksichtigt		
1.8	Wie waren die Teilnehmerquoten? a) Einschluss? b) Dropouts? (a/b)	kognitive Therapie 20/16, Imipramin 20/16, Relaxation 20/16 (bei allen Patienten zusätzlich Selbstexposition) (Betablocker und Benzodiazepine erlaubt)		
1.9	Wurden alle Probanden in der Gruppe analysiert, der sie ursprünglich zugeordnet wurden (Intention to treat)?	Gut berücksichtigt		
1.10	Bei Multicenter-Studien: Sind die Ergebnisse der einzelnen Zentren vergleichbar?			
2.	GESAMTBEURTEILUNG DER STUDIE			
2.1	Wie gut wurde für bias/ confounding kontrolliert? Code: ++ Evidenz + gerade noch haltbar − für Empfehlung keine Grundlage Mögliche Allegiance-Effekte müssen kontrolliert werden	Gut berücksichtigt		

▫ Tab. A.14   Fortsetzung

	SIGN-Kriterium	Gut berücksichtigt/ adäquat berücksichtigt/mäßig berücksichtigt/	Nicht berücksichtigt/nicht berichtet/ nicht anwendbar	Bemerkung
2.2	Wenn + oder –, in welcher Richtung könnte der Effekt verzerrt worden sein?			
2.3	Unter Berücksichtigung von klinischen Aspekten, der Beurteilung der Methodik und der statistischen Power, wie sicher sind Sie, dass der Effekt auf die Intervention zurückzuführen ist?	Mäßig berücksichtigt: In allen Gruppen waren Betablocker und Benzodiazepine erlaubt. Kein Haupteffektivitätskriterium berichtet		
2.4	Sind die Studienergebnisse auf die Allgemeinbevölkerung übertragbar?			
3.	BESCHREIBUNG DER STUDIE			
3.1	Wie viele Studienteilnehmer? Insgesamt und pro Arm?	Siehe 1.8.		
3.2	Was sind die Charakteristika der Studienpopulation? (Alter, Geschlecht, Risiko, Erkrankung etc.)	Panikstörung		
3.3	Welche Intervention wurde untersucht?	s.o.		
3.4	Welche Vergleiche wurden durchgeführt?	s.o.		
3.5	Wie lange wurden die Patienten nach Beendigung der Therapie nachbeobachtet?	15 Monate		
3.6	Welche Effizienzmaße wurden angewendet?	Panikattacken, HAMA, BAI, FQ, BSQ, BSIQ, ACQ, BDI		
3.7	Welche Effektmaße wurden berichtet und welche Richtung?	s.3.4		
3.8	Wie wurde die Studie finanziert?	Keine Angabe		
3.9	Beantwortet die Studie die Schlüsselfrage?	Ethikkomitee: keine Angabe GCP: keine Angabe		
	Weitere Ergänzungen durch das Leitliniengremium			

Tab. A.15 Cottraux et al. (1995)

SIGN-Kriterium	Gut berücksichtigt/ adäquat berücksichtigt/mäßig berücksichtigt	Nicht berücksichtigt/nicht berichtet/ nicht anwendbar	Bemerkung
Studienidentifikation beinhaltet Autor, Titel, Referenz:	Gut berücksichtigt		
INTERNE VALIDITÄT			
1.1 Hat die Studie eine relevante und spezifische Fragestellung? Wie lautet Sie?	Gut berücksichtigt		
1.2 Wurden die Probanden den Gruppen randomisiert zugeordnet?	Gut berücksichtigt		
1.3 Wurde die Randomisierung mit adäquaten Methoden geheim gehalten?	Gut berücksichtigt		
1.4 Waren die Probanden und Untersucher bezüglich der Zuordnung verblindet?	Gut berücksichtigt		
1.5 Waren Interventions- und Kontrollgruppe zu Studienbeginn vergleichbar?	Gut berücksichtigt		
1.6 Wurden die Gruppen, mit Ausnahme der Intervention, gleich behandelt?	Gut berücksichtigt		
1.7 Wurden alle relevanten Zielgrößen in standardisierter, valider und reproduzierbarer Weise erhoben?	Gut berücksichtigt		
1.8 Wie waren die Teilnehmerquoten? a) Einschluss? b) Dropouts (a/b)	Buspiron + kognitive Therapie 37/22; Placebo + kognitive Therapie 40/27		
1.9 Wurden alle Probanden in der Gruppe analysiert, der sie ursprünglich zugeordnet wurden (Intention to treat)?	Gut berücksichtigt		ITT
1.10 Bei Multicenter-Studien: Sind die Ergebnisse der einzelnen Zentren vergleichbar?	Ergebnisse nicht getrennt berichtet		
2. GESAMTBEURTEILUNG DER STUDIE			
2.1 Wie gut wurde für bias/ confounding kontrolliert? Code: ++ Evidenz + gerade noch haltbar – für Empfehlung keine Grundlage Mögliche Allegiance-Effekte müssen kontrolliert werden	Gut berücksichtigt		

■ Tab. A.15 Fortsetzung

	SIGN-Kriterium	Gut berücksichtigt/ adäquat berücksichtigt/mäßig berücksichtigt/	Nicht berücksichtigt/nicht berichtet/ nicht anwendbar	Bemerkung
2.2	Wenn + oder –, in welcher Richtung könnte der Effekt verzerrt worden sein?			
2.3	Unter Berücksichtigung von klinischen Aspekten, der Beurteilung der Methodik und der statistischen Power, wie sicher sind Sie, dass der Effekt auf die Intervention zurückzuführen ist?	Kein Haupteffektivitätskriterium genannt		
2.4	Sind die Studienergebnisse auf die Allgemeinbevölkerung übertragbar?	Buspiron ist nicht für die Panikstörung zugelassen		
3.	BESCHREIBUNG DER STUDIE			
3.1	Wie viele Studienteilnehmer? Insgesamt und pro Arm?	Siehe 1.8.		
3.2	Was sind die Charakteristika der Studienpopulation? (Alter, Geschlecht, Risiko, Erkrankung etc.)	Panikstörung + Agoraphobie		
3.3	Welche Intervention wurde untersucht?	s.o.		
3.4	Welche Vergleiche wurden durchgeführt?	s.o.		
3.5	Wie lange wurden die Patienten nach Beendigung der Therapie nachbeobachtet?			
3.6	Welche Effizienzmaße wurden angewendet?	PPGA, FQ, BAT, BDI, HAMD, GOES, TRES		
3.7	Welche Effektmaße wurden berichtet und welche Richtung?	Buspiron + kognitive Therapie > Placebo + kognitive Therapie		
3.8	Wie wurde die Studie finanziert?	Bristol-Myers Squibb.		
3.9	Beantwortet die Studie die Schlüsselfrage?	Buspiron ist nicht für die Panikstörung zugelassen		
	Weitere Ergänzungen durch das Leitliniengremium	Ethikkomitee: Gut berücksichtigt		

■ Tab. A.16   Dannon et al. (2004)

SIGN-Kriterium	Gut berücksichtigt/ adäquat berücksichtigt/mäßig berücksichtigt/	Nicht berücksichtigt/ nicht berichtet/ nicht anwendbar	Bemerkung
Studienidentifikation beinhaltet Autor, Titel, Referenz:	Gut berücksichtigt		
INTERNE VALIDITÄT			
1.1 Hat die Studie eine relevante und spezifische Fragestellung? Wie lautet Sie?	Gut berücksichtigt		
1.2 Wurden die Probanden den Gruppen randomisiert zugeordnet?	Gut berücksichtigt		
1.3 Wurde die Randomisierung mit adäquaten Methoden geheim gehalten?	Gut berücksichtigt		
1.4 Waren die Probanden und Untersucher bezüglich der Zuordnung verblindet?	Gut berücksichtigt		A psychiatric nurse (EN) who was blind to treatment administered the psychiatric rating scales at baseline and at weeks four and twelve of the study.
1.5 Waren Interventions- und Kontrollgruppe zu Studienbeginn vergleichbar?	Gut berücksichtigt		
1.6 Wurden die Gruppen, mit Ausnahme der Intervention, gleich behandelt?	Gut berücksichtigt		
1.7 Wurden alle relevanten Zielgrößen in standardisierter, valider und reproduzierbarer Weise erhoben?	Gut berücksichtigt		
1.8 Wie waren die Teilnehmerquoten? a) Einschluss? b) Dropouts (a/b)	CBGT (24/23), Paroxetin (33/27)		
1.9 Wurden alle Probanden in der Gruppe analysiert, der sie ursprünglich zugeordnet wurden (Intention to treat)?		Nicht berücksichtigt	Keine ITT-Analyse
1.10 Bei Multicenter-Studien: Sind die Ergebnisse der einzelnen Zentren vergleichbar?	n.a.		
2. GESAMTBEURTEILUNG DER STUDIE			
2.1 Wie gut wurde für bias/ confounding kontrolliert? Code: ++ Evidenz + gerade noch haltbar	Gut berücksichtigt		

◘ Tab. A.16 Fortsetzung

	SIGN-Kriterium	Gut berücksichtigt/ adäquat berücksichtigt/mäßig berücksichtigt/	Nicht berücksichtigt/ nicht berichtet/ nicht anwendbar	Bemerkung
	– für Empfehlung keine Grundlage Mögliche Allegiance-Effekte müssen kontrolliert werden			
2.2	Wenn + oder –, in welcher Richtung könnte der Effekt verzerrt worden sein?			
2.3	Unter Berücksichtigung von klinischen Aspekten, der Beurteilung der Methodik und der statistischen Power, wie sicher sind Sie, dass der Effekt auf die Intervention zurückzuführen ist?		Stichprobe nicht ausreichend für einen non-inferiority Vergleich Es fehlen Angaben der Mittelwerte (Nur Angaben der ANOVA-Statistiken)	
2.4	Sind die Studienergebnisse auf die Allgemeinbevölkerung übertragbar?			
3.	BESCHREIBUNG DER STUDIE			
3.1	Wie viele Studienteilnehmer? Insgesamt und pro Arm?	s. 1.8.		
3.2	Was sind die Charakteristika der Studienpopulation? (Alter, Geschlecht, Risiko, Erkrankung etc.)			
3.3	Welche Intervention wurde untersucht?	s.o.		
3.4	Welche Vergleiche wurden durchgeführt?	s.o.		
3.5	Wie lange wurden die Patienten nach Beendigung der Therapie nachbeobachtet?	n.a.		
3.6	Welche Effizienzmaße wurden angewendet?	HAMA, Visual Analog Scale (VAS), Panic Self Questionnaire (PSQ), CGI-S, CGI-I		
3.7	Welche Effektmaße wurden berichtet und welche Richtung?			
3.8	Wie wurde die Studie finanziert?	Ministry of Health, Israel		
3.9	Beantwortet die Studie die Schlüsselfrage?	Ja		
	Weitere Ergänzungen durch das Leitliniengremium	Ethikkomitee: Gut berücksichtigt		

Tab. A.17   de Beurs et al. (1995)

SIGN-Kriterium	Gut berücksichtigt/ adäquat berücksichtigt/mäßig berücksichtigt	Nicht berücksichtigt/nicht berichtet/ nicht anwendbar	Bemerkung
Studienidentifikation beinhaltet Autor, Titel, Referenz:	Gut berücksichtigt		
INTERNE VALIDITÄT			
1.1 Hat die Studie eine relevante und spezifische Fragestellung? Wie lautet Sie?	Gut berücksichtigt		
1.2 Wurden die Probanden den Gruppen randomisiert zugeordnet?	Gut berücksichtigt		
1.3 Wurde die Randomisierung mit adäquaten Methoden geheim gehalten?	Gut berücksichtigt		
1.4 Waren die Probanden und Untersucher bezüglich der Zuordnung verblindet?	Gut berücksichtigt		Med. doppelblind
1.5 Waren Interventions- und Kontrollgruppe zu Studienbeginn vergleichbar?	Gut berücksichtigt		
1.6 Wurden die Gruppen, mit Ausnahme der Intervention, gleich behandelt?	Gut berücksichtigt		
1.7 Wurden alle relevanten Zielgrößen in standardisierter, valider und reproduzierbarer Weise erhoben?	Gut berücksichtigt		
1.8 Wie waren die Teilnehmerquoten? a) Einschluss? b) Dropouts (a/b)	Exposure alone (21/18); Panic Management + Exposure (27/20); Fluvoxamine + Exposure (24/19)		
1.9 Wurden alle Probanden in der Gruppe analysiert, der sie ursprünglich zugeordnet wurden (Intention to treat)?	Gut berücksichtigt		ITT
1.10 Bei Multicenter-Studien: Sind die Ergebnisse der einzelnen Zentren vergleichbar?	n.a.		
2. GESAMTBEURTEILUNG DER STUDIE			
2.1 Wie gut wurde für bias/ confounding kontrolliert? Code: ++ Evidenz + gerade noch haltbar – für Empfehlung keine Grundlage Mögliche Allegiance-Effekte müssen kontrolliert werden	Gut berücksichtigt		

◻ Tab. A.17   Fortsetzung

	SIGN-Kriterium	Gut berücksichtigt/ adäquat berücksichtigt/mäßig berücksichtigt/	Nicht berücksichtigt/nicht berichtet/ nicht anwendbar	Bemerkung
2.2	Wenn + oder –, in welcher Richtung könnte der Effekt verzerrt worden sein?			
2.3	Unter Berücksichtigung von klinischen Aspekten, der Beurteilung der Methodik und der statistischen Power, wie sicher sind Sie, dass der Effekt auf die Intervention zurückzuführen ist?			
2.4	Sind die Studienergebnisse auf die Allgemeinbevölkerung übertragbar?			
3.	BESCHREIBUNG DER STUDIE			
3.1	Wie viele Studienteilnehmer? Insgesamt und pro Arm?	s. 1.8.		
3.2	Was sind die Charakteristika der Studienpopulation? (Alter, Geschlecht, Risiko, Erkrankung etc.)			
3.3	Welche Intervention wurde untersucht?			
3.4	Welche Vergleiche wurden durchgeführt?	s.o.		
3.5	Wie lange wurden die Patienten nach Beendigung der Therapie nachbeobachtet?	n.a.		
3.6	Welche Effizienzmaße wurden angewendet?			
3.7	Welche Effektmaße wurden berichtet und welche Richtung?	Effektmaße von zahlreichen Skalen in composite scores zusammengefasst (agoraphobia, depression, somatic anxiety, avoidance)		
3.8	Wie wurde die Studie finanziert?	Duphar		
3.9	Beantwortet die Studie die Schlüsselfrage?	Ja		
	Weitere Ergänzungen durch das Leitliniengremium	Ethikkomitee: Gut berücksichtigt		

■ Tab. A.18 Gladsjo et al. (2001)

SIGN-Kriterium	Gut berücksichtigt/ adäquat berücksichtigt/mäßig berücksichtigt/	Nicht berücksichtigt/nicht berichtet/ nicht anwendbar	Bemerkung
Studienidentifikation beinhaltet Autor, Titel, Referenz:	Gut berücksichtigt		
INTERNE VALIDITÄT			
1.1 Hat die Studie eine relevante und spezifische Fragestellung? Wie lautet Sie?	Gut berücksichtigt		Fragestellung war: Beeinflusst eine Benzodiazepin die kognitiven Funktionen? Aus der Studie kann aber auch entnommen weden, ob Alprazolam + CBT besser ist als Placebo + CBT
1.2 Wurden die Probanden den Gruppen randomisiert zugeordnet?	Gut berücksichtigt		
1.3 Wurde die Randomisierung mit adäquaten Methoden geheim gehalten?	Gut berücksichtigt		
1.4 Waren die Probanden und Untersucher bezüglich der Zuordnung verblindet?	Gut berücksichtigt		Med. doppelblind
1.5 Waren Interventions- und Kontrollgruppe zu Studienbeginn vergleichbar?	Gut berücksichtigt		
1.6 Wurden die Gruppen, mit Ausnahme der Intervention, gleich behandelt?	Gut berücksichtigt		
1.7 Wurden alle relevanten Zielgrößen in standardisierter, valider und reproduzierbarer Weise erhoben?	Gut berücksichtigt		
1.8 Wie waren die Teilnehmerquoten? a) Einschluss? b) Dropouts (a/b)	Alprazolam + CBT (25/20); Placebo + CBT (25/20)		
1.9 Wurden alle Probanden in der Gruppe analysiert, der sie ursprünglich zugeordnet wurden (Intention to treat)?	Gut berücksichtigt		ITT
1.10 Bei Multicenter-Studien: Sind die Ergebnisse der einzelnen Zentren vergleichbar?			
2. GESAMTBEURTEILUNG DER STUDIE			
2.1 Wie gut wurde für bias/ confounding kontrolliert? Code: ++ Evidenz + gerade noch haltbar	Gut berücksichtigt		

◼ Tab. A.18   Fortsetzung

	SIGN-Kriterium	Gut berücksichtigt/ adäquat berücksichtigt/mäßig berücksichtigt/	Nicht berücksichtigt/nicht berichtet/ nicht anwendbar	Bemerkung
	– für Empfehlung keine Grundlage Mögliche Allegiance-Effekte müssen kontrolliert werden			
2.2	Wenn + oder –, in welcher Richtung könnte der Effekt verzerrt worden sein?			
2.3	Unter Berücksichtigung von klinischen Aspekten, der Beurteilung der Methodik und der statistischen Power, wie sicher sind Sie, dass der Effekt auf die Intervention zurückzuführen ist?	/	Kein Haupteffektivitätskriterium genannt, da das Hauptziel der Studie nicht die Wirksamkeit der Therapiearme war.	
2.4	Sind die Studienergebnisse auf die Allgemeinbevölkerung übertragbar?			
3.	BESCHREIBUNG DER STUDIE			
3.1	Wie viele Studienteilnehmer? Insgesamt und pro Arm?	s. 1.8.		
3.2	Was sind die Charakteristika der Studienpopulation? (Alter, Geschlecht, Risiko, Erkrankung etc.)			
3.3	Welche Intervention wurde untersucht?			
3.4	Welche Vergleiche wurden durchgeführt?			
3.5	Wie lange wurden die Patienten nach Beendigung der Therapie nachbeobachtet?	n.a.		
3.6	Welche Effizienzmaße wurden angewendet?			
3.7	Welche Effektmaße wurden berichtet und welche Richtung?	Anxiety Sensitivity Index, State-Trait Anxiety Inventory state und trait-Version, neuropsychologische Messinstrumente		
3.8	Wie wurde die Studie finanziert?	Research grant from Pharmacia & Upjohn, Inc. In addition, Dr. Rapaport was supported by MH 30914-21, MH 49746-02, and a VA Merit Review Board Grant		
3.9	Beantwortet die Studie die Schlüsselfrage?	Ja		
	Weitere Ergänzungen durch das Leitliniengremium	Ethikkomitee: Gut berücksichtigt		

◻ Tab. A.19   Gloster et al. (2011)

	SIGN-Kriterium	Gut berücksichtigt/ adäquat be-rücksichtigt/mäßig berücksichtigt/	Nicht berücksichtigt/nicht berichtet/ nicht anwendbar	Bemerkung
	Studienidentifikation beinhaltet Autor, Titel, Referenz:	Gut berücksichtigt		
	INTERNE VALIDITÄT			
1.1	Hat die Studie eine relevante und spezifische Fragestellung? Wie lautet Sie?	Gut berücksichtigt		
1.2	Wurden die Probanden den Gruppen randomisiert zugeordnet?	Gut berücksichtigt		
1.3	Wurde die Randomisierung mit adäquaten Methoden geheim gehalten?		Mäßig berücksichtigt	keine Beurteilung durch blinde Rater: »Patients were blinded to the hypotheses. Neither patients nor therapists were blinded to group assignment, however, as blinding of condition is impossible in a psychological intervention of this sort.«
1.4	Waren die Probanden und Untersucher bezüglich der Zuordnung verblindet?	Gut berücksichtigt		
1.5	Waren Interventions- und Kontrollgruppe zu Studienbeginn vergleichbar?	Gut berücksichtigt		
1.6	Wurden die Gruppen, mit Ausnahme der Intervention, gleich behandelt?	Gut berücksichtigt		
1.7	Wurden alle relevanten Zielgrößen in standardisierter, valider und reproduzierbarer Weise erhoben?	Gut berücksichtigt		
1.8	Wie waren die Teilnehmerquoten? a) Einschluss? b) Dropouts (a/b)	KVT/Exposition mit Therapeutenbegleitung 163/129, KVT/Exposition ohne Therapeutenbegleitung 138/113, Warteliste 68/64		
1.9	Wurden alle Probanden in der Gruppe analysiert, der sie ursprünglich zugeordnet wurden (Intention to treat)?	Gut berücksichtigt		Completer-Analyse und ITT

◼ Tab. A.19 Fortsetzung

	SIGN-Kriterium	Gut berücksichtigt/ adäquat berücksichtigt/mäßig berücksichtigt/	Nicht berücksichtigt/nicht berichtet/ nicht anwendbar	Bemerkung
1.10	Bei Multicenter-Studien: Sind die Ergebnisse der einzelnen Zentren vergleichbar?	n.a.		
2.	GESAMTBEURTEILUNG DER STUDIE			
2.1	Wie gut wurde für bias/ confounding kontrolliert? Code: ++ Evidenz + gerade noch haltbar – für Empfehlung keine Grundlage Mögliche Allegiance-Effekte müssen kontrolliert werden	Gut berücksichtigt		
2.2	Wenn + oder –, in welcher Richtung könnte der Effekt verzerrt worden sein?			
2.3	Unter Berücksichtigung von klinischen Aspekten, der Beurteilung der Methodik und der statistischen Power, wie sicher sind Sie, dass der Effekt auf die Intervention zurückzuführen ist?	Gut berücksichtigt	Überlegenheit der KVT/Exposition mit Therapeutenbegleitung vs. ohne nur auf 2 von 4 Haupteffizienzmaßen	
2.4	Sind die Studienergebnisse auf die Allgemeinbevölkerung übertragbar?	Gut berücksichtigt		

● Tab. A.20 Klosko et al. (1990)

SIGN-Kriterium	Gut berücksichtigt/ adäquat berücksichtigt/mäßig berücksichtigt/	Nicht berücksichtigt/ nicht berichtet/ nicht anwendbar	Bemerkung
Studienidentifikation beinhaltet Autor, Titel, Referenz:	Gut berücksichtigt		
INTERNE VALIDITÄT			
1.1 Hat die Studie eine relevante und spezifische Fragestellung? Wie lautet Sie?	Gut berücksichtigt		
1.2 Wurden die Probanden den Gruppen randomisiert zugeordnet?	Gut berücksichtigt		
1.3 Wurde die Randomisierung mit adäquaten Methoden geheim gehalten?	Gut berücksichtigt		Medikament: doppelblind Blinde Rater
1.4 Waren die Probanden und Untersucher bezüglich der Zuordnung verblindet?	Gut berücksichtigt		
1.5 Waren Interventions- und Kontrollgruppe zu Studienbeginn vergleichbar?	Gut berücksichtigt		
1.6 Wurden die Gruppen, mit Ausnahme der Intervention, gleich behandelt?	Gut berücksichtigt		
1.7 Wurden alle relevanten Zielgrößen in standardisierter, valider und reproduzierbarer Weise erhoben?	Gut berücksichtigt		
1.8 Wie waren die Teilnehmerquoten? a) Einschluss? b) Dropouts	Alprazolam 17/16, Placebo 18/11, kognitive Therapie 18/15, Warteliste 16/15		
1.9 Wurden alle Probanden in der Gruppe analysiert, der sie ursprünglich zugeordnet wurden (Intention to treat)?		Nicht berücksichtigt	Keine wöchentlichen Assessments, daher keine LOCF möglich; keine ITT-Analyse, 100% drop-out in der Placebogruppe, Baselinewerte wurden als Endpunkt genommen
1.10 Bei Multicenter-Studien: Sind die Ergebnisse der einzelnen Zentren vergleichbar?	n.a.		
2. GESAMTBEURTEILUNG DER STUDIE			
2.1 Wie gut wurde für bias/ confounding kontrolliert? Code: ++ Evidenz + gerade noch haltbar	Mäßig berücksichtigt Keine ITT-Analyse, 100% drop-out in der Placebogruppe, Baselinewerte wurden als Endpunkt genommen		

■ Tab. A.20 Fortsetzung

	SIGN-Kriterium	Gut berücksichtigt/ adäquat berücksichtigt/mäßig berücksichtigt/	Nicht berücksichtigt/ nicht berichtet/ nicht anwendbar	Bemerkung
2.2	– für Empfehlung keine Grundlage Mögliche Allegiance-Effekte müssen kontrolliert werden Wenn + oder –, in welcher Richtung könnte der Effekt verzerrt worden sein?	Unterschätzung des Placebo-Effekts		
2.3	Unter Berücksichtigung von klinischen Aspekten, der Beurteilung der Methodik und der statistischen Power, wie sicher sind Sie, dass der Effekt auf die Intervention zurückzuführen ist?	In allen Gruppen (nicht nur in der Alprazolamgruppe) hatte die Patienten positive Benzodiazepinnachweise Keine ITT-Analyse, 100% drop-out in der Placebogruppe, Baselinewerte wurden als Endpunkt genommen		
2.4	Sind die Studienergebnisse auf die Allgemeinbevölkerung übertragbar?			
3.	BESCHREIBUNG DER STUDIE			
3.1	Wie viele Studienteilnehmer? Insgesamt und pro Arm?	Siehe 1.8.		
3.2	Was sind die Charakteristika der Studienpopulation? (Alter, Geschlecht, Risiko, Erkrankung etc.)			
3.3	Welche Intervention wurde untersucht?	Siehe 1.8.		
3.4	Welche Vergleiche wurden durchgeführt?	s.u.		
3.5	Wie lange wurden die Patienten nach Beendigung der Therapie nachbeobachtet?	Kein Follow-up		
3.6	Welche Effizienzmaße wurden angewendet?	Panikattacken, ADIS-R, HAMA, HAMD		
3.7	Welche Effektmaße wurden berichtet und welche Richtung?			
3.8	Wie wurde die Studie finanziert?	National Institute of Mental Health (MH-36800) and the Upjohn Company		
3.9	Beantwortet die Studie die Schlüsselselfrage?			
	Weitere Ergänzungen durch das Leitliniengremium	Ethikkomitee: keine Angabe GCP: keine Angabe		

● Tab. A.21 Loerch et al. (1999)

SIGN-Kriterium	Gut berücksichtigt/ adäquat berücksichtigt/ mäßig berücksichtigt	Nicht berücksichtigt/nicht berichtet/ nicht anwendbar	Bemerkung
Studienidentifikation beinhaltet Autor, Titel, Referenz:	Gut berücksichtigt		
INTERNE VALIDITÄT			
1.1 Hat die Studie eine relevante und spezifische Fragestellung? Wie lautet Sie?	Gut berücksichtigt		
1.2 Wurden die Probanden den Gruppen randomisiert zugeordnet?	Gut berücksichtigt		Med. doppelblind
1.3 Wurde die Randomisierung mit adäquaten Methoden geheim gehalten?	Gut berücksichtigt		
1.4 Waren die Probanden und Untersucher bezüglich der Zuordnung verblindet?	Gut berücksichtigt		
1.5 Waren Interventions- und Kontrollgruppe zu Studienbeginn vergleichbar?	Gut berücksichtigt		
1.6 Wurden die Gruppen, mit Ausnahme der Intervention, gleich behandelt?	Gut berücksichtigt		
1.7 Wurden alle relevanten Zielgrößen in standardisierter, valider und reproduzierbarer Weise erhoben?	Gut berücksichtigt		
1.8 Wie waren die Teilnehmerquoten? a) Einschluss? b) Dropouts (a/b)	Moclobemide + Clinical Management (14/11); Moclobemide (16/16); Moclobemide + CBT (14/11); Placebo + Clinical Management (11/9)		
1.9 Wurden alle Probanden in der Gruppe analysiert, der sie ursprünglich zugeordnet wurden (Intention to treat)?	Gut berücksichtigt		ITT
1.10 Bei Multicenter-Studien: Sind die Ergebnisse der einzelnen Zentren vergleichbar?	n.a.		
2. GESAMTBEURTEILUNG DER STUDIE			
2.1 Wie gut wurde für bias/ confounding kontrolliert? Code: ++ Evidenz + gerade noch haltbar − für Empfehlung keine Grundlage Mögliche Allegiance-Effekte müssen kontrolliert werden	Gut berücksichtigt		

◨ Tab. A.21 Fortsetzung

	SIGN-Kriterium	Gut berücksichtigt/ adäquat berücksichtigt/ mäßig berücksichtigt/	Nicht berücksichtigt/nicht berichtet/ nicht anwendbar	Bemerkung
2.2	Wenn + oder –, in welcher Richtung könnte der Effekt verzerrt worden sein?			
2.3	Unter Berücksichtigung von klinischen Aspekten, der Beurteilung der Methodik und der statistischen Power, wie sicher sind Sie, dass der Effekt auf die Intervention zurückzuführen ist?			
2.4	Sind die Studienergebnisse auf die Allgemeinbevölkerung übertragbar?			
3.	BESCHREIBUNG DER STUDIE			
3.1	Wie viele Studienteilnehmer? Insgesamt und pro Arm?	s. 1.8.		
3.2	Was sind die Charakteristika der Studienpopulation? (Alter, Geschlecht, Risiko, Erkrankung etc.)			
3.3	Welche Intervention wurde untersucht?			
3.4	Welche Vergleiche wurden durchgeführt?			
3.5	Wie lange wurden die Patienten nach Beendigung der Therapie nachbeobachtet?	n.a.		
3.6	Welche Effizienzmaße wurden angewendet?	Haupteffizienzmaß: FQ agoraphobia, Sek. Effizienzmaße: CGI-I, MI, Sheehan Disability Scale, HAMA, HAMD		
3.7	Welche Effektmaße wurden berichtet und welche Richtung?	s.o.		
3.8	Wie wurde die Studie finanziert?	Hoffmann LaRoche AG		
3.9	Beantwortet die Studie die Schlüsselfrage?	Ja		
	Weitere Ergänzungen durch das Leitliniengremium	Ethikkomitee: Gut berücksichtigt		

◻ Tab. A.22 Marchand et al. (2008)

SIGN-Kriterium	Gut berücksichtigt/ adäquat berücksichtigt/ berücksichtigt/ mäßig berücksichtigt	Nicht berücksichtigt/ nicht berichtet/ nicht anwendbar	Bemerkung
Studienidentifikation beinhaltet Autor, Titel, Referenz:	Gut berücksichtigt		
INTERNE VALIDITÄT			
1.1 Hat die Studie eine relevante und spezifische Fragestellung? Wie lautet Sie?	Gut berücksichtigt		
1.2 Wurden die Probanden den Gruppen randomisiert zugeordnet?	Gut berücksichtigt		
1.3 Wurde die Randomisierung mit adäquaten Methoden geheim gehalten?	Gut berücksichtigt		
1.4 Waren die Probanden und Untersucher bezüglich der Zuordnung verblindet?	Gut berücksichtigt		Med. doppelblind, blinde Rater
1.5 Waren Interventions- und Kontrollgruppe zu Studienbeginn vergleichbar?	Gut berücksichtigt		
1.6 Wurden die Gruppen, mit Ausnahme der Intervention, gleich behandelt?	Gut berücksichtigt		
1.7 Wurden alle relevanten Zielgrößen in standardisierter, valider und reproduzierbarer Weise erhoben?	Gut berücksichtigt		
1.8 Wie waren die Teilnehmerquoten? a) Einschluss? b) Dropouts (a/b)	Die Anzahl der Patienten in den 8 verschiedenen Behandlungsarmen wird nicht angegeben (ca. 15 pro Arm): Exposition + Imipramin, Exposition + kognitive Therapie + Imipramin, kognitive Therapie + Imipramin, supportive Therapie (psychologisches Placebo) + Imipramin; Exposition + Placebo, Exposition + kognitive Therapie + Placebo, kognitive Therapie + Placebo, supportive Therapie (psychologisches Placebo)+ Placebo		

■ Tab. A.22 Fortsetzung

	SIGN-Kriterium	Gut berücksichtigt/ adäquat berücksichtigt/mäßig berücksichtigt/	Nicht berücksichtigt/ nicht berichtet/ nicht anwendbar	Bemerkung
1.9	Wurden alle Probanden in der Gruppe analysiert, der sie ursprünglich zugeordnet wurden (Intention to treat)?	Gut berücksichtigt		
1.10	Bei Multicenter-Studien: Sind die Ergebnisse der einzelnen Zentren vergleichbar?	n.a.		
2.	GESAMTBEURTEILUNG DER STUDIE			
2.1	Wie gut wurde für bias/ confounding kontrolliert? Code: ++ Evidenz + gerade noch haltbar – für Empfehlung keine Grundlage Mögliche Allegiance-Effekte müssen kontrolliert werden	Gut berücksichtigt		
2.2	Wenn + oder –, in welcher Richtung könnte der Effekt verzerrt worden sein?			
2.3	Unter Berücksichtigung von klinischen Aspekten, der Beurteilung der Methodik und der statistischen Power, wie sicher sind Sie, dass der Effekt auf die Intervention zurückzuführen ist?	Durch die geringen Patientenzahlen in den 8 verschiedenen Behandlungsarmen und das Fehlen einer panikspezifischen Skala entstanden geringe Effektstärken, die sich nicht sign. unterschieden		
2.4	Sind die Studienergebnisse auf die Allgemeinbevölkerung übertragbar?	Nein		

Tab. A.22 Fortsetzung

SIGN-Kriterium	Gut berücksichtigt/ adäquat berücksichtigt/mäßig berücksichtigt/	Nicht berücksichtigt/ nicht berichtet/ nicht anwendbar	Bemerkung
3.	**BESCHREIBUNG DER STUDIE**		
3.1	Wie viele Studienteilnehmer? Insgesamt und pro Arm?	s. 1.8.	
3.2	Was sind die Charakteristika der Studienpopulation? (Alter, Geschlecht, Risiko, Erkrankung etc.)	Panikstörung + Agoraphobie	
3.3	Welche Intervention wurde untersucht?	s.o.	
3.4	Welche Vergleiche wurden durchgeführt?	s.o.	
3.5	Wie lange wurden die Patienten nach Beendigung der Therapie nachbeobachtet?	3, 6, 12 Monate nach Therapieende	
3.6	Welche Effizienzmaße wurden angewendet?	ACQ, BSQ, MI, STAI, BDI, GSSS; Es fehlt eine panikspezifische Skala; dies erklärt die geringen Effektstärken in allen Behandlungsarmen	
3.7	Welche Effektmaße wurden berichtet und welche Richtung?	Keine Unterschied zwischen allen 8 Behandlungsarmen	
3.8	Wie wurde die Studie finanziert?	Fonds de Recherche en Santé du Québec and the Conseil Québécois de Recherche Social (Grant No. 900763-104).	
3.9	Beantwortet die Studie die Schlüsselfrage?	Nein, wegen zu geringer statistischer Power	
	Weitere Ergänzungen durch das Leitliniengremium	Ethikkomitee: Gut berücksichtigt	

● Tab. A.23   Marks et al. (1983)

	SIGN-Kriterium	Gut berücksichtigt/ adäquat berücksichtigt/mäßig berücksichtigt/	Nicht berücksichtigt/ nicht berichtet/ nicht anwendbar	Bemerkung
	Studienidentifikation beinhaltet Autor, Titel, Referenz:	Gut berücksichtigt		
	INTERNE VALIDITÄT			
1.1	Hat die Studie eine relevante und spezifische Fragestellung? Wie lautet Sie?	Gut berücksichtigt		
1.2	Wurden die Probanden den Gruppen randomisiert zugeordnet?	Gut berücksichtigt		
1.3	Wurde die Randomisierung mit adäquaten Methoden geheim gehalten?	Gut berücksichtigt		
1.4	Waren die Probanden und Untersucher bezüglich der Zuordnung verblindet?	Gut berücksichtigt		Blinde Rater, Med. doppelblind
1.5	Waren Interventions- und Kontrollgruppe zu Studienbeginn vergleichbar?	Gut berücksichtigt		
1.6	Wurden die Gruppen, mit Ausnahme der Intervention, gleich behandelt?	Gut berücksichtigt		
1.7	Wurden alle relevanten Zielgrößen in standardisierter, valider und reproduzierbarer Weise erhoben?	Gut berücksichtigt		
1.8	Wie waren die Teilnehmerquoten? a) Einschluss? b) Dropouts (a/b)	Exposition + Imipramin ?/12, Exposition + Placebo ?/10, Relaxation + Imipramin ?/11, Relaxation + Placebo ?/12 (bei allen Patienten zusätzlich Selbstexposition)		
1.9	Wurden alle Probanden in der Gruppe analysiert, der sie ursprünglich zugeordnet wurden (Intention to treat)?	Gut berücksichtigt		
1.10	Bei Multicenter-Studien: Sind die Ergebnisse der einzelnen Zentren vergleichbar?			
2.	GESAMTBEURTEILUNG DER STUDIE			
2.1	Wie gut wurde für bias/ confounding kontrolliert? Code: ++ Evidenz + gerade noch haltbar − für Empfehlung keine Grundlage Mögliche Allegiance-Effekte müssen kontrolliert werden	Gut berücksichtigt		

◻ Tab. A.23   Fortsetzung

	SIGN-Kriterium	Gut berücksichtigt/ adäquat berücksichtigt/mäßig berücksichtigt/	Nicht berücksichtigt/ nicht berichtet/ nicht anwendbar	Bemerkung
2.2	Wenn + oder –, in welcher Richtung könnte der Effekt verzerrt worden sein?			
2.3	Unter Berücksichtigung von klinischen Aspekten, der Beurteilung der Methodik und der statistischen Power, wie sicher sind Sie, dass der Effekt auf die Intervention zurückzuführen ist?	Kein Haupteffektivitätskriterium genannt		
2.4	Sind die Studienergebnisse auf die Allgemeinbevölkerung übertragbar?			
3.	BESCHREIBUNG DER STUDIE			
3.1	Wie viele Studienteilnehmer? Insgesamt und pro Arm?	Exposition + Imipramin ?/12, Exposition + Placebo ?/10, Relaxation + Imipramin ?/11, Relaxation + Placebo ?/12 (bei allen Patienten zusätzlich Selbstexposition)		
3.2	Was sind die Charakteristika der Studienpopulation? (Alter, Geschlecht, Risiko, Erkrankung etc.)	Agoraphobie		
3.3	Welche Intervention wurde untersucht?	s.o.		
3.4	Welche Vergleiche wurden durchgeführt?	s.o.		
3.5	Wie lange wurden die Patienten nach Beendigung der Therapie nachbeobachtet?	38 Wochen nach Therapieende		
3.6	Welche Effizienzmaße wurden angewendet?			
3.7	Welche Effektmaße wurden berichtet und welche Richtung?	four target phobias, FQ, HAMD, Global Improvement		
3.8	Wie wurde die Studie finanziert?	grants G973/773 and 978/1178 from the Medical Research Council of Great Britain.		
3.9	Beantwortet die Studie die Schlüsselfrage?	Ethikkomitee: keine Angabe		
	Weitere Ergänzungen durch das Leitliniengremium			

■ Tab. A.24 Marks et al. (1993)

SIGN-Kriterium	Gut berücksichtigt/ adäquat berücksichtigt/mäßig berücksichtigt/	Nicht berücksichtigt/nicht berichtet/ nicht anwendbar	Bemerkung
Studienidentifikation beinhaltet Autor, Titel, Referenz:	Gut berücksichtigt		
INTERNE VALIDITÄT			
1.1 Hat die Studie eine relevante und spezifische Fragestellung? Wie lautet Sie?	Gut berücksichtigt		
1.2 Wurden die Probanden den Gruppen randomisiert zugeordnet?	Gut berücksichtigt		
1.3 Wurde die Randomisierung mit adäquaten Methoden geheim gehalten?	Gut berücksichtigt		Med. doppelblind; blinde Rater
1.4 Waren die Probanden und Untersucher bezüglich der Zuordnung verblindet?	Gut berücksichtigt		
1.5 Waren Interventions- und Kontrollgruppe zu Studienbeginn vergleichbar?	Gut berücksichtigt		
1.6 Wurden die Gruppen, mit Ausnahme der Intervention, gleich behandelt?	Gut berücksichtigt		
1.7 Wurden alle relevanten Zielgrößen in standardisierter, valider und reproduzierbarer Weise erhoben?	Gut berücksichtigt		
1.8 Wie waren die Teilnehmerquoten? a) Einschluss? b) Dropouts (a/b)	Exposition + Alprazolam 40/34, Exposition + Placebo 37/34, Relaxation + Alprazolam 38/34, Relaxation + Placebo 39/31		
1.9 Wurden alle Probanden in der Gruppe analysiert, der sie ursprünglich zugeordnet wurden (Intention to treat)?	Gut berücksichtigt		ITT
1.10 Bei Multicenter-Studien: Sind die Ergebnisse der einzelnen Zentren vergleichbar?	Nicht für die 2 verschiedenen Zentren getrennt berichtet		
2. GESAMTBEURTEILUNG DER STUDIE			
2.1 Wie gut wurde für bias/ confounding kontrolliert? Code: ++ Evidenz + gerade noch haltbar − für Empfehlung keine Grundlage Mögliche Allegiance-Effekte müssen kontrolliert werden	Gut berücksichtigt		

Tab. A.24 Fortsetzung

	SIGN-Kriterium	Gut berücksichtigt/ adäquat berücksichtigt/mäßig berücksichtigt/	Nicht berücksichtigt/nicht berichtet/ nicht anwendbar	Bemerkung
2.2	Wenn + oder –, in welcher Richtung könnte der Effekt verzerrt worden sein?			
2.3	Unter Berücksichtigung von klinischen Aspekten, der Beurteilung der Methodik und der statistischen Power, wie sicher sind Sie, dass der Effekt auf die Intervention zurückzuführen ist?	8 Haupteffizienzmaße angegeben		
2.4	Sind die Studienergebnisse auf die Allgemeinbevölkerung übertragbar?			
3.	BESCHREIBUNG DER STUDIE			
3.1	Wie viele Studienteilnehmer? Insgesamt und pro Arm?			
3.2	Was sind die Charakteristika der Studienpopulation? (Alter, Geschlecht, Risiko, Erkrankung etc.)	Panikstörung mit Agoraphobie		
3.3	Welche Intervention wurde untersucht?	s.o.		
3.4	Welche Vergleiche wurden durchgeführt?	s.o.		
3.5	Wie lange wurden die Patienten nach Beendigung der Therapie nachbeobachtet?	Follow-up Woche 43		
3.6	Welche Effizienzmaße wurden angewendet?	Gelder & Marks, PQ, PAAS, HAMA, HAMD, BDI, Marks Disability Scale, CGI, SQL-90, PGI		
3.7	Welche Effektmaße wurden berichtet und welche Richtung?	Exposition + Alprazolam > Exposition + Placebo > Relaxation + Alprazolam > Relaxation + Placebo		
3.8	Wie wurde die Studie finanziert?	Grants from the Upjohn Company for the treatmentphase and the Dunhill Medical Trust for analysis of the data.		
3.9	Beantwortet die Studie die Schlüsselfrage?	ja		
	Weitere Ergänzungen durch das Leitliniengremium	Ethikkomitee: keine Angabe		

◼ Tab. A.25   Mavissakalian et al. (1983a)

	SIGN-Kriterium	Gut berücksichtigt/ adäquat berücksichtigt/mäßig berücksichtigt/	Nicht berücksichtigt/nicht berichtet/ nicht anwendbar	Bemerkung
	Studienidentifikation beinhaltet Autor, Titel, Referenz:	Gut berücksichtigt		
	INTERNE VALIDITÄT			
1.1	Hat die Studie eine relevante und spezifische Fragestellung? Wie lautet Sie?	Gut berücksichtigt		
1.2	Wurden die Probanden den Gruppen randomisiert zugeordnet?	Gut berücksichtigt		
1.3	Wurde die Randomisierung mit adäquaten Methoden geheim gehalten?		Nicht berücksichtigt	Keine Angabe
1.4	Waren die Probanden und Untersucher bezüglich der Zuordnung verblindet?	Gut berücksichtigt		
1.5	Waren Interventions- und Kontrollgruppe zu Studienbeginn vergleichbar?	Gut berücksichtigt		
1.6	Wurden die Gruppen, mit Ausnahme der Intervention, gleich behandelt?	Gut berücksichtigt		
1.7	Wurden alle relevanten Zielgrößen in standardisierter, valider und reproduzierbarer Weise erhoben?	Gut berücksichtigt		
1.8	Wie waren die Teilnehmerquoten? a) Einschluss? b) Dropouts (a/b)	Imipramin 18/16, Imipramin + Exposition 18/17		
1.9	Wurden alle Probanden in der Gruppe analysiert, der sie ursprünglich zugeordnet wurden (Intention to treat)?		mäßig berücksichtigt	Keine wöchentlichen Skalenerhebungen, keine ITT
1.10	Bei Multicenter-Studien: Sind die Ergebnisse der einzelnen Zentren vergleichbar?	n.a.		
2.	**GESAMTBEURTEILUNG DER STUDIE**			
2.1	Wie gut wurde für bias/ confounding kontrolliert? Code: ++ Evidenz + gerade noch haltbar - für Empfehlung keine Grundlage Mögliche Allegiance-Effekte müssen kontrolliert werden	Gut berücksichtigt		
2.2	Wenn + oder –, in welcher Richtung könnte der Effekt verzerrt worden sein?			

Tab. A.25 Fortsetzung

	SIGN-Kriterium	Gut berücksichtigt/adäquat berücksichtigt/mäßig berücksichtigt/	Nicht berücksichtigt/nicht berichtet/nicht anwendbar	Bemerkung
2.3	Unter Berücksichtigung von klinischen Aspekten, der Beurteilung der Methodik und der statistischen Power, wie sicher sind Sie, dass der Effekt auf die Intervention zurückzuführen ist?	Stichprobe sehr klein Kein Haupteffektivitätskriterium genannt Keine Bonferronikorrektur P-Werte nicht exakt angegeben; nur als $p < 0.05$ Der behauptete Unterschied zwischen IMI und IMI + EXP kann wegen der kleinen Stichprobe und der Nichtanwendung einer Bonferronikorrektur nicht nachgewiesen werden.		
2.4	Sind die Studienergebnisse auf die Allgemeinbevölkerung übertragbar?			
3.	BESCHREIBUNG DER STUDIE			
3.1	Wie viele Studienteilnehmer? Insgesamt und pro Arm?	Siehe 1.8.		
3.2	Was sind die Charakteristika der Studienpopulation? (Alter, Geschlecht, Risiko, Erkrankung etc.)			
3.3	Welche Intervention wurde untersucht?			
3.4	Welche Vergleiche wurden durchgeführt?			
3.5	Wie lange wurden die Patienten nach Beendigung der Therapie nachbeobachtet?			
3.6	Welche Effizienzmaße wurden angewendet?	GAS, SRS, FQ, ZAS, BDI, HAMD u.a.		
3.7	Welche Effektmaße wurden berichtet und welche Richtung?			
3.8	Wie wurde die Studie finanziert?			
3.9	Beantwortet die Studie die Schlüsselfrage?	Nein; der behauptete Unterschied zwischen IMI und IMI + EXP kann wegen der kleinen Stichprobe und der Nichtanwendung einer Bonferronikorrektur nicht nachgewiesen werden. Formal besteht kein Unterschied zwischen den Gruppen.		
	Weitere Ergänzungen durch das Leitliniengremium	Ethikkomitee: keine Angabe		

◼ Tab. A.26 Mavissakalian et al. (1986a)

SIGN-Kriterium	Gut berücksichtigt/ adäquat berücksichtigt/mäßig berücksichtigt/	Nicht berücksichtigt/nicht berichtet/ nicht anwendbar	Bemerkung
Studienidentifikation beinhaltet Autor, Titel, Referenz:	Gut berücksichtigt		
INTERNE VALIDITÄT			
1.1 Hat die Studie eine relevante und spezifische Fragestellung? Wie lautet Sie?	Gut berücksichtigt		
1.2 Wurden die Probanden den Gruppen randomisiert zugeordnet?	Gut berücksichtigt		
1.3 Wurde die Randomisierung mit adäquaten Methoden geheim gehalten?	Gut berücksichtigt		
1.4 Waren die Probanden und Untersucher bezüglich der Zuordnung verblindet?	Gut berücksichtigt		Med. doppelblind. Keine Angabe zur Verblindung bezügl. Exposition
1.5 Waren Interventions- und Kontrollgruppe zu Studienbeginn vergleichbar?	Gut berücksichtigt		
1.6 Wurden die Gruppen, mit Ausnahme der Intervention, gleich behandelt?	Gut berücksichtigt		
1.7 Wurden alle relevanten Zielgrößen in standardisierter, valider und reproduzierbarer Weise erhoben?	Gut berücksichtigt		
1.8 Wie waren die Teilnehmerquoten? a) Einschluss? b) Dropouts (a/b)	Imipramin + Exposition ?/14, Placebo + Exposition?/17, Imipramin + Selbstexposition) ?/17, Placebo + Selbstexposition ?/14 (bei allen Patienten zusätzlich Selbstexposition)		
1.9 Wurden alle Probanden in der Gruppe analysiert, der sie ursprünglich zugeordnet wurden (Intention to treat)?	Gut berücksichtigt		ITT-Analyse
1.10 Bei Multicenter-Studien: Sind die Ergebnisse der einzelnen Zentren vergleichbar?	n.a.		
2. GESAMTBEURTEILUNG DER STUDIE			
2.1 Wie gut wurde für bias/ confounding kontrolliert? Code: ++ Evidenz + gerade noch haltbar	Gut berücksichtigt		

Tab. A.26 Fortsetzung

SIGN-Kriterium		Gut berücksichtigt/ adäquat berücksichtigt/mäßig berücksichtigt/	Nicht berücksichtigt/nicht berichtet/ nicht anwendbar	Bemerkung
	– für Empfehlung keine Grundlage Mögliche Allegiance-Effekte müssen kontrolliert werden			
2.2	Wenn + oder –, in welcher Richtung könnte der Effekt verzerrt worden sein?			
2.3	Unter Berücksichtigung von klinischen Aspekten, der Beurteilung der Methodik und der statistischen Power, wie sicher sind Sie, dass der Effekt auf die Intervention zurückzuführen ist?	Kleine Stichprobe Kein Haupteffektivitätskriterium genannt Keine Bonferronikorrektur		
2.4	Sind die Studienergebnisse auf die Allgemeinbevölkerung übertragbar?			
3.	BESCHREIBUNG DER STUDIE			
3.1	Wie viele Studienteilnehmer? Insgesamt und pro Arm?	Siehe 1.8.		
3.2	Was sind die Charakteristika der Studienpopulation? (Alter, Geschlecht, Risiko, Erkrankung etc.)	Agoraphobie		
3.3	Welche Intervention wurde untersucht?	s.o.		
3.4	Welche Vergleiche wurden durchgeführt?			
3.5	Wie lange wurden die Patienten nach Beendigung der Therapie nachbeobachtet?	n.a.		
3.6	Welche Effizienzmaße wurden angewendet?	GAS, SRS, FQ, PAA, SUDS, ZAS, BDI u.a.		
3.7	Welche Effektmaße wurden berichtet und welche Richtung?	Imipramin > Placebo Exposition = Selbstexposition Imipramin + Exposition = Imipramin		
3.8	Wie wurde die Studie finanziert?	MH-34177 and MH-40141 from the National Institute of Mental Health		
3.9	Beantwortet die Studie die Schlüsselfrage?	ja		
	Weitere Ergänzungen durch das Leitliniengremium	Ethikkomitee: keine Angaben		

□ Tab. A.27 Milrod et al. (2007a)

SIGN-Kriterium	Gut berücksichtigt/ adäquat berücksichtigt/mäßig berücksichtigt/	Nicht berücksichtigt/nicht berichtet/ nicht anwendbar	Bemerkung
Studienidentifikation beinhaltet Autor, Titel, Referenz:	Gut berücksichtigt		
INTERNE VALIDITÄT			
1.1 Hat die Studie eine relevante und spezifische Fragestellung? Wie lautet Sie?	Gut berücksichtigt		
1.2 Wurden die Probanden den Gruppen randomisiert zugeordnet?	Gut berücksichtigt		
1.3 Wurde die Randomisierung mit adäquaten Methoden geheim gehalten?		Nicht anwendbar	
1.4 Waren die Probanden und Untersucher bezüglich der Zuordnung verblindet?		Nicht anwendbar	Blinde Rater; Probanden-Verblindung nicht möglich
1.5 Waren Interventions- und Kontrollgruppe zu Studienbeginn vergleichbar?	mäßig berücksichtigt		Männeranteil 15% bei PDTh; 47% bei Applied Relaxation; es wurde eine lineare Regressionsanalyse zum Ausschluss von Geschlechtseffekten durchgeführt, welche keinen signifikanten Geschlechts-Effekt zeigt; wegen der geringen Stichprobengröße ist ein solcher jedoch nicht reliabel auszuschließen
1.6 Wurden die Gruppen, mit Ausnahme der Intervention, gleich behandelt?	Gut berücksichtigt		
1.7 Wurden alle relevanten Zielgrößen in standardisierter, valider und reproduzierbarer Weise erhoben?	Gut berücksichtigt		
1.8 Wie waren die Teilnehmerquoten? a) Einschluss? b) Dropouts?	PDTh: 26/24 AR: 23/15	Nicht berücksichtigt	Drop-out 7% bei psychodynam. Th., 34% bei Applied Relaxation

Tab. A.27 Fortsetzung

	SIGN-Kriterium	Gut berücksichtigt/ adäquat berücksichtigt/mäßig berücksichtigt/	Nicht berücksichtigt/nicht berichtet/ nicht anwendbar	Bemerkung
1.9	Wurden alle Probanden in der Gruppe analysiert, der sie ursprünglich zugeordnet wurden (Intention to treat)?	gut berücksichtigt		Die Skalenwerte wurden nicht wöchentlich erhoben, sondern erst am Ende der Studie (»Um die Übertragung nicht zu stören«). Bei den Patienten, die Therapie vorzeitig beendeten, wurden ihre Baseline-Werte als Endwerte genommen. Wegen der großen Unterschiede in den Drop-out-Raten kann es daher zu einer Überschätzung der Wirksamkeit der PDTh kommen, da nicht klar ist, ob die signifikanten Unterschiede nicht allein durch die große Zahl an ausgeschiedenen Patienten zustande gekommen sind. Daher bieten die Autoren noch eine andere Auswertung an – ohne 7 Patienten, die ausgeschieden waren. Diese basiert nun aber nur noch auf 42 bzw. 41 Patienten (Es geht nicht aus der Arbeit hervor, wie viele Patienten aus welcher Gruppe in diese ATP-Analyse eingingen). Da aber keine Skalenwerte für diese Subgruppe genannt werden, ist diese Analyse nicht überprüfbar. Für den Responderstatus wird keine korrigierte Auswertung angeboten.
1.10	Bei Multicenter-Studien: Sind die Ergebnisse der einzelnen Zentren vergleichbar?		nicht berichtet	keine Angabe, ob Multicenter-Studie
2.	GESAMTBEURTEILUNG DER STUDIE			
2.1	Wie gut wurde für bias/ confounding kontrolliert? Code: ++ Evidenz + gerade noch haltbar - für Empfehlung keine Grundlage Mögliche Allegiance-Effekte müssen kontrolliert werden	++ Blinde Rater; Probanden-Verblindung nicht möglich		

● Tab. A.27 Fortsetzung

	SIGN-Kriterium	Gut berücksichtigt/ adäquat berücksichtigt/mäßig berücksichtigt/	Nicht berücksichtigt/nicht berichtet/ nicht anwendbar	Bemerkung
2.2	Wenn + oder –, in welcher Richtung könnte der Effekt verzerrt worden sein?	Bei den Patienten, die Therapie vorzeitig beendeten, wurden ihre Baseline-Werte als Endwerte genommen. Wegen des erheblichen Unterschiedes in den Drop-out-Raten kann es daher zu einer starken Überschätzung der Wirksamkeit der PDTh kommen, da nicht klar ist, ob die signifikanten Unterschiede nicht allein durch die große Zahl an ausgeschiedenen Patienten zustande gekommen sind.		
2.3	Unter Berücksichtigung von klinischen Aspekten, der Beurteilung der Methodik und der statistischen Power, wie sicher sind Sie, dass der Effekt auf die Intervention zurückzuführen ist?	Sehr kleines sample size (auswertbare Patienten: PDTh: n=24; AR: n=15)		
2.4	Sind die Studienergebnisse auf die Allgemeinbevölkerung übertragbar?	Fraglich, ob die Ergebnisse auf die klinische Realität übertragen werden können.		
3.	BESCHREIBUNG DER STUDIE			
3.1	Wie viele Studienteilnehmer? Insgesamt und pro Arm?	PDTh: 26/24 AR: 23/15 ITT, LOCF (keine wöchentlichen Erhebungen, nur Endwerte)		
3.2	Was sind die Charakteristika der Studienpopulation? (Alter, Geschlecht, Risiko, Erkrankung etc.)	Alter: 33.4/33.5 Geschlecht: Männeranteil 15% bei PDTh., 47% bei AR		

⬛ **Tab. A.27** Fortsetzung

	SIGN-Kriterium	Gut berücksichtigt/ adäquat berücksichtigt/mäßig berücksichtigt/	Nicht berücksichtigt/nicht berichtet/ nicht anwendbar	Bemerkung
3.3	Welche Intervention wurde untersucht?	Die Patienten nahmen zusätzlich Medikamente (SSRI) ein: 19 % in der AR-Gruppe und 17% in der Gruppe mit PDTh		
3.4	Welche Vergleiche wurden durchgeführt?	nicht berücksichtigt; Applied Relaxation ist ein Entspannungsverfahren; es finden keine Gespräche über psychologische Probleme statt. Insofern erfüllt AR nicht die Kriterien eines »psychologischen Placebos«		
3.5	Wie lange wurden die Patienten nach Beendigung der Therapie nachbeobachtet?	Nicht berücksichtigt; keine Follow-up-Untersuchung		
3.6	Welche Effizienzmaße wurden angewendet?	gut berücksichtigt; PDSS Haupteffektivitätskriterium		
3.7	Welche Effektmaße wurden berichtet und welche Richtung?	gut berücksichtigt; PDSS Haupteffektivitätskriterium		
3.8	Wie wurde die Studie finanziert?	gut berücksichtigt; NIMH; NYCT DeWitt-Wallace		
3.9	Beantwortet die Studie die Schlüsselfrage?	Ja, mit den methodischen Einschränkungen		
	Weitere Ergänzungen durch das Leitliniengremium	Keine Angaben zu GCP. Ethikkomitee: gut berücksichtigt		

Tab. A.28 Oehrberg et al. (1995)

	SIGN-Kriterium	Gut berücksichtigt/ adäquat berücksichtigt/mäßig berücksichtigt/	Nicht berücksichtigt/nicht berichtet/ nicht anwendbar	Bemerkung
	Studienidentifikation beinhaltet Autor, Titel, Referenz:	Gut berücksichtigt		
	INTERNE VALIDITÄT			
1.1	Hat die Studie eine relevante und spezifische Fragestellung? Wie lautet Sie?	Gut berücksichtigt		
1.2	Wurden die Probanden den Gruppen randomisiert zugeordnet?	Gut berücksichtigt		
1.3	Wurde die Randomisierung mit adäquaten Methoden geheim gehalten?	Gut berücksichtigt		Med. doppelblind
1.4	Waren die Probanden und Untersucher bezüglich der Zuordnung verblindet?	Gut berücksichtigt		
1.5	Waren Interventions- und Kontrollgruppe zu Studienbeginn vergleichbar?	Gut berücksichtigt		
1.6	Wurden die Gruppen, mit Ausnahme der Intervention, gleich behandelt?	Gut berücksichtigt		
1.7	Wurden alle relevanten Zielgrößen in standardisierter, valider und reproduzierbarer Weise erhoben?	Gut berücksichtigt		
1.8	Wie waren die Teilnehmerquoten? a) Einschluss? b) Dropouts (a/b)	Paroxetin + CBT (60/55); Placebo + CBT (60/52)		
1.9	Wurden alle Probanden in der Gruppe analysiert, der sie ursprünglich zugeordnet wurden (Intention to treat)?	Gut berücksichtigt		ITT
1.10	Bei Multicenter-Studien: Sind die Ergebnisse der einzelnen Zentren vergleichbar?	Keine separate Auswertung der 7 Zentren		
2.	GESAMTBEURTEILUNG DER STUDIE			
2.1	Wie gut wurde für bias/ confounding kontrolliert? Code: ++ Evidenz + gerade noch haltbar – für Empfehlung keine Grundlage Mögliche Allegiance-Effekte müssen kontrolliert werden	Gut berücksichtigt		

■ Tab. A.28   Fortsetzung

SIGN-Kriterium		Gut berücksichtigt/ adäquat be-rücksichtigt/mäßig berücksichtigt/	Nicht berücksichtigt/nicht berichtet/ nicht anwendbar	Bemerkung
2.2	Wenn + oder –, in welcher Richtung könnte der Effekt verzerrt worden sein?		●	
2.3	Unter Berücksichtigung von klinischen Aspekten, der Beurteilung der Methodik und der statistischen Power, wie sicher sind Sie, dass der Effekt auf die Intervention zurückzuführen ist?			
2.4	Sind die Studienergebnisse auf die Allgemeinbevölkerung übertragbar?			
3.	BESCHREIBUNG DER STUDIE			
3.1	Wie viele Studienteilnehmer? Insgesamt und pro Arm?	s. 1.8.		
3.2	Was sind die Charakteristika der Studienpopulation? (Alter, Geschlecht, Risiko, Erkrankung etc.)			
3.3	Welche Intervention wurde untersucht?			
3.4	Welche Vergleiche wurden durchgeführt?			
3.5	Wie lange wurden die Patienten nach Beendigung der Therapie nachbeobachtet?	n.a.		
3.6	Welche Effizienzmaße wurden angewendet?	Haupteffektivitätskriterium : Zahl der Panikattacken; Sekundäre: Hamilton Anxiety Scale (HAMA); Clinical Global Impression (CGI); Zung Self-Rating Scale for Anxiety		
3.7	Welche Effektmaße wurden berichtet und welche Richtung?			
3.8	Wie wurde die Studie finanziert?	SmithKlineBeecham Pharmaceuticals		
3.9	Beantwortet die Studie die Schlüsselfrage?	Ja		
	Weitere Ergänzungen durch das Leitliniengremium	Ethikkomitee: Gut berücksichtigt		

Tab. A.29 Sharp et al. (1996)

SIGN-Kriterium	Gut berücksichtigt/ adäquat berücksichtigt/mäßig berücksichtigt/	Nicht berücksichtigt/nicht berichtet/ nicht anwendbar	Bemerkung
Studienidentifikation beinhaltet Autor, Titel, Referenz:	Gut berücksichtigt		
INTERNE VALIDITÄT			
1.1 Hat die Studie eine relevante und spezifische Fragestellung? Wie lautet Sie?	Gut berücksichtigt		
1.2 Wurden die Probanden den Gruppen randomisiert zugeordnet?	Gut berücksichtigt		
1.3 Wurde die Randomisierung mit adäquaten Methoden geheim gehalten?		Mäßig berücksichtigt	Med. doppelblind; Nur ein Teil der Patienten wurde von einem blinden Rater beurteilt
1.4 Waren die Probanden und Untersucher bezüglich der Zuordnung verblindet?		Mäßig berücksichtigt	Med. doppelblind; Nur ein Teil der Patienten wurde von einem blinden Rater beurteilt
1.5 Waren Interventions- und Kontrollgruppe zu Studienbeginn vergleichbar?	Gut berücksichtigt		
1.6 Wurden die Gruppen, mit Ausnahme der Intervention, gleich behandelt?	Gut berücksichtigt		
1.7 Wurden alle relevanten Zielgrößen in standardisierter, valider und reproduzierbarer Weise erhoben?	Gut berücksichtigt		
1.8 Wie waren die Teilnehmerquoten? a) Einschluss? b) Dropouts (a/b)	Fluvoxamin 36/29, Placebo 37/28, Fluvoxamin + kognitive Therapie 38/29, Placebo + kognitive Therapie 36/33, kognitive Therapie 43/30		
1.9 Wurden alle Probanden in der Gruppe analysiert, der sie ursprünglich zugeordnet wurden (Intention to treat)?		Nicht berücksichtigt	Keine ITT
1.10 Bei Multicenter-Studien: Sind die Ergebnisse der einzelnen Zentren vergleichbar?	n.a.		
2. GESAMTBEURTEILUNG DER STUDIE			
2.1 Wie gut wurde für bias/ confounding kontrolliert? Code: ++ Evidenz + gerade noch haltbar	Mäßig berücksichtigt; nur ein Teil der Patienten wurde von einem blinden Rater beurteilt		

■ Tab. A.29   Fortsetzung

SIGN-Kriterium		Gut berücksichtigt/ adäquat berücksichtigt/mäßig berücksichtigt/	Nicht berücksichtigt/nicht berichtet/ nicht anwendbar	Bemerkung
2.2	– für Empfehlung keine Grundlage Mögliche Allegiance-Effekte müssen kontrolliert werden Wenn + oder –, in welcher Richtung könnte der Effekt verzerrt worden sein?	Überschätzung der KVT durch		
2.3	Unter Berücksichtigung von klinischen Aspekten, der Beurteilung der Methodik und der statistischen Power, wie sicher sind Sie, dass der Effekt auf die Intervention zurückzuführen ist?	Keine Haupteffizienzkriterium berichtet, keine Bonferroni-Korrektur angewendet		
2.4	Sind die Studienergebnisse auf die Allgemeinbevölkerung übertragbar?			
3.	BESCHREIBUNG DER STUDIE			
3.1	Wie viele Studienteilnehmer? Insgesamt und pro Arm?	s. 1.8.		
3.2	Was sind die Charakteristika der Studienpopulation? (Alter, Geschlecht, Risiko, Erkrankung etc.)	Panik und Agoraphobie		
3.3	Welche Intervention wurde untersucht?			
3.4	Welche Vergleiche wurden durchgeführt?	s.u.		
3.5	Wie lange wurden die Patienten nach Beendigung der Therapie nachbeobachtet?	6 Monate (nicht in dieser Publikation berichte		
3.6	Welche Effizienzmaße wurden angewendet?	CGI-S, CGI-I; GHQ, SDS		
3.7	Welche Effektmaße wurden berichtet und welche Richtung?	HAMA, SRT, MADRS, FQ, Panikattacken		
3.8	Wie wurde die Studie finanziert?			
3.9	Beantwortet die Studie die Schlüsselfrage?			
	Weitere Ergänzungen durch das Leitliniengremium	Ethikkomitee: keine Angabe		

Tab. A.30 Stein et al. (2000)

SIGN-Kriterium	Gut berücksichtigt/ adäquat berücksichtigt/mäßig berücksichtigt/	Nicht berücksichtigt/nicht berichtet/ nicht anwendbar	Bemerkung
Studienidentifikation beinhaltet Autor, Titel, Referenz:	Gut berücksichtigt		
INTERNE VALIDITÄT			
1.1 Hat die Studie eine relevante und spezifische Fragestellung? Wie lautet Sie?	Gut berücksichtigt		
1.2 Wurden die Probanden den Gruppen randomisiert zugeordnet?	Gut berücksichtigt		
1.3 Wurde die Randomisierung mit adäquaten Methoden geheim gehalten?	Gut berücksichtigt		
1.4 Waren die Probanden und Untersucher bezüglich der Zuordnung verblindet?	Gut berücksichtigt		Med. doppelblind
1.5 Waren Interventions- und Kontrollgruppe zu Studienbeginn vergleichbar?	Gut berücksichtigt		
1.6 Wurden die Gruppen, mit Ausnahme der Intervention, gleich behandelt?	Gut berücksichtigt		
1.7 Wurden alle relevanten Zielgrößen in standardisierter, valider und reproduzierbarer Weise erhoben?	Gut berücksichtigt		
1.8 Wie waren die Teilnehmerquoten? a) Einschluss? b) Dropouts (a/b)	CBT + Placebo (17/16); CBT + Paroxetin (16/15)		
1.9 Wurden alle Probanden in der Gruppe analysiert, der sie ursprünglich zugeordnet wurden (Intention to treat)?	Gut berücksichtigt		ITT
1.10 Bei Multicenter-Studien: Sind die Ergebnisse der einzelnen Zentren vergleichbar?			
2. GESAMTBEURTEILUNG DER STUDIE			
2.1 Wie gut wurde für bias/ confounding kontrolliert? Code: ++ Evidenz + gerade noch haltbar − für Empfehlung keine Grundlage Mögliche Allegiance-Effekte müssen kontrolliert werden	Gut berücksichtigt		

● Tab. A.30   Fortsetzung

SIGN-Kriterium		Gut berücksichtigt/ adäquat berücksichtigt/mäßig berücksichtigt/	Nicht berücksichtigt/nicht berichtet/ nicht anwendbar	Bemerkung
2.2	Wenn + oder –, in welcher Richtung könnte der Effekt verzerrt worden sein?			
2.3	Unter Berücksichtigung von klinischen Aspekten, der Beurteilung der Methodik und der statistischen Power, wie sicher sind Sie, dass der Effekt auf die Intervention zurückzuführen ist?			
2.4	Sind die Studienergebnisse auf die Allgemeinbevölkerung übertragbar?			
3.	BESCHREIBUNG DER STUDIE			
3.1	Wie viele Studienteilnehmer? Insgesamt und pro Arm?	s. 1.8.		
3.2	Was sind die Charakteristika der Studienpopulation? (Alter, Geschlecht, Risiko, Erkrankung etc.)			
3.3	Welche Intervention wurde untersucht?			
3.4	Welche Vergleiche wurden durchgeführt?			
3.5	Wie lange wurden die Patienten nach Beendigung der Therapie nachbeobachtet?	n.a.		
3.6	Welche Effizienzmaße wurden angewendet?	Haupteffektivitätskriterium : CGI-I (Reponse), sekundäre: Patient-CGI, FQ, BAI, BDI, Sheehan Disability		
3.7	Welche Effektmaße wurden berichtet und welche Richtung?	s.o.		
3.8	Wie wurde die Studie finanziert?	Supported in part by a research grant to MBS, JRW and GRN from the Manitoba Medical Services Foundation		
3.9	Beantwortet die Studie die Schlüsselfrage?	Ja		
	Weitere Ergänzungen durch das Leitliniengremium	Ethikkomitee: Gut berücksichtigt		

◘ Tab. A.31 Telch et al. (1985)

SIGN-Kriterium	Gut berücksichtigt/ adäquat berücksichtigt/mäßig berücksichtigt	Nicht berücksichtigt/nicht berichtet/ nicht anwendbar	Bemerkung
Studienidentifikation beinhaltet Autor, Titel, Referenz:	Gut berücksichtigt		
INTERNE VALIDITÄT			
1.1 Hat die Studie eine relevante und spezifische Fragestellung? Wie lautet Sie?	Gut berücksichtigt		
1.2 Wurden die Probanden den Gruppen randomisiert zugeordnet?		Mäßig berücksichtigt	
1.3 Wurde die Randomisierung mit adäquaten Methoden geheim gehalten?		Mäßig berücksichtigt	The S, behavior therapist, and assessor were all blind to Ss' medication which was either imipramine or placebo during the entire course of the study. The prescribing psychiatrist was blind with respect to medication only for the first 4 weeks of the trial, after which medication status of Ss in Group 1 (Imipramine–no exposure) became known to him due to the continued antiexposure instructions which these Ss received.
1.4 Waren die Probanden und Untersucher bezüglich der Zuordnung verblindet?	Gut berücksichtigt		
1.5 Waren Interventions- und Kontrollgruppe zu Studienbeginn vergleichbar?	Gut berücksichtigt		
1.6 Wurden die Gruppen, mit Ausnahme der Intervention, gleich behandelt?	Gut berücksichtigt		
1.7 Wurden alle relevanten Zielgrößen in standardisierter, valider und reproduzierbarer Weise erhoben?	Gut berücksichtigt		
1.8 Wie waren die Teilnehmerquoten? a) Einschluss? b) Dropouts (a/b)	Imipramin + Exposition 13/9, Placebo + Exposition 12/10, Imipramin + Antiexposure 12/10		
1.9 Wurden alle Probanden in der Gruppe analysiert, der sie ursprünglich zugeordnet wurden (Intention to treat)?	Gut berücksichtigt		Keine ITT-Auswertung
1.10 Bei Multicenter-Studien: Sind die Ergebnisse der einzelnen Zentren vergleichbar?	n.a.		

☐ Tab. A.31   Fortsetzung

	SIGN-Kriterium	Gut berücksichtigt/ adäquat berücksichtigt/mäßig berücksichtigt/	Nicht berücksichtigt/nicht berichtet/nicht anwendbar	Bemerkung
2.	GESAMTBEURTEILUNG DER STUDIE			
2.1	Wie gut wurde für bias/ confounding kontrolliert? Code: ++ Evidenz + gerade noch haltbar – für Empfehlung keine Grundlage Mögliche Allegiance-Effekte müssen kontrolliert werden	Keine ausreichende Verblindung;		
2.2	Wenn + oder –, in welcher Richtung könnte der Effekt verzerrt worden sein?			
2.3	Unter Berücksichtigung von klinischen Aspekten, der Beurteilung der Methodik und der statistischen Power, wie sicher sind Sie, dass der Effekt auf die Intervention zurückzuführen ist?	Kein Haupteffektivitätskriterium angewendet		
2.4	Sind die Studienergebnisse auf die Allgemeinbevölkerung übertragbar?			
3.	BESCHREIBUNG DER STUDIE			
3.1	Wie viele Studienteilnehmer? Insgesamt und pro Arm?			
3.2	Was sind die Charakteristika der Studienpopulation? (Alter, Geschlecht, Risiko, Erkrankung etc.)	Agoraphobie		
3.3	Welche Intervention wurde untersucht?			
3.4	Welche Vergleiche wurden durchgeführt?			
3.5	Wie lange wurden die Patienten nach Beendigung der Therapie nachbeobachtet?	n.a.		
3.6	Welche Effizienzmaße wurden angewendet?	FQ, BDI, BAT, antizipatorische Angst u.a.		
3.7	Welche Effektmaße wurden berichtet und welche Richtung?	Imipramin + Exposition > Placebo + Exposition = Imipramin + Antiexposure		
3.8	Wie wurde die Studie finanziert?	Medical Research Service of the Veterans Administration.		
3.9	Beantwortet die Studie die Schlüsselfrage?	Ja		
	Weitere Ergänzungen durch das Leitliniengremium	Ethikkomitee: keine Angabe		

■ Tab. A.32   van Apeldoorn et al. (2008)

SIGN-Kriterium	Gut berücksichtigt/ adäquat berücksichtigt/mäßig berücksichtigt/	Nicht berücksichtigt/nicht berichtet/ nicht anwendbar	Bemerkung
Studienidentifikation beinhaltet Autor, Titel, Referenz:	Gut berücksichtigt		
INTERNE VALIDITÄT			
1.1 Hat die Studie eine relevante und spezifische Fragestellung? Wie lautet Sie?	Gut berücksichtigt		
1.2 Wurden die Probanden den Gruppen randomisiert zugeordnet?		Mäßig berücksichtigt	Med. doppelblind; keine Angaben hinsichtlich der Verblindung bezüglich der KVT
1.3 Wurde die Randomisierung mit adäquaten Methoden geheim gehalten?	Gut berücksichtigt		
1.4 Waren die Probanden und Untersucher bezüglich der Zuordnung verblindet?	Gut berücksichtigt		
1.5 Waren Interventions- und Kontrollgruppe zu Studienbeginn vergleichbar?	Gut berücksichtigt		
1.6 Wurden die Gruppen, mit Ausnahme der Intervention, gleich behandelt?	Gut berücksichtigt		
1.7 Wurden alle relevanten Zielgrößen in standardisierter, valider und reproduzierbarer Weise erhoben?	Gut berücksichtigt		
1.8 Wie waren die Teilnehmerquoten? a) Einschluss? b) Dropouts (a/b)	KVT + SSRI 52/36; KVT 55/27; SSRI 53/37		
1.9 Wurden alle Probanden in der Gruppe analysiert, der sie ursprünglich zugeordnet wurden (Intention to treat)?	Gut berücksichtigt		ITT
1.10 Bei Multicenter-Studien: Sind die Ergebnisse der einzelnen Zentren vergleichbar?			

◻ Tab. A.32   Fortsetzung

SIGN-Kriterium	Gut berücksichtigt/ adäquat berücksichtigt/mäßig berücksichtigt/	Nicht berücksichtigt/nicht berichtet/ nicht anwendbar	Bemerkung
2.	**GESAMTBEURTEILUNG DER STUDIE**		
2.1	Wie gut wurde für bias/ confounding kontrolliert? Code: ++ Evidenz + gerade noch haltbar – für Empfehlung keine Grundlage Mögliche Allegiance-Effekte müssen kontrolliert werden	Gut berücksichtigt	
2.2	Wenn + oder –, in welcher Richtung könnte der Effekt verzerrt worden sein?		
2.3	Unter Berücksichtigung von klinischen Aspekten, der Beurteilung der Methodik und der statistischen Power, wie sicher sind Sie, dass der Effekt auf die Intervention zurückzuführen ist?	Kein Haupteffektivitätskriterium genannt, die meisten Skalen zeigten aber signifikante Ergebnisse (p = 001 bzw. 0.002), die eine Bonferroni-Korrektur überleben	
2.4	Sind die Studienergebnisse auf die Allgemeinbevölkerung übertragbar?		
3.	**BESCHREIBUNG DER STUDIE**		
3.1	Wie viele Studienteilnehmer? Insgesamt und pro Arm?	Siehe 1.8.	

■ Tab. A.32 Fortsetzung

	SIGN-Kriterium	Gut berücksichtigt/ adäquat berücksichtigt/mäßig berück-sichtigt/	Nicht berücksichtigt/nicht berichtet/ nicht anwendbar	Bemerkung
3.2	Was sind die Charakteristika der Studienpopulation? (Alter, Geschlecht, Risiko, Erkrankung etc.)	Panikstörung mit/ohne Agoraphobie		
3.3	Welche Intervention wurde untersucht?	s.o.		
3.4	Welche Vergleiche wurden durchgeführt?	s.o.		
3.5	Wie lange wurden die Patienten nach Beendigung der Therapie nachbeobachtet?	n.a.		
3.6	Welche Effizienzmaße wurden angewendet?	Panikattacken, PGE, CGI, HAMA, HAMD, FQ u.a.		
3.7	Welche Effektmaße wurden berichtet und welche Richtung?	KVT + SSRI > SSRI > KVT		
3.8	Wie wurde die Studie finanziert?	Dutch Health Insurance Board (OG00–029)		
3.9	Beantwortet die Studie die Schlüsselfrage?	ja		
	Weitere Ergänzungen durch das Leitliniengremium	Ethikkomitee: Gut berücksichtigt GCP: keine Angaben		

■ **Tab. A.33** Wiborg & Dahl: Neuberechnung der Signifikanzwerte

Nr	Scale	CG										CPG													
		Start	SD	end	SD	d Start-End	SD mean	18-mo FU	SD	d Start-FU	SD mean	Start	SD	End	SD	d Start-End	SD mean	dCG-dCPG	p (END)	18-mo FU	SD	d start-FU	SD mean	d CG-CPG FU	p (FU)
1	PAAS total	6,40	3,20	0,80	2,10	5,60	2,65	2,10	2,40	4,30	2,80	6,10	2,70	0,00	0,00	6,10	1,35	-0,50	0,481	0,60	1,60	5,50	2,15	-1,20	0,158
2	sit A	1,90	1,70	0,50	1,50	1,40	1,60	2,20	3,60	-0,30	2,65	2,40	2,60	0,00	0,00	2,40	1,30	-1,00	0,048*	0,30	1,10	2,10	1,85	-2,40	0,025*
3	duration	7,70	10,20	2,30	5,70	5,40	7,95	6,70	20,10	1,00	15,15	17,50	28,70	0,00	0,00	17,50	14,35	-12,10	0,320	10,50	40,50	7,00	34,60	-6,00	0,508
4	intensity	4,50	3,90	0,90	2,20	3,60	3,05	2,20	3,60	2,30	3,75	3,20	3,50	0,00	0,00	3,20	1,75	0,40	0,633	0,50	1,60	2,70	2,55	-0,40	0,711
5	spont a	4,60	3,00	0,30	0,80	4,30	1,90	0,90	1,10	3,70	2,05	3,60	2,10	0,00	0,00	3,60	1,05	0,70	0,183	0,40	1,30	3,20	1,70	0,50	0,431
6	duration	16,30	18,30	5,50	15,00	10,80	16,65	4,00	13,50	12,30	15,90	27,50	24,00	0,00	0,00	27,50	12,00	-16,70	0,005*	2,30	7,30	25,20	15,65	-12,90	0,019*
7	intensity	4,80	3,80	1,00	2,60	3,80	3,20	1,00	12,40	3,80	8,10	5,60	2,10	0,00	0,00	5,60	1,05	-1,80	0,030*	0,50	1,60	5,10	1,85	-1,30	0,515
8	LSA	2,90	5,40	0,50	2,20	2,40	3,80	3,80	15,60	-0,90	10,50	2,40	5,70	0,10	0,20	2,30	2,95	0,10	0,930	0,30	1,10	2,10	3,40	-3,00	0,649
9	AA	73,20	29,10	24,30	27,40	48,90	28,25	22,80	22,30	50,40	25,70	61,30	28,40	4,20	5,40	57,10	16,90	-8,20	0,266	7,60	17,30	53,70	22,85	-3,30	0,686
10	fear inte	7,30	2,60	3,20	2,80	4,10	2,70	2,90	2,60	4,40	2,60	6,40	2,20	1,10	2,30	5,30	2,25	-1,20	0,157	1,10	1,70	5,30	1,95	-0,90	0,249
11	PS	7,30	2,60	2,60	3,30	4,70	2,95	2,80	2,50	4,50	2,55	6,40	2,20	1,10	1,10	5,30	1,65	-0,60	0,399	1,00	2,40	5,40	2,30	-0,90	0,274
12	HAMA	30,30	10,90	16,00	10,00	14,30	10,45	15,60	12,00	14,70	11,45	21,80	9,20	5,50	4,70	16,30	6,95	-2,00	0,505	7,70	5,80	14,10	7,50	0,60	0,854
13	HAMD	18,90	7,20	7,40	6,10	11,50	6,65	7,30	8,80	11,60	8,00	14,20	7,80	3,60	2,70	10,60	5,25	0,90	0,655	2,90	3,20	11,30	5,50	0,30	0,897
14	SDS work	6,80	2,70	3,00	2,70	3,80	2,70	2,70	1,00	4,10	1,85	5,40	3,30	1,20	1,50	4,20	2,40	-0,40	0,642	1,00	1,80	4,40	2,55	-0,30	0,689
15	social	7,00	2,60	3,60	2,90	3,40	2,75	2,80	2,90	4,20	2,75	4,80	3,20	1,10	0,90	3,70	2,05	-0,30	0,713	1,20	2,00	3,60	2,60	0,60	0,506
16	family	4,70	2,80	2,50	2,10	2,20	2,45	1,90	1,90	2,80	2,35	3,10	2,90	0,80	1,10	2,30	2,00	-0,10	0,894	0,90	1,20	2,20	2,05	0,60	0,420
17	PSS	4,30	1,40	2,00	1,10	2,30	1,25	2,20	1,10	2,10	1,25	4,00	1,30	1,40	0,50	2,60	0,90	-0,30	0,415	1,20	0,70	2,80	1,00	-0,70	0,072

*Signifikante Werte zugunsten der Kombination (alle signifikanten Werte überleben die Bonferroni-Korrektur nicht)

◼ Tab. A.34   Wiborg et al. (1996)

SIGN-Kriterium		Gut berücksichtigt/ adäquat berücksichtigt/ berücksichtigt/ mäßig berücksichtigt	Nicht berücksichtigt/nicht berichtet/ nicht anwendbar	Bemerkung
	Studienidentifikation beinhaltet Autor, Titel, Referenz:	Gut berücksichtigt		
	INTERNE VALIDITÄT			
1.1	Hat die Studie eine relevante und spezifische Fragestellung? Wie lautet Sie?	Gut berücksichtigt		
1.2	Wurden die Probanden den Gruppen randomisiert zugeordnet?	Mäßig berücksichtigt		Es gibt Zweifel an der adäquaten Randomisierung, da eine Gruppe bereits 3 Wochen vor der anderen Gruppe behandelt wurde und die HAMA extreme Unterschiede zeigte.
1.3	Wurde die Randomisierung mit adäquaten Methoden geheim gehalten?	Mäßig berücksichtigt		Die Erhebung der Skalen bei Therapieende (9 Monate) fand nicht durch einen verblindeten Rater statt. Verblindete Assessments fanden nur nach 6 und 12 Monaten (beide nicht berichtet) sowie nach 18 Monaten Follow-up) statt.
1.4	Waren die Probanden und Untersucher bezüglich der Zuordnung verblindet?	Mäßig berücksichtigt		s.o.
1.5	Waren Interventions- und Kontrollgruppe zu Studienbeginn vergleichbar?		Nicht berücksichtigt	Die beiden Gruppen unterschieden sich stark zu Beginn: Mit HAM-A=30,3 war die reine Clomipramin-Gruppe schwer krank, während die Clomipramin + PDTh-Gruppe mit HAM-A= 21,8 nur mittelgradig krank war. Es besteht eine unerklärte Diskrepanz zwischen den CGI- und den HAMA-Werten (Clomipramin: CGI=4,1 und HAMA=30,3; Clomipramin + PDTh: CGI=4.0 und HAMA=21.8).

□ Tab. A.34   Fortsetzung

	SIGN-Kriterium	Gut berücksichtigt/ adäquat berücksichtigt/mäßig berücksichtigt/	Nicht berücksichtigt/nicht berichtet/ nicht anwendbar	Bemerkung
1.6	Wurden die Gruppen, mit Ausnahme der Intervention, gleich behandelt?		Mäßig berücksichtigt	Die Gruppe psychodynamische Therapie + CMI hatte bereits 3 Sitzungen vor Beginn der CMI-Therapie
1.7	Wurden alle relevanten Zielgrößen in standardisierter, valider und reproduzierbarer Weise erhoben?		Nicht berücksichtigt	Es wurde kein Haupteffektivitätskriterium explizit benannt (lediglich wird gesagt: »we hypothesized that this would result in a lower relapse rate« – dies bezieht sich aber nur auf den Follow-up-Zeitraum, nicht auf die Akutstudie). Es wurde eine fehlerhafte Berechnung der Skalenwerte durchgeführt (9 Monate, 18 Monate; siehe Tabelle) Es wurde trotz zahlreicher Vergleiche keine Bonferroni-Korrektur durchgeführt Die wöchentlichen Erhebungen der Skalenwerte wurden nicht berichtet und gingen nicht in eine Messwiederholungsanalyse ein; ebenso wurden die 12-Monate-Werte nicht berichtet.
1.8	Wie waren die Teilnehmerquoten? a) Einschluss? b) Dropouts?	a. Clomipramin: n = 20; Clomipramin + PDTh: n = 20 b. Clomipramin: n = 2; Clomipramin + PDTh: n = 2		
1.9	Wurden alle Probanden in der Gruppe analysiert, der sie ursprünglich zugeordnet wurden (Intention to treat)?		Mäßig berücksichtigt;	ITT-Auswertung wird angegeben; allerdings wurden die wöchentlichen Skalenerhebungen nicht verwertet; insofern nicht adäquater Umgang mit fehlenden Daten.
1.10	Bei Multicenter-Studien: Sind die Ergebnisse der einzelnen Zentren vergleichbar?	Nicht anwendbar		

■ Tab. A.34 Fortsetzung

	SIGN-Kriterium	Gut berücksichtigt/ adäquat berücksichtigt/mäßig berücksichtigt/	Nicht berücksichtigt/nicht berichtet/ nicht anwendbar	Bemerkung
2.	GESAMTBEURTEILUNG DER STUDIE			
2.1	Wie gut wurde für bias/ confounding kontrolliert? Code: ++ Evidenz + gerade noch haltbar – für Empfehlung keine Grundlage Mögliche Allegiance-Effekte müssen kontrolliert werden	– Für Therapiephase keine Verblindung ++ Für 18-Monate Follow-up Verblindung der Rater		
2.2	Wenn + oder –, in welcher Richtung könnte der Effekt verzerrt worden sein?			
2.3	Unter Berücksichtigung von klinischen Aspekten, der Beurteilung der Methodik und der statistischen Power, wie sicher sind Sie, dass der Effekt auf die Intervention zurückzuführen ist?	Wegen der stark unterschiedlichen Ausgangswert-esind die angegebenen Signifikanzwerte nicht haltbar. Es fanden wöchentlichen Skalenerhebungen statt, diese Werte wurden nicht berichtet; sie gingen auch nicht in Form einer repeated measures-ANOVA die Publikation ein; eine LOCF-Analyse fand nicht statt. Es wird lediglich berichtet, dass Patienten in beiden Gruppen nach 6 Monaten panikfrei waren. Erst nach ca. 9 Monaten (als »Therapieende« bezeichnet), als die Clomipramin-Behandlung ausgeschlichen und die zusätzliche PDTh bereits 6 Monate vorbei war, wurden die ersten Skalenwerte berichtet. Manche Skalen wurden das erste Mal vor der Randomisierung erhoben, manche erst bei Behandlungsbeginn; es wird nicht gesagt; wie viele Wochen zwischen diesen Zeitpunkten lagen. Es wurde ein Manual erstellt, dies wurde aber nicht publiziert, so dass die durchgeführte Therapieform nicht replizierbar ist.		

● Tab. A.34 Fortsetzung

	SIGN-Kriterium	Gut berücksichtigt/ adäquat berücksichtigt/mäßig berücksichtigt/	Nicht berücksichtigt/nicht berichtet/ nicht anwendbar	Bemerkung
		Die Gruppe Clomipramin PDTh + Clomipramin hatte bereits 3 Sitzungen vor Beginn der CMI-Therapie, somit war der Therapiezeitraum 3 Wochen länger und die Bedingungen nicht vergleichbar. Die PDTh wurde nur für 15 Wochen durchgeführt.		
2.4	Sind die Studienergebnisse auf die Allgemeinbevölkerung übertragbar?	Fraglich		
3.	BESCHREIBUNG DER STUDIE			
3.1	Wie viele Studienteilnehmer? Insgesamt und pro Arm?	Clomipramin + kurze psychodynam. Th. (20/18), Clomipramin (20/18) ITT-Auswertung		
3.2	Was sind die Charakteristika der Studienpopulation? (Alter, Geschlecht, Risiko, Erkrankung etc.)	Angaben vollständig		
3.3	Welche Intervention wurde untersucht?	Clomipramin + kurze PDTh vs. Clomipramin	Gleichzeitiger Medikamenteneinnahme: 6 Patienten in der der CMI-Gruppe, 5 in der CMI+PDTh-Gruppe nahmen Benzodiazepine. Die Behandlung mit Clomipramin wurde für 9 Monate durchgeführt, wobei die Behandlung in den letzten 6 Wochen ausgeschlichen wurde.	
3.4	Welche Vergleiche wurden durchgeführt?	Zahlreiche Vergleiche		

◻ **Tab. A.34** Fortsetzung

	SIGN-Kriterium	Gut berücksichtigt/ adäquat berücksichtigt/ berücksichtigt/	berücksichtigt/mäßig	Nicht berücksichtigt/nicht berichtet/ nicht anwendbar	Bemerkung
3.5	Wie lange wurden die Patienten nach Beendigung der Therapie nachbeobachtet?			3, 9 Monate nach Beendigung (nur 9 Monate berichtet)	
3.6	Welche Effizienzmaße wurden angewendet?	Zahlreiche Vergleiche		Es wurde kein Haupteffektivitätskriterium explizit benannt (lediglich wird gesagt: »we hypothesized that this would result in a lower relapse rate« – dies bezieht sich aber nur auf den Follow-up-Zeitraum, nicht auf die Akutstudie).	
3.7	Welche Effektmaße wurden berichtet und welche Richtung?	Es wird angegeben, dass »die meisten Skalen« sich nach Therapieende unterschieden; dies ist nicht der Fall; nach korrekter Auswertung und Anwendung einer Bonferronikorrektur gibt es keine signifikanten Unterschiede mehr. Es wird behauptet, dass es unter Clomipramin + kurze PDTh zu weniger Rückfällen kam; diese Schlussfolgerung ist aus den gleichen Gründen nicht haltbar.			
3.8	Wie wurde die Studie finanziert?	Nicht berücksichtigt; keine Angabe			
3.9	Beantwortet die Studie die Schlüsselfrage?			die Schlüsselfrage »Ist PDTh + CMI wirksamer als CMI« muss mit Nein beantwortet werden	
	Weitere Ergänzungen durch das Leitliniengremium	Nicht berücksichtigt		keine Angaben zu Ethikkomitee	

■ Tab. A.35   Crits-Christoph et al. (2005)– Study 2

	SIGN-Kriterium	Gut berücksichtigt/ adäquat berücksichtigt/mäßig berücksichtigt/	Nicht berücksichtigt/nicht berichtet/ nicht anwendbar	Bemerkung
	Studienidentifikation beinhaltet Autor, Titel, Referenz:	Gut berücksichtigt		
	INTERNE VALIDITÄT			
1.1	Hat die Studie eine relevante und spezifische Fragestellung? Wie lautet Sie?		Nicht berücksichtigt	Die Fragestellung ist nicht klar beschrieben. Wenn supportive Therapie nach (Borkovec u. Costello, 1993) ein psychologisches Placebo ist, zeigt die Studie keinen Unterschied zu einem psychologischen Placebo. Borkovec et al. beschreiben diese Therapie wie ein psychologisches Placebo. Wenn supportive Therapie dagegen als aktive Therapiebedingung angesehen wird, kann die Studie nicht verwertet werden, da supportive Therapie keine validierte Therapie ist. Für einen non-inferiority-Vergleich ist die Studie zu klein.
1.2	Wurden die Probanden den Gruppen randomisiert zugeordnet?	Gut berücksichtigt		
1.3	Wurde die Randomisierung mit adäquaten Methoden geheim gehalten?		Nicht berichtet	
1.4	Waren die Probanden und Untersucher bezüglich der Zuordnung verblindet?		Nicht berücksichtigt	Keine Verblindung der Rater (»diagnosticians … were kept blind to the specific study for which they were recruited – aber keine Angabe, ob sie hinsichtlich des Therapiearms verblindet waren
1.5	Waren Interventions- und Kontrollgruppe zu Studienbeginn vergleichbar?	mäßig berücksichtigt		keine Werte separat für die 2 Studienbedingungen angegeben zu Alter, Geschlecht usw.
1.6	Wurden die Gruppen, mit Ausnahme der Intervention, gleich behandelt?	mäßig berücksichtigt		Nicht angegeben, ob die Studiendauer bei beiden Gruppen gleich war

◻ Tab. A.35 Fortsetzung

	SIGN-Kriterium	Gut berücksichtigt/ adäquat berücksichtigt/mäßig berücksichtigt/	Nicht berücksichtigt/nicht berichtet/ nicht anwendbar	Bemerkung
1.7	Wurden alle relevanten Zielgrößen in standardisierter, valider und reproduzierbarer Weise erhoben?	Mäßig berücksichtigt		Es wird kein klares Haupteffektivitätskriterium explizit benannt; es wird aber gesagt, dass die spezifische Hypothese sei, dass die »Overly Nurturant Subscale« sich unterscheidet. Keine Bonferronikorrektur. Es wurden Mittelwertsunterschiede gerechnet, aber nicht berichtet. Remissionsraten wurden berechnet, obwohl die Zellzahlen extrem klein waren (2 vs. 7); es wurde ein Chi-Quadrat-Test statt Fisher's exact test angewendet. Keine signifikanten Unterschiede auf allen Skalen außer HAMA-Remission (keine Bonferronikorrektur angewendet) Niedrige Fallzahl.
1.8	Wie waren die Teilnehmerquoten? a) Einschluss? b) Dropouts?	Gut berücksichtigt		
1.9	Wurden alle Probanden in der Gruppe analysiert, der sie ursprünglich zugeordnet wurden (Intention to treat)?		Nicht berücksichtigt	Keine ITT-Auswertung
1.10	Bei Multicenter-Studien: Sind die Ergebnisse der einzelnen Zentren vergleichbar?	Nicht anwendbar		
2.	GESAMTBEURTEILUNG DER STUDIE			
2.1	Wie gut wurde für bias/ confounding kontrolliert? Code: ++ Evidenz + gerade noch haltbar − für Empfehlung keine Grundlage Mögliche Allegiance-Effekte müssen kontrolliert werden	−(für Empfehlung keine Grundlage); Keine ausreichende Verblindung der Rater.		

◼ Tab. A.35   Fortsetzung

	SIGN-Kriterium	Gut berücksichtigt/ adäquat berücksichtigt/mäßig berücksichtigt/	Nicht berücksichtigt/nicht berichtet/ nicht anwendbar	Bemerkung
2.2	Wenn + oder –, in welcher Richtung könnte der Effekt verzerrt worden sein?			
2.3	Unter Berücksichtigung von klinischen Aspekten, der Beurteilung der Methodik und der statistischen Power, wie sicher sind Sie, dass der Effekt auf die Intervention zurückzuführen ist?	Sample size klein (auswertbare Patienten: PDTh: n=15/14; supportive Therapie: n=16/14).		
2.4	Sind die Studienergebnisse auf die Allgemeinbevölkerung übertragbar?			
3.	BESCHREIBUNG DER STUDIE			
3.1	Wie viele Studienteilnehmer? Insgesamt und pro Arm?	Fokale PDTh (15/14) vs. psychologisches Placebo (16/14) (+7 Trainingsfälle, die teilweise in die Analyse einflossen)	keine ITT-Auswertung	
3.2	Was sind die Charakteristika der Studienpopulation? (Alter, Geschlecht, Risiko, Erkrankung etc.)	Keine näheren Angaben nach Studienbedingungen getrennt		
3.3	Welche Intervention wurde untersucht?	Gleichzeitige Medikamenteneinnahme erlaubt; keine Angabe zur Häufigkeit		
3.4	Welche Vergleiche wurden durchgeführt?	PDTh vs. »Supportive Therapie«		
3.5	Wie lange wurden die Patienten nach Beendigung der Therapie nachbeobachtet?	Nicht berücksichtigt	Keine Follow-up-Untersuchung publiziert	

◘ Tab. A.35 Fortsetzung

	SIGN-Kriterium	Gut berücksichtigt/ adäquat berücksichtigt/mäßig berücksichtigt/	Nicht berücksichtigt/nicht berichtet/ nicht anwendbar	Bemerkung
3.6	Welche Effizienzmaße wurden angewendet?	HAMA, HAMD, PSWQ, IIP, BAI, BDI.	HAMA wurde verwendet, aber nicht als Haupteffektivitätskriterium verwendet. Die Overly Nurturant Subscale ist wahrscheinlich nicht validiert.	
3.7	Welche Effektmaße wurden berichtet und welche Richtung?	Mäßig berücksichtigt;	Mittelwerte wurden nicht berichtet (nur Statistik). Remissionsraten bestimmt, obwohl das sample zu klein war.	
3.8	Wie wurde die Studie finanziert?	Preparation of this manuscript was funded in part by National Institute of Mental Health Grants R21-MH56018 and P30-MH45178.		
3.9	Beantwortet die Studie die Schlüsselfrage?	Mäßig berücksichtigt	Keine Unterschiede auf HAMA, HAMD, PSWQ, IIP, BAI, BDI. Fokale PDTh = supportive Therapie auf dem Hauptkriterium (Angabe unklar) Die Schlüsselfrage »Ist PDTh wirksamer als supportive Therapie« kann mit nein beantwortet werden	
	Weitere Ergänzungen durch das Leitliniengremium		Keine Angaben zu Ethikkomitee	

◼ Tab. A.36   Davidson et al. (2008b)

SIGN-Kriterium	Gut berücksichtigt/ adäquat berücksichtigt/mäßig berücksichtigt/	Nicht berücksichtigt/nicht berichtet/ nicht anwendbar	Bemerkung
Studienidentifikation beinhaltet Autor, Titel, Referenz:	Gut berücksichtigt		
INTERNE VALIDITÄT			
1.1 Hat die Studie eine relevante und spezifische Fragestellung? Wie lautet Sie?	Gut berücksichtigt		
1.2 Wurden die Probanden den Gruppen randomisiert zugeordnet?	Gut berücksichtigt		
1.3 Wurde die Randomisierung mit adäquaten Methoden geheim gehalten?	Gut berücksichtigt		
1.4 Waren die Probanden und Untersucher bezüglich der Zuordnung verblindet?	Gut berücksichtigt		
1.5 Waren Interventions- und Kontrollgruppe zu Studienbeginn vergleichbar?	Gut berücksichtigt		
1.6 Wurden die Gruppen, mit Ausnahme der Intervention, gleich behandelt?	Gut berücksichtigt		
1.7 Wurden alle relevanten Zielgrößen in standardisierter, valider und reproduzierbarer Weise erhoben?	Gut berücksichtigt		
1.8 Wie waren die Teilnehmerquoten? a) Einschluss? b) Dropouts (a/b)	Nach Open-label Randomisierung: Duloxetin (216/167); Placebo 213/116)		
1.9 Wurden alle Probanden in der Gruppe analysiert, der sie ursprünglich zugeordnet wurden (Intention to treat)?	Gut berücksichtigt		ITT
1.10 Bei Multicenter-Studien: Sind die Ergebnisse der einzelnen Zentren vergleichbar?	Keine separate Auswertung der Zentren		
2. GESAMTBEURTEILUNG DER STUDIE			
2.1 Wie gut wurde für bias/ confounding kontrolliert? Code: ++ Evidenz + gerade noch haltbar - für Empfehlung keine Grundlage Mögliche Allegiance-Effekte müssen kontrolliert werden	Gut berücksichtigt		

● Tab. A.36 Fortsetzung

	SIGN-Kriterium	Gut berücksichtigt/ adäquat berücksichtigt/mäßig berücksichtigt/	Nicht berücksichtigt/nicht berichtet/ nicht anwendbar	Bemerkung
2.2	Wenn + oder –, in welcher Richtung könnte der Effekt verzerrt worden sein?			
2.3	Unter Berücksichtigung von klinischen Aspekten, der Beurteilung der Methodik und der statistischen Power, wie sicher sind Sie, dass der Effekt auf die Intervention zurückzuführen ist?	Gut berücksichtigt		
2.4	Sind die Studienergebnisse auf die Allgemeinbevölkerung übertragbar?	ja		
3.	BESCHREIBUNG DER STUDIE			
3.1	Wie viele Studienteilnehmer? Insgesamt und pro Arm?	s. 1.8.		
3.2	Was sind die Charakteristika der Studienpopulation? (Alter, Geschlecht, Risiko, Erkrankung etc.)			
3.3	Welche Intervention wurde untersucht?			
3.4	Welche Vergleiche wurden durchgeführt?			
3.5	Wie lange wurden die Patienten nach Beendigung der Therapie nachbeobachtet?	n.a.		
3.6	Welche Effizienzmaße wurden angewendet?	Haupteffektivitätskriterium : CGI-S; Sekundäre: HAMA, HAMD, PGI, SDS, Q-Les-Q European Quality of Life		
3.7	Welche Effektmaße wurden berichtet und welche Richtung?	s.o.		
3.8	Wie wurde die Studie finanziert?	Eli Lilly und Boehringer Ingelheim		
3.9	Beantwortet die Studie die Schlüsselfrage?	Ja		
	Weitere Ergänzungen durch das Leitliniengremium	Ethikkomitee: Gut berücksichtigt		

◘ Tab. A.37 Durham et al. (1994)

	SIGN-Kriterium	Gut berücksichtigt/ adäquat berücksichtigt/ mäßig berücksichtigt/	Nicht berücksichtigt/nicht berichtet/ nicht anwendbar	Bemerkung
	Studienidentifikation beinhaltet Autor, Titel, Referenz:	Gut berücksichtigt		
	INTERNE VALIDITÄT			
1.1	Hat die Studie eine relevante und spezifische Fragestellung? Wie lautet Sie?	Gut berücksichtigt		
1.2	Wurden die Probanden den Gruppen randomisiert zugeordnet?	Gut berücksichtigt		
1.3	Wurde die Randomisierung mit adäquaten Methoden geheim gehalten?	mäßig berücksichtigt		
1.4	Waren die Probanden und Untersucher bezüglich der Zuordnung verblindet?	Gut berücksichtigt; Verblindung der Rater		
1.5	Waren Interventions- und Kontrollgruppe zu Studienbeginn vergleichbar?	Gut berücksichtigt		
1.6	Wurden die Gruppen, mit Ausnahme der Intervention, gleich behandelt?	In der KVT- und der PDTh-Gruppe gab es 2 Bedingungen mit 8–10 und 16–20 Sitzungen In der »Anxiety Management«-Gruppe (psychologisches Placebo) fanden nur 14-tägige Treffen statt; Behandlung von Ärzten in Ausbildung Keine Verwendung von Manualen in der PDTh-Gruppe		
1.7	Wurden alle relevanten Zielgrößen in standardisierter, valider und reproduzierbarer Weise erhoben?	Gut berücksichtigt		
1.8	Wie waren die Teilnehmerquoten? a) Einschluss? b) Dropouts?	Analytische Psychotherapie (45/29), KVT (40/35); »Anxiety Management« (25/16)		

◘ Tab. A.37 Fortsetzung

	SIGN-Kriterium	Gut berücksichtigt/ adäquat berücksichtigt/ mäßig berücksichtigt/	Nicht berücksichtigt/nicht berichtet/ nicht anwendbar	Bemerkung
1.9	Wurden alle Probanden in der Gruppe analysiert, der sie ursprünglich zugeordnet wurden (Intention to treat)?		Nicht berücksichtigt	Keine wöchentlichen Skalenerhebungen (nur zu Beginn und am Ende). Keine ITT-Auswertung, nur Completer ausgewertet; außer bei STAI und BSI
1.10	Bei Multicenter-Studien: Sind die Ergebnisse der einzelnen Zentren vergleichbar?	Nicht anwendbar		
2.	GESAMTBEURTEILUNG DER STUDIE			
2.1	Wie gut wurde für bias/ confounding kontrolliert? Code: ++ Evidenz + gerade noch haltbar – für Empfehlung keine Grundlage Mögliche Allegiance-Effekte müssen kontrolliert werden	++(Evidenz); Verblindung der Rater.		
2.2	Wenn + oder –, in welcher Richtung könnte der Effekt verzerrt worden sein?			
2.3	Unter Berücksichtigung von klinischen Aspekten, der Beurteilung der Methodik und der statistischen Power, wie sicher sind Sie, dass der Effekt auf die Intervention zurückzuführen ist?	Mäßig berücksichtigt; kleine Fallzahl in der Kontrollgruppe (16 Completer)		
2.4	Sind die Studienergebnisse auf die Allgemeinbevölkerung übertragbar?			

◻ Tab. A.37   Fortsetzung

SIGN-Kriterium	Gut berücksichtigt/ adäquat berücksichtigt/ mäßig berücksichtigt/	Nicht berücksichtigt/nicht berichtet/ nicht anwendbar	Bemerkung
3.	BESCHREIBUNG DER STUDIE		
3.1 Wie viele Studienteilnehmer? Insgesamt und pro Arm?	PDTh (Analytische Psychotherapie) (45/29), KVT (40/35); »Anxiety Management« (25/16)		
3.2 Was sind die Charakteristika der Studienpopulation? (Alter, Geschlecht, Risiko, Erkrankung etc.)	GAD		
3.3 Welche Intervention wurde untersucht?	Keine Angaben bezüglich gleichzeitiger Medikamenteneinnahme		
3.4 Welche Vergleiche wurden durchgeführt?	Analytische Psychotherapie vs. KVT vs. »Anxiety Management«		
3.5 Wie lange wurden die Patienten nach Beendigung der Therapie nachbeobachtet?	Gut berücksichtigt	1-Jahr Follow-up-Untersuchung (Durham et al., 1999)	
3.6 Welche Effizienzmaße wurden angewendet?	Verschiedene Effizienzmaße (Overall, SAS und HAS; verschiedene Selbstbeurteilungen)		
3.7 Welche Effektmaße wurden berichtet und welche Richtung?	Mäßig berücksichtigt, kein Haupteffektivitätskriterium berichtet		
3.8 Wie wurde die Studie finanziert?	Gut berücksichtigt	Scottish Hospital Endowments Research Trust	
3.9 Beantwortet die Studie die Schlüsselfrage?	Mäßig berücksichtigt, da PDTh nicht manualisiert		
Weitere Ergänzungen durch das Leitliniengremium	Nicht berücksichtigt	Keine Angaben zu GCP, keine Angaben zu Ethikkomitee	

Tab. A.38 Ferrero et al. (2007)

SIGN-Kriterium	Gut berücksichtigt/ adäquat berücksichtigt/mäßig berücksichtigt/	Nicht berücksichtigt/nicht berichtet/ nicht anwendbar	Bemerkung
Studienidentifikation beinhaltet Autor, Titel, Referenz:	Gut berücksichtigt		
INTERNE VALIDITÄT			
1.1 Hat die Studie eine relevante und spezifische Fragestellung? Wie lautet Sie?	Gut berücksichtigt		
1.2 Wurden die Probanden den Gruppen randomisiert zugeordnet?		Nicht berücksichtigt	Patienten wurden »nach klinischer Erfahrung und Schweregrad« einer der Gruppen zugeordnet
1.3 Wurde die Randomisierung mit adäquaten Methoden geheim gehalten?		Nicht berücksichtigt	
1.4 Waren die Probanden und Untersucher bezüglich der Zuordnung verblindet?		Nicht berücksichtigt	Keine Verblindung der Rater
1.5 Waren Interventions- und Kontrollgruppe zu Studienbeginn vergleichbar?		Nicht berücksichtigt	
1.6 Wurden die Gruppen, mit Ausnahme der Intervention, gleich behandelt?		Nicht berichtet	Es fehlen alle Angaben, z.B. ob die Zeitdauer bei den Interventionen gleich war. Keine manualisierte Psychotherapie
1.7 Wurden alle relevanten Zielgrößen in standardisierter, valider und reproduzierbarer Weise erhoben?	Mäßig berücksichtigt		Kein Haupteffektivitätskriterium benannt. Skalenwerte wurden erst nach 3 Monaten erhoben; daher ist es nicht möglich, die Behandlungseffekte von Spontanheilung abzugrenzen
1.8 Wie waren die Teilnehmerquoten? a) Einschluss? b) Dropouts?	Adlerianische psychodynamische Therapie (33/32), medikamentöse Therapie (n=25/20), psychodynamische Therapie + medikamentöse Kombination (n=18/16).		

■ Tab. A.38 Fortsetzung

	SIGN-Kriterium	Gut berücksichtigt/ adäquat berücksichtigt/mäßig berücksichtigt/	Nicht berücksichtigt/nicht berichtet/ nicht anwendbar	Bemerkung
1.9	Wurden alle Probanden in der Gruppe analysiert, der sie ursprünglich zugeordnet wurden (Intention to treat)?		Nicht berücksichtigt	Keine ITT-Auswertung
1.10	Bei Multicenter-Studien: Sind die Ergebnisse der einzelnen Zentren vergleichbar?	Nicht anwendbar		
2.	GESAMTBEURTEILUNG DER STUDIE			
2.1	Wie gut wurde für bias/ confounding kontrolliert? Code: ++ Evidenz + gerade noch haltbar – für Empfehlung keine Grundlage Mögliche Allegiance-Effekte müssen kontrolliert werden	–(für Empfehlung keine Grundlage); Keine Randomisierung, keine Verblindung der Rater.		
2.2	Wenn + oder –, in welcher Richtung könnte der Effekt verzerrt worden sein?	Bias in Richtung der psychodynamischen Therapie		
2.3	Unter Berücksichtigung von klinischen Aspekten, der Beurteilung der Methodik und der statistischen Power, wie sicher sind Sie, dass der Effekt auf die Intervention zurückzuführen ist?		Sample size zu klein für non-inferiority comparison	
2.4	Sind die Studienergebnisse auf die Allgemeinbevölkerung übertragbar?			
3.	BESCHREIBUNG DER STUDIE			
3.1	Wie viele Studienteilnehmer? Insgesamt und pro Arm?	Fokale psychodynamische Psychotherapie (15/14) vs. psychologisches Placebo (16/14) (+7 Trainingsfälle, die teilweise in die Analyse einflossen)	keine ITT-Auswertung	

Tab. A.38 Fortsetzung

	SIGN-Kriterium	Gut berücksichtigt/ adäquat berücksichtigt/mäßig berücksichtigt/	Nicht berücksichtigt/nicht berichtet/ nicht anwendbar	Bemerkung
3.2	Was sind die Charakteristika der Studienpopulation? (Alter, Geschlecht, Risiko, Erkrankung etc.)			
3.3	Welche Intervention wurde untersucht?		Keine näheren Angaben bezüglich gleichzeitiger Medikamenteneinnahme; Verwendung von Med., die nicht für GAD zugelassen sind (Mirtazapin, Citalopram); keine Angaben zu Dosierung; keine Angabe, ob in der Psychotherapiegruppe Medikamente eingenommen werden durften. Keine Kontrollbedingung.	
3.4	Welche Vergleiche wurden durchgeführt?	s.o.		
3.5	Wie lange wurden die Patienten nach Beendigung der Therapie nachbeobachtet?	Nicht berücksichtigt	1 Jahr	
3.6	Welche Effizienzmaße wurden angewendet?	Mäßig berücksichtigt;	Skalenwerte wurden erst nach 3 Monaten erhoben; daher ist es nicht möglich, die Behandlungseffekte von Spontanheilung abzugrenzen	
3.7	Welche Effektmaße wurden berichtet und welche Richtung?	Gut berücksichtigt;		
3.8	Wie wurde die Studie finanziert?	Nicht berücksichtigt;		
3.9	Beantwortet die Studie die Schlüsselfrage?	Nicht berücksichtigt	Nein, da keine Randomisierung	
	Weitere Ergänzungen durch das Leitliniengremium			
	Ethikkomitee	Keine Angaben (Nicht berücksichtigt)		
	Studienregistrierung	Keine Angaben (Nicht berücksichtigt)		

◻ Tab. A.39 Hartford et al. (2007)

	SIGN-Kriterium	Gut berücksichtigt/ adäquat berücksichtigt/mäßig berücksichtigt	Nicht berücksichtigt/nicht berichtet/ nicht anwendbar	Bemerkung
	Studienidentifikation beinhaltet Autor, Titel, Referenz:	Gut berücksichtigt		
	INTERNE VALIDITÄT			
1.1	Hat die Studie eine relevante und spezifische Fragestellung? Wie lautet Sie?	Gut berücksichtigt		
1.2	Wurden die Probanden den Gruppen randomisiert zugeordnet?	Gut berücksichtigt		
1.3	Wurde die Randomisierung mit adäquaten Methoden geheim gehalten?	Gut berücksichtigt		
1.4	Waren die Probanden und Untersucher bezüglich der Zuordnung verblindet?	Gut berücksichtigt		
1.5	Waren Interventions- und Kontrollgruppe zu Studienbeginn vergleichbar?	Gut berücksichtigt		
1.6	Wurden die Gruppen, mit Ausnahme der Intervention, gleich behandelt?	Gut berücksichtigt		
1.7	Wurden alle relevanten Zielgrößen in standardisierter, valider und reproduzierbarer Weise erhoben?	Gut berücksichtigt		
1.8	Wie waren die Teilnehmerquoten? a) Einschluss? b) Dropouts (a/b)	Duloxetin (162/88); Venlafaxin (164/102); Placebo (161/99)		
1.9	Wurden alle Probanden in der Gruppe analysiert, der sie ursprünglich zugeordnet wurden (Intention to treat)?	Gut berücksichtigt		ITT
1.10	Bei Multicenter-Studien: Sind die Ergebnisse der einzelnen Zentren vergleichbar?	Keine separate Auswertung		
2.	GESAMTBEURTEILUNG DER STUDIE			
2.1	Wie gut wurde für bias/ confounding kontrolliert? Code: ++ Evidenz + gerade noch haltbar – für Empfehlung keine Grundlage Mögliche Allegiance-Effekte müssen kontrolliert werden	Gut berücksichtigt		

■ Tab. A.39 Fortsetzung

	SIGN-Kriterium	Gut berücksichtigt/ adäquat berücksichtigt/mäßig berücksichtigt/	Nicht berücksichtigt/nicht berichtet/ nicht anwendbar	Bemerkung
2.2	Wenn + oder –, in welcher Richtung könnte der Effekt verzerrt worden sein?			
2.3	Unter Berücksichtigung von klinischen Aspekten, der Beurteilung der Methodik und der statistischen Power, wie sicher sind Sie, dass der Effekt auf die Intervention zurückzuführen ist?			
2.4	Sind die Studienergebnisse auf die Allgemeinbevölkerung übertragbar?			
3.	BESCHREIBUNG DER STUDIE			
3.1	Wie viele Studienteilnehmer? Insgesamt und pro Arm?	s. 1.8.		
3.2	Was sind die Charakteristika der Studienpopulation? (Alter, Geschlecht, Risiko, Erkrankung etc.)			
3.3	Welche Intervention wurde untersucht?			
3.4	Welche Vergleiche wurden durchgeführt?			
3.5	Wie lange wurden die Patienten nach Beendigung der Therapie nachbeobachtet?	n.a.		
3.6	Welche Effizienzmaße wurden angewendet?	Haupteffektivitätskriterium : HAMA; Sekundäre: CGI-I, PGI, HADS		
3.7	Welche Effektmaße wurden berichtet und welche Richtung?			
3.8	Wie wurde die Studie finanziert?	Lilly		
3.9	Beantwortet die Studie die Schlüsselfrage?	Ja		
	Weitere Ergänzungen durch das Leitliniengremium	Ethikkomitee: Gut berücksichtigt		

◻ Tab. A.40 Koponen et al. (2007)

	SIGN-Kriterium	Gut berücksichtigt/ adäquat berücksichtigt/mäßig berücksichtigt/	Nicht berücksichtigt/nicht berichtet/ nicht anwendbar	Bemerkung
	Studienidentifikation beinhaltet Autor, Titel, Referenz:	Gut berücksichtigt		
	INTERNE VALIDITÄT			
1.1	Hat die Studie eine relevante und spezifische Fragestellung? Wie lautet Sie?	Gut berücksichtigt		
1.2	Wurden die Probanden den Gruppen randomisiert zugeordnet?	Gut berücksichtigt		
1.3	Wurde die Randomisierung mit adäquaten Methoden geheim gehalten?	Gut berücksichtigt		
1.4	Waren die Probanden und Untersucher bezüglich der Zuordnung verblindet?	Gut berücksichtigt		
1.5	Waren Interventions- und Kontrollgruppe zu Studienbeginn vergleichbar?	Gut berücksichtigt		
1.6	Wurden die Gruppen, mit Ausnahme der Intervention, gleich behandelt?	Gut berücksichtigt		
1.7	Wurden alle relevanten Zielgrößen in standardisierter, valider und reproduzierbarer Weise erhoben?	Gut berücksichtigt		
1.8	Wie waren die Teilnehmerquoten? a) Einschluss? b) Dropouts (a/b)	Duloxetin 60 mg/d (168), Duloxetin 120 mg/d (170; Placebo (175)		
1.9	Wurden alle Probanden in der Gruppe analysiert, der sie ursprünglich zugeordnet wurden (Intention to treat)?	Gut berücksichtigt		ITT
1.10	Bei Multicenter-Studien: Sind die Ergebnisse der einzelnen Zentren vergleichbar?			
2.	GESAMTBEURTEILUNG DER STUDIE			
2.1	Wie gut wurde für bias/ confounding kontrolliert? Code: ++ Evidenz + gerade noch haltbar – für Empfehlung keine Grundlage Mögliche Allegiance-Effekte müssen kontrolliert werden	Gut berücksichtigt		

◻ Tab. A.40   Fortsetzung

	SIGN-Kriterium	Gut berücksichtigt/ adäquat berücksichtigt/mäßig berücksichtigt/	Nicht berücksichtigt/nicht berichtet/ nicht anwendbar	Bemerkung
2.2	Wenn + oder –, in welcher Richtung könnte der Effekt verzerrt worden sein?			
2.3	Unter Berücksichtigung von klinischen Aspekten, der Beurteilung der Methodik und der statistischen Power, wie sicher sind Sie, dass der Effekt auf die Intervention zurückzuführen ist?			
2.4	Sind die Studienergebnisse auf die Allgemeinbevölkerung übertragbar?			
3.	BESCHREIBUNG DER STUDIE			
3.1	Wie viele Studienteilnehmer? Insgesamt und pro Arm?	s. 1.8.		
3.2	Was sind die Charakteristika der Studienpopulation? (Alter, Geschlecht, Risiko, Erkrankung etc.)			
3.3	Welche Intervention wurde untersucht?			
3.4	Welche Vergleiche wurden durchgeführt?			
3.5	Wie lange wurden die Patienten nach Beendigung der Therapie nachbeobachtet?	n.a.		
3.6	Welche Effizienzmaße wurden angewendet?	Haupteffektivitätskriterium : HAMA; Sekundäre: HADS, CGI-I, PGI-I, SDS VAS Pain		
3.7	Welche Effektmaße wurden berichtet und welche Richtung?			
3.8	Wie wurde die Studie finanziert?	Eli Lilly, Boehringer Ingelheim		
3.9	Beantwortet die Studie die Schlüsselfrage?	Ja		
	Weitere Ergänzungen durch das Leitliniengremium	Ethikkomitee: Gut berücksichtigt		

◻ Tab. A.41 Leichsenring et al. (2009)

SIGN-Kriterium	Gut berücksichtigt/ adäquat berücksichtigt/mäßig berücksichtigt/	Nicht berücksichtigt/nicht berichtet/ nicht anwendbar	Bemerkung
Studienidentifikation beinhaltet Autor, Titel, Referenz:	Gut berücksichtigt		
INTERNE VALIDITÄT			
1.1 Hat die Studie eine relevante und spezifische Fragestellung? Wie lautet Sie?	Gut berücksichtigt		
1.2 Wurden die Probanden den Gruppen randomisiert zugeordnet?	Gut berücksichtigt		
1.3 Wurde die Randomisierung mit adäquaten Methoden geheim gehalten?	Gut berücksichtigt		
1.4 Waren die Probanden und Untersucher bezüglich der Zuordnung verblindet?	Gut berücksichtigt		
1.5 Waren Interventions- und Kontrollgruppe zu Studienbeginn vergleichbar?	Gut berücksichtigt		
1.6 Wurden die Gruppen, mit Ausnahme der Intervention, gleich behandelt?	Gut berücksichtigt		
1.7 Wurden alle relevanten Zielgrößen in standardisierter, valider und reproduzierbarer Weise erhoben?	Gut berücksichtigt		
1.8 Wie waren die Teilnehmerquoten? a) Einschluss? b) Dropouts?	Sample size (eingeschlossene/auswertbare Patienten: STPP: n = 28/25; KVT: n = 29/27)		
1.9 Wurden alle Probanden in der Gruppe analysiert, der sie ursprünglich zugeordnet wurden (Intention to treat)?	gut berücksichtigt, ITT/LOCF		
1.10 Bei Multicenter-Studien: Sind die Ergebnisse der einzelnen Zentren vergleichbar?	Nicht anwendbar		

◼ Tab. A.41 Fortsetzung

	SIGN-Kriterium	Gut berücksichtigt/ adäquat berücksichtigt/ mäßig berücksichtigt/	Nicht berücksichtigt/ nicht berichtet/ nicht anwendbar	Bemerkung
2.	GESAMTBEURTEILUNG DER STUDIE			
2.1	Wie gut wurde für bias/ confounding kontrolliert? Code: ++ Evidenz + gerade noch haltbar − für Empfehlung keine Grundlage Mögliche Allegiance-Effekte müssen kontrolliert werden	++ Das Haupteffektivitätskriterium wurde von blinden Ratern erhoben, die anderen Skalen waren Selbstbeurteilungsskalen, die nicht verblindet werden können.		
2.2	Wenn + oder −, in welcher Richtung könnte der Effekt verzerrt worden sein?			
2.3	Unter Berücksichtigung von klinischen Aspekten, der Beurteilung der Methodik und der statistischen Power, wie sicher sind Sie, dass der Effekt auf die Intervention zurückzuführen ist?	Sample size (auswertbare Patienten: STPP: n=28/25; KVT: n=29/27) war zu gering für non-inferiority-Vergleich des Haupteffektivitätskriteriums. Die Anmerkung im Abstract »No significant differences in outcome were found between treatments in regard to the primary outcome measure« ist somit statistisch nicht belegbar.		
2.4	Sind die Studienergebnisse auf die Allgemeinbevölkerung übertragbar?	Nicht übertragbar, da das Ergebnis nicht zweifelsfrei ist.		
3.	BESCHREIBUNG DER STUDIE			
3.1	Wie viele Studienteilnehmer? Insgesamt und pro Arm?	KVT (29/27); kurzzeitige PDTh (28/25)		
3.2	Was sind die Charakteristika der Studienpopulation? (Alter, Geschlecht, Risiko, Erkrankung etc.)	Alter: 42,3/42,7 Geschlecht: Frauenanteil 82,1% bei STPP; 79,3% bei KVT		
3.3	Welche Intervention wurde untersucht?	manualisierte PDTh vs. KVT		

● Tab. A.41 Fortsetzung

	SIGN-Kriterium	Gut berücksichtigt/ adäquat berücksichtigt/ mäßig berücksichtigt/	Nicht berücksichtigt/nicht berichtet/ nicht anwendbar	Bemerkung
3.4	Welche Vergleiche wurden durchgeführt?	siehe oben (non-inferiority-Vergleich), da keine Placebo-Vergleichsgruppe, kann nicht gesagt werden, ob STPP überhaupt besser gewirkt hätte als eine Kontrollgruppe.		
3.5	Wie lange wurden die Patienten nach Beendigung der Therapie nachbeobachtet?	Follow-up-Untersuchung publiziert (Salzer et al., 2011)		
3.6	Welche Effizienzmaße wurden angewendet?	gut berücksichtigt; HAMA		
3.7	Welche Effektmaße wurden berichtet und welche Richtung?	gut berücksichtigt; HAMA-Mittelwertsvergleich		
3.8	Wie wurde die Studie finanziert?	gut berücksichtigt; DFG		
3.9	Beantwortet die Studie die Schlüsselfrage?	– Nicht berücksichtigt; die Schlüsselfrage »sind PDTh und KVT gleich wirksam« kann mit diesem Design nicht beantwortet werden, da die Fallzahl für einen non-inferiority-Vergleich nicht ausreichend groß war. – Numerischer Vorteil für die KVT auf dem Haupteffektivitätskriterium, der möglicherweise aufgrund ungenügender Stichprobengröße nicht signifikant wurde – 3 von 7 Skalen zeigten signifikanten Vorteil der KVT		
	Weitere Ergänzungen durch das Leitliniengremium	Ethikkomitee: gut berücksichtigt		

◼ Tab. A.42   Lindsay et al. (1987)

SIGN-Kriterium	Gut berücksichtigt/ adäquat berücksichtigt/mäßig berücksichtigt/	Nicht berücksichtigt/nicht berichtet/ nicht anwendbar	Bemerkung
Studienidentifikation beinhaltet Autor, Titel, Referenz:	Gut berücksichtigt		
INTERNE VALIDITÄT			
1.1 Hat die Studie eine relevante und spezifische Fragestellung? Wie lautet Sie?	Gut berücksichtigt		
1.2 Wurden die Probanden den Gruppen randomisiert zugeordnet?	Gut berücksichtigt		
1.3 Wurde die Randomisierung mit adäquaten Methoden geheim gehalten?		Nicht berücksichtigt	Keine Verblindung
1.4 Waren die Probanden und Untersucher bezüglich der Zuordnung verblindet?	Gut berücksichtigt	Nicht berücksichtigt	Keine Verblindung
1.5 Waren Interventions- und Kontrollgruppe zu Studienbeginn vergleichbar?	Gut berücksichtigt		
1.6 Wurden die Gruppen, mit Ausnahme der Intervention, gleich behandelt?	Gut berücksichtigt		
1.7 Wurden alle relevanten Zielgrößen in standardisierter, valider und reproduzierbarer Weise erhoben?	Gut berücksichtigt		
1.8 Wie waren die Teilnehmerquoten? a) Einschluss? b) Dropouts (a/b)	Zu kleine Stichprobe (4'10) Keine Angabe zu drop-outs		
1.9 Wurden alle Probanden in der Gruppe analysiert, der sie ursprünglich zugeordnet wurden (Intention to treat)?	kognitive Verhaltenstherapie = Angstmanagement = Lorazepam > Warteliste		Keine ITT-Auswertung
1.10 Bei Multicenter-Studien: Sind die Ergebnisse der einzelnen Zentren vergleichbar?	n.a.		

□ Tab. A.42 Fortsetzung

	SIGN-Kriterium	Gut berücksichtigt/ adäquat berücksichtigt/mäßig berücksichtigt/	Nicht berücksichtigt/nicht berichtet/ nicht anwendbar	Bemerkung
2.	**GESAMTBEURTEILUNG DER STUDIE**			
2.1	Wie gut wurde für bias/ confounding kontrolliert? Code: ++ Evidenz + gerade noch haltbar – für Empfehlung keine Grundlage Mögliche Allegiance-Effekte müssen kontrolliert werden	+		
2.2	Wenn + oder –, in welcher Richtung könnte der Effekt verzerrt worden sein?			
2.3	Unter Berücksichtigung von klinischen Aspekten, der Beurteilung der Methodik und der statistischen Power, wie sicher sind Sie, dass der Effekt auf die Intervention zurückzuführen ist?	Stichprobe zu klein, um Unterschiede zu entdecken		
2.4	Sind die Studienergebnisse auf die Allgemeinbevölkerung übertragbar?	nein		
3.	**BESCHREIBUNG DER STUDIE**			
3.1	Wie viele Studienteilnehmer? Insgesamt und pro Arm?	s. 1.8.		
3.2	Was sind die Charakteristika der Studienpopulation? (Alter, Geschlecht, Risiko, Erkrankung etc.)			
3.3	Welche Intervention wurde untersucht?	s.o.		
3.4	Welche Vergleiche wurden durchgeführt?	s.o.		
3.5	Wie lange wurden die Patienten nach Beendigung der Therapie nachbeobachtet?			
3.6	Welche Effizienzmaße wurden angewendet?	GHQ, ZAS, CAQ, MAPQ u.a.		
3.7	Welche Effektmaße wurden berichtet und welche Richtung?	kognitive Verhaltenstherapie = Angstmanagement = Lorazepam > Warteliste		
3.8	Wie wurde die Studie finanziert?			
3.9	Beantwortet die Studie die Schlüsselfrage?	Ethikkomitee: Gut berücksichtigt		
	Weitere Ergänzungen durch das Leitliniengremium			

◙ Tab. A.43 Möller et al. (2001)

	SIGN-Kriterium	Gut berücksichtigt/ adäquat berücksichtigt/mäßig berücksichtigt/	Nicht berücksichtigt/nicht berichtet/ nicht anwendbar	Bemerkung
	Studienidentifikation beinhaltet Autor, Titel, Referenz:	Gut berücksichtigt		
	INTERNE VALIDITÄT			
1.1	Hat die Studie eine relevante und spezifische Fragestellung? Wie lautet Sie?	Gut berücksichtigt		
1.2	Wurden die Probanden den Gruppen randomisiert zugeordnet?	Gut berücksichtigt		
1.3	Wurde die Randomisierung mit adäquaten Methoden geheim gehalten?	Gut berücksichtigt		
1.4	Waren die Probanden und Untersucher bezüglich der Zuordnung verblindet?	Gut berücksichtigt		
1.5	Waren Interventions- und Kontrollgruppe zu Studienbeginn vergleichbar?	Gut berücksichtigt		
1.6	Wurden die Gruppen, mit Ausnahme der Intervention, gleich behandelt?	Gut berücksichtigt		
1.7	Wurden alle relevanten Zielgrößen in standardisierter, valider und reproduzierbarer Weise erhoben?	Gut berücksichtigt		
1.8	Wie waren die Teilnehmerquoten? a) Einschluss? b) Dropouts (a/b)	Opipramol (101/); Alprazolam (105); Placebo (107)		
1.9	Wurden alle Probanden in der Gruppe analysiert, der sie ursprünglich zugeordnet wurden (Intention to treat)?	Gut berücksichtigt		ITT
1.10	Bei Multicenter-Studien: Sind die Ergebnisse der einzelnen Zentren vergleichbar?			
2.	GESAMTBEURTEILUNG DER STUDIE			
2.1	Wie gut wurde für bias/ confounding kontrolliert? Code: ++ Evidenz + gerade noch haltbar – für Empfehlung keine Grundlage Mögliche Allegiance-Effekte müssen kontrolliert werden	Gut berücksichtigt		

● Tab. A.43   Fortsetzung

	SIGN-Kriterium	Gut berücksichtigt/ adäquat berücksichtigt/mäßig berücksichtigt/	Nicht berücksichtigt/nicht berichtet/ nicht anwendbar	Bemerkung
2.2	Wenn + oder –, in welcher Richtung könnte der Effekt verzerrt worden sein?			
2.3	Unter Berücksichtigung von klinischen Aspekten, der Beurteilung der Methodik und der statistischen Power, wie sicher sind Sie, dass der Effekt auf die Intervention zurückzuführen ist?			
2.4	Sind die Studienergebnisse auf die Allgemeinbevölkerung übertragbar?			
3.	BESCHREIBUNG DER STUDIE			
3.1	Wie viele Studienteilnehmer? Insgesamt und pro Arm?	s. 1.8.		
3.2	Was sind die Charakteristika der Studienpopulation? (Alter, Geschlecht, Risiko, Erkrankung etc.)			
3.3	Welche Intervention wurde untersucht?			
3.4	Welche Vergleiche wurden durchgeführt?			
3.5	Wie lange wurden die Patienten nach Beendigung der Therapie nachbeobachtet?	n.a.		
3.6	Welche Effizienzmaße wurden angewendet?			
3.7	Welche Effektmaße wurden berichtet und welche Richtung?			
3.8	Wie wurde die Studie finanziert?	Ciba Geigy		
3.9	Beantwortet die Studie die Schlüsselfrage?	Ja		
	Weitere Ergänzungen durch das Leitliniengremium	Ethikkomitee: Gut berücksichtigt		

■ Tab. A.44   Nicolini et al. (2009)

SIGN-Kriterium	Gut berücksichtigt/ adäquat berücksichtigt/mäßig berücksichtigt/	Nicht berücksichtigt/nicht berichtet/ nicht anwendbar	Bemerkung
Studienidentifikation beinhaltet Autor, Titel, Referenz:	Gut berücksichtigt		
INTERNE VALIDITÄT			
1.1 Hat die Studie eine relevante und spezifische Fragestellung? Wie lautet Sie?	Gut berücksichtigt		
1.2 Wurden die Probanden den Gruppen randomisiert zugeordnet?	Gut berücksichtigt		
1.3 Wurde die Randomisierung mit adäquaten Methoden geheim gehalten?	Gut berücksichtigt		
1.4 Waren die Probanden und Untersucher bezüglich der Zuordnung verblindet?	Gut berücksichtigt		
1.5 Waren Interventions- und Kontrollgruppe zu Studienbeginn vergleichbar?	Gut berücksichtigt		
1.6 Wurden die Gruppen, mit Ausnahme der Intervention, gleich behandelt?	Gut berücksichtigt		
1.7 Wurden alle relevanten Zielgrößen in standardisierter, valider und reproduzierbarer Weise erhoben?	Gut berücksichtigt		
1.8 Wie waren die Teilnehmerquoten? a) Einschluss? b) Dropouts (a/b)	Duloxetin 20 mg/d (n=84/63), Duloxetin 60–120 mg/d (n=158/109), Venlafaxin 75–225 mg (n=169/122); Placebo (n=170/102)		
1.9 Wurden alle Probanden in der Gruppe analysiert, der sie ursprünglich zugeordnet wurden (Intention to treat)?	Gut berücksichtigt		ITT
1.10 Bei Multicenter-Studien: Sind die Ergebnisse der einzelnen Zentren vergleichbar?	Zentren wurden nicht separat ausgewertet		
2. GESAMTBEURTEILUNG DER STUDIE			
2.1 Wie gut wurde für bias/ confounding kontrolliert? Code: ++ Evidenz + gerade noch haltbar – für Empfehlung keine Grundlage Mögliche Allegiance-Effekte müssen kontrolliert werden	Gut berücksichtigt		

☐ Tab. A.44   Fortsetzung

	SIGN-Kriterium	Gut berücksichtigt/ adäquat berücksichtigt/mäßig berücksichtigt/	Nicht berücksichtigt/nicht berichtet/ nicht anwendbar	Bemerkung
2.2	Wenn + oder –, in welcher Richtung könnte der Effekt verzerrt worden sein?			
2.3	Unter Berücksichtigung von klinischen Aspekten, der Beurteilung der Methodik und der statistischen Power, wie sicher sind Sie, dass der Effekt auf die Intervention zurückzuführen ist?			
2.4	Sind die Studienergebnisse auf die Allgemeinbevölkerung übertragbar?			
3.	BESCHREIBUNG DER STUDIE			
3.1	Wie viele Studienteilnehmer? Insgesamt und pro Arm?	s. 1.8.		
3.2	Was sind die Charakteristika der Studienpopulation? (Alter, Geschlecht, Risiko, Erkrankung etc.)			
3.3	Welche Intervention wurde untersucht?			
3.4	Welche Vergleiche wurden durchgeführt?			
3.5	Wie lange wurden die Patienten nach Beendigung der Therapie nachbeobachtet?	n.a.		
3.6	Welche Effizienzmaße wurden angewendet?	Haupteffektivitätskriterium : HAMA; Sekundäre: CGI-I, PGI-I		
3.7	Welche Effektmaße wurden berichtet und welche Richtung?			
3.8	Wie wurde die Studie finanziert?	Eli Lilly, Boehringer Ingelheim		
3.9	Beantwortet die Studie die Schlüsselfrage?	Ja		
	Weitere Ergänzungen durch das Leitliniengremium	Ethikkomitee: Gut berücksichtigt		

Tab. A.45 Power et al. (1990)

SIGN-Kriterium	Gut berücksichtigt/ adäquat berücksichtigt/ mäßig berücksichtigt/	Nicht berücksichtigt/nicht berichtet/ nicht anwendbar	Bemerkung
Studienidentifikation beinhaltet Autor, Titel, Referenz:	Gut berücksichtigt		
INTERNE VALIDITÄT			
1.1 Hat die Studie eine relevante und spezifische Fragestellung? Wie lautet Sie?	Gut berücksichtigt		
1.2 Wurden die Probanden den Gruppen randomisiert zugeordnet?	Gut berücksichtigt		
1.3 Wurde die Randomisierung mit adäquaten Methoden geheim gehalten?	Gut berücksichtigt		
1.4 Waren die Probanden und Untersucher bezüglich der Zuordnung verblindet?	Gut berücksichtigt		Med. doppelblind; keine blinden Rater
1.5 Waren Interventions- und Kontrollgruppe zu Studienbeginn vergleichbar?	Gut berücksichtigt		
1.6 Wurden die Gruppen, mit Ausnahme der Intervention, gleich behandelt?	Gut berücksichtigt		
1.7 Wurden alle relevanten Zielgrößen in standardisierter, valider und reproduzierbarer Weise erhoben?	Gut berücksichtigt		
1.8 Wie waren die Teilnehmerquoten? a) Einschluss? b) Dropouts (a/b)	(Keine Angaben zu eingeschlossenen Patienten)kognitive Verhaltenstherapie + Diazepam (?/21); kognitive Verhaltenstherapie (?/21); Placebo + kognitive Verhaltenstherapie (?/18); Diazepam (?/22)> Placebo (?/19) Außerdem: kognitive Verhaltenstherapie + Diazepam > Diazepam		

◘ Tab. A.45   Fortsetzung

	SIGN-Kriterium	Gut berücksichtigt/ adäquat berücksichtigt/ mäßig berücksichtigt/	Nicht berücksichtigt/nicht berichtet/ nicht anwendbar	Bemerkung
1.9	Wurden alle Probanden in der Gruppe analysiert, der sie ursprünglich zugeordnet wurden (Intention to treat)?	Gut berücksichtigt		Keine ITT-Analyse
1.10	Bei Multicenter-Studien: Sind die Ergebnisse der einzelnen Zentren vergleichbar?	n.a.		
2.	GESAMTBEURTEILUNG DER STUDIE			
2.1	Wie gut wurde für bias/ confounding kontrolliert? Code: ++ Evidenz + gerade noch haltbar – für Empfehlung keine Grundlage Mögliche Allegiance-Effekte müssen kontrolliert werden	Gut berücksichtigt		
2.2	Wenn + oder –, in welcher Richtung könnte der Effekt verzerrt worden sein?			
2.3	Unter Berücksichtigung von klinischen Aspekten, der Beurteilung der Methodik und der statistischen Power, wie sicher sind Sie, dass der Effekt auf die Intervention zurückzuführen ist?	Keine Haupteffektivitätskriterium genannt Patienten in allen Gruppen erhielten zusätzliche Medikamente		
2.4	Sind die Studienergebnisse auf die Allgemeinbevölkerung übertragbar?			
3.	BESCHREIBUNG DER STUDIE			
3.1	Wie viele Studienteilnehmer? Insgesamt und pro Arm?	s. 1.8.		

Tab. A.45 Fortsetzung

	SIGN-Kriterium	Gut berücksichtigt/ adäquat berücksichtigt/mäßig berücksichtigt/	Nicht berücksichtigt/nicht berichtet/ nicht anwendbar	Bemerkung
3.2	Was sind die Charakteristika der Studienpopulation? (Alter, Geschlecht, Risiko, Erkrankung etc.)			
3.3	Welche Intervention wurde untersucht?	s.o.		
3.4	Welche Vergleiche wurden durchgeführt?	s.o.		
3.5	Wie lange wurden die Patienten nach Beendigung der Therapie nachbeobachtet?	6 Monate (aber keine Skalenerhebung durchgeführt)		
3.6	Welche Effizienzmaße wurden angewendet?	Severity of Illness, symptom change Assessment durch Ärzte, Psychologen, Patienten		
3.7	Welche Effektmaße wurden berichtet und welche Richtung?	kognitive Verhaltenstherapie + Diazepam = kognitive Verhaltenstherapie = Placebo + kognitive Verhaltenstherapie = Diazepam > Placebo Außerdem: kognitive Verhaltenstherapie + Diazepam > Diazepam		
3.8	Wie wurde die Studie finanziert?			
3.9	Beantwortet die Studie die Schlüsselfrage?			
	Weitere Ergänzungen durch das Leitliniengremium	Ethikkomitee: keine Angabe		

Tab. A.46 Rynn et al. (2008)

	SIGN-Kriterium	Gut berücksichtigt/ adäquat berücksichtigt/mäßig berücksichtigt/	Nicht berücksichtigt/nicht berichtet/ nicht anwendbar	Bemerkung
	Studienidentifikation beinhaltet Autor, Titel, Referenz:	Gut berücksichtigt		
	INTERNE VALIDITÄT			
1.1	Hat die Studie eine relevante und spezifische Fragestellung? Wie lautet Sie?	Gut berücksichtigt		
1.2	Wurden die Probanden den Gruppen randomisiert zugeordnet?	Gut berücksichtigt		
1.3	Wurde die Randomisierung mit adäquaten Methoden geheim gehalten?	Gut berücksichtigt		
1.4	Waren die Probanden und Untersucher bezüglich der Zuordnung verblindet?	Gut berücksichtigt		
1.5	Waren Interventions- und Kontrollgruppe zu Studienbeginn vergleichbar?	Gut berücksichtigt		
1.6	Wurden die Gruppen, mit Ausnahme der Intervention, gleich behandelt?	Gut berücksichtigt		
1.7	Wurden alle relevanten Zielgrößen in standardisierter, valider und reproduzierbarer Weise erhoben?	Gut berücksichtigt		
1.8	Wie waren die Teilnehmerquoten? a) Einschluss? b) Dropouts (a/b)	Duloxetin (168/93); Placebo (159/109)		
1.9	Wurden alle Probanden in der Gruppe analysiert, der sie ursprünglich zugeordnet wurden (Intention to treat)?	Gut berücksichtigt		ITT
1.10	Bei Multicenter-Studien: Sind die Ergebnisse der einzelnen Zentren vergleichbar?			
2.	GESAMTBEURTEILUNG DER STUDIE			
2.1	Wie gut wurde für bias/ confounding kontrolliert? Code: ++ Evidenz + gerade noch haltbar – für Empfehlung keine Grundlage Mögliche Allegiance-Effekte müssen kontrolliert werden	Gut berücksichtigt		

■ Tab. A.46 Fortsetzung

	SIGN-Kriterium	Gut berücksichtigt/adäquat berücksichtigt/mäßig berücksichtigt/	Nicht berücksichtigt/nicht berichtet/nicht anwendbar	Bemerkung
2.2	Wenn + oder –, in welcher Richtung könnte der Effekt verzerrt worden sein?			
2.3	Unter Berücksichtigung von klinischen Aspekten, der Beurteilung der Methodik und der statistischen Power, wie sicher sind Sie, dass der Effekt auf die Intervention zurückzuführen ist?			
2.4	Sind die Studienergebnisse auf die Allgemeinbevölkerung übertragbar?			
3.	BESCHREIBUNG DER STUDIE			
3.1	Wie viele Studienteilnehmer? Insgesamt und pro Arm?	s. 1.8.		
3.2	Was sind die Charakteristika der Studienpopulation? (Alter, Geschlecht, Risiko, Erkrankung etc.)			
3.3	Welche Intervention wurde untersucht?			
3.4	Welche Vergleiche wurden durchgeführt?			
3.5	Wie lange wurden die Patienten nach Beendigung der Therapie nachbeobachtet?	n.a.		
3.6	Welche Effizienzmaße wurden angewendet?			
3.7	Welche Effektmaße wurden berichtet und welche Richtung?			
3.8	Wie wurde die Studie finanziert?	Eli Lilly		
3.9	Beantwortet die Studie die Schlüsselfrage?	Ja		
	Weitere Ergänzungen durch das Leitliniengremium	Ethikkomitee: Gut berücksichtigt		

A.4.3   Soziale Phobie

- Tab. A.47
- Tab. A.48
- Tab. A.49
- Tab. A.50
- Tab. A.51
- Tab. A.52

Knijnik et al. (2004)

In einer kleinen einfachblinden Studie war eine psychodynamische Gruppentherapie (n=15/10) auf der Liebowitz-Skala besser wirksam als ein psychologisches Placebo (n=15/10), nicht jedoch auf der den anderen Haupteffizienzkriterien HAMA und CGI (Knijnik et al., 2004). Eine Bonferronikorrektur wurde nicht durchgeführt; der p-Wert 0,036 liegt oberhalb des kritischen Werts. Somit zeigt die Studie formal kein Unterschied zwischen den beiden Gruppen. Die Darstellung der Ergebnisse ist widersprüchlich; so steht im Text »… PGT was not superior to a credible placebo control group …«, im Abstract dagegen »… PGT was superior to a credible placebo control group …«. Die Studie hat mehrere methodische Mängel: Ein Therapeut führt beide Behandlungen durch, so dass die Studie nicht ausreichend in Hinsicht auf allegiance-Effekte kontrolliert war. Einer der »blinden« Rater war der Supervisor der psychodynamischen Therapiegruppe.

- Tab. A.53

Knijnik et al., (2008)

In einer Studie wurde eine Kombination aus Clonazepam (n=28 eingeschlossene Pat./28 auswertbare Patienten) und manualisierter psychodynamischer Gruppentherapie mit Clonazepam-Monotherapie verglichen (n=29/29) (Knijnik et al 2008). Für die PDTh gab es keine Kontrollbedingung im Sinne eines psychologischen Placebos, so dass die Studie keine Aussage zur spezifischen Wirkung einer PDTh hätte machen können. Die Autoren konstatieren einen signifikanten Unterschied auf dem Haupteffektivitätskriterium CGI; bei korrekter statistischer Auswertung ist der Unterschied nicht signifikant.

Die Autoren interpretieren ihr Ergebnis so, dass die Kombination mit psychodynamischer Therapie auf der CGI signifikant besser wirkte; dies ist jedoch nicht korrekt; lediglich die Interaktion Zeit x Behandlung ist signifikant (p=0.033), es gibt aber keinen Behandlungs-Haupteffekt (p=0.389)(S. 572 der Publikation). Wenn kein signifikanter Haupteffekt existiert, kann eine Interaktion nur dann interpretiert werden, wenn sie ordinal ist; d.h., wenn beide Therapien zu einer Abnahme führen, die eine mehr, die andere weniger. Die Interaktion ist hybrid; die Kurven schneiden sich. Die Interaktion ist also nicht global interpretierbar; somit besteht kein nachweisbarer Unterschied. Nur der 12-Wochen-Wert zeigt einen signifikanten Unterschied; bei multiplen Vergleichen muss eine Korrektur durchgeführt werden; diese Korrektur würde der signifikante Wert nicht unterschreiten.

Alle anderen Effizienzmaße zeigten keinen Unterschied. Somit zeigt die Studie keinen Unterschied zwischen einer reinen Clonazepamtherapie und einer Kombination aus Clonazepamtherapie und PDTh.

Weitere methodische Mängel:

- Es fehlt eine durch Kliniker erhobene krankheitsspezifische Skala (z.B. clinician-rated LSAS oder HAMA)
- Verblindung der Rater erfolgte nur bezüglich der CGI; keine Verblindung bezüglich WHO-QOL
- Clonazepam ist ein Benzodiazepin, welches wegen der Suchtproblematik nicht als Standardmedikament für die Behandlung der sozialen Phobie empfohlen wird, vor allem nicht für eine Behandlung über 12 Wochen.

- Tab. A.54

Leichsenring et al. (2013)

Da die Leitliniengruppe sich über die Bewertung der Studie nicht vollständig einig war und einige Leitlinienmitglieder an der Studie beteiligt waren, wurde eine externe Bewertung durch Prof. Dr. M. Blettner, Mainz durchgeführt:

- Tab. A.55
- Tab. A.56
- Tab. A.57
- Tab. A.58
- Tab. A.59
- Tab. A.60

◘ Tab. A.47   Blanco et al. (2010)

	SIGN-Kriterium	Gut berücksichtigt/ adäquat berücksichtigt/mäßig berücksichtigt/	Nicht berücksichtigt/nicht berichtet/ nicht anwendbar	Bemerkung
	Studienidentifikation beinhaltet Autor, Titel, Referenz:	Gut berücksichtigt		
	INTERNE VALIDITÄT			
1.1	Hat die Studie eine relevante und spezifische Fragestellung? Wie lautet Sie?	Gut berücksichtigt		
1.2	Wurden die Probanden den Gruppen randomisiert zugeordnet?	Gut berücksichtigt		
1.3	Wurde die Randomisierung mit adäquaten Methoden geheim gehalten?	Gut berücksichtigt		
1.4	Waren die Probanden und Untersucher bezüglich der Zuordnung verblindet?	Gut berücksichtigt		Med. doppelblind. Blinde Rater
1.5	Waren Interventions- und Kontrollgruppe zu Studienbeginn vergleichbar?	Gut berücksichtigt		
1.6	Wurden die Gruppen, mit Ausnahme der Intervention, gleich behandelt?	Gut berücksichtigt		
1.7	Wurden alle relevanten Zielgrößen in standardisierter, valider und reproduzierbarer Weise erhoben?	Gut berücksichtigt		
1.8	Wie waren die Teilnehmerquoten? a) Einschluss? b) Dropouts (a/b)	Phenelzin + Gruppen-KVT 42/32; Phenelzin 45/35; Gruppen-KVT 40/34; Placebo 39/27		
1.9	Wurden alle Probanden in der Gruppe analysiert, der sie ursprünglich zugeordnet wurden (Intention to treat)?	Gut berücksichtigt		ITT, LMM-Analyse
1.10	Bei Multicenter-Studien: Sind die Ergebnisse der einzelnen Zentren vergleichbar?	Zentren nicht getrennt ausgewertet		
2.	GESAMTBEURTEILUNG DER STUDIE			
2.1	Wie gut wurde für bias/ confounding kontrolliert? Code: ++ Evidenz+ gerade noch haltbar – für Empfehlung keine Grundlage Mögliche Allegiance-Effekte müssen kontrolliert werden	Gut berücksichtigt		

◻ Tab. A.47   Fortsetzung

	SIGN-Kriterium	Gut berücksichtigt/ adäquat berücksichtigt/mäßig berücksichtigt/	Nicht berücksichtigt/nicht berichtet/ nicht anwendbar	Bemerkung
2.2	Wenn + oder –, in welcher Richtung könnte der Effekt verzerrt worden sein?			
2.3	Unter Berücksichtigung von klinischen Aspekten, der Beurteilung der Methodik und der statistischen Power, wie sicher sind Sie, dass der Effekt auf die Intervention zurückzuführen ist?	Gut berücksichtigt		
2.4	Sind die Studienergebnisse auf die Allgemeinbevölkerung übertragbar?			
3.	BESCHREIBUNG DER STUDIE			
3.1	Wie viele Studienteilnehmer? Insgesamt und pro Arm?	s. 1.8.		
3.2	Was sind die Charakteristika der Studienpopulation? (Alter, Geschlecht, Risiko, Erkrankung etc.)	Soziale Phobie		
3.3	Welche Intervention wurde untersucht?	s.o.		
3.4	Welche Vergleiche wurden durchgeführt?	s.o.		
3.5	Wie lange wurden die Patienten nach Beendigung der Therapie nachbeobachtet?	12 Monate (in dieser Publikation nicht berichtet)		
3.6	Welche Effizienzmaße wurden angewendet?	Haupteffektivitätskriterium : LSAS, CGI Sekundäre: ADIS, HAMD, FQ, SIAS, SDS		
3.7	Welche Effektmaße wurden berichtet und welche Richtung?	LSAS: Phenelzin + Gruppen-KVT > Placebo Phenelzin> Placebo Phenelzin > Gruppen-KVT Gruppen-KVT= Placebo		
3.8	Wie wurde die Studie finanziert?	National Institutes of Health		
3.9	Beantwortet die Studie die Schlüsselfrage?	Ja		
	Weitere Ergänzungen durch das Leitliniengremium	Ethikkomitee: Gut berücksichtigt		

Tab. A.48 Blomhoff et al. (2001)

SIGN-Kriterium	Gut berücksichtigt/ adäquat berücksichtigt/mäßig berücksichtigt/	Nicht berücksichtigt/nicht berichtet/ nicht anwendbar	Bemerkung
Studienidentifikation beinhaltet Autor, Titel, Referenz:	Gut berücksichtigt		
INTERNE VALIDITÄT			
1.1 Hat die Studie eine relevante und spezifische Fragestellung? Wie lautet Sie?	Gut berücksichtigt		
1.2 Wurden die Probanden den Gruppen randomisiert zugeordnet?	Gut berücksichtigt		
1.3 Wurde die Randomisierung mit adäquaten Methoden geheim gehalten?	Gut berücksichtigt		
1.4 Waren die Probanden und Untersucher bezüglich der Zuordnung verblindet?		Mäßig berücksichtigt	Med. doppelblind; keine blinden Rater bezüglich Psychotherapie
1.5 Waren Interventions- und Kontrollgruppe zu Studienbeginn vergleichbar?	Gut berücksichtigt		
1.6 Wurden die Gruppen, mit Ausnahme der Intervention, gleich behandelt?	Gut berücksichtigt		
1.7 Wurden alle relevanten Zielgrößen in standardisierter, valider und reproduzierbarer Weise erhoben?			
1.8 Wie waren die Teilnehmerquoten? a) Einschluss? b) Dropouts (a/b)	Sertralin 96/87, Sertralin + Exposition 98/88, Exposition + Placebo 98/91, Placebo 95/88		
1.9 Wurden alle Probanden in der Gruppe analysiert, der sie ursprünglich zugeordnet wurden (Intention to treat)?	Gut berücksichtigt		ITT
1.10 Bei Multicenter-Studien: Sind die Ergebnisse der einzelnen Zentren vergleichbar?	n.a.		
2. GESAMTBEURTEILUNG DER STUDIE			
2.1 Wie gut wurde für bias/ confounding kontrolliert? Code: ++ Evidenz + gerade noch haltbar - für Empfehlung keine Grundlage Mögliche Allegiance-Effekte müssen kontrolliert werden	+		

◘ Tab. A.48   Fortsetzung

	SIGN-Kriterium	Gut berücksichtigt/ adäquat berücksichtigt/mäßig berücksichtigt/	Nicht berücksichtigt/nicht berichtet/ nicht anwendbar	Bemerkung
2.2	Wenn + oder –, in welcher Richtung könnte der Effekt verzerrt worden sein?			
2.3	Unter Berücksichtigung von klinischen Aspekten, der Beurteilung der Methodik und der statistischen Power, wie sicher sind Sie, dass der Effekt auf die Intervention zurückzuführen ist?			
2.4	Sind die Studienergebnisse auf die Allgemeinbevölkerung übertragbar?			
3.	BESCHREIBUNG DER STUDIE			
3.1	Wie viele Studienteilnehmer? Insgesamt und pro Arm?	s. 1.8.		
3.2	Was sind die Charakteristika der Studienpopulation? (Alter, Geschlecht, Risiko, Erkrankung etc.)	Soziale Phobie		
3.3	Welche Intervention wurde untersucht?	KVT wurde nicht durch ausgebildete Verhaltenstherapeuten durchgeführt.		
3.4	Welche Vergleiche wurden durchgeführt?	s.o.		
3.5	Wie lange wurden die Patienten nach Beendigung der Therapie nachbeobachtet?	Follow-up. Siehe Studie Haug et al.		
3.6	Welche Effizienzmaße wurden angewendet?	Haupteffizienzkriteria: CGI, SPS Sekundäre: BSPS, FQ-Social phobia, SDS, SF-36		
3.7	Welche Effektmaße wurden berichtet und welche Richtung?	Sertralin + Exposition = Sertralin > Placebo; Exposition + Placebo = Placebo		
3.8	Wie wurde die Studie finanziert?	Pfizer		
3.9	Beantwortet die Studie die Schlüsselfrage?	Nur unzureichend		
	Weitere Ergänzungen durch das Leitliniengremium	Ethikkomitee: keine Angabe		

◻ Tab. A.49 Clark et al. (2003)

	SIGN-Kriterium	Gut berücksichtigt/ adäquat berücksichtigt/mäßig berücksichtigt/	Nicht berücksichtigt/nicht berichtet/ nicht anwendbar	Bemerkung
	Studienidentifikation beinhaltet Autor, Titel, Referenz:	Gut berücksichtigt		
	INTERNE VALIDITÄT			
1.1	Hat die Studie eine relevante und spezifische Fragestellung? Wie lautet Sie?	Gut berücksichtigt		
1.2	Wurden die Probanden den Gruppen randomisiert zugeordnet?	Gut berücksichtigt		
1.3	Wurde die Randomisierung mit adäquaten Methoden geheim gehalten?	Gut berücksichtigt		
1.4	Waren die Probanden und Untersucher bezüglich der Zuordnung verblindet?	Gut berücksichtigt		Med. doppelblind; »unabhängige« Rater; keine Angabe, ob die Rater über die Behandlung informiert waren
1.5	Waren Interventions- und Kontrollgruppe zu Studienbeginn vergleichbar?	Gut berücksichtigt		
1.6	Wurden die Gruppen, mit Ausnahme der Intervention, gleich behandelt?	Gut berücksichtigt		
1.7	Wurden alle relevanten Zielgrößen in standardisierter, valider und reproduzierbarer Weise erhoben?	Gut berücksichtigt		
1.8	Wie waren die Teilnehmerquoten? a) Einschluss? b) Dropouts (a/b)	KVT 20/20, Fluoxetin + Selbstexposition 20/20, Placebo + Selbstexposition 20/20		
1.9	Wurden alle Probanden in der Gruppe analysiert, der sie ursprünglich zugeordnet wurden (Intention to treat)?	Gut berücksichtigt		ITT
1.10	Bei Multicenter-Studien: Sind die Ergebnisse der einzelnen Zentren vergleichbar?	n.a.		

◻ Tab. A.49   Fortsetzung

SIGN-Kriterium	Gut berücksichtigt/ adäquat be-rücksichtigt/mäßig berücksichtigt/	Nicht berücksichtigt/nicht berichtet/ nicht anwendbar	Bemerkung
2.	**GESAMTBEURTEILUNG DER STUDIE**		
2.1 Wie gut wurde für bias/ confounding kontrolliert? Code: ++ Evidenz + gerade noch haltbar – für Empfehlung keine Grundlage Mögliche Allegiance-Effekte müssen kontrolliert werden	+ (unabhängige« Rater; keine Anga-be, ob die Rater über die Behand-lung informiert waren)		
2.2 Wenn + oder –, in welcher Richtung könnte der Effekt verzerrt worden sein?	Allegiance-Effekte in Richtung KVT		
2.3 Unter Berücksichtigung von klinischen Aspekten, der Beurteilung der Methodik und der statistischen Power, wie sicher sind Sie, dass der Effekt auf die Intervention zurückzuführen ist?	Kein Haupteffektivitätskriterium genannt; zahlreiche Vergleiche angewendet; keine Bonferroni-Korrektur Fallzahl zu klein für Placebo-Ver-gleich Follow-up. Problematische LOCF-Methode: Patienten, die nicht mehr erschienen, wurden als gebessert angesehen		
2.4 Sind die Studienergebnisse auf die Allgemeinbevölke-rung übertragbar?	»it is possible that fluoxetine is less effective than some other SSRIs and, as a consequence, one cannot assume that the observed difference between CT and FLU + SE would generalize to other SSRIs.«		

■ Tab. A.49 Fortsetzung

	SIGN-Kriterium	Gut berücksichtigt/ adäquat berücksichtigt/mäßig berücksichtigt/	Nicht berücksichtigt/nicht berichtet/ nicht anwendbar	Bemerkung
3.	BESCHREIBUNG DER STUDIE			
3.1	Wie viele Studienteilnehmer? Insgesamt und pro Arm?	s. 1.8.		
3.2	Was sind die Charakteristika der Studienpopulation? (Alter, Geschlecht, Risiko, Erkrankung etc.)	Soziale Phobie		
3.3	Welche Intervention wurde untersucht?	s.o.		
3.4	Welche Vergleiche wurden durchgeführt?	s.o.		
3.5	Wie lange wurden die Patienten nach Beendigung der Therapie nachbeobachtet?	12 Monate		
3.6	Welche Effizienzmaße wurden angewendet?	Kein Haupteffektivitätskriterium genannt »Social phobia composite«, ADIS-R, SPS, SIAS, LSAS patient rating, FQ-Social Phobia, FNES, BAI, BDI		
3.7	Welche Effektmaße wurden berichtet und welche Richtung?	KVT > Fluoxetin + Selbstexposition = Placebo + Selbstexposition (auf manchen Skalen)		
3.8	Wie wurde die Studie finanziert?	Wellcome Trust.		
3.9	Beantwortet die Studie die Schlüsselfrage?	Fluoxetin ist kein Medikament, das bei der sozialen Phobie zugelassen ist. Daten zur Wirksamkeit in anderen Studien widersprüchlich		
	Weitere Ergänzungen durch das Leitliniengremium	Ethikkomitee: Gut berücksichtigt		

◉ Tab. A.50   Davidson et al. (2004c)

	SIGN-Kriterium	Gut berücksichtigt/ adäquat berücksichtigt/mäßig berücksichtigt/	Nicht berücksichtigt/nicht berichtet/ nicht anwendbar	Bemerkung
	Studienidentifikation beinhaltet Autor, Titel, Referenz:	Gut berücksichtigt		
	INTERNE VALIDITÄT			
1.1	Hat die Studie eine relevante und spezifische Fragestellung? Wie lautet Sie?	Gut berücksichtigt		
1.2	Wurden die Probanden den Gruppen randomisiert zugeordnet?	Gut berücksichtigt		
1.3	Wurde die Randomisierung mit adäquaten Methoden geheim gehalten?	Gut berücksichtigt		Med. doppelblind; blinde Rater
1.4	Waren die Probanden und Untersucher bezüglich der Zuordnung verblindet?	Gut berücksichtigt		
1.5	Waren Interventions- und Kontrollgruppe zu Studienbeginn vergleichbar?	Gut berücksichtigt		
1.6	Wurden die Gruppen, mit Ausnahme der Intervention, gleich behandelt?	Gut berücksichtigt		
1.7	Wurden alle relevanten Zielgrößen in standardisierter, valider und reproduzierbarer Weise erhoben?	Gut berücksichtigt		
1.8	Wie waren die Teilnehmerquoten? a) Einschluss? b) Dropouts (a/b)	Fluoxetin 57/39; KVT 60/48, Fluoxetin + KVT 59/42, KVT + Placebo 59/46, Placebo 60/36		
1.9	Wurden alle Probanden in der Gruppe analysiert, der sie ursprünglich zugeordnet wurden (Intention to treat)?	Gut berücksichtigt		
1.10	Bei Multicenter-Studien: Sind die Ergebnisse der einzelnen Zentren vergleichbar?	There were more subjects in the responder sample in the CCBT/PBO group at Duke University Medical Center than at the University of Pennsylvania. No other site differences were detected.		
2.	GESAMTBEURTEILUNG DER STUDIE			
2.1	Wie gut wurde für bias/ confounding kontrolliert? Code: ++ Evidenz + gerade noch haltbar − für Empfehlung keine Grundlage Mögliche Allegiance-Effekte müssen kontrolliert werden	Gut berücksichtigt		

◘ Tab. A.50   Fortsetzung

	SIGN-Kriterium	Gut berücksichtigt/ adäquat berücksichtigt/mäßig berücksichtigt/	Nicht berücksichtigt/nicht berichtet/ nicht anwendbar	Bemerkung
2.2	Wenn + oder –, in welcher Richtung könnte der Effekt verzerrt worden sein?			
2.3	Unter Berücksichtigung von klinischen Aspekten, der Beurteilung der Methodik und der statistischen Power, wie sicher sind Sie, dass der Effekt auf die Intervention zurückzuführen ist?	Gut berücksichtigt		
2.4	Sind die Studienergebnisse auf die Allgemeinbevölkerung übertragbar?	Ja		
3.	BESCHREIBUNG DER STUDIE			
3.1	Wie viele Studienteilnehmer? Insgesamt und pro Arm?	s. 1.8.		
3.2	Was sind die Charakteristika der Studienpopulation? (Alter, Geschlecht, Risiko, Erkrankung etc.)	Soziale Phobie		
3.3	Welche Intervention wurde untersucht?	s.o.		
3.4	Welche Vergleiche wurden durchgeführt?	s.o.		
3.5	Wie lange wurden die Patienten nach Beendigung der Therapie nachbeobachtet?	Kein Follow-up		
3.6	Welche Effizienzmaße wurden angewendet?	Primäres Effizienzkriterium: BSPS, CGI, Sekundär SPAI		
3.7	Welche Effektmaße wurden berichtet und welche Richtung?	Fluoxetin = KVT = Fluoxetin + KVT = KVT + Placebo =		
3.8	Wie wurde die Studie finanziert?	National Institute of Mental Health		
3.9	Beantwortet die Studie die Schlüsselfrage?	Ja		
	Weitere Ergänzungen durch das Leitliniengremium	Ethikkomitee: Gut berücksichtigt		

☐ Tab. A.51 Haug et al. (2003)

SIGN-Kriterium	Gut berücksichtigt/ adäquat berücksichtigt/mäßig berücksichtigt/	Nicht berücksichtigt/nicht berichtet/ nicht anwendbar	Bemerkung
Studienidentifikation beinhaltet Autor, Titel, Referenz:	Gut berücksichtigt		
INTERNE VALIDITÄT			
1.1 Hat die Studie eine relevante und spezifische Fragestellung? Wie lautet Sie?	Gut berücksichtigt		
1.2 Wurden die Probanden den Gruppen randomisiert zugeordnet?	Gut berücksichtigt		
1.3 Wurde die Randomisierung mit adäquaten Methoden geheim gehalten?	Gut berücksichtigt		
1.4 Waren die Probanden und Untersucher bezüglich der Zuordnung verblindet?		Mäßig berücksichtigt	Med. doppelblind; keine blinden Rater bezüglich Psychotherapie
1.5 Waren Interventions- und Kontrollgruppe zu Studienbeginn vergleichbar?	Gut berücksichtigt		
1.6 Wurden die Gruppen, mit Ausnahme der Intervention, gleich behandelt?	Gut berücksichtigt		
1.7 Wurden alle relevanten Zielgrößen in standardisierter, valider und reproduzierbarer Weise erhoben?	Gut berücksichtigt		
1.8 Wie waren die Teilnehmerquoten? a) Einschluss? b) Dropouts (a/b)	Sertralin 96/87, Sertralin + Exposition 98/88, Exposition + Placebo 98/91, Placebo 95/88		
1.9 Wurden alle Probanden in der Gruppe analysiert, der sie ursprünglich zugeordnet wurden (Intention to treat)?	Gut berücksichtigt		ITT
1.10 Bei Multicenter-Studien: Sind die Ergebnisse der einzelnen Zentren vergleichbar?	n.a.		

Tab. A.51 Fortsetzung

SIGN-Kriterium	Gut berücksichtigt/ adäquat be-rücksichtigt/mäßig berücksichtigt/	Nicht berücksichtigt/nicht berichtet/ nicht anwendbar	Bemerkung
2. GESAMTBEURTEILUNG DER STUDIE			
2.1 Wie gut wurde für bias/ confounding kontrolliert? Code: ++ Evidenz + gerade noch haltbar – für Empfehlung keine Grundlage Mögliche Allegiance-Effekte müssen kontrolliert werden	+		
2.2 Wenn + oder –, in welcher Richtung könnte der Effekt verzerrt worden sein?			
2.3 Unter Berücksichtigung von klinischen Aspekten, der Beurteilung der Methodik und der statistischen Power, wie sicher sind Sie, dass der Effekt auf die Intervention zurückzuführen ist?	Zwar geben die Autoren Haug et al. im Abstract ihres Artikels an, Exposition sei im Follow-up wirksamer als Sertralin, dies ist aber nicht korrekt. Der Unterschied kam dadurch zustande, dass Exposition in der Akutstudie weniger wirksam war und erst im Follow-up die Werte erreichte, die Sertralin bereits direkt nach der Akutstudie erreicht hatte (Bandelow, 2004)		
2.4 Sind die Studienergebnisse auf die Allgemeinbevölkerung übertragbar?			

● Tab. A.51 Fortsetzung

SIGN-Kriterium	Gut berücksichtigt/ adäquat be- rücksichtigt/mäßig berücksichtigt/	Nicht berücksichtigt/nicht berichtet/ nicht anwendbar	Bemerkung
3.	BESCHREIBUNG DER STUDIE		
3.1	Wie viele Studienteilnehmer? Insgesamt und pro Arm?	s. 1.8.		
3.2	Was sind die Charakteristika der Studienpopulation? (Alter, Geschlecht, Risiko, Erkrankung etc.)	Soziale Phobie		
3.3	Welche Intervention wurde untersucht?	KVT wurde nicht durch ausge- bildete Verhaltenstherapeuten durchgeführt		
3.4	Welche Vergleiche wurden durchgeführt?	s.o.		
3.5	Wie lange wurden die Patienten nach Beendigung der Thera- pie nachbeobachtet?	Diese Studie ist die Follow-up- Studie		
3.6	Welche Effizienzmaße wurden angewendet?	Haupteffizienzkriteria: CGI, SPS (keine Zahlenwerte angegeben) Sekundäre: BSPS, FQ-Social phobia, SDS, SF-36		
3.7	Welche Effektmaße wurden berichtet und welche Richtung?	Sertralin = Sertralin + Exposition = Exposition + Placebo = Placebo		
3.8	Wie wurde die Studie finanziert?	Pfizer		
3.9	Beantwortet die Studie die Schlüsselfrage?	Nur unzureichend		
	Weitere Ergänzungen durch das Leitliniengremium	Ethikkomitee: keine Angabe		

◻ Tab. A.52 Heimberg et al. (1998)

	SIGN-Kriterium	Gut berücksichtigt/ adäquat berücksichtigt/mäßig berücksichtigt/	Nicht berücksichtigt/nicht berichtet/ nicht anwendbar	Bemerkung
	Studienidentifikation beinhaltet Autor, Titel, Referenz:	Gut berücksichtigt		
	INTERNE VALIDITÄT			
1.1	Hat die Studie eine relevante und spezifische Fragestellung? Wie lautet Sie?	Gut berücksichtigt		
1.2	Wurden die Probanden den Gruppen randomisiert zugeordnet?	Gut berücksichtigt		
1.3	Wurde die Randomisierung mit adäquaten Methoden geheim gehalten?	Gut berücksichtigt		
1.4	Waren die Probanden und Untersucher bezüglich der Zuordnung verblindet?	Gut berücksichtigt		Med. doppelblind; blinde Rater
1.5	Waren Interventions- und Kontrollgruppe zu Studienbeginn vergleichbar?	Gut berücksichtigt		
1.6	Wurden die Gruppen, mit Ausnahme der Intervention, gleich behandelt?	Gut berücksichtigt		
1.7	Wurden alle relevanten Zielgrößen in standardisierter, valider und reproduzierbarer Weise erhoben?	Gut berücksichtigt		
1.8	Wie waren die Teilnehmerquoten? a) Einschluss? b) Dropouts (a/b)	Phenelzin 31/26, Placebo 33/27, Kognitive Therapie 36/28, psychologisches Placebo 33/26		
1.9	Wurden alle Probanden in der Gruppe analysiert, der sie ursprünglich zugeordnet wurden (Intention to treat)?	Gut berücksichtigt		ITT
1.10	Bei Multicenter-Studien: Sind die Ergebnisse der einzelnen Zentren vergleichbar?	Gut berücksichtigt		Wenig Unterschiede zwischen den Zentren
2.	GESAMTBEURTEILUNG DER STUDIE			
2.1	Wie gut wurde für bias/ confounding kontrolliert? Code: ++ Evidenz + gerade noch haltbar − für Empfehlung keine Grundlage Mögliche Allegiance-Effekte müssen kontrolliert werden	Gut berücksichtigt		

◘ Tab. A.52   Fortsetzung

	SIGN-Kriterium	Gut berücksichtigt/ adäquat berücksichtigt/mäßig berücksichtigt/	Nicht berücksichtigt/nicht berichtet/ nicht anwendbar	Bemerkung
2.2	Wenn + oder –, in welcher Richtung könnte der Effekt verzerrt worden sein?			
2.3	Unter Berücksichtigung von klinischen Aspekten, der Beurteilung der Methodik und der statistischen Power, wie sicher sind Sie, dass der Effekt auf die Intervention zurückzuführen ist?	Gut berücksichtigt		
2.4	Sind die Studienergebnisse auf die Allgemeinbevölkerung übertragbar?	Ja		
3.	BESCHREIBUNG DER STUDIE			
3.1	Wie viele Studienteilnehmer? Insgesamt und pro Arm?	s. 1.8.		
3.2	Was sind die Charakteristika der Studienpopulation? (Alter, Geschlecht, Risiko, Erkrankung etc.)	Soziale Phobie		
3.3	Welche Intervention wurde untersucht?	s.o.		
3.4	Welche Vergleiche wurden durchgeführt?	s.o.		
3.5	Wie lange wurden die Patienten nach Beendigung der Therapie nachbeobachtet?	Follow-up: Siehe Studie von Liebowitz et al. 1999		
3.6	Welche Effizienzmaße wurden angewendet?	Haupteffektivitätskriterium : SPDS Sekundäre: LSAS, ADIS-R SADS; FNES, SIAS, SPS, SCL-90		
3.7	Welche Effektmaße wurden berichtet und welche Richtung?	Phenelzin > Kognitive Therapie > psychologisches Placebo = Placebo		
3.8	Wie wurde die Studie finanziert?	National Institute of Mental Health		
3.9	Beantwortet die Studie die Schlüsselfrage?	Ja		
	Weitere Ergänzungen durch das Leitliniengremium	Ethikkomitee: Gut berücksichtigt		

Tab. A.53 Knijnik et al. (2004)

	SIGN-Kriterium	Gut berücksichtigt/ adäquat berücksichtigt/ mäßig berücksichtigt/	Nicht berücksichtigt/nicht berichtet/ nicht anwendbar	Bemerkung
	Studienidentifikation beinhaltet Autor, Titel, Referenz:	Gut berücksichtigt		
	INTERNE VALIDITÄT			
1.1	Hat die Studie eine relevante und spezifische Fragestellung? Wie lautet Sie?	Gut berücksichtigt: Ist manualisierte psychodynamische Kurzzeit-Gruppentherapie besser wirksam als ein psychologisches Placebo?		
1.2	Wurden die Probanden den Gruppen randomisiert zugeordnet?	Gut berücksichtigt		
1.3	Wurde die Randomisierung mit adäquaten Methoden geheim gehalten?		Nicht berichtet	
1.4	Waren die Probanden und Untersucher bezüglich der Zuordnung verblindet?		mäßig berücksichtigt	Verblindung der Rater, aber eine Therapeutin führte beide Behandlungen durch,"so dass die Studie nicht ausreichend in Hinsicht auf allegiance-Effekte kontrolliert war. Einer der »blinden« Rater war der Supervisor der PDTh-Gruppe.
1.5	Waren Interventions- und Kontrollgruppe zu Studienbeginn vergleichbar?	Gut berücksichtigt		
1.6	Wurden die Gruppen, mit Ausnahme der Intervention, gleich behandelt?	Gut berücksichtigt		
1.7	Wurden alle relevanten Zielgrößen in standardisierter, valider und reproduzierbarer Weise erhoben?	Gut berücksichtigt		
1.8	Wie waren die Teilnehmerquoten? a) Einschluss? b) Dropouts?	Gut berücksichtigt; Gruppen-PDTh 15/psychologisches Placebo 15 10/10		

Tab. A.53 Fortsetzung

	SIGN-Kriterium	Gut berücksichtigt/ adäquat berücksichtigt/ mäßig berücksichtigt/	Nicht berücksichtigt/nicht berichtet/ nicht anwendbar	Bemerkung
1.9	Wurden alle Probanden in der Gruppe analysiert, der sie ursprünglich zugeordnet wurden (Intention to treat)?		Nicht berücksichtigt	Keine Angaben hinsichtlich ITT-Auswertung
1.10	Bei Multicenter-Studien: Sind die Ergebnisse der einzelnen Zentren vergleichbar?	Nicht anwendbar		
2.	GESAMTBEURTEILUNG DER STUDIE			
2.1	Wie gut wurde für bias/ confounding kontrolliert? Code: ++ Evidenz + gerade noch haltbar – für Empfehlung keine Grundlage Mögliche Allegiance-Effekte müssen kontrolliert werden	++		
2.2	Wenn + oder –, in welcher Richtung könnte der Effekt verzerrt worden sein?			
2.3	Unter Berücksichtigung von klinischen Aspekten, der Beurteilung der Methodik und der statistischen Power, wie sicher sind Sie, dass der Effekt auf die Intervention zurückzuführen ist?	PDTh war auf der Liebowitz-Skala besser wirksam als ein psychologisches Placebo (n = 15/10), nicht jedoch auf der den anderen Haupteffizienzkriterien HAMA und CGI. Eine Bonferronikorrektur wurde nicht durchgeführt; der p-Wert 0,036 liegt oberhalb des kritischen Werts. Somit zeigt die Studie formal kein Unterschied zwischen den beiden Gruppen. Auf der Hamilton-Angstskala (HAMA) war sogar ein numerischer Unterschied von 2,3 Punkten zuungunsten der PDTh erhoben worden (Besserung PDTh: um 4,3 Punkte, psychologisches Placebo: um 6,6 Punkte); es ist nicht auszuschließen, dass dieser Unterschied bei einer ausreichend großen Stichprobe signifikant geworden wäre. Die Stichprobe war insgesamt zu klein		

🔲 Tab. A.53   Fortsetzung

	SIGN-Kriterium	Gut berücksichtigt/ adäquat berücksichtigt/ mäßig berücksichtigt/	Nicht berücksichtigt/nicht berichtet/ nicht anwendbar	Bemerkung
2.4	Sind die Studienergebnisse auf die Allgemeinbevölkerung übertragbar?			
3.	BESCHREIBUNG DER STUDIE			
3.1	Wie viele Studienteilnehmer? Insgesamt und pro Arm?	Gruppen-PDTh (n = 15/10) psychologisches Placebo (n = 15/10)		
3.2	Was sind die Charakteristika der Studienpopulation? (Alter, Geschlecht, Risiko, Erkrankung etc.)	Gut berücksichtigt		
3.3	Welche Intervention wurde untersucht?	Gruppen-PDTh (n = 15/10) psychologisches Placebo (n = 15/10)		
3.4	Welche Vergleiche wurden durchgeführt?	Gruppen-PDTh (n = 15/10) psychologisches Placebo (n = 15/10)		
3.5	Wie lange wurden die Patienten nach Beendigung der Therapie nachbeobachtet?	Nicht berücksichtigt	Keine Follow-up-Untersuchung publiziert	
3.6	Welche Effizienzmaße wurden angewendet?	Gut berücksichtigt: LSAS, HAMA, CGI		
3.7	Welche Effektmaße wurden berichtet und welche Richtung?	LSAS, HAMA, CGI Unterschied nur auf der LSAS (s.o.)		
3.8	Wie wurde die Studie finanziert?	Gut berücksichtigt: Angegeben, dass es keinen Sponsor gab		
3.9	Beantwortet die Studie die Schlüsselfrage?		Fehlerhafte statistische Auswertung. die Schlüsselfrage »Ist Gruppen-PDTh wirksamer als psychologisches Placebo« muss mit nein beantwortet werden	
	Weitere Ergänzungen durch das Leitliniengremium	Ethikkomitee: gut berücksichtigt	Keine Angaben zu GCP	

◘ Tab. A.54   Knijnik et al., (2008)

	SIGN-Kriterium	Gut berücksichtigt/ adäquat berücksichtigt/ mäßig berücksichtigt	Nicht berücksichtigt/nicht berichtet/ nicht anwendbar	Bemerkung
	Studienidentifikation beinhaltet Autor, Titel, Referenz:	Gut berücksichtigt		
	INTERNE VALIDITÄT			
1.1	Hat die Studie eine relevante und spezifische Fragestellung? Wie lautet Sie?	Gut berücksichtigt		Ist Clonazepam + PDTh bei SAD wirksamer Clonazepam allein?
1.2	Wurden die Probanden den Gruppen randomisiert zugeordnet?	Gut berücksichtigt		
1.3	Wurde die Randomisierung mit adäquaten Methoden geheim gehalten?	Gut berücksichtigt		
1.4	Waren die Probanden und Untersucher bezüglich der Zuordnung verblindet?	Gut berücksichtigt;		Verblindung der Rater bezüglich CGI; keine Verblindung der übrigen Skalen möglich, da es Selbstbeurteilungsskalen sind
1.5	Waren Interventions- und Kontrollgruppe zu Studienbeginn vergleichbar?	Gut berücksichtigt		
1.6	Wurden die Gruppen, mit Ausnahme der Intervention, gleich behandelt?	Gut berücksichtigt		
1.7	Wurden alle relevanten Zielgrößen in standardisierter, valider und reproduzierbarer Weise erhoben?	Mäßig berücksichtigt; es fehlt eine durch die Kliniker erhobene symptomsspezifische Skala (z.B. clinician-rated LSAS oder HAMA)		
1.8	Wie waren die Teilnehmerquoten? a) Einschluss? b) Dropouts?	Clonazepam (n=28 eingeschlossene Pat./28 auswertbare Patienten) + manualisierte psychodynamischer Gruppentherapie (n=29/29)		
1.9	Wurden alle Probanden in der Gruppe analysiert, der sie ursprünglich zugeordnet wurden (Intention to treat)?		Nicht berücksichtigt	Keine ITT-Auswertung

Tab. A.54   Fortsetzung

	SIGN-Kriterium	Gut berücksichtigt/ adäquat berücksichtigt/ mäßig berücksichtigt/	Nicht berücksichtigt/nicht berichtet/ nicht anwendbar	Bemerkung
1.10	Bei Multicenter-Studien: Sind die Ergebnisse der einzelnen Zentren vergleichbar?	Nicht anwendbar		
2.	GESAMTBEURTEILUNG DER STUDIE			
2.1	Wie gut wurde für bias/ confounding kontrolliert? Code: ++ Evidenz+ gerade noch haltbar – für Empfehlung keine Grundlage Mögliche Allegiance-Effekte müssen kontrolliert werden	++ Verblindung der Rater bei CGI; die anderen Skalen waren Selbstbeurteilungsskale, bei denen Verblindung nicht möglich ist		
2.2	Wenn + oder –, in welcher Richtung könnte der Effekt verzerrt worden sein?	In die Richtung der PDTh		
2.3	Unter Berücksichtigung von klinischen Aspekten, der Beurteilung der Methodik und der statistischen Power, wie sicher sind Sie, dass der Effekt auf die Intervention zurückzuführen ist?	Nur CGI zeigte nach Angaben der Autoren einen signifikanten Unterschied (dies ist aber bei korrekter statistischer Auswertung nicht zu halten, s.o.). Alle anderen sekundären Effizienzmaße, einschl. der Patienten-gerateten LSAS, zeigten keinen Unterschied.		
2.4	Sind die Studienergebnisse auf die Allgemeinbevölkerung übertragbar?			
3.	BESCHREIBUNG DER STUDIE			
3.1	Wie viele Studienteilnehmer? Insgesamt und pro Arm?	Clonazepam (n = 28 eingeschlossene Pat./28 auswertbare Patienten) + manualisierte psychodynamischer Gruppentherapie vs. Clonazepam-Monotherapie verglichen (n = 29/29)	Sample size zu klein keine ITT-Auswertung	
3.2	Was sind die Charakteristika der Studienpopulation? (Alter, Geschlecht, Risiko, Erkrankung etc.)	Gut berücksichtigt		
3.3	Welche Intervention wurde untersucht?	Gut berücksichtigt		

Tab. A.54 Fortsetzung

SIGN-Kriterium		Gut berücksichtigt/ adäquat berücksichtigt/ mäßig berücksichtigt/	Nicht berücksichtigt/nicht berichtet/ nicht anwendbar	Bemerkung
3.4	Welche Vergleiche wurden durchgeführt?	Clonazepam (n = 28 eingeschlossene Pat./28 auswertbare Patienten) + manualisierte psychodynamischer Gruppentherapie vs. Clonazepam-Monotherapie verglichen (n = 29/29)		
3.5	Wie lange wurden die Patienten nach Beendigung der Therapie nachbeobachtet?	Nicht berücksichtigt	Keine Follow-up-Untersuchung publiziert	
3.6	Welche Effizienzmaße wurden angewendet?	Nicht berücksichtigt; CGI wurde als Haupteffizienzmaß genannt. Es fehlt eine durch Kliniker erhobene krankheitsspezifische Skala (z.B. clinician-rated LSAS oder HAMA), die eine Verblindung möglich gemacht hätte.		
3.7	Welche Effektmaße wurden berichtet und welche Richtung?	Nur CGI zeigte nach Angaben der Autoren einen signifikanten Unterschied (dies ist aber bei korrekter statistischer Auswertung nicht zu halten). Alle anderen sekundären Effizienzmaß, einschl. der Patienten-gerateten LSAS, zeigten keinen Unterschied		
3.8	Wie wurde die Studie finanziert?	This research was partially supported by the FIPE-HCPA CNPQ and by NIH grants	Keine Angabe	
3.9	Beantwortet die Studie die Schlüsselfrage?	die Schlüsselfrage »Ist Clonazepam + psychodynamische Gruppentherapie wirksamer als Clonazepam« kann nicht beantwortet werden Für die PDTh gab es keine Kontrollbedingung im Sinne eines psychologischen Placebos, so dass die Studie keine Aussage zur spezifischen Wirkung einer PDTh hätte machen können. (»It is possible that the relatively superiority of PGT could be due to nonspecific effects such as increased attention, or a natural process of exposure inherent to any group therapy«)		
	Weitere Ergänzungen durch das Leitliniengremium	Ethikkomitee: gut berücksichtigt		

◘ Tab. A.55   Leichsenring et al. (2013)

SIGN-Kriterium	Gut berücksichtigt/ adäquat berücksichtigt/ berücksichtigt/	Gut berücksichtigt/ adäquat berücksichtigt/mäßig	Nicht berücksichtigt/nicht berichtet/ nicht anwendbar	Bemerkung
Studienidentifikation beinhaltet Autor, Titel, Referenz:				
INTERNE VALIDITÄT				
1.1	Hat die Studie eine relevante und spezifische Fragestellung? Wie lautet Sie?	Gut berücksichtigt Do CBT and psychodynamic therapy increase remission and response for social anxiety disorder (compared to no therapy)? Are there differences in effectiveness between CBT and psychodynamic therapy?		
1.2	Wurden die Probanden den Gruppen randomisiert zugeordnet?	Ja, aber… »The original sequence of fixed-length blocks was locally exchanged to impede inferences on the next allocation. In order to avoid a lag at the end of the study, allocation to waiting list was terminated after the waiting list arm had achieved the necessary sample block lengths and distribution of arms within blocks were adapted to varying site-specific availability of therapists.« → Nicht ganz klar.		
1.3	Wurde die Randomisierung mit adäquaten Methoden geheim gehalten?			Verblindung bei Psychotherapie ist im Allgemeinen nicht möglich. Sowohl Patient als Therapeut wissen, welche Behandlung der Patient bekommt. Auch eine Verblindung des Bewerters (Assessor) ist schwierig, ist eine gute Alternative.

□ Tab. A.55   Fortsetzung

SIGN-Kriterium	Gut berücksichtigt/ adäquat berücksichtigt/mäßig berücksichtigt/	Nicht berücksichtigt/nicht be- richtet/ nicht anwendbar	Bemerkung
1.4	Waren die Probanden und Untersucher bezüglich der Zu- ordnung verblindet?			Verblindung bei Psychothera- pie ist im Allgemeinen nicht möglich. Sowohl Patient als Therapeut wissen, welche Behandlung der Patient be- kommt. Assessors waren verblindet.
1.5	Waren Interventions- und Kon- trollgruppe zu Studienbeginn vergleichbar?	Adäquat berücksichtigt Die Patientengruppen waren zu Studienbeginn sehr ver- gleichbar, aber es gab große Unterschiede zwischen den Behandlern in beiden Gruppen bzgl. Erfahrung: mehr klinische Erfahrung in psychodynamischer Gruppe, aber mehr Erfahrung mit spezifischer Therapie in CBT-Gruppe. Es wird in der Arbeit nicht berichtet, wie lang die Zeit bis zur Endpoint-Beurteilung in der Warteliste war bzw. ob sie ebenso lang war wie die Therapiezeit bei KVT (38,7 Wochen) und PDTh (37,4 Wochen). Nach person- licher Mitteilung (F. Leichsenring) betrug die Zeit bis zum Endpoint bei der WL 7,4 Monate (entspricht 32,15 Wochen), also 5,25 Wochen kürzer als bei PDTh (geplant waren 6 Monate).		
1.6	Wurden die Gruppen, mit Aus- nahme der Intervention, gleich behandelt?	Mäßig berücksichtigt Grundsätzlich wurden beide Gruppen gleich behan- delt. Die CBT-Gruppe bekam aber auch Elemente der psychodynamischen Behandlung (score for adherence to psychodynamic treatment: 3.02 in psychodynamischer Gruppe und 2.23 in CBT-Gruppe). Umgekehrt war das nicht der Fall (score for adherence to CBT treatment: 2.00 in CBT-Gruppe und 0.12 in psycho- dynamischer Gruppe 2.23). Der Effekt von CBT kann dadurch möglicherweise teilweise auch ein Effekt von psychodynamischer Be- handlung beinhalten.		

◼ Tab. A.55   Fortsetzung

	SIGN-Kriterium	Gut berücksichtigt/ adäquat berücksichtigt/mäßig berücksichtigt/	Nicht berücksichtigt/nicht berichtet/ nicht anwendbar	Bemerkung
1.7	Wurden alle relevanten Zielgrößen in standardisierter, valider und reproduzierbarer Weise erhoben?	Gut berücksichtigt		
1.8	Wie waren die Teilnehmerquoten? a) Einschluss? b) Dropouts (a/b)	Gut berücksichtigt Einschluss: 495 patients out of 1450 screened patients. Quote ist unter anderem niedrig, weil Patienten mit gleichlaufenden psychopharmakologischen Behandlungen exkludiert wurden. Das verringert die Verallgemeinerbarkeit, aber ist sonst unproblematisch. Dropouts: 24–28% in den drei Gruppen.		
1.9	Wurden alle Probanden in der Gruppe analysiert, der sie ursprünglich zugeordnet wurden (Intention to treat)?	Adäquat /mäßig berücksichtigt Artikel behauptet, dass ITT analysiert wurde. Jedoch wurden fehlende Werte auf der Zielgröße imputiert. Das stellt eine starke »missing at random« Annahme voraus. Es ist nicht wahrscheinlich, dass dies zu erheblicher Bias führt: in allen drei Gruppen waren die Dropoutquoten gleich groß und nicht sehr hoch, so dass Bias nur resultiert, wenn es Unterschiede gab zwischen den Gruppen in den Typen von Patienten die ausgefallen sind, z.B. falls in einer Gruppe sind vor allem Patienten nach erfolgreicher Behandlung ausgefallen und in einer anderen Gruppen sind vor allem Patienten nach erfolgloser Behandlung ausgefallen.		
1.10	Bei Multicenter-Studien: Sind die Ergebnisse der einzelnen Zentren vergleichbar?	Gut berücksichtigt Auf jeden Fall kein »center-by-treatment interaction«		

◻ Tab. A.55 Fortsetzung

SIGN-Kriterium	Gut berücksichtigt/ adäquat berücksichtigt/ berücksichtigt/ mäßig	Nicht berücksichtigt/ nicht be-richtet/ nicht anwendbar	Bemerkung
2.	**GESAMTBEURTEILUNG DER STUDIE**		
2.1 Wie gut wurde für bias/ confounding kontrolliert? Code: ++ Evidenz + gerade noch haltbar − für Empfehlung keine Grundlage Mögliche Allegiance-Effekte müssen kontrolliert werden	+/− In den Hauptmodellen hätte man auf die Erfahrung des Therapeuten adjustieren sollen (klinische Erfahrung und Erfahrung mit der therapeutischen Technik): diese unterscheiden sich stark zwischen den Gruppen. Auf S. 6 wird erwähnt, dass solche Adjustierung kein Effekt hat auf die Ergebnisse. Man hätte auch für treatment duration (für die waiting list Gruppe: observation time) adjustieren sollen, weil diese Zeit unterschiedlich war zwischen Patienten, wegen »vacations or illness of patients or therapists«. Die Wahrscheinlichkeit, dass dies zu erheblichen Bias führt ist nicht sehr groß, außer die Beobachtungszeiten unterscheiden sich stark zwischen den Gruppen (es wird nicht erwähnt, ob dies der Fall ist). Patienten wissen zu welcher Gruppe sie gehören. Das kann zu Bias führen. Am wahrscheinlichsten ist, dass die Effekte von beiden Behandlungsformen im Vergleich zu keiner Behandlung überschätzt werden. Dass es ein Bias an Patientenseite geben kann bei dem Vergleich zwischen beiden Behandlungsformen ist unwahrscheinlicher, aber nicht ganz auszuschließen. Therapeuten wissen zu welcher Gruppe sie gehören. Das bringt möglicherweise allegiance Bias mit sich. »An investigator allegiance effect was controlled for by including experts in both CBT and psychodynamic therapy as local investigators at each center.« Es ist nicht ganz klar was hier gemacht wird: bedeutet das nur, dass in jedem Zentrum mindestens ein Experte in CBT und ein Experte in psychodynamischer Therapie arbeitete? Die Therapeuten selber können dann aber noch immer ihre Präferenzen haben und allegiance Bias kann noch immer auftreten.		

Tab. A.55 Fortsetzung

SIGN-Kriterium	Gut berücksichtigt/ adäquat berücksichtigt/mäßig berücksichtigt/	Nicht berücksichtigt/nicht berichtet/ nicht anwendbar	Bemerkung
	Die Analysen sind nicht ITT, aber es ist unwahrscheinlich, dass das die Ergebnisse entscheidend beeinflussen wird. Randomisierung → Siehe Frage oben. Die CBT-Gruppe bekam auch Elemente der psychodynamischer Behandlung; umgekehrt war das nicht der Fall. Der Effekt von CBT kann dadurch möglicherweise teilweise auch ein Effekt von psychodynamischer Behandlung beinhalten. Aus dem Editorial zu diesem Artikel »{this is} the very first test of supportive-expressive therapy for social phobia. The decision to test a newly manualized psychotherapy in a large-scale randomized controlled trial against a standard reference treatment involved a leap of faith; there was no chance to calibrate and adapt supportive-expressive therapy to social phobia, which is ordinarily accomplished in smaller open clinical trials. Even a basic matter like determining the timing of sessions (initially weekly, then twice weekly from sessions 7 through 16, and weekly through session 25) is described as an attempt to match CBT, rather than tuning choices to best capture the music of this new treatment. Termination in dynamic therapy for patients with anxiety disorders is often fraught with ambivalence and rage, re-evoking underlying separation and autonomy conflicts, which loom large in this patient group. Dynamic therapists can use this intensification of affect as therapy draws to a close to deepen understanding and relief from anxiety. Hence the decision to lower the »dose« of this therapy toward its end might have decreased its effect at a crucial juncture (6). Even the rating system to measure the therapists' adherence to the manual, central to defining any manualized psychotherapy, was much less precise for supportive-expressive therapy than for CBT in this study.		

☐ Tab. A.55 Fortsetzung

	SIGN-Kriterium	Gut berücksichtigt/ adäquat berücksichtigt/mäßig berücksichtigt/	Nicht berücksichtigt/nicht be-richtet/ nicht anwendbar	Bemerkung
2.2	Wenn + oder –, in welcher Richtung könnte der Effekt verzerrt worden sein?	Effekt von Behandlungen versus keine Behandlung könnte überschätzt sein. Es ist aber sehr unwahrscheinlich, dass der größte Teil dieses Effekts nur Verzerrung ist. Effektvergleich zwischen beiden Behandlungen: A & B führen wahrscheinlich nicht zu erheblichen Bias. Könnte aber in beide Richtungen gehen. Effekte von beiden Behandlungen möglicherweise überschätzt. Bias bei Vergleich zwischen beiden Behandlungen ist unwahrscheinlicher. Könnte aber in beide Richtungen gehen. Bias in beide Richtungen möglich. Führt wahrscheinlich nicht zu erheblichen Bias. Könnte aber in beide Richtungen gehen. ? Effekt von CBT ist möglicherweise überschätzt. Mögliche Unterschätzung des Effekts von psychodynamischer Therapie.		
2.3	Unter Berücksichtigung von klinischen Aspekten, der Beurteilung der Methodik und der statistischen Power, wie sicher sind Sie, dass der Effekt auf die Intervention zurückzuführen ist?	Effekt von Behandlungen in Vergleich zu keiner Behandlung: ++ Effekt von CBT versus psychodynamischer Therapie: -		
2.4	Sind die Studienergebnisse auf die Allgemeinbevölkerung übertragbar?	? Falls ja, dann auf die Population, die keine Psychopharmaka bekommt.		
3.	BESCHREIBUNG DER STUDIE			
3.1	Wie viele Studienteilnehmer? Insgesamt und pro Arm?			

Tab. A.55 Fortsetzung

SIGN-Kriterium		Gut berücksichtigt/ adäquat berücksichtigt/ berücksichtigt/	Nicht berücksichtigt/nicht berücksichtigt/mäßig	Nicht berücksichtigt/nicht berichtet/ nicht anwendbar	Bemerkung
3.2	Was sind die Charakteristika der Studienpopulation? (Alter, Geschlecht, Risiko, Erkrankung etc.)				
3.3	Welche Intervention wurde untersucht?				
3.4	Welche Vergleiche wurden durchgeführt?				
3.5	Wie lange wurden die Patienten nach Beendigung der Therapie nachbeobachtet?				
3.6	Welche Effizienzmaße wurden angewendet?				
3.7	Welche Effektmaße wurden berichtet und welche Richtung?				
3.8	Wie wurde die Studie finanziert?				
3.9	Beantwortet die Studie die Schlüsselfrage?				
	Weitere Ergänzungen durch das Leitliniengremium				

Tab. A.56 Liebowitz et al. (1999)

SIGN-Kriterium	Gut berücksichtigt/ adäquat berücksichtigt/mäßig berücksichtigt/	Nicht berücksichtigt/nicht berichtet/ nicht anwendbar	Bemerkung
Studienidentifikation beinhaltet Autor, Titel, Referenz:	Gut berücksichtigt		
INTERNE VALIDITÄT			
1.1 Hat die Studie eine relevante und spezifische Fragestellung? Wie lautet Sie?	Gut berücksichtigt		
1.2 Wurden die Probanden den Gruppen randomisiert zugeordnet?	Gut berücksichtigt		
1.3 Wurde die Randomisierung mit adäquaten Methoden geheim gehalten?	Gut berücksichtigt		
1.4 Waren die Probanden und Untersucher bezüglich der Zuordnung verblindet?	Gut berücksichtigt		Med. doppelblind; blinde Rater
1.5 Waren Interventions- und Kontrollgruppe zu Studienbeginn vergleichbar?	Gut berücksichtigt		
1.6 Wurden die Gruppen, mit Ausnahme der Intervention, gleich behandelt?	Gut berücksichtigt		
1.7 Wurden alle relevanten Zielgrößen in standardisierter, valider und reproduzierbarer Weise erhoben?	Gut berücksichtigt		
1.8 Wie waren die Teilnehmerquoten? a) Einschluss? b) Dropouts (a/b)	Phenelzin 14/10, kognitive Therapie 14/11		
1.9 Wurden alle Probanden in der Gruppe analysiert, der sie ursprünglich zugeordnet wurden (Intention to treat)?	Gut berücksichtigt		ITT
1.10 Bei Multicenter-Studien: Sind die Ergebnisse der einzelnen Zentren vergleichbar?	Gut berücksichtigt		Wenig Unterschiede zwischen den Zentren
2. GESAMTBEURTEILUNG DER STUDIE			
2.1 Wie gut wurde für bias/ confounding kontrolliert? Code: ++ Evidenz + gerade noch haltbar - für Empfehlung keine Grundlage Mögliche Allegiance-Effekte müssen kontrolliert werden	Gut berücksichtigt		

Tab. A.56 Fortsetzung

	SIGN-Kriterium	Gut berücksichtigt/ adäquat berücksichtigt/mäßig berücksichtigt	Nicht berücksichtigt/nicht berichtet/ nicht anwendbar	Bemerkung
2.2	Wenn + oder −, in welcher Richtung könnte der Effekt verzerrt worden sein?			
2.3	Unter Berücksichtigung von klinischen Aspekten, der Beurteilung der Methodik und der statistischen Power, wie sicher sind Sie, dass der Effekt auf die Intervention zurückzuführen ist?			
2.4	Sind die Studienergebnisse auf die Allgemeinbevölkerung übertragbar?	Ja		
3.	BESCHREIBUNG DER STUDIE			
3.1	Wie viele Studienteilnehmer? Insgesamt und pro Arm?	s. 1.8.		
3.2	Was sind die Charakteristika der Studienpopulation? (Alter, Geschlecht, Risiko, Erkrankung etc.)	Soziale Phobie		
3.3	Welche Intervention wurde untersucht?	s.o.		
3.4	Welche Vergleiche wurden durchgeführt?	s.o.		
3.5	Wie lange wurden die Patienten nach Beendigung der Therapie nachbeobachtet?	Follow-up Studie (6 Monate)		
3.6	Welche Effizienzmaße wurden angewendet?	Haupteffektivitätskriterium : SPDS Sekundäre: LSAS, ADIS-R SADS; FNES, SIAS, SPS, SCL-90		
3.7	Welche Effektmaße wurden berichtet und welche Richtung?	PZ patients entered maintenance more improved than CBGT patients, and nonrelapsing PZ patients maintained their superior gains throughout the study.		
3.8	Wie wurde die Studie finanziert?	National Institute of Mental Health		
3.9	Beantwortet die Studie die Schlüsselfrage?	Ja		
	Weitere Ergänzungen durch das Leitliniengremium	Ethikkomitee: Gut berücksichtigt		

◘ Tab. A.57   Loerch et al. (1999)

	SIGN-Kriterium	Gut berücksichtigt/ adäquat berücksichtigt/mäßig berücksichtigt/	Nicht berücksichtigt/nicht berichtet/ nicht anwendbar	Bemerkung
	Studienidentifikation beinhaltet Autor, Titel, Referenz:	Gut berücksichtigt		
	INTERNE VALIDITÄT			
1.1	Hat die Studie eine relevante und spezifische Fragestellung? Wie lautet Sie?	Gut berücksichtigt		
1.2	Wurden die Probanden den Gruppen randomisiert zugeordnet?	Gut berücksichtigt		
1.3	Wurde die Randomisierung mit adäquaten Methoden geheim gehalten?	Gut berücksichtigt		
1.4	Waren die Probanden und Untersucher bezüglich der Zuordnung verblindet?	Gut berücksichtigt		Med. doppleblind. Kein Angabe zur Verblindung der Rater bezügl. KVT
1.5	Waren Interventions- und Kontrollgruppe zu Studienbeginn vergleichbar?	Gut berücksichtigt		
1.6	Wurden die Gruppen, mit Ausnahme der Intervention, gleich behandelt?	Gut berücksichtigt		
1.7	Wurden alle relevanten Zielgrößen in standardisierter, valider und reproduzierbarer Weise erhoben?	Gut berücksichtigt		
1.8	Wie waren die Teilnehmerquoten? a) Einschluss? b) Dropouts (a/b)	Moclobemid + kognitive Therapie 14/11, Moclobemid + psychol. Placebo 16/9, Placebo + kognitive Therapie 14/13, Placebo + psychol. Placebo 11/9		
1.9	Wurden alle Probanden in der Gruppe analysiert, der sie ursprünglich zugeordnet wurden (Intention to treat)?	Gut berücksichtigt		ITT
1.10	Bei Multicenter-Studien: Sind die Ergebnisse der einzelnen Zentren vergleichbar?	Ergebnisse nicht getrennt berichtet		

■ Tab. A.57   Fortsetzung

	SIGN-Kriterium	Gut berücksichtigt/ adäquat berücksichtigt/mäßig berücksichtigt/	Nicht berücksichtigt/nicht berichtet/ nicht anwendbar	Bemerkung
2.	GESAMTBEURTEILUNG DER STUDIE			
2.1	Wie gut wurde für bias/ confounding kontrolliert? Code: ++ Evidenz + gerade noch haltbar – für Empfehlung keine Grundlage Mögliche Allegiance-Effekte müssen kontrolliert werden	Gut berücksichtigt		
2.2	Wenn + oder –, in welcher Richtung könnte der Effekt verzerrt worden sein?			
2.3	Unter Berücksichtigung von klinischen Aspekten, der Beurteilung der Methodik und der statistischen Power, wie sicher sind Sie, dass der Effekt auf die Intervention zurückzuführen ist?	Ungewöhnliche Skalen verwendet		
2.4	Sind die Studienergebnisse auf die Allgemeinbevölkerung übertragbar?	Moclobemid ist kein Medikament, das für die Panikstörung zugelassen ist; insofern ungeeignet für die Fragestellung, ob eine medikamentöse Therapie wirksamer ist als eine KVT		
3.	BESCHREIBUNG DER STUDIE			
3.1	Wie viele Studienteilnehmer? Insgesamt und pro Arm?	Siehe 1.8.		
3.2	Was sind die Charakteristika der Studienpopulation? (Alter, Geschlecht, Risiko, Erkrankung etc.)	Panikstörung/Agoraphobie		

Tab. A.57 Fortsetzung

	SIGN-Kriterium	Gut berücksichtigt/ adäquat berücksichtigt/mäßig berücksichtigt/	Nicht berücksichtigt/nicht berichtet/ nicht anwendbar	Bemerkung
3.3	Welche Intervention wurde untersucht?	s.o.		
3.4	Welche Vergleiche wurden durchgeführt?	s.o.		
3.5	Wie lange wurden die Patienten nach Beendigung der Therapie nachbeobachtet?	6 Monate		
3.6	Welche Effizienzmaße wurden angewendet?	Haupteffektivitätskriterium : agoraphobe Vermeidung (FQ). MI, SDS		
3.7	Welche Effektmaße wurden berichtet und welche Richtung?	Moclobemid + kognitive Therapie = Placebo + kognitive Therapie > Moclobemid + psychol. Placebo = Placebo + psychol. Placebo		
3.8	Wie wurde die Studie finanziert?	Hoffmann LaRoche AG.		
3.9	Beantwortet die Studie die Schlüsselfrage?	Moclobemid ist kein Medikament, das für die Panikstörung zugelassen ist; insofern ungeeignet für die Fragestellung, ob eine medikamentöse Therapie wirksamer ist als eine KVT		
	Weitere Ergänzungen durch das Leitliniengremium	Ethikkomitee: keine Angabe GCP: n.a.		

◼ Tab. A.58   Oosterbaan et al. (2001)

	SIGN-Kriterium	Gut berücksichtigt/ adäquat berücksichtigt/mäßig berücksichtigt/	Nicht berücksichtigt/nicht berichtet/ nicht anwendbar	Bemerkung
	Studienidentifikation beinhaltet Autor, Titel, Referenz:	Gut berücksichtigt		
	INTERNE VALIDITÄT			
1.1	Hat die Studie eine relevante und spezifische Fragestellung? Wie lautet Sie?	Gut berücksichtigt		
1.2	Wurden die Probanden den Gruppen randomisiert zugeordnet?	Gut berücksichtigt		
1.3	Wurde die Randomisierung mit adäquaten Methoden geheim gehalten?	Gut berücksichtigt		
1.4	Waren die Probanden und Untersucher bezüglich der Zuordnung verblindet?		Mäßig berücksichtigt	Med. doppelblind, blinde Rater nur für manche Skalen
1.5	Waren Interventions- und Kontrollgruppe zu Studienbeginn vergleichbar?	Gut berücksichtigt		
1.6	Wurden die Gruppen, mit Ausnahme der Intervention, gleich behandelt?	Gut berücksichtigt		
1.7	Wurden alle relevanten Zielgrößen in standardisierter, valider und reproduzierbarer Weise erhoben?	Gut berücksichtigt		
1.8	Wie waren die Teilnehmerquoten? a) Einschluss? b) Dropouts (a/b)	KVT 28/24, Moclobemid 27/24, Placebo 27/19		
1.9	Wurden alle Probanden in der Gruppe analysiert, der sie ursprünglich zugeordnet wurden (Intention to treat)?	Gut berücksichtigt		ITT
1.10	Bei Multicenter-Studien: Sind die Ergebnisse der einzelnen Zentren vergleichbar?	Zentren nicht getrennt ausgewertet		
2.	GESAMTBEURTEILUNG DER STUDIE			
2.1	Wie gut wurde für bias/ confounding kontrolliert? Code: ++ Evidenz + gerade noch haltbar – für Empfehlung keine Grundlage Mögliche Allegiance-Effekte müssen kontrolliert werden	+ (blinde Rater nur für manche Skalen).		

◼ Tab. A.58 Fortsetzung

	SIGN-Kriterium	Gut berücksichtigt/ adäquat berücksichtigt/mäßig berücksichtigt/	Nicht berücksichtigt/nicht berichtet/ nicht anwendbar	Bemerkung
2.2	Wenn + oder –, in welcher Richtung könnte der Effekt verzerrt worden sein?	Allegiance effects in Richtung KVT möglich		
2.3	Unter Berücksichtigung von klinischen Aspekten, der Beurteilung der Methodik und der statistischen Power, wie sicher sind Sie, dass der Effekt auf die Intervention zurückzuführen ist?	Kein Haupteffektivitätskriterium genannt.		
2.4	Sind die Studienergebnisse auf die Allgemeinbevölkerung übertragbar?			
3.	BESCHREIBUNG DER STUDIE			
3.1	Wie viele Studienteilnehmer? Insgesamt und pro Arm?	s. 1.8.		
3.2	Was sind die Charakteristika der Studienpopulation? (Alter, Geschlecht, Risiko, Erkrankung etc.)			
3.3	Welche Intervention wurde untersucht?	s.o.		
3.4	Welche Vergleiche wurden durchgeführt?	s.o.		
3.5	Wie lange wurden die Patienten nach Beendigung der Therapie nachbeobachtet?	2 Monate		
3.6	Welche Effizienzmaße wurden angewendet?	Composite measure: LSAS, IIS, ADS and the social phobia subscale of the FQ (Haupteffizienzkritrium?) LSAS, MADRS ADS, CGI-Social Phobia, IIS, SCI, FQ, SDS, SCL-90		
3.7	Welche Effektmaße wurden berichtet und welche Richtung?	KVT>Moclobemid KVT=Placebo Moclobemide = Placebo		
3.8	Wie wurde die Studie finanziert?	Hoffmann-La Roche		
3.9	Beantwortet die Studie die Schlüsselfrage?	Ja		
	Weitere Ergänzungen durch das Leitliniengremium	Ethikkomitee: keine Angabe		

⬛ Tab. A.59   Otto et al. (2000)

	SIGN-Kriterium	Gut berücksichtigt/ adäquat berücksichtigt/mäßig berücksichtigt	Nicht berücksichtigt/nicht berichtet/ nicht anwendbar	Bemerkung
	Studienidentifikation beinhaltet Autor, Titel, Referenz:	Gut berücksichtigt		
	INTERNE VALIDITÄT			
1.1	Hat die Studie eine relevante und spezifische Fragestellung? Wie lautet Sie?	Gut berücksichtigt		
1.2	Wurden die Probanden den Gruppen randomisiert zugeordnet?	Gut berücksichtigt		
1.3	Wurde die Randomisierung mit adäquaten Methoden geheim gehalten?		Mäßig berücksichtigt	Blinde Rater; keine Placebobehandlung
1.4	Waren die Probanden und Untersucher bezüglich der Zuordnung verblindet?		Mäßig berücksichtigt	Blinde Rater; keine Placebo
1.5	Waren Interventions- und Kontrollgruppe zu Studienbeginn vergleichbar?	Gut berücksichtigt		
1.6	Wurden die Gruppen, mit Ausnahme der Intervention, gleich behandelt?	Gut berücksichtigt		
1.7	Wurden alle relevanten Zielgrößen in standardisierter, valider und reproduzierbarer Weise erhoben?	Gut berücksichtigt		
1.8	Wie waren die Teilnehmerquoten? a) Einschluss? b) Dropouts (a/b)	Clonazepam 25/15; KVT 20/15		
1.9	Wurden alle Probanden in der Gruppe analysiert, der sie ursprünglich zugeordnet wurden (Intention to treat)?	Gut berücksichtigt		ITT und completer-Analyse
1.10	Bei Multicenter-Studien: Sind die Ergebnisse der einzelnen Zentren vergleichbar?	n.a.		
2.	GESAMTBEURTEILUNG DER STUDIE			
2.1	Wie gut wurde für bias/ confounding kontrolliert? Code: ++ Evidenz + gerade noch haltbar – für Empfehlung keine Grundlage Mögliche Allegiance-Effekte müssen kontrolliert werden	Gut berücksichtigt		

◻ Tab. A.59   Fortsetzung

	SIGN-Kriterium	Gut berücksichtigt/ adäquat be-rücksichtigt/mäßig berücksichtigt/	Nicht berücksichtigt/nicht berichtet/ nicht anwendbar	Bemerkung
2.2	Wenn + oder –, in welcher Richtung könnte der Effekt verzerrt worden sein?			
2.3	Unter Berücksichtigung von klinischen Aspekten, der Beurteilung der Methodik und der statistischen Power, wie sicher sind Sie, dass der Effekt auf die Intervention zurückzuführen ist?	Mäßig berücksichtigt. Die Stichprobe war zu klein, um eventuell vorhandene Unterschiede zu entdecken.		
2.4	Sind die Studienergebnisse auf die Allgemeinbevölkerung übertragbar?	ja		
3.	BESCHREIBUNG DER STUDIE			
3.1	Wie viele Studienteilnehmer? Insgesamt und pro Arm?	s. 1.8.		
3.2	Was sind die Charakteristika der Studienpopulation? (Alter, Geschlecht, Risiko, Erkrankung etc.)	Soziale Phobie		
3.3	Welche Intervention wurde untersucht?	s.o.		
3.4	Welche Vergleiche wurden durchgeführt?	s.o.		
3.5	Wie lange wurden die Patienten nach Beendigung der Therapie nachbeobachtet?	Keine Follow-up-Daten		
3.6	Welche Effizienzmaße wurden angewendet?	Haupteffektivitätskriterium : CGI-S, SIAS. Sekundäre Maße:LSAS, HAMA, SPS, FNE, RAS		
3.7	Welche Effektmaße wurden berichtet und welche Richtung?	Gruppen-KVT war ebenso wirksam wie Clonazepam		
3.8	Wie wurde die Studie finanziert?	Supported in part by an unrestricted grant from Roche Pharmaceuticals.		
3.9	Beantwortet die Studie die Schlüsselfrage?	Die Stichprobe war zu klein, um eventuell vorhandene Unterschiede zu entdecken.		
	Weitere Ergänzungen durch das Leitliniengremium	Ethikkomitee: keine Angabe		

Tab. A.60 Prasko et al. (2006)

SIGN-Kriterium	Gut berücksichtigt/ adäquat berücksichtigt/mäßig berücksichtigt/	Nicht berücksichtigt/nicht berichtet/ nicht anwendbar	Bemerkung
Studienidentifikation beinhaltet Autor, Titel, Referenz:	Gut berücksichtigt		
INTERNE VALIDITÄT			
1.1 Hat die Studie eine relevante und spezifische Fragestellung? Wie lautet Sie?	Gut berücksichtigt		
1.2 Wurden die Probanden den Gruppen randomisiert zugeordnet?	Gut berücksichtigt		
1.3 Wurde die Randomisierung mit adäquaten Methoden geheim gehalten?	Gut berücksichtigt		
1.4 Waren die Probanden und Untersucher bezüglich der Zuordnung verblindet?	Gut berücksichtigt		Med. doppelblind; unabhängige Rater
1.5 Waren Interventions- und Kontrollgruppe zu Studienbeginn vergleichbar?	Gut berücksichtigt		
1.6 Wurden die Gruppen, mit Ausnahme der Intervention, gleich behandelt?	Gut berücksichtigt		
1.7 Wurden alle relevanten Zielgrößen in standardisierter, valider und reproduzierbarer Weise erhoben?	Gut berücksichtigt		
1.8 Wie waren die Teilnehmerquoten? a) Einschluss? b) Dropouts (a/b)	Moclobemid 20/19, KVT + Placebo 24/23, KVT + Moclobemid 22/22		
1.9 Wurden alle Probanden in der Gruppe analysiert, der sie ursprünglich zugeordnet wurden (Intention to treat)?	Gut berücksichtigt		
1.10 Bei Multicenter-Studien: Sind die Ergebnisse der einzelnen Zentren vergleichbar?	n.a.		
2. GESAMTBEURTEILUNG DER STUDIE			
2.1 Wie gut wurde für bias/ confounding kontrolliert? Code: ++ Evidenz + gerade noch haltbar – für Empfehlung keine Grundlage Mögliche Allegiance-Effekte müssen kontrolliert werden	Gut berücksichtigt		

◘ Tab. A.60   Fortsetzung

	SIGN-Kriterium	Gut berücksichtigt/ adäquat berücksichtigt/mäßig berücksichtigt/	Nicht berücksichtigt/nicht berichtet/ nicht anwendbar	Bemerkung
2.2	Wenn + oder –, in welcher Richtung könnte der Effekt verzerrt worden sein?			
2.3	Unter Berücksichtigung von klinischen Aspekten, der Beurteilung der Methodik und der statistischen Power, wie sicher sind Sie, dass der Effekt auf die Intervention zurückzuführen ist?	Gut berücksichtigt		
2.4	Sind die Studienergebnisse auf die Allgemeinbevölkerung übertragbar?			
3.	BESCHREIBUNG DER STUDIE			
3.1	Wie viele Studienteilnehmer? Insgesamt und pro Arm?	s. 1.8.		
3.2	Was sind die Charakteristika der Studienpopulation? (Alter, Geschlecht, Risiko, Erkrankung etc.)	Soziale Phobie		
3.3	Welche Intervention wurde untersucht?	s.o.		
3.4	Welche Vergleiche wurden durchgeführt?	s.o.		
3.5	Wie lange wurden die Patienten nach Beendigung der Therapie nachbeobachtet?	24 Monate		
3.6	Welche Effizienzmaße wurden angewendet?	Primär: LSAS Sekundär: CGI, BAI		
3.7	Welche Effektmaße wurden berichtet und welche Richtung?	KVT + Moclobemid = KVT + Placebo > Moclobemid		
3.8	Wie wurde die Studie finanziert?	Internal Grant Agency of the Czech Ministry of Health		
3.9	Beantwortet die Studie die Schlüsselfrage?	Ja		
	Weitere Ergänzungen durch das Leitliniengremium	Ethikkomitee: Gut berücksichtigt		

A.5 Notwendige Dauer einer Verhaltenstherapie: analysierte Studien

In diesem Kapitel werden die verfügbaren RCTs in Hinblick auf die notwendige Dauer einer Verhaltenstherapie untersucht.

A.5.1 Panikstörung: Notwendige Dauer

Expositionstherapie

In einer Studie von Marks und Kollegen wurde innerhalb von 6 Stunden unter Verwendung von angeleiteten Expositionen ein signifikant besseres Ergebnis gegenüber einem Pillenplacebo erzielt (Marks et al. 1983). In einer weiteren 8-wöchigen Intervention mit insgesamt 16 Stunden erzielte ein therapeutisches Vorgehen hauptsächlich mit Exposition gegenüber einem Pillenplacebo ein signifikant besseres Ergebnis (Marks et al. 1993). Eine signifikante Überlegenheit mit verhaltenstherapeutischen Techniken nach 12–16 Wochen (insgesamt ca. 22,5 Stunden) konnte Öst gegenüber einer Wartegruppe nachweisen (Öst et al 2004).

Kognitive Therapie

Bei Barlow et al. erzielte eine 12-wöchige Intervention (insgesamt mit 9,17 Stunden) ein signifikant besseres Ergebnis gegenüber einem Pillenplacebo (Barlow et al 2000). In einer nur 4-wöchigen Intervention (insgesamt 4 Zeitstunden) mit kognitiver Verhaltenstherapie haben Paniksymptome, Sorgen über Panik und phobische Angst signifikant im Vergleich zur einer non-direktiven Therapie abgenommen (Craske et al 1995). In einer Untersuchung von Beck et al. (1992) zeigte sich kognitive Verhaltenstherapie nach insgesamt 10 Stunden einem psychologischen Placebo überlegen. Auch Sharp et al. konnten eine Überlegenheit nach 12 Wochen (insgesamt 6 Zeitstunden) gegenüber einer Bibliotherapie nachweisen (Sharp et al 2000). Tsao et al. wiesen eine Überlegenheit von verhaltenstherapeutischen Maßnahmen nach 11 Sitzungen (insgesamt 11 Stunden) nach (Tsao et al 2005). Williams et al. wiesen eine Überlegenheit einer 8-wöchigen Be-

handlung (insgesamt 8 Stunden) sowohl mit kognitiven Techniken, als auch mit Expositionstechniken gegenüber einer Wartegruppe nach (Williams et al 1996). Telch et al. zeigten 1995, dass 12 Interventionen (insgesamt 10 Stunden) mit kognitiver Verhaltenstherapie zu signifikanten Verbesserungen gegenüber einer Warteliste führen (Telch et al 1995). Marchand et al. zeigten, dass sowohl Kurzzeittherapie, Langzeittherapie und Gruppentherapie stabile Effekte gegenüber einer Wartegruppe erzielen (Marchand, Roberge, Primiano, & Germain, 2009). Vincelli konnte eine signifikante Verbesserung mit verhaltenstherapeutischen Techniken im virtuellen Raum nach 20 Sitzungen (indavon10 Stunden kognitive Verhaltenstherapie mit Therapeut) belegen (Vincelli et al 2003). Bei Kenardy et al. zeigte sich 2003 12 Sitzungen und 6 Sitzungen CBT einer Warteliste überlegen. Die 12 Sitzungen (insgesamt 12 Stunden) waren dabei den 6 Sitzungen in einigen Skalen überlegen (Kenardy et al 2003). Lidren et al. zeigten eine signifikante Überlegenheit einer Bibliotherapie und einer Gruppentherapie nach 8 Wochen Intervention (insgesamt 12 Stunden) gegenüber einer Wartegruppe (Lidren et al 1994). Klosko et al. wiesen 1990 und 1995 bei einer 15-wöchigen Intervention (insgesamt 12,5 Stunden) die Überlegenheit einer kognitiven Verhaltenstherapie gegenüber einer Wartegruppe nach (Klosko et al 1990; Klosko et al 1995). Telch et al. zeigten 1993, dass 8 verhaltenstherapeutische Gruppensitzungen (insgesamt 18 Stunden) zu signifikanten Verbesserungen gegenüber einer Warteliste führen (Telch et al 1993). Erickson et al. wiesen eine Überlegenheit von Verhaltenstherapeutischen Maßnahmen in der Gruppe nach 11 Sitzungen (insgesamt 22 Stunden) nach (Erickson et al 2007). Nach 12 Wochen (insgesamt 24 Stunden) erzielten bei Schmidt et al. verhaltenstherapeutische Techniken im Gruppensetting ein signifikant besseres Ergebnis (Schmidt et al 2000). Bei weitere Interventionen, gab es zum Teil keine Therapeutenunterstützung: Gould et al. zeigten 1995, dass bereits nach 4 Wochen verhaltenstherapeutischer Selbsthilfe eine Überlegenheit gegenüber einer Wartegruppe nachweisbar ist (Gould et al 1995). Langzeiteffekte wurden nicht untersucht. Durch 10-wöchige Internet basierte Selbsthilfe mit wöchentlichem Telefonanruf, die

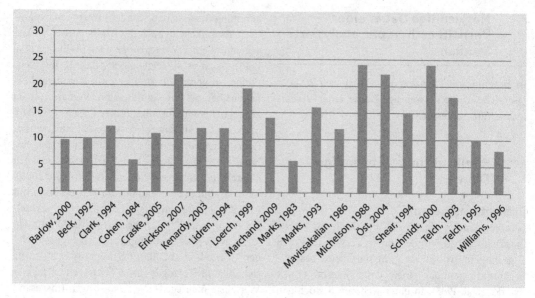

Abb. A.5   Graphische Übersicht der Therapiedauer in Zeitstunden

von einem Verhaltenstherapeuten durchgeführt wurden, verbesserten sich die Probanden in körperbezogenen Interpretationen, dysfunktionale Kognitionen, Vermeidungsverhalten, Ängstlichkeit, Level der Depression und Lebensqualität gegenüber einer Wartegruppe (Carlbring et al 2006).

Die Zeitstunden werden in ☐ Abb. A.5 zusammengefasst.

A.5.2   GAD: Notwendige Dauer

Eine eigene Recherche ergab, dass in den analysierten Studien zwischen 8 und 28 Zeitstunden behandelt wurde, wobei die meisten Studien zwischen 10 und 24 Zeitstunden verwendeten (Durchschnitt 19,0 Zeitstunden). Folgende Studien wurden einbezogen: (Barlow et al., 1992; Borkovec u. Costello, 1993; Borkovec et al., 1987; Butler et al., 1991; Dugas et al., 2010; Dugas et al., 2003; Ladouceur et al., 2000; Linden et al., 2005; Lindsay et al., 1987; Mohlman et al., 2003; Power et al., 1990).

Es gibt nur eine Studie, die kurze und lange Therapien verglich. Nach einer Untersuchung sind 16–20 Sitzungen nicht wirksamer als 8–10 Sitzungen (Durham et al., 1994).

A.5.3   SAD: Notwendige Dauer

Eine eigene Recherche ergab, dass in den analysierten Studien zwischen 4 und 32 Zeitstunden behandelt wurde. Es gibt zu wenige Studien, um daraus allgemeingültige Vorschläge abzuleiten. Es gibt keine Vergleichsstudien, die kurze vs. lange Therapien verglichen.

A.5.4   Spezifische Phobie: Notwendige Dauer

Die Dauer der Exposition in verfügbaren Studien zur Behandlung von spezifischen Phobien wird in ☐ Tab. A.61 aufgelistet. Insgesamt betrug die Dauer in Zeitstunden 1–12 (Durchschnitt 4,1).

A.6   Recherche zum möglichen Suchtpotenzial von Pregabalin

Obwohl Pregabalin ein GABA-Analog ist, zeigten in-vitro-Studien keine Interaktion mit $GABA_A$- oder $GABA_B$-Rezeptoren. In Tierstudien vor der Markteinführung zeigten sich keine Hinweise für

◻ Tab. A.61   Dauer von Expositionsbehandlungen bei spezifischer Phobie

Studie	Sitzungen	Dauer /Std.	Zeitstunden insgesamt
Heading et al., 2001	1	bis 3	Bis 3
Hellstrom u. Ost, 1995	1	bis 3	Bis 3
Gilroy et al., 2001	3	0,75	2,25
Michaliszyn et al., 2010	8	1,5	12
de Jongh et al., 1995	1	1	1
Hammarstrand et al., 1995	8	1	8
Ost et al., 1984	9	0,75	6,75
Andersson et al., 2009	1	3	3
Antony et al., 2001	1	2	2
Hellstrom u. Ost, 1995	1	Bis 3	Bis 3
Ost et al., 1991	1	Bis 3	Bis 3
Ost, 1996	1	3	3
Ost et al., 1992	1	3	3
Vs.	5	1	5
Ost et al., 1997	1	3	3
Vs.	5	1	5
Vika et al., 2009	1	3	3
Vs.	5	1	5

ein Suchtpotenzial (Lauria-Horner u. Pohl, 2003). In den letzten Jahren gab es Fallberichte über missbräuchliche Nutzung und Absetzsyndrome unter Pregabalin. In der Fachinformation können wegen der relativen Seltenheit dieser Ereignisse keine Häufigkeitsangaben gemacht werden. Daher wurde von der Leitliniengruppe eine Literaturrecherche zum Abhängigkeitspotenzial von Pregabalin durchgeführt. MEDLINE wurde nach den Stichworten »pregabalin« + »abuse« or »dependency« or »addiction« durchsucht. Zusätzlich wurde eine Handsuche durchgeführt.

A.6.1   Fachinformation

In der Fachinformation finden sich folgende Hinweise:

»Besondere Warnhinweise und Vorsichtsmaßnahmen für die Anwendung: Entzugssymptome: Nach Absetzen einer Kurzzeit- oder Langzeitthe-rapie von Pregabalin wurden bei einigen Patienten Entzugssymptome beobachtet. Die folgenden Ereignisse wurden berichtet: Schlafstörungen, Kopfschmerzen, Übelkeit, Angst, Durchfall, Grippesymptome, Nervosität, Depressionen, Schmerzen, Konvulsionen, Hyperhidrose und Benommenheit. Der Patient sollte zu Beginn der Behandlung hierüber informiert werden. Konvulsionen einschließlich Status epilepticus und Grand-Mal-Konvulsionen können während der Anwendung oder kurz nach Beendigung der Anwendung von Pregabalin auftreten. Es gibt keine Angaben zu Häufigkeit und Schwere der Entzugssymptome in Abhängigkeit von Behandlungsdauer und Dosierung nach Absetzen einer Langzeitbehandlung von Pregabalin. Missbrauchspotenzial: Fälle von Missbrauch wurden berichtet. Bei Patienten mit Drogenmissbrauch in der Vorgeschichte ist Vorsicht geboten und der Patient sollte hinsichtlich Symptome des Pregabalin-Missbrauchs überwacht werden.

Unter unerwünschte Wirkungen: »Nach Absetzen einer Kurzzeit- oder Langzeittherapie von Pregabalin wurden bei einigen Patienten Entzugssymptome beobachtet. Die folgenden Reaktionen wurden berichtet: Schlafstörungen, Kopfschmerzen, Übelkeit, Angst, Durchfall, Grippesymptome, Konvulsionen, Nervosität, Depressionen, Schmerzen, Hyperhidrose und Benommenheit. Der Patient sollte zu Beginn der Behandlung hierüber informiert werden. Es gibt keine Angaben zu Häufigkeit und Schwere der beobachteten Entzugssymptome in Abhängigkeit von Behandlungsdauer und Dosierung nach Absetzen einer Langzeitbehandlung von Pregabalin.«

A.6.2   Fallberichte

In der Literatur finden sich folgende Fallberichte:
- In einem Fallbericht nahm ein Patient mit Politoxikomanie (einschließlich Heroinabhängigkeit) 7500 mg Pregabalin/Tag zusammen mit Alkohol und Cannabis. Beim Versuch, das Medikament abzusetzen, entwickelte der Patient schwere Entzugssymptome (Schwitzen, Unruhe, arterielle Hypertonie und Verlangen nach Pregabalin) (Grosshans et al., 2010).
- In einem Fall verwendete ein Mann mit Cannabis- und Alkoholabusus Pregabalin missbräuchlich (Papazisis et al., 2013).
- In einem Fall nahm eine Borderline-Patientin Pregabalin missbräuchlich ein; es entwickelten sich Entzugssymptome beim Absetzen (Gahr et al., 2013a).
- In einem Fall nahm ein Drogenabhängiger Pregabalin ein (Skopp u. Zimmer, 2012).
- In einem Fall nahm eine Opiatabhängige sehr hohe Pregabalindosen ein (Filipetto et al., 2010).

Ein norwegischer Artikel ist eine Übersicht über das mögliche Suchtpotential von Pregabalin (Chalabianloo u. Schjott, 2009). Eigene Fälle werden nicht beschrieben. Der Artikel kommt zu dem Schluss, dass Pregabalin möglicherweise wegen seiner positiven psychologischen Effekte (wie Euphorie) missbraucht werden kann. Allerdings seien diese Effekte nach Ansicht der Autoren schwach und treten bei Langzeitbehandlung nicht mehr auf.

In klinischen Studien wurden nach abruptem Absetzen von Pregabalin Symptome berichtet, die Zeichen einer körperlichen Abhängigkeit sein könnten. (z.B. Schlaflosigkeit Übelkeit, Kopfschmerz, Diarrhö). Allerdings sei nach diesem Bericht davon auszugehen, dass ein Abhängigkeitsrisiko geringer sei als bei den Benzodiazepinen.

A.6.3   Nebenwirkungsregister

Nebenwirkungsregister können Anhaltspunkte für die Häufigkeit einer seltenen Nebenwirkung geben:
- In einer Analyse des Swedish National Register of Adverse Drug Reactions (Schwan et al., 2010) betrafen 16 von 198 Fälle Pregabalin. Elf von 16 wurden beschrieben als »Abhängigkeit« oder »erhöhte Toleranz«. Die übrigen wurden als »Intoxikation« oder »Überdosis« bezeichnet. Beschreibung der Patienten beschrieben die Wirkung überhöhter Pregabalin-Dosen als »High-Feeling« oder »netter Benzo-Effekt«. Überdosen bis 4200 mg/Tag wurden genommen. Pregabalin wurde auch in Wasser aufgelöst und injiziert. Es wurde mit Benzodiazepinen, Alkohol und anderen ZNS-dämpfenden Substanzen kombiniert. Entzugssymptome einschließlich Suizidgedanken wurden berichtet. Weil diese Meldungen allein auf Registereinträgen beruhten, konnte nicht geklärt werden, ob die Entzugssymptome auf Pregabalin oder auf die anderen Substanzen zurückgeführt wurden. Die meisten Patienten hatten eine Politoxikomanie in der Anamnese. Nach 2 Berichten wurde Pregabalin auf dem schwarzen Markt verkauft.
- In einer Studie wurde das Register des BfArM untersucht (Spontanmeldungen) (Gahr et al., 2013b). Es gab 1552 Meldungen bezüglich irgendeiner UAW mit Pregabalin. Davon hatten 55 (3,5%) Missbrauch oder Abhängigkeit von Pregabalin. Von diesen Patienten hatten 49% Missbrauch oder Abhängigkeit von anderen psychotropen Substanzen und 40% eine Politoxikomanie. Bei 33% kam es zu einem Entzugssyndrom. Es wurden sehr hohe Dosen bis zu 6000 mg/Tag verwendet, im Durchschnitt 1424 mg/Tag (Regeldosis: bis 600 mg/Tag).

A.6.4 Absetzsyndrome in klinischen Studien

- In einer randomisierten Studie wurden Absetzsyndrome untersucht. In der Studie mit 615 Patienten wurden Patienten mit GAD 12 Wochen lang mit Pregabalin oder Lorazepam behandelt; dann folgte eine Absetzphase, in der das Medikament nach einer Woche Herunterdosierung auf Placebo umgestellt wurde. Nach Absetzen von Pregabalin kam es nur in wenigen Fällen zu »klinisch nicht relevanten« Absetzsyndromen, allerdings waren diese auch nach Absetzen des Benzodiazepins Lorazepam gering (Kasper et al., 2013).
- In einer kleinen Studie wurden gesunden Freiwilligen Pregabalin, Oxycodon oder Oxycodon + Pregabalin verabreicht (Zacny et al., 2012). Im Gegensatz zu Oxycodon kam es unter Pregabalin nicht zu Veränderungen subjektiver abhängigkeitsrelevanter Parameter wie Substanzpräferenz.

A.6.5 Behandlung von Patienten mit Substanzmissbrauch mit Pregabalin

In mehreren Fallberichten, Fallserien sowie offenen und kontrollierten Studien wurde Pregabalin eingesetzt, um Abhängigkeitserkrankungen zu therapieren (siehe Übersichten: (Guglielmo et al., 2012; Martinotti, 2012; Oulis u. Konstantakopoulos, 2010; Oulis u. Konstantakopoulos, 2012).

Benzodiazepin-Abhängigkeit
- So wurde Benzodiazepin-Missbrauch in 1 Fall (Biermann et al., 2007), in 4 Fällen (Oulis et al., 2008b) und 15 Fällen (Oulis et al., 2008a) erfolgreich behandelt.
- In einem Fall wurde eine Z-Substanz (Zolpidem) mit Pregabalin entzogen (Oulis et al., 2011). In einer großen offenen Studie wurde bei 252 Patienten mit Benzodiazepin-Langzeitgebrauch Pregabalin eingesetzt. In 52% war die Therapie erfolgreich (Bobes et al., 2012).
- In einer epidemiologischen Studie, die Medikamentenverschreibungen auswertete, wurden 27 923 Fälle einer Pregabalin-Verordnung identifiziert. Benzodiazepinverordnungen gingen bei Patienten, die Pregabalin erhielten, signifikant stärker zurück als unter Gabapentin (Bramness et al., 2010).
- In einer placebokontrollierten Studie (n=106) wurde Pregabalin verwendet, um Patienten von einer Benzodiazepinbehandlung zu entziehen. Das primäre Effizienzkriterium zeigte einen numerischen, aber keinen signifikanten Unterschied (51.4% Benzodiazepin-freie Patienten unter Pregabalin, 37.0% unter Placebo). Sekundäre Maße (HAMA, Physician Withdrawal Checklist) zeigten eine signifikant bessere Wirksamkeit von Pregabalin (Hadley et al., 2012).

Alkoholabhängigkeit
- In offenen Studien wurden Alkoholabhängige mit Pregabalin erfolgreich entgiftet (Di Nicola et al., 2010; Martinotti et al., 2008).
- In einer Doppelblindstudie mit 42 Patienten war Pregabalin Placebo bei der Alkoholentgiftung nicht überlegen. In einer kontrollierten Studie wurde die Abstinenz nach Entgiftung untersucht. Pregabalin war Naltrexon überlegen (Martinotti et al., 2010b).
- In einer weiteren kontrollierten Studie zur Alkoholabstinenz wurden Tiaprid, Lorazepam und Pregabalin verglichen. Pregabalin war Tiaprid überlegen und in einigen Maßen auch Lorazepam (Martinotti et al., 2010a).

Nikotinabhängigkeit
- In einer Doppelblindstudie bei Rauchern kam es nicht zu einer Reduzierung des Nikotingebrauchs, aber zu einer Abschwächung von Entzugssymptomen (Herman et al., 2012).

Heroinabhängigkeit
- In einem Fall gelang es einem Patienten, sich durch die Einnahme von Pregabalin von Heroin zu entziehen (Kammerer et al., 2012).

Andere
- In einer retrospektiven Studie wurden Patienten mit Angststörung und komorbidem Substanzgebrauch (nicht näher bezeichnet) erfolgreich mit Pregabalin behandelt (Raza et al., 2010).

A.6.6 Fazit

Die Häufigkeit von missbräuchlichen Verwendungen von Pregabalin ist schwer abzuschätzen. Zwar sind nur wenige Fälle in Studienregistern gemeldet worden; es könnte aber eine Dunkelziffer von nicht gemeldeten Fällen bestehen. Allerdings ist es unwahrscheinlich, dass die Häufigkeit solcher Fälle über die Kategorie »sehr selten« (<0,01%) hinausgeht. Die bisherige kumulierte Patientenexposition wird vom Hersteller Pfizer (2012) mit 16,9 Mio. Patientenjahren angegeben, errechnet aus den verkauften Kapseln und der durchschnittlichen Einnahmehäufigkeit. Im Vergleich zu dieser hohen Verordnungshäufigkeit gibt es nur wenige Fallberichte von Patienten, die überhöhte Dosierungen von Pregabalin einnahmen; hierbei handelte es sich in den meisten Fällen um Patienten mit einer Drogen-/Alkoholabhängigkeit bzw. Politoxikomanie. Da in allen diesen Fällen weitere Substanzen, die zu den Suchtmitteln zählen, konsumiert wurden, ist schwer zu unterscheiden, ob die berichteten Absetzsyndrome auf Pregabalin zurückführen lassen oder aber auf die anderen Substanzen.

Patienten mit Politoxikomanie konsumieren neben Drogen auch allgemein sedierende Substanzen (»Downer«), die teilweise dazu dienen sollen, Angst zu bekämpfen oder aber eine Erregung durch aktivierende Drogen (»Upper«, wie Amphetamine) zu bekämpfen. In solchen Fällen werden auch sedierende Substanzen in höheren Dosierungen eingenommen, die nicht im Verdacht stehen, Suchtmittel zu sein, wie Quetiapin (Hussain et al., 2005; Keltner u. Vance, 2008; Pinta u. Taylor, 2007; Waters u. Joshi, 2007) oder Olanzapin (Lai, 2010; Reeves, 2007). Ist ein solches Medikament bei polytoxikomanen Patienten populär und hat es einen Schwarzmarktpreis, kann daraus nicht notwendigerweise geschlossen werden, dass es ein Suchtpotenzial hat.

In klinischen Studien zur Angstbehandlung kann es nach dem Absetzen von Medikamenten zu Symptomen wie z.B. Unruhe, Schlafstörung kommen, wobei zunächst schwer unterscheidbar ist, ob es sich bei diesen Symptomen um ein Wiederauftreten der vor Beginn der Behandlung bestehenden Angstsymptomatik handelt oder um echte Absetzphänomene. Laut der Fachinformation wurden bei einigen Patienten Absetzphänome beobachtet. In einer kontrollierten Studie kam es nicht zu klinisch relevanten Absetzsyndromen unter Pregabalin.

Den im Vergleich zur Verordnungshäufigkeit des Medikaments seltenen Ereignissen einer Überdosierung stehen einige Berichte und Studien gegenüber, in denen eine Abhängigkeit von Benzodiazepinen, Alkohol u.a. Substanzen erfolgreich mit Pregabalin behandelt wurde.

Insgesamt gibt es keine ausreichenden Hinweise, dass Pregabalin ein relevantes Suchtpotenzial hat. Dennoch empfiehlt die Leitliniengruppe, dass bei der Verordnung des Medikaments die Anweisungen der Fachinformation genau beachtet werden.

A.7   Sondervotum des BVVP

Der Bundesverband der Vertragspsychotherapeuten e.V. (bvvp) hat ein Sondervotum beantragt, da er an bestimmten Punkten den allgemeinen Konsens der beteiligten Fachgesellschaften und Patientenvertreter nicht mittragen könne. Nach dem Regelwerk der Arbeitsgemeinschaft der Wissenschaftlichen Medizinischen Fachgesellschaften (AWMF) kann dieses Sondervotum in die Leitlinie aufgenommen werden. Dieses Sondervotum spiegelt nicht den allgemeinen Konsens der beteiligten Fachgesellschaften und Patientenvertreter dar. Der Text des Sondervotums lautet:

- **Panikstörung/Agoraphobie**

S. 16 (1.7.1), S. 88: Satz ersetzen durch: »Patienten mit einer Panikstörung/Agoraphobie sollte psychodynamische Psychotherapie angeboten werden, wenn sich eine KVT nicht als wirksam erwiesen hat, nicht verfügbar ist oder wenn eine diesbezügliche Präferenz des informierten Patienten besteht oder wenn es diagnostische Hinweise auf eine deutliche Mitverursachung durch innerseelische oder Beziehungskonflikte gibt.«

- **Generalisierte Angststörung**

S. 20 (1.7.2), S. 108: Satz ersetzen durch: »Patienten mit einer generalisierten Angststörung sollte psychodynamische Psychotherapie angeboten werden, wenn sich eine KVT nicht als wirksam erwiesen hat, nicht verfügbar ist oder wenn eine diesbezügliche Präferenz des informierten Patienten besteht

◻ Tab. A.62   Erläuterung der potenziellen Interessenskonflikte

Nr.	Kürzel	Erklärung
1	Berater usw.	Berater- bzw. Gutachtertätigkeit oder bezahlte Mitarbeit in einem wissenschaftlichen Beirat eines pharmazeutischen, biotechnologischen bzw. medizintechnischen Unternehmens
2	Vorträge usw.	Honorare für Vortrags- und Schulungstätigkeiten oder bezahlte Autoren- oder Co-Autorenschaften im Auftrag pharmazeutischer, biotechnologischer, medizintechnischer Unternehmen
3	Drittmittel usw.	Finanzielle Zuwendungen (Drittmittel) für Forschungsvorhaben, direkte Finanzierung von Mitarbeitern der Einrichtung von Seiten kommerziell orientierter (pharmazeutischer, biotechnologischer bzw. medizintechnischer Unternehmen bzw. Auftragsinstitute) oder anderer Förderer
4	Patent usw.	Eigentümerinteresse an Arzneimitteln/Medizinprodukten (z. B. Patent, Urheberrecht, Verkaufslizenz)
5	Aktien usw.	Besitz von Geschäftsanteilen, Aktien, Fonds mit Beteiligung pharmazeutischer, biotechnologischer bzw. medizintechnischer Unternehmen
6	Familiäre B.	Familiäre oder persönliche Beziehungen zu einem Vertretungsberechtigten eines pharmazeutischen, biotechnologischen bzw. medizintechnischen Unternehmens
7	Fachgesellschaft usw.	Mitglied von in Zusammenhang mit der Leitlinienentwicklung relevanten Fachgesellschaften/Berufsverbänden, Mandatsträger im Rahmen der Leitlinienentwicklung
8	Arbeitgeber	Gegenwärtiger Arbeitgeber, relevante frühere Arbeitgeber der letzten 3 Jahre
9	Schule	Politische, akademische (z.B. Zugehörigkeit zu bestimmten therapeutischen »Schulen«) oder privat/persönliche Beziehungen, die mögliche Interessenskonflikte begründen könnten

oder wenn es diagnostische Hinweise auf eine deutliche Mitverursachung durch innerseelische oder Beziehungskonflikte gibt.«

■ **Soziale Phobie**
S. 23: 1.7.3 Psychodynamische Psychotherapie. Satz ersetzen durch: »Patienten mit einer sozialen Phobie soll eine psychodynamische Psychotherapie angeboten werden (A).« Begründung des Sondervotums: Die Bewertung der Psychodynamischen Psychotherapie wurde nicht der externen Begutachtung angepasst.

A.8   Offenlegung von Interessenkonflikten

Alle an der Leitlinienerstellung beteiligten Personen haben ihre potenziellen Interessenskonflikte offen gelegt. Das Leitliniengremium war bemüht, trotz dieser möglichen Einflüsse die Empfehlungen ausschließlich aufgrund der objektiven wissenschaftlichen Evidenzbeurteilung zu basieren. Im Folgenden sind die potenziellen Interessenkonflikte

der Leitlinienmitglieder zusammenfassend dargestellt (durch die Angabe »ja« oder »nein«). Die detaillierten Angaben der Leitlinienmitglieder (mit Angaben von Sponsoren usw.) liegen dem Leitliniensekretariat vor. Die Angaben beziehen sich auf die letzten 3 Jahre und die nahe Zukunft. Alle Informationen beruhen auf der unterzeichneten Selbstauskunft der einzelnen Personen auf einem Formblatt zur Offenlegung potenzieller Interessenkonflikte. Wenn durch die Angabe »Ja« in einem der Felder ein möglicher Interessenkonflikt angezeigt wird, bedeutet dies, dass der mögliche Interessenskonflikt den Vorständen der beteiligten Fachgesellschaften zur Beurteilung vorgelegt wurde. Diese hatten zu entscheiden, ob diese Interessenskonflikte mit der Mitgliedschaft in der Leitliniengruppe zu vereinbaren waren. Ggf. wurde entschieden, dass das Mitglied aus der Abstimmung zu einem bestimmten Thema, das durch diesen Interessenkonflikt berührt wurde, ausgeschlossen wurde.

◻ Tab. A.62
◻ Tab. A.63

◘ Tab. A.63   Potenzielle Interessenskonflikte (Erläuterung siehe ◘ Tab. A.62).

Name	1 Berater usw.	2 Vorträge usw.	3 Drittmittel usw.	4 Patent usw.	5 Aktien usw.	6 Familiäre B.	7 Fachgesellschaft usw.	8 Arbeitgeber	9 Schule
Georg W. Alpers	nein	nein	nein	nein	nein	nein	ja	Universität Mannheim seit 2010, zuvor: Universität Würzburg, Universität Eichstätt, Universität Bielefeld	ja
Borwin Bandelow	ja	ja	ja	nein	nein	nein	ja	Universitätsmedizin Göttingen	nein
Cord Benecke	nein	nein	nein	nein	nein	nein	ja	Bis 09/10 Universität Insbruck; Seit 10/10 Universität Kassel	ja
Manfred Beutel	nein	ja	nein	nein	nein	nein	ja	Universitätsmedizin der Johannes-Gutenberg-Universität Mainz	ja
Jürgen Deckert	nein	ja	ja	nein	nein	nein	ja	Universitätsklinikum Würzburg	nein
Annegret Eckhardt-Henn	nein	nein	nein	nein	nein	nein	ja	Klinikum Stuttgart	nein
Christian Ehrig	nein	nein	nein	nein	nein	nein	ja	Schön Klinik Roseneck	nein
Kirsten Engel	nein	nein	nein	nein	nein	nein	ja	Univ. Göttingen	nein
Franziska Geiser	nein	nein	ja	nein	nein	nein	ja	Universitätsklinikum Bonn	ja
Alexander L. Gerlach	nein	nein	nein	nein	nein	nein	ja	Universität Münster Universität Köln	ja

◘ Tab. A.63 Fortsetzung

Name	1 Berater usw.	2 Vorträge usw.	3 Drittmittel usw.	4 Patent usw.	5 Aktien usw.	6 Familiäre B.	7 Fachgesell- schaft usw.	8 Arbeitgeber	9 Schule
Stephan Hau	nein	nein	nein	nein	nein	nein	ja	Universität Stockholm, Schweden bis 7/2009: Universität Linköping, Schweden	ja
Timo Harfst	nein	nein	nein	nein	nein	nein	ja	Bundespsychotherapeu- tenkammer	nein
Peter Joraschky	nein	nein	nein	nein	nein	nein	ja	Uniklinikum Dresden – Land Sachsen	nein
Michael Kellner	nein	ja	ja	nein	nein	nein	ja	Universitätsklinikum Ham- burg-Eppendorf	nein
Volker Köllner	nein	ja	nein	nein	nein	nein	ja	Mediclin AG seit 2004	ja
Gernot Langs	nein	ja	nein	nein	nein	nein	ja	Schön-Klinik Bad Bram- stedt	nein
Thomas Lichte	ja	ja	nein	nein	nein	nein	ja	Selbständig und Universi- tät Magdeburg Med. Fak.	nein
Heinz Liebeck	nein	nein	nein	nein	nein	nein	ja	Universität Göttingen	ja
Jürgen Matzat	nein	nein	nein	nein	nein	nein	nein	Deutsche Arbeitsgemein- schaft Selbsthilfegruppen e.V.	nein
Markus Reitt	nein	nein	ja	nein	nein	nein	nein	Universitätsmedizin Göttingen, Georg-August- Universität Göttingen	nein
Sebastian Rudolf	nein	nein	nein	nein	nein	nein	ja	Universitätsklinikum Schleswig-Holstein	nein
Heinrich Peter Rüddel	nein	nein	nein	nein	nein	nein	ja	CTT (Cusanus Trägerge- sellschaft Trier)	nein

Tab. A.63 Fortsetzung

Name	1 Berater usw.	2 Vorträge usw.	3 Drittmittel usw.	4 Patent usw.	5 Aktien usw.	6 Familiäre B.	7 Fachgesellschaft usw.	8 Arbeitgeber	9 Schule
Gerhard Schick	nein	nein	nein	nein	nein	nein	nein	Angst-Hilfe e.V. München, Bayerstr. 77a, 80355 München	nein
Ulrich Schweiger	nein	ja	nein	nein	nein	nein	ja	Universität Lübeck	nein
Regine Simon	nein	nein	nein	nein	nein	nein	ja	In eigener Praxis, Freiburg im Breisgau	nein
Angelika Anne Springer	nein	nein	nein	nein	nein	nein	ja	Praxis für Psychoanalyse und Psychotherapie, Berlin	ja
Hermann Staats	nein	nein	nein	nein	nein	nein	ja	FH Potsdam	nein
Andreas Ströhle	ja	ja	ja	nein	nein	nein	ja	Charité - Universitätsmedizin Berlin	ja
Benedikt Waldherr	nein	nein	nein	nein	nein	nein	ja	Seit 25 J. selbstständig in Einzelpraxis	nein
Birgit Watzke	nein	nein	nein	nein	nein	nein	ja	UKE Hamburg	ja
Dirk Wedekind	ja	ja	nein	nein	nein	nein	ja	Universitätsmedizin Göttingen	nein
Jörg Wiltink	nein	nein	nein	nein	nein	nein	ja	Universitätsmedizin Mainz, Klinik für Psychosomatische Medizin und Psychotherapie	ja
Christian Zottl	nein	nein	nein	nein	nein	nein	nein	MASH, Angst-Hilfe e.V. München	nein
Peter Zwanzger	ja	ja	ja	nein	nein	nein	ja	Universitätsklinikum Münster	nein

Literatur

Abramowitz JS, Moore EL, Braddock AE, Harrington DL. Self-help cognitive-behavioral therapy with minimal therapist contact for social phobia: a controlled trial. J Behav Ther Exp Psychiatry 2009;40(1):98–105.

Acarturk C, Cuijpers P, van Straten A, de Graaf R. Psychological treatment of social anxiety disorder: a meta-analysis. Psychol Med 2009;39(2):241–54.

Addis ME, Hatgis C, Krasnow AD, Jacob K, Bourne L, Mansfield A. Effectiveness of cognitive-behavioral treatment for panic disorder versus treatment as usual in a managed care setting. Journal of Consulting and Clinical Psychology 2004;72(4):625–635.

Aderka IM, Hermesh H, Marom S, Weizman A, Gilboa-Schechtman E. Cognitive Behavior Therapy for Social Phobia in Large Groups. Int J Cogn Ther 2011;4(1):92–103.

AKDÄ. Therapieempfehlungen der Arzneimittelkommission der Deutschen Ärzteschaft. Empfehlungen zur Therapie von Angst- und Zwangsstörungen. 2. Auflage;. 2003:

Alamy S, Wei Z, Varia I, Davidson JR, Connor KM. Escitalopram in specific phobia: results of a placebo-controlled pilot trial. J Psychopharmacol 2008;22(2):157–61.

Aliyev NA, Aliyev ZN. Valproate (depakine-chrono) in the acute treatment of outpatients with generalized anxiety disorder without psychiatric comorbidity: Randomized, double-blind placebo-controlled study. European Psychiatry 2008;23(2):109–114.

Allgulander C. Paroxetine in social anxiety disorder: a randomized placebo-controlled study. Acta Psychiatr Scand 1999;100(3):193–8.

Allgulander C, Dahl AA, Austin C, et al. Efficacy of sertraline in a 12-week trial for generalized anxiety disorder. Am J Psychiatry 2004a;161(9):1642–9.

Allgulander C, Florea I, Huusom AK. Prevention of relapse in generalized anxiety disorder by escitalopram treatment. Int J Neuropsychopharmacol 2006;9(5):495–505.

Allgulander C, Hackett D, Salinas E. Venlafaxine extended release (ER) in the treatment of generalised anxiety disorder: Twenty-four-week placebo-controlled dose-ranging study. Br J Psychiatry 2001;179(1):15–22.

Allgulander C, Mangano R, Zhang J, et al. Efficacy of Venlafaxine ER in patients with social anxiety disorder: a double-blind, placebo-controlled, parallel-group comparison with paroxetine. Hum Psychopharmacol 2004b;19(6):387–96.

Allgulander C, Nutt D, Detke M, et al. A non-inferiority comparison of duloxetine and venlafaxine in the treatment of adult patients with generalized anxiety disorder. J Psychopharmacol 2008;22(4):417–25.

Alpers GW, Mühlberger A, Pauli P. Angst Neuropsychologie. In: Förstl H, Hautzinger M, Roth G, eds. Neurobiologie psychischer Störungen. Heidelberg: Springer, 2006:523–544.

Alström JE, Nordlund CL, Persson G, Harding M, Ljungqvist C. Effects of four treatment methods on agoraphobic women not suitable for insight-oriented psychotherapy. Acta Psychiatr Scand 1984;70(1):1–17.

Altamura AC, Serati M, Buoli M, Dell'Osso B. Augmentative quetiapine in partial/nonresponders with generalized anxiety disorder: a randomized, placebo-controlled study. Int Clin Psychopharmacol 2011;26(4):201–5.

Altshuler LL, Cohen L, Szuba MP, Burt VK, Gitlin M, Mintz J. Pharmacologic management of psychiatric illness during pregnancy: dilemmas and guidelines. Am J Psychiatry 1996;153(5):592–606.

Altshuler LL, Cohen LS, Moline ML, et al. The Expert Consensus Guideline Series. Treatment of depression in women. Postgrad Med 2001(Spec No):1–107.

Amendt J, Frommberger U, Berger M. Angststörungen. In: M. B, ed. Psychische Erkrankungen. Klinik und Therapie München, Jena: Urban & Fischer, 2004:637–685.

Amore M, Magnani K, Cerisoli M, Casagrande C, Ferrari G. Panic disorder. A long-term treatment study: Fluoxetine vs imipramine. Human-Psychopharmacology-Clinical-and-Experimental 1999a;14(6):429–434.

Amore M, Magnani K, Cerisoli M, Ferrari G. Short-term and long-term evaluation of selective serotonin reuptake inhibitors in the treatment of panic disorder: fluoxetine vs citalopram. Human-Psychopharmacology-Clinical-and-Experimental 1999b;14(6):435–440.

Andersch S, Rosenberg NK, Kullingsjo H, et al. Efficacy and safety of alprazolam, imipramine and placebo in treating panic disorder. A Scandinavian multicenter study. Acta Psychiatr Scand Suppl 1991;365:18–27.

Andersson G, Paxling B, Roch-Norlund P, et al. Internet-based psychodynamic versus cognitive behavioral guided self-help for generalized anxiety disorder: a randomized controlled trial. Psychother Psychosom 2012;81(6):344–55.

Andersson G, Waara J, Jonsson U, Malmaeus F, Carlbring P, Ost LG. Internet-based self-help versus one-session exposure in the treatment of spider phobia: a randomized controlled trial. Cogn Behav Ther 2009;38(2):114–20.

Andrews G. Australian and New Zealand clinical practice guidelines for the treatment of panic disorder and agoraphobia. Aust N Z J Psychiatry 2003;37(6):641–656.

Andrews G, Davies M, Titov N. Effectiveness randomized controlled trial of face to face versus Internet cognitive behaviour therapy for social phobia. Aust N Z J Psychiatry 2011;45(4):337–40.

Angermeyer MC, Held T, Gortler D. Pro und contra: Psychotherapie und Psychopharmakotherapie im Urteil der Bevölkerung. Psychotherapie, Psychosomatik und Medizinische Psychologie 1993;43(8):286–92.

Angst J, Gamma A, Baldwin DS, Ajdacic-Gross V, Rossler W. The generalized anxiety spectrum: prevalence, onset, course and outcome. Eur Arch Psychiatry Clin Neurosci 2009;259(1):37–45.

Ansseau M, Olie JP, von Frenckell R, Jourdain G, Stehle B, Guillet P. Controlled comparison of the efficacy and safety of four doses of suriclone, diazepam, and placebo in generalized anxiety disorder. Psychopharmacology (Berl) 1991;104(4):439–43.

Antony MM, McCabe RE, Leeuw I, Sano N, Swinson RP. Effect of distraction and coping style on in vivo exposure for specific phobia of spiders. Behav Res Ther 2001;39(10):1137–50.

APA. Practice guideline for the treatment of patients with panic disorder. Work Group on Panic Disorder. American Psychiatric Association. Second edition. American Psychiatric Press, 2009. Am J Psychiatry;

APA. Diagnostic and Statistical Manual of Mental Disorders, Fifth Edition (DSM-5™). Washington, DC: American Psychiatric Association, 2013.

Arntz A. Cognitive therapy versus applied relaxation as treatment of generalized anxiety disorder. Behav Res Ther 2003;41(6):633–46.

Arntz A, van den Hout M. Psychological treatments of panic disorder without agoraphobia: cognitive therapy versus applied relaxation. Behav Res Ther 1996;34(2):113–21.

Arrindell WA, Emmelkamp PM, Monsma A, Brilman E. The role of perceived parental rearing practices in the aetiology of phobic disorders: a controlled study. Br J Psychiatry 1983;143:183–7.

Arrindell WA, Kwee MG, Methorst GJ, van der Ende J, Pol E, Moritz BJ. Perceived parental rearing styles of agoraphobic and socially phobic in- patients. Br J Psychiatry 1989;155:526–35.

Asakura S, Tajima O, Koyama T. Fluvoxamine treatment of generalized social anxiety disorder in Japan: a randomized double-blind, placebo-controlled study. Int J Neuropsychopharmacol 2007;10(2):263–74.

Asnis GM, Hameedi FA, Goddard AW, et al. Fluvoxamine in the treatment of panic disorder: a multi-center, double-blind, placebo-controlled study in outpatients. Psychiatry Res 2001;103(1):1–14.

Austin MP, Mitchell PB. Psychotropic medications in pregnant women: treatment dilemmas. Med J Aust 1998;169(8):428–31.

AWMF. Persönlichkeitsstörungen. S2-Leitlinie der Deutschen Gesellschaft für Psychiatrie, Psychotherapie und Nervenheilkunde (DGPPN), Deutsche Gesellschaft für Psychosomatische Medizin und Ärztliche Psychotherapie (DGPM), Deutsches Kollegium für Psychosomatische Medizin (DKPM), Deutsche Gesellschaft für Psychologie (DGP), Fachgruppe Klinische Psychologie und Psychotherapie, Deutsche Gesellschaft für Kinder- und Jugendpsychiatrie und -psychotherapie (DGKJP). 2008:

AWMF. AWMF-Regelwerk Leitlinien: Leitfaden zur Erstellung des Leitlinienreports für Autoren von S2k, S2e und S3-Leitlinien. 2012.

ÄZQ/AWMF. Deutsches Instrument zur methodischen Leitlinien-Bewertung (DELBI). 2008:468–519. vol 99).

BÄK. Bundesärztekammer (BÄK) Kassenärztliche Bundesvereinigung (KBV). Beurteilungskriterien für Leitlinien in der medizinischen Versorgung – Beschlüsse der Vorstände der Bundesärztekammer und Kassenärztlicher Bundesvereinigung, Juni 1997. Dt Arztebl 1997;94(33):A-2154–5.

Bakish D, Hooper CL, Filteau MJ, et al. A double-blind placebo-controlled trial comparing fluvoxamine and imipramine in the treatment of panic disorder with or without agoraphobia. Psychopharmacol Bull 1996;32(1):135–41.

Bakker A, van Balkom AJ, Spinhoven P. SSRIs vs. TCAs in the treatment of panic disorder: a meta-analysis. Acta Psychiatr Scand 2002;106(3):163–7.

Bakker A, van Balkom AJ, Spinhoven P, Blaauw BM, van Dyck R. Follow-up on the treatment of panic disorder with or without agoraphobia: a quantitative review. J Nerv Ment Dis 1998;186(7):414–9.

Bakker A, van Dyck R, Spinhoven P, van Balkom A. Paroxetine, clomipramine, and cognitive therapy in the treatment of panic disorder. J Clin Psychiatry 1999;60(12):831–838.

Baldwin D, Bobes J, Stein DJ, Scharwachter I, Faure M. Paroxetine in social phobia/social anxiety disorder. Randomised, double- blind, placebo-controlled study. Paroxetine Study Group. Br J Psychiatry 1999;175:120–6.

Baldwin DS, Anderson IM, Nutt DJ, et al. Evidence-based guidelines for the pharmacological treatment of anxiety disorders: recommendations from the British Association for Psychopharmacology. J Psychopharmacol 2005;19(6):567–96.

Baldwin DS, Huusom AK, Maehlum E. Escitalopram and paroxetine in the treatment of generalised anxiety disorder: randomised, placebo-controlled, double-blind study. Br J Psychiatry 2006;189:264–72.

Ball SG, Kuhn A, Wall D, Shekhar A, Goddard AW. Selective serotonin reuptake inhibitor treatment for generalized anxiety disorder: a double-blind, prospective comparison between paroxetine and sertraline. J Clin Psychiatry 2005;66(1):94–9.

Ballenger JC, Burrows GD, DuPont RL, Jr., et al. Alprazolam in panic disorder and agoraphobia: results from a multi-center trial. I. Efficacy in short-term treatment. Arch Gen Psychiatry 1988;45(5):413–22.

Ballenger JC, Wheadon DE, Steiner M, Bushnell W, Gergel IP. Double-blind, fixed-dose, placebo-controlled study of paroxetine in the treatment of panic disorder. Am J Psychiatry 1998;155(1):36–42.

Bandelow B. Panic and Agoraphobia Scale (PAS). Göttingen/Bern/Toronto/Seattle: Hogrefe & Huber Publishers, 1999.

Bandelow B. Generalisierte Angststörung – Generalized anxiety disorder. Versicherungsmedizin 2000;52(3):115–8.

Bandelow B. Panik und Agoraphobie. Ursachen, Diagnose und Behandlung. Wien: Springer, 2001.

Bandelow B. Epidemiology of Depression and Anxiety. In Kasper S, den Boer JA, Sitsen AJM, eds. Handbook on Depression and Anxiety. New York, N.Y.: M. Dekker, 2003:49–68.

Bandelow B. Sertraline and exposure therapy in social phobia. Br J Psychiatry 2004;184:271; author reply 271–2.

Bandelow B, Behnke K, Lenoir S, et al. Sertraline versus paroxetine in the treatment of panic disorder: an acute, double-blind noninferiority comparison. J Clin Psychiatry 2004a;65(3):405–13.

Bandelow B, Bleich S, Kropp S. Handbuch Psychopharmaka, 3., vollständig überarbeitete Aufl. (2. Auflage ed.) Göttingen: Hogrefe, 2012.

Bandelow B, Broocks A. Evaluating the efficacy of psychological therapy. Verhaltenstherapie 2002;12(3):205–215.

Bandelow B, Broocks A, Pekrun G, et al. The use of the Panic and Agoraphobia Scale (P & A) in a controlled clinical trial. Pharmacopsychiatry 2000;33(5):174–81.

Bandelow B, Charimo Torrente A, Wedekind D, Broocks A, Hajak G, Ruther E. Early traumatic life events, parental rearing styles, family history of mental disorders, and birth risk factors in patients with social anxiety disorder. Eur Arch Psychiatry Clin Neurosci 2004b;254(6):397–405.

Bandelow B, Chouinard G, Bobes J, et al. Extended-release quetiapine fumarate (quetiapine XR): a once-daily monotherapy effective in generalized anxiety disorder. Data from a randomized, double-blind, placebo- and active-controlled study. Int J Neuropsychopharmacol 2010;13(3):305–20.

Bandelow B, Rudolf S, Reitt M, Wedekind D. Angststörungen. In: Herpertz S, Schnell K, Falkai P, eds. Psychotherapie in der Psychiatrie. Stuttgart: Kohlhammer, 2013:

Bandelow B, Seidler-Brandler U, Becker A, Wedekind D, Rüther E. Meta-analysis of randomized controlled comparisons of psychopharmacological and psychological treatments for anxiety disorders. World J Biol Psychiatry 2007a;8(3):175–87.

Bandelow B, Sievert K, Rothemeyer M, Hajak G, Ruther E. What treatments do patients with panic disorder and agoraphobia get? Eur Arch Psychiatry Clin Neurosci 1995;245(3):165–71.

Bandelow B, Spath C, Tichauer GA, Broocks A, Hajak G, Ruther E. Early traumatic life events, parental attitudes, family history, and birth risk factors in patients with panic disorder. Compr Psychiatry 2002a;43(4):269–78.

Bandelow B, Stein DJ, Dolberg OT, Andersen HF, Baldwin DS. Improvement of quality of life in panic disorder with escitalopram, citalopram, or placebo. Pharmacopsychiatry 2007b;40(4):152–6.

Bandelow B, Wedekind D. Angst – Neurobiologie. In: Förstl H, Hautzinger M, Roth G, eds. Neurobiologie psychischer Störungen. Heidelberg: Springer, 2006:483–522.

Bandelow B, Zohar J, Hollander E, Kasper S, Möller HJ. World Federation of Societies of Biological Psychiatry (WFSBP) guidelines for the pharmacological treatment of anxiety, obsessive-compulsive and posttraumatic stress disorders. World J Biol Psychiatry 2002b;3(4):171–99.

Bandelow B, Zohar J, Hollander E, et al. World Federation of Societies of Biological Psychiatry (WFSBP) guidelines for the pharmacological treatment of anxiety, obsessive-compulsive and post-traumatic stress disorders - first revision. World J Biol Psychiatry 2008;9(4):248–312.

Barghaan D, Harfst T, Koch U, Schulz H. Psychotherapeutische Versorgung. In: Senf W, Broda M, eds. Praxis der Psychotherapie – Ein integratives Lehrbuch. Stuttgart: Thieme, 2005:25–32.

Barlow D, Craske M, Cerny J, Klosko J. Behavioral treatment of panic disorder. Behav Ther 1989;20:261–82.

Barlow DH, Gorman JM, Shear MK, Woods SW. Cognitive-behavioral therapy, imipramine, or their combination for panic disorder: A randomized controlled trial. Jama 2000;283(19):2529–36.

Barlow DH, Rapee RM, Brown TA. Behavioral Treatment of Generalized Anxiety Disorder. Behavior Therapy 1992;23(4):551–570.

Barnett SD, Kramer ML, Casat CD, Connor KM, Davidson JR. Efficacy of olanzapine in social anxiety disorder: a pilot study. J Psychopharmacol 2002;16(4):365–8.

Bassler M, Hoffmann SO. Stationäre Psychotherapie der Angststörungen – ein Vergleich der therapeutischen Wirksamkeit bei Patienten mit generalisierter Angststörung, Agoraphobie und Panikstörung. Psychotherapie, Psychosomatik, Medizinische Psychologie 1991;179(7):217–25.

Bates LW, McGlynn FD, Montgomery R, Mattke T. Effects of eye-movement desensitization versus no treatment on repeated measures of fear of spiders. Journal of Anxiety Disorders 1996;10(6):555–569.

Beauclair L, Fontaine R, Annable L, Holobow N, Chouinard G. Clonazepam in the Treatment of Panic Disorder - a Double-Blind, Placebo-Controlled Trial Investigating the Correlation between Clonazepam Concentrations in Plasma and Clinical-Response. Journal of Clinical Psychopharmacology 1994;14(2):111–118.

Beck AT. Wahrnehmung der Wirklichkeit und Neurose – Kognitive Psychotherapie emotionaler Störungen. München: Pfeiffer, 1979.

Beck AT, Emery, G. Kognitive Verhaltentherapie bei Angst und Phobien. Tübingen: Deutsche Gesellschaft für Verhaltentherapie, 1981.

Beck AT, Sokol L, Clark DA, Berchick R, Wright F. A crossover study of focused cognitive therapy for panic disorder. Am J Psychiatry 1992;149(6):778–83.

Beck AT, Ward CH, Mendelson M, Mock J, Erbaugh J. An inventory for measuring depression. Arch Gen Psychiatry 1961;4:561–71.

Beck J. Praxis der Kognitiven Therapie. Weinheim: PVU, 1999.

Beck JG, Stanley MA, Baldwin LE, Deagle EA, 3rd, Averill PM. Comparison of cognitive therapy and relaxation training for panic disorder. J Consult Clin Psychol 1994;62(4):818–26.

Becker ES, Hoyer J. Generalisierte Angststörung. Göttingen: Hogrefe, 2005.

Beckham JC, Vrana SR, May JG, Gustafson DJ, Smith GR. Emotional processing and fear measurement synchrony as indicators of treatment outcome in fear of flying. J Behav Ther Exp Psychiatry 1990;21(3):153–62.

Benitez CI, Smith K, Vasile RG, Rende R, Edelen MO, Keller MB. Use of benzodiazepines and selective serotonin reuptake inhibitors in middle-aged and older adults with anxiety disorders: a longitudinal and prospective study. Am J Geriatr Psychiatry 2008;16(1):5–13.

Benjamin J, Ben-Zion IZ, Karbofsky E, Dannon P. Double-blind placebo-controlled pilot study of paroxetine for specific phobia. Psychopharmacology (Berl) 2000;149(2):194–6.

Benjamin J, Levine J, Fux M, Aviv A, Levy D, Belmaker RH. Double-blind, placebo-controlled, crossover trial of inositol treatment for panic disorder. Am J Psychiatry 1995;152(7):1084–6.

Berger T, Hohl E, Caspar F. Internet-based treatment for social phobia: a randomized controlled trial. J Clin Psychol 2009;65(10):1021–35.

Berger T, Hohl E, Caspar F. Internet-based treatment for social phobia: A 6-month follow-up. Z Klin Psychol Psychother 2010;39(4):217–221.

Bergstrom J, Andersson G, Ljotsson B, et al. Internet-versus group-administered cognitive behaviour therapy for panic disorder in a psychiatric setting: a randomised trial. BMC Psychiatry 2010a;10:54.

Bergstrom J, Andersson G, Ljotsson B, et al. Internet-versus group-administered cognitive behaviour therapy for panic disorder in a psychiatric setting: a randomised trial. Bmc Psychiatry 2010b;10:10.

Bertani A, Perna G, Migliarese G, et al. Comparison of the treatment with paroxetine and reboxetine in panic disorder: a randomized, single-blind study. Pharmacopsychiatry 2004;37(5):206–10.

Beutel ME, Bleichner F, von Heymann F, Tritt K, Hardt J. Anxiety Disorders and Comorbidity in Psychosomatic Inpatients. Psychotherapy and Psychosomatics 2010a;79(1):58–58.

Beutel ME, Doering S, F. L, Reich G. Psychodynamische Psychotherapie: Störungsorientierung und Manualisierung in der therapeutischen Praxis Göttingen: Hogrefe, 2010b.

Beutel ME, Scheurich V, Knebel A, et al. Implementing panic-focused psychodynamic psychotherapy into clinical practice. Can J Psychiatry 2013;58(6):326–34.

Beutler LE, Clarkin JF. Systematic treatment selection. New York: Brunner und Mazel, 1990.

Beutler LE, Malik M, Alimohamed S, et al. Therapist Variables. In: Lambert MJ, ed. Bergin and Garfield´s Handbook of Psychotherapy and Behavior Change. New York: John Wiley & Sons, 2004:227–306.

Bielski RJ, Bose A, Chang CC. A double-blind comparison of escitalopram and paroxetine in the long-term treatment of generalized anxiety disorder. Ann Clin Psychiatry 2005;17(2):65–9.

Biermann T, Bleich S, Kornhuber J, Hillemacher T. Pregabalin in benzodiazepine withdrawal. Pharmacopsychiatry 2007;40(6):292–3.

Bijl RV, Ravelli A, van Zessen G. Prevalence of psychiatric disorder in the general population: results of The Netherlands Mental Health Survey and Incidence Study (NEMESIS). Soc Psychiatry Psychiatr Epidemiol 1998;33(12):587–95.

Black DW, Wesner R, Bowers W, Gabel J. A comparison of fluvoxamine, cognitive therapy, and placebo in the treatment of panic disorder. Arch Gen Psychiatry 1993;50(1):44–50.

Blanco C, Heimberg RG, Schneier FR, et al. A placebo-controlled trial of phenelzine, cognitive behavioral group therapy, and their combination for social anxiety disorder. Arch Gen Psychiatry 2010;67(3):286–95.

Blanco C, Schneier FR, Schmidt A, et al. Pharmacological treatment of social anxiety disorder: a meta-analysis. Depress Anxiety 2003;18(1):29–40.

Blomhoff S, Tangen Haug T, Hellstrom K, et al. Randomised controlled general practice trial of sertraline, exposure therapy and combined treatment in generalised social phobia. Br J Psychiatry 2001;179(1):23–30.

Bobes J, Rubio G, Teran A, et al. Pregabalin for the discontinuation of long-term benzodiazepines use: an assessment of its effectiveness in daily clinical practice. Eur Psychiatry 2012;27(4):301–7.

Bogels SM. Task concentration training versus applied relaxation, in combination with cognitive therapy, for social phobia patients with fear of blushing, trembling, and sweating. Behav Res Ther 2006;44(8):1199–210.

Bohni MK, Spindler H, Arendt M, Hougaard E, Rosenberg NK. A randomized study of massed three-week cognitive behavioural therapy schedule for panic disorder. Acta Psychiatr Scand 2009;120(3):187–95.

Bonne O, Shemer Y, Gorali Y, Katz M, Shalev AY. A randomized, double-blind, placebo-controlled study of classical homeopathy in generalized anxiety disorder. J Clin Psychiatry 2003;64(3):282–7.

Book SW, Thomas SE, Randall PK, Randall CL. Paroxetine reduces social anxiety in individuals with a co-occurring alcohol use disorder. J Anxiety Disord 2008;22(2):310–8.

Borden JW, Clum GA, Salmon PG. Mechanisms of Change in the Treatment of Panic. Cognitive Therapy and Research 1991;15(4):257–272.

Borge FM, Hoffart A, Sexton H, Clark DM, Markowitz JC, McManus F. Residential cognitive therapy versus residential interpersonal therapy for social phobia: a randomized clinical trial. J Anxiety Disord 2008;22(6):991–1010.

Borkovec TD, Costello E. Efficacy of applied relaxation and cognitive-behavioral therapy in the treatment of generalized anxiety disorder. J Consult Clin Psychol 1993;61(4):611–9.

Borkovec TD, Mathews AM, Chambers A, Ebrahimi S, Lytle R, Nelson R. The effects of relaxation training with cognitive or nondirective therapy and the role of relaxation-induced anxiety in the treatment of generalized anxiety. J Consult Clin Psychol 1987;55(6):883–8.

Borkovec TD, Newman MG, Pincus AL, Lytle R. A component analysis of cognitive-behavioral therapy for generalized anxiety disorder and the role of interpersonal problems. J Consult Clin Psychol 2002;70(2):288–98.

Borkovec TD, Ruscio AM. Psychotherapy for generalized anxiety disorder. J Clin Psychiatry 2001;62 Suppl 11:37–42; discussion 43–5.

Borkovec TD, Sibrava NJ. Problems with the use of placebo conditions in psychotherapy research, suggested alternatives, and some strategies for the pursuit of the placebo phenomenon. J Clin Psychol 2005;61(7):805–18.

Bose A, Korotzer A, Gommoll C, Li D. Randomized placebo-controlled trial of escitalopram and venlafaxine XR in the treatment of generalized anxiety disorder. Depress Anxiety 2007.

Bouchard S, Gauthier J, Laberge B, French D, Pelletier MH, Godbout C. Exposure versus cognitive restructuring in the treatment of panic disorder with agoraphobia. Behav Res Ther 1996;34(3):213–24.

Bowen RC, D'Arcy C, Keegan D, Senthilselvan A. A controlled trial of cognitive behavioral treatment of panic in alcoholic inpatients with comorbid panic disorder. Addict Behav 2000;25(4):593–7.

Boyer W. Serotonin uptake inhibitors are superior to imipramine and alprazolam in alleviating panic attacks: a meta-analysis. Int Clin Psychopharmacol 1995;10(1):45–9.

Boyer WF, Feighner JP. A placebo-controlled double-blind multicenter trial of two doses of ipsapirone versus diazepam in generalized anxiety disorder. Int Clin Psychopharmacol 1993;8(3):173–6.

Bradwejn J. Benzodiazepines for the treatment of panic disorder and generalized anxiety disorder: clinical issues and future directions. Can J Psychiatry 1993;38 Suppl 4:S109–13.

Bradwejn J, Ahokas A, Stein DJ, Salinas E, Emilien G, Whitaker T. Venlafaxine extended-release capsules in panic disorder: flexible-dose, double-blind, placebo-controlled study. Br J Psychiatry 2005;187:352–9.

Brajkovic L, Jevtovic S, Bilic V, Bras M, Loncar Z. The efficacy of a brief supportive psychodynamic therapy in treating anxious-depressive disorder in Daily Hospital. Coll Antropol 2009;33(1):245–51.

Bramness JG, Sandvik P, Engeland A, Skurtveit S. Does Pregabalin (Lyrica((R))) Help Patients Reduce their Use of Benzodiazepines? A Comparison with Gabapentin using the Norwegian Prescription Database. Basic Clin Pharmacol Toxicol 2010.

Brawman-Mintzer O, Knapp RG, Nietert PJ. Adjunctive risperidone in generalized anxiety disorder: a double-blind, placebo-controlled study. J Clin Psychiatry 2005;66(10):1321–5.

Brawman-Mintzer O, Knapp RG, Rynn M, Carter RE, Rickels K. Sertraline treatment for generalized anxiety disorder: a randomized, double-blind, placebo-controlled study. J Clin Psychiatry 2006;67(6):874–81.

Bressi C, Porcellana M, Marinaccio PM, Nocito EP, Magri L. Short-term psychodynamic psychotherapy versus treatment as usual for depressive and anxiety disorders: a randomized clinical trial of efficacy. J Nerv Ment Dis 2010;198(9):647–52.

Broocks A, Bandelow B, Pekrun G, et al. Comparison of aerobic exercise, clomipramine, and placebo in the treatment of panic disorder. Am J Psychiatry 1998;155(5):603–9.

Broocks A, Meyer TF, George A, et al. The role of exercise in the treatment of psychiatric disorders. Psychotherapie Psychosomatik Medizinische Psychologie 1997;47(11):379–393.

Brown GK, Beck AT, Newman CF, Beck JS, Tran GQ. A comparison of focused and standard cognitive therapy for panic disorder. J Anxiety Disord 1997;11(3):329–45.

Brown TA, Barlow DH. Long-term outcome in cognitive-behavioral treatment of panic disorder: clinical predictors and alternative strategies for assessment. J Consult Clin Psychol 1995;63(5):754–65.

Bruce SE, Yonkers KA, Otto MW, et al. Influence of psychiatric comorbidity on recovery and recurrence in generalized anxiety disorder, social phobia, and panic disorder: a 12-year prospective study. Am J Psychiatry 2005;162(6):1179–87.

Bruce TJ, Spiegel DA, Hegel MT. Cognitive-behavioral therapy helps prevent relapse and recurrence of panic disorder following alprazolam discontinuation: a long-term follow-up of the Peoria and Dartmouth studies. J Consult Clin Psychol 1999;67(1):151–6.

Bruch MA, Heimberg RG. Differences in Perceptions of Parental and Personal Characteristics between Generalized and Nongeneralized Social Phobics. J Anxiety Disord 1994;8(2):155–168.

Buller R. Reversible inhibitors of monoamine oxidase A (RIMA) in anxiety disorders. Oral presentation on the 7th congress of the Association of European Psychiatrists (AEP); Copenhagen, 18–22 Sept., 1994 1994.

Busch FN, Milrod BL, Singer MB. Theory and technique in psychodynamic treatment of panic disorder. J Psychother Pract Res 1999;8(3):234–42.

Butler G, Cullington A, Munby M, Amies P, Gelder M. Exposure and Anxiety Management in the Treatment of Social Phobia. Journal of Consulting and Clinical Psychology 1984;52(4):642–650.

Butler G, Fennell M, Robson P, Gelder M. Comparison of behavior therapy and cognitive behavior therapy in the treatment of generalized anxiety disorder. J Consult Clin Psychol 1991;59(1):167–75.

Bystritsky A, Kerwin L, Feusner JD, Vapnik T. A Pilot Controlled Trial of Bupropion XL Versus Escitalopram in Generalized Anxiety Disorder. Psychopharmacol Bull 2008;41(1):46–51.

Bystritsky A, Rosen RM, Murphy KJ, Bohn P, Keys SA, Vapnik T. Double-blind pilot trial of desipramine versus fluoxetine in panic patients. Anxiety 1994;1(6):287–90.

Caccia S. Metabolism of the newer antidepressants. An overview of the pharmacological and pharmacokinetic implications. Clin Pharmacokinet 1998;34(4):281–302.

Caillard V, Rouillon F, Viel JF, Markabi S. Comparative effects of low and high doses of clomipramine and placebo in panic disorder: a double-blind controlled study. French University Antidepressant Group. Acta Psychiatr Scand 1999;99(1):51–8.

Canadian Psychiatric Association. Canadian Psychiatric Association Clinical Practice Guidelines, Management of Anxiety Disorders. Canadian Journal of Psychiatry 2006;58(8 (Suppl 2)):1S–92S.

Carlbring P, Bohman S, Brunt S, et al. Remote treatment of panic disorder: a randomized trial of internet-based cognitive behavior therapy supplemented with telephone calls. Am J Psychiatry 2006;163(12):2119–25.

Carlbring P, Nilsson-Ihrfelt E, Waara J, et al. Treatment of panic disorder: live therapy vs. self-help via the Internet. Behav Res Ther 2005;43(10):1321–33.

Carlbring P, Westling BE, Ljungstrand P, Ekselius L, Andersson G. Treatment of panic disorder via the Internet: A randomized trial of a self-help program. Behavior Therapy 2001;32(4):751–764.

Cassano GB, Petracca A, Perugi G, et al. Clomipramine for panic disorder: I. The first 10 weeks of a long-term comparison with imipramine. J Affect Disord 1988;14(2):123–7.

Castillo A, Sotillo C, Mariategui J. Alprazolam compared to clobazam and placebo in anxious outpatients. Neuropsychobiology 1987;18(4):189–94.

Cavaljuga S, Licanin I, Kapic E, Potkonjak D. Clomipramine and fluoxetine effects in the treatment of panic disorder. Bosn J Basic Med Sci 2003;3(3):27–31.

Chalabianloo F, Schjott J. Pregabalin og misbrukspotensial - Pregabalin and its potential for abuse. Tidsskr Nor Laegeforen 2009;129(3):186–7.

Chambless DL, Gillis MM. Cognitive therapy of anxiety disorders. J Consult Clin Psychol 1993;61(2):248–60.

Charney DS, Woods SW. Benzodiazepine treatment of panic disorder: a comparison of alprazolam and lorazepam. J Clin Psychiatry 1989;50(11):418–23.

Charney DS, Woods SW, Goodman WK, et al. Drug treatment of panic disorder: the comparative efficacy of imipramine, alprazolam, and trazodone. J Clin Psychiatry 1986;47(12):580–6.

Chen YP, Ehlers A, Clark DM, Mansell W. Patients with generalized social phobia direct their attention away from faces. Behav Res Ther 2002;40(6):677–87.

Clark D. Cognitive therapy for panic disorder. In: Wolfe B, Maser J, eds. Treatment of panic disorder. A consensus development conference. Washington, DC: American Psychiatric Press, 1994:121–132.

Clark D, Ehlers, A., ed. Soziale Phobie: Eine kognitive Perspektive. Göttingen: Hogrefe, 2002. (Fydrich T, Stangier, U., ed. Soziale Phobie und soziale Angststörung;

Clark DA, Beck AT, Alford A. Scientific foundations of cognitive theory and therapy of depression. New York: Wiley, 1999a.

Clark DM, Ehlers A, Hackmann A, et al. Cognitive therapy versus exposure and applied relaxation in social phobia: A randomized controlled trial. J Consult Clin Psychol 2006;74(3):568–78.

Clark DM, Ehlers A, McManus F, et al. Cognitive therapy versus fluoxetine in generalized social phobia: a randomized placebo-controlled trial. J Consult Clin Psychol 2003;71(6):1058–67.

Clark DM, McManus F. Information processing in social phobia. Biol Psychiatry 2002;51(1):92–100.

Clark DM, Salkovskis PM, Hackmann A, Middleton H, Anastasiades P, Gelder M. A comparison of cognitive therapy, applied relaxation and imipramine in the treatment of panic disorder. Br J Psychiatry 1994;164(6):759–69.

Clark DM, Salkovskis PM, Hackmann A, Wells A, Ludgate J, Gelder M. Brief cognitive therapy for panic disorder: A randomized controlled trial. Journal of Consulting and Clinical Psychology 1999b;67(4):583–589.

Clarkin JF, Levy KN. The influence of client variables on psychotherapy. In: Lambert MJ, ed. Bergin and Garfield's Handbook of Psychotherapy and Behavior Change. New York: John Wiley & Sons, 2004:194–226.

Clum GA, Clum GA, Surls R. A meta-analysis of treatments for panic disorder. J Consult Clin Psychol 1993;61(2):317–26.

CNCPS. Drug treatment of panic disorder. Comparative efficacy of alprazolam, imipramine, and placebo. Cross-National Collaborative Panic Study, Second Phase Investigators. Br J Psychiatry 1992;160:191–202; discussion 202–5.

Cohen J. The statistical power of abnormal-social psychological research. A review. Journal of Abnormal and Social Psychology 1962;65:145–53.

Cohen J. Statistical power analysis for the behavioral sciences. New York: Erlbaum, 1988.

Cohen SD, Monteiro W, Marks IM. Two-year follow-up of agoraphobics after exposure and imipramine. Br J Psychiatry 1984;144(3):276–81.

Cohn JB, Wilcox CS. Long-term comparison of alprazolam, lorazepam and placebo in patients with an anxiety disorder. Pharmacotherapy 1984;4(2):93–8.

Côté G, Gauthier J, Laberge B, Cormier H. Reduced therapist contact in the cognitive behavioral treatment of panic disorder. Behavior Therapy 1994;25:123–145.

Cottraux J, Note I, Albuisson E, et al. Cognitive behavior therapy versus supportive therapy in social phobia: a randomized controlled trial. Psychother Psychosom 2000;69(3):137–46.

Cottraux J, Note ID, Cungi C, et al. A controlled study of cognitive behaviour therapy with buspirone or placebo in panic disorder with agoraphobia. Br J Psychiatry 1995;167(5):635–41.

Covin R, Ouimet AJ, Seeds PM, Dozois DJ. A meta-analysis of CBT for pathological worry among clients with GAD. J Anxiety Disord 2008;22(1):108–16.

Cowley DS, Flick SN, Roy-Byrne PP. Long-term course and outcome in panic disorder: a naturalistic follow-up study. Anxiety 1996;2(1):13–21.

Cowley DS, Ha EH, Roy-Byrne PP. Determinants of pharmacologic treatment failure in panic disorder. J Clin Psychiatry 1997;58(12):555–61; quiz 562–3.

Craske MG, Maidenberg E, Bystritsky A. Brief cognitive-beha-vioral versus nondirective therapy for panic disorder. J Behav Ther Exp Psychiatry 1995;26(2):113–20.

Craske MG, Rowe M, Lewin M, Noriega-Dimitri R. Inter-oceptive exposure versus breathing retraining within cognitive-behavioural therapy for panic disorder with agoraphobia. Br J Clin Psychol 1997;36 (Pt 1)(Pt 1):85–99.

Craske MG, Street L, Barlow DH. Instructions to focus upon or distract from internal cues during exposure treatment of agoraphobic avoidance. Behav Res Ther 1989;27(6):663–72.

Crisp AH, Gelder MG, Rix S, Meltzer HI, Rowlands OJ. Stigma-tisation of people with mental illnesses. Br J Psychiatry 2000;177:4–7.

Crits-Christoph P, Connolly MB, Azarian K, Crits-Christoph K, Shappell S. An open trial of brief supportive-expressive psychotherapy in the treatment of generalized anxiety disorder. Psychotherapy: Theory, Research, Practice, Training 1996;33(3):418–430.

Crits-Christoph P, Gibbons MBC, Narducci J, Schamberger M, Gallop R. Interpersonal problems and the outcome of interpersonally oriented psychodynamic treatment of GAD. Psychotherapy 2005;42(2):211–224.

Cuijpers P, Smit F, Bohlmeijer E, Hollon SD, Andersson G. Efficacy of cognitive-behavioural therapy and other psychological treatments for adult depression: meta-analytic study of publication bias. Br J Psychiatry 2010;196(3):173–8.

Curtis GC, Massana J, Udina C, Ayuso JL, Cassano GB, Perugi G. Maintenance drug therapy of panic disorder. J Psychi-atr Res 1993;27 Suppl 1:127–42.

Dannon PN, Gon-Usishkin M, Gelbert A, Lowengrub K, Grun-haus L. Cognitive behavioral group therapy in panic disorder patients: the efficacy of CBGT versus drug treatment. Ann Clin Psychiatry 2004;16(1):41–6.

Darcis T, Ferreri M, Natens J, Burtin B, Deram P. A multicentre double-blind placebo-controlled study investigating the anxiolytic efficacy of hydroxyzine in patients with generalized anxiety. Human Psychopharmacology: Clinical and Experimental 1995;10(3):181–187.

Daum KW. Selbsthilfegruppen. Eine empirische Untersu-chung von Gesprächs-Selbsthilfegruppen. Rehburg-Loccum Psychiatrie-Verlag, 1984.

David D, Giron A, Mellman TA. Panic-phobic patients and de-velopmental trauma. J Clin Psychiatry 1995;56(3):113–7.

Davidson J, Allgulander C, Pollack MH, et al. Efficacy and tolerability of duloxetine in elderly patients with generalized anxiety disorder: a pooled analysis of four randomized, double-blind, placebo-controlled studies. Hum Psychopharmacol 2008a;23(6):519–26.

Davidson J, Yaryura-Tobias J, DuPont R, et al. Fluvoxamine-controlled release formulation for the treatment of generalized social anxiety disorder. J Clin Psychophar-macol 2004a;24(2):118–25.

Davidson JR, Bose A, Korotzer A, Zheng H. Escitalopram in the treatment of generalized anxiety disorder: double-blind, placebo controlled, flexible-dose study. Depress Anxiety 2004b;19(4):234–40.

Davidson JR, DuPont RL, Hedges D, Haskins JT. Efficacy, safety, and tolerability of venlafaxine extended release and buspirone in outpatients with generalized anxiety disorder. J Clin Psychiatry 1999;60(8):528–35.

Davidson JR, Foa EB, Huppert JD, et al. Fluoxetine, com-prehensive cognitive behavioral therapy, and placebo in generalized social phobia. Arch Gen Psychiatry 2004c;61(10):1005–13.

Davidson JR, Hughes DL, George LK, Blazer DG. The epi-demiology of social phobia: findings from the Duke Epidemiological Catchment Area Study. Psychol Med 1993a;23(3):709–18.

Davidson JR, Wittchen HU, Llorca PM, et al. Duloxetine treat-ment for relapse prevention in adults with generalized anxiety disorder: a double-blind placebo-controlled trial. Eur Neuropsychopharmacol 2008b;18(9):673–81.

Davidson JRT, Potts N, Richichi E, et al. Treatment of social phobia with clonazepam and placebo. Journal of Clini-cal Psychopharmacology 1993b;13:423–428.

de Beurs E, Garssen B, Buikhuisen M, Lange A, van Balkom A, Van Dyck R. Continuous monitoring of panic. Acta Psychiatr Scand 1994;90(1):38–45.

de Beurs E, van Balkom AJ, Lange A, Koele P, van Dyck R. Treatment of panic disorder with agoraphobia: compa-rison of fluvoxamine, placebo, and psychological panic management combined with exposure and of exposure in vivo alone. Am J Psychiatry 1995;152(5):683–91.

de Jongh A, Muris P, ter Horst G, van Zuuren F, Schoenma-kers N, Makkes P. One-session cognitive treatment of dental phobia: preparing dental phobics for treatment by restructuring negative cognitions. Behav Res Ther 1995;33(8):947–54.

de Ruiter C, Ryken H, Garssen B, Kraaimaat F. Breathing retraining, exposure and a combination of both, in the treatment of panic disorder with agoraphobia. Behav Res Ther 1989;27(6):647–55.

Deacon B, Lickel J, Abramowitz JS. Medical utilization across the anxiety disorders. J Anxiety Disord 2008;22(2):344–50.

den Boer JA, Westenberg HG. Effect of a serotonin and noradrenaline uptake inhibitor in panic disorder; a double-blind comparative study with fluvoxamine and maprotiline. Int Clin Psychopharmacol 1988;3(1):59–74.

den Boer JA, Westenberg HG. Serotonin function in panic disorder: a double blind placebo controlled study with fluvoxamine and ritanserin. Psychopharmacology Berl 1990;102(1):85–94.

den Boer PC, Wiersma D, Van den Bosch RJ. Why is self-help neglected in the treatment of emotional disorders? A meta-analysis. Psychol Med 2004;34(6):959–71.

Dengler W, Selbmann H-K. Leitlinien zur Diagnostik und The-rapie von Angsterkrankungen Heidelberg: Steinkopff, 2000.

Di Nicola M, Martinotti G, Tedeschi D, et al. Pregabalin in outpatient detoxification of subjects with mildto-moderate alcohol withdrawal syndrome. Hum Psychopharmacol 2010;25(3):268–75.

DIMDI. Internationale statistische Klassifikation der Krankheiten und verwandter Gesundheitsprobleme, 10. Revision, German Modification (ICD-10-GM). 2013:vol 2013).

Domschke K, Deckert J. [Genetics of anxiety disorders. Current clinical and molecular research]. Nervenarzt 2007;78(7):825–33; quiz 834–5.

Donovan MR, Glue P, Kolluri S, Emir B. Comparative efficacy of antidepressants in preventing relapse in anxiety disorders - a meta-analysis. J Affect Disord 2010;123(1–3):9–16.

Doshi P, Dickersin K, Healy D, Vedula SS, Jefferson T. Restoring invisible and abandoned trials: a call for people to publish the findings. BMJ 2013;346:f2865.

Dugas MJ, Brillon P, Savard P, et al. A randomized clinical trial of cognitive-behavioral therapy and applied relaxation for adults with generalized anxiety disorder. Behav Ther 2010;41(1):46–58.

Dugas MJ, Ladouceur R, Leger E, et al. Group cognitive-behavioral therapy for generalized anxiety disorder: treatment outcome and long-term follow-up. J Consult Clin Psychol 2003;71(4):821–5.

Dunner DL, Ishiki D, Avery DH, Wilson LG, Hyde TS. Effect of alprazolam and diazepam on anxiety and panic attacks in panic disorder: a controlled study. J Clin Psychiatry 1986;47(9):458–60.

DuPont RL, Rice DP, Miller LS, Shiraki SS, Rowland CR, Harwood HJ. Economic costs of anxiety disorders. Anxiety 1996;2(4):167–72.

Durham RC, Chambers JA, Power KG, et al. Long-term outcome of cognitive behaviour therapy clinical trials in central Scotland. Health Technol Assess 2005;9(42):1–174.

Durham RC, Fisher PL, Treliving LR, Hau CM, Richard K, Steward JB. Psychotherapy and anxiety management training for generalized anxiety disorder: Symptom change, medication usage and attitudes to treatment. Behavioural and Cognitive Psychotherapy 1999; 27(1):19–35.

Durham RC, Murphy T, Allan T, Richard K, Treliving LR, Fenton GW. Cognitive therapy, analytic psychotherapy and anxiety management training for generalised anxiety disorder. Br J Psychiatry 1994;165(3):315–23.

Dyukova GM, Shepeleva IP, Vorob'eva OV. Treatment of negative crises (panic attacks). Neurosci Behav Physiol 1992;22(4):343–5.

Eccles M, Mason J. How to develop cost-conscious guidelines. Health Technol Assess 2001;5(16):1–69.

Eichenberg C, Dorniak J, Fischer G. [Sexuell assaults in therapeutic relationships: risk factors, consequences and legal steps]. Psychother Psychosom Med Psychol 2009;59(9–10):337–44.

Elie R, Lamontagne Y. Alprazolam and diazepam in the treatment of generalized anxiety. J Clin Psychopharmacol 1984;4(3):125–9.

Emmelkamp PM, Krijn M, Hulsbosch AM, de Vries S, Schuemie MJ, van der Mast CA. Virtual reality treatment versus exposure in vivo: a comparative evaluation in acrophobia. Behav Res Ther 2002;40(5):509–16.

Emslie G, Judge R. Tricyclic antidepressants and selective serotonin reuptake inhibitors: use during pregnancy, in children/adolescents and in the elderly. Acta Psychiatr Scand 2000;101:26–34.

Engel K, Bandelow B, Gruber O, Wedekind D. Neuroimaging in anxiety disorders. J Neural Transm 2009;116(6):703–16.

Engelhardt HD. Was Selbsthilfe leistet. Ökonomische Wirkungen und sozialpolitische Bewertung. Freiburg Lambertus, 1995:

Enkelmann R. Alprazolam versus buspirone in the treatment of outpatients with generalized anxiety disorder. Psychopharmacology 1991;105(3):428–32.

Erhardt A, Czibere L, Roeske D, et al. TMEM132D, a new candidate for anxiety phenotypes: evidence from human and mouse studies. Mol Psychiatry 2011;16(6):647–63.

Ericson A, Kallen B, Wiholm BE. Delivery outcome after the use of antidepressants in early pregnancy. European Journal of Clinical Pharmacology 1999;55(7):503–508.

Fahy TJ, O'Rourke D, Brophy J, Schazmann W, Sciascia S. The Galway Study of Panic Disorder. I: Clomipramine and lofepramine in DSM III-R panic disorder: a placebo controlled trial. J Affect Disord 1992;25(1):63–75.

Falkai P, Wobrock T, Lieberman J, Glenthoj B, Gattaz WF, Möller HJ. World Federation of Societies of Biological Psychiatry (WFSBP) guidelines for biological treatment of schizophrenia, Part 1: acute treatment of schizophrenia. World J Biol Psychiatry 2005;6(3):132–91.

Faller H, Rudolf G. The relevance of the working alliance for diagnosis and treatment selection in psychotherapy patients. Zeitschrift Fur Psychosomatische Medizin Und Psychoanalyse 1998;44(1):54–71.

Faravelli C. Life events preceding the onset of panic disorder. J Affect Disord 1985;9(1):103–5.

Faravelli C, Panichi C, Pallanti S, Paterniti S, Grecu LM, Rivelli S. Perception of early parenting in panic and agoraphobia. Acta Psychiatr Scand 1991;84(1):6–8.

Faravelli C, Webb T, Ambonetti A, Fonnesu F, Sessarego A. Prevalence of traumatic early life events in 31 agoraphobic patients with panic attacks. Am J Psychiatry 1985;142(12):1493–4.

Fava GA, Rafanelli C, Grandi S, et al. Long-term outcome of panic disorder with agoraphobia treated by exposure. Psychol Med 2001;31(5):891–8.

Fedoroff IC, Taylor S. Psychological and pharmacological treatments of social phobia: a meta-analysis. J Clin Psychopharmacol 2001;21(3):311–24.

Feighner JP, Merideth CH, Hendrickson GA. A double-blind comparison of buspirone and diazepam in outpatients with generalized anxiety disorder. J Clin Psychiatry 1982; 43(12 Pt 2):103–8.

Feltner D, Wittchen HU, Kavoussi R, Brock J, Baldinetti F, Pande AC. Long-term efficacy of pregabalin in generalized anxiety disorder. Int Clin Psychopharmacol 2008;23(1):18–28.

Feltner DE, Crockatt JG, Dubovsky SJ, et al. A randomized, double-blind, placebo-controlled, fixed-dose, multicenter study of pregabalin in patients with generalized anxiety disorder. J Clin Psychopharmacol 2003;23(3):240–9.

Feltner DE, Liu-Dumaw M, Schweizer E, Bielski R. Efficacy of pregabalin in generalized social anxiety disorder: results of a double-blind, placebo-controlled, fixed-dose study. Int Clin Psychopharmacol 2011;26(4):213–20.

Ferguson JM, Khan A, Mangano R, Entsuah R, Tzanis E. Relapse prevention of panic disorder in adult outpatient responders to treatment with venlafaxine extended release. J Clin Psychiatry 2007;68(1):58–68.

Fernandez A, Haro JM, Martinez-Alonso M, et al. Treatment adequacy for anxiety and depressive disorders in six European countries. Br J Psychiatry 2007;190:172–3.

Ferreri M, Hantouche EG, Billardon M. Interêt de l'hydroxyzine dans le trouble anxiété géneralisée: étude contrôle en double aveugle versus placebo. Encéphale 1994;20(6):785–91.

Ferrero A, Piero A, Fassina S, et al. A 12-month comparison of brief psychodynamic psychotherapy and pharmacotherapy treatment in subjects with generalised anxiety disorders in a community setting. Eur Psychiatry 2007;22(8):530–9.

Feske U, Goldstein AJ. Eye movement desensitization and reprocessing treatment for panic disorder: a controlled outcome and partial dismantling study. J Consult Clin Psychol 1997;65(6):1026–35.

Filipetto FA, Zipp CP, Coren JS. Potential for pregabalin abuse or diversion after past drug-seeking behavior. J Am Osteopath Assoc 2010;110(10):605–7.

First MB, Spitzer RL, Gibbon M, Williams JBW. Structured Clinical Interview for DSM-IV Axis I Disorders, Clinician Version (SCID-CV). Washington, D.C.: American Psychiatric Press, Inc., 1996.

Flick SN, Roy-Byrne PP, Cowley DS, Shores MM, Dunner DL. DSM-III-R personality disorders in a mood and anxiety disorders clinic: prevalence, comorbidity, and clinical correlates. J Affect Disord 1993;27(2):71–9.

Fonseca D'El Rey GJFD, Lacavaz JPL, Cejkinski A, Mello SL. Cognitive-behavioral group treatment in social phobia: 12-week outcome. Revista De Psiquiatria Clinica 2008;35(2):79–83.

Fontaine R, Annable L, Chouinard G, Ogilvie RI. Bromazepam and diazepam in generalized anxiety: a placebo-controlled study with measurement of drug plasma concentrations. J Clin Psychopharmacol 1983;3(2):80–7.

Fontaine R, Mercier P, Beaudry P, Annable L, Chouinard G. Bromazepam and lorazepam in generalized anxiety: a placebo-controlled study with measurement of drug plasma concentrations. Acta Psychiatr Scand 1986;74(5):451–8.

Fraser J, Kirkby KC, Daniels B, Gilroy L, Montgomery IM. Three versus six sessions of computer-aided vicarious exposure treatment for spider phobia. Behaviour Change 2001;18(4):213–223.

Freedland KE, Mohr DC, Davidson KW, Schwartz JE. Usual and unusual care: existing practice control groups in randomized controlled trials of behavioral interventions. Psychosom Med 2011;73(4):323–35.

Fresquet A, Sust M, Lloret A, et al. Efficacy and safety of lesopitron in outpatients with generalized anxiety disorder. Ann Pharmacother 2000;34(2):147–53.

Funke-Kaiser. Wartezeiten in der Psychotherapie. BPtK-Spezial 2011.

Furmark T, Appel L, Michelgard A, et al. Cerebral blood flow changes after treatment of social phobia with the neurokinin-1 antagonist GR205171, citalopram, or placebo. Biol Psychiatry 2005;58(2):132–42.

Furmark T, Carlbring P, Hedman E, et al. Guided and unguided self-help for social anxiety disorder: randomised controlled trial. Br J Psychiatry 2009;195(5):440–7.

Furukawa TA, Watanabe N, Churchill R. Psychotherapy plus antidepressant for panic disorder with or without agoraphobia: systematic review. Br J Psychiatry 2006;188:305–12.

Furukawa TA, Watanabe N, Churchill R. Combined psychotherapy plus antidepressants for panic disorder with or without agoraphobia (Review). John Wiley & Sons, Ltd., 2009. The Cochrane Library;

Gahr M, Franke B, Freudenmann RW, Kolle MA, Schonfeldt-Lecuona C. Concerns about pregabalin: further experience with its potential of causing addictive behaviors. J Addict Med 2013a;7(2):147–9.

Gahr M, Freudenmann RW, Hiemke C, Kolle MA, Schonfeldt-Lecuona C. Pregabalin abuse and dependence in Germany: results from a database query. Eur J Clin Pharmacol 2013b.

Garcia-Palacios A, Hoffman H, Carlin A, Furness TA, Botella C. Virtual reality in the treatment of spider phobia: a controlled study. Behav Res Ther 2002;40(9):983–993.

Geiser F, Kleiman A, Albus C, Conrad R. [Anxiety disorders]. Internist (Berl) 2012;53(11):1289–90, 1292–5.

Gelenberg AJ, Lydiard RB, Rudolph RL, Aguiar L, Haskins JT, Salinas E. Efficacy of venlafaxine extended-release capsules in nondepressed outpatients with generalized anxiety disorder: A 6-month randomized controlled trial. Jama 2000;283(23):3082–8.

Gelernter CS, Uhde TW, Cimbolic P, et al. Cognitive-behavioral and pharmacological treatments of social phobia. A controlled study. Arch Gen Psychiatry 1991;48(10):938–45.

Gentil V, Lotufo-Neto F, Andrade L, et al. Clomipramine–a better reference drug for panic/agoraphobia. I. Effectiveness comparison with imipramine. J Psychopharmacol 1993;7:316–324.

Gentile S. Pregnancy exposure to serotonin reuptake inhibitors and the risk of spontaneous abortions. CNS Spectr 2008;13(11):960–6.

Gentile S, Galbally M. Prenatal exposure to antidepressant medications and neurodevelopmental outcomes: a systematic review. J Affect Disord 2011;128(1–2):1–9.

Gerber AJ, Kocsis JH, Milrod BL, et al. A quality-based review of randomized controlled trials of psychodynamic psychotherapy. Am J Psychiatry 2011;168(1):19–28.

Gilroy LJ, Kirkby KC, Daniels BA, Menzies RG, Montgomery IM. Controlled comparison of computer-aided vicarious exposure versus live exposure in the treatment of spider phobia. Behavior Therapy 2001;31(4):733–744.

GIN. Guidelines International Network 2012:

Gladsjo JA, Rapaport MH, McKinney R, et al. Absence of neuropsychologic deficits in patients receiving long-term treatment with alprazolam-XR for panic disorder. J Clin Psychopharmacol 2001;21(2):131–8.

Gloster AT, Wittchen HU, Einsle F, et al. Psychological treatment for panic disorder with agoraphobia: A randomized controlled trial to examine the role of therapist-guided exposure in situ in CBT. J Consult Clin Psychol 2011;79(3):406–20.

Goddard AW, Brouette T, Almai A, Jetty P, Woods SW, Charney D. Early coadministration of clonazepam with sertraline for panic disorder. Arch Gen Psychiatry 2001;58(7):681–6.

Goldberg HL, Finnerty R. Comparison of buspirone in two separate studies. J Clin Psychiatry 1982; 43(12 Pt 2):87–91.

Goldstein AJ, de Beurs E, Chambless DL, Wilson KA. EMDR for panic disorder with agoraphobia: comparison with waiting list and credible attention-placebo control conditions. J Consult Clin Psychol 2000;68(6):947–56.

Goldstein DJ, Sundell K. A review of the safety of selective serotonin reuptake inhibitors during pregnancy. Human Psychopharmacology-Clinical and Experimental 1999;14(5):319–324.

Goodman WK, Bose A, Wang Q. Treatment of generalized anxiety disorder with escitalopram: pooled results from double-blind, placebo-controlled trials. J Affect Disord 2005;87(2–3):161–7.

Gould RA, Buckminster S, Pollack MH, Otto MW, Yap L. Cognitive-behavioral and pharmacological treatment for social phobia: A meta-analysis. Clinical Psychology-Science and Practice 1997;4(4):291–306.

Gould RA, Clum GA. Self-Help Plus Minimal Therapist Contact in the Treatment of Panic Disorder - a Replication and Extension. Behavior Therapy 1995;26(3):533–546.

Gould RA, Clum GA, Shapiro D. The Use of Bibliotherapy in the Treatment of Panic - a Preliminary Investigation. Behavior Therapy 1993;24(2):241–252.

Gould RA, Otto MW, Pollack MH. A meta-analysis of treatment outcome for panic disorder. Clin Psychol Rev 1995;15(8):819–844.

Greist JH, Liu-Dumaw M, Schweizer E, Feltner D. Efficacy of pregabalin in preventing relapse in patients with generalized social anxiety disorder: results of a double-blind, placebo-controlled 26-week study. Int Clin Psychopharmacol 2011;26(5):243–51.

Grosshans M, Mutschler J, Hermann D, et al. Pregabalin abuse, dependence, and withdrawal: a case report. Am J Psychiatry 2010;167(7):869.

Gruber K, Moran PJ, Roth WT, Taylor CB. Computer-assisted cognitive behavioral group therapy for social phobia. Behavior Therapy 2001;32(1):155–165.

Guastella AJ, Dadds MR, Lovibond PF, Mitchell P, Richardson R. A randomized controlled trial of the effect of D-cycloserine on exposure therapy for spider fear. J Psychiatr Res 2007;41(6):466–71.

Guastella AJ, Howard AL, Dadds MR, Mitchell P, Carson DS. A randomized controlled trial of intranasal oxytocin as an adjunct to exposure therapy for social anxiety disorder. Psychoneuroendocrinology 2009;34(6):917–23.

Guastella AJ, Richardson R, Lovibond PF, et al. A randomized controlled trial of D-cycloserine enhancement of exposure therapy for social anxiety disorder. Biol Psychiatry 2008;63(6):544–9.

Guglielmo R, Martinotti G, Clerici M, Janiri L. Pregabalin for alcohol dependence: a critical review of the literature. Adv Ther 2012;29(11):947–57.

Haby MM, Donnelly M, Corry J, Vos T. Cognitive behavioural therapy for depression, panic disorder and generalized anxiety disorder: a meta-regression of factors that may predict outcome. Aust N Z J Psychiatry 2006;40(1):9–19.

Hackett D, Haudiquet V, Salinas E. A method for controlling for a high placebo response rate in a comparison of venlafaxine XR and diazepam in the short-term treatment of patients with generalised anxiety disorder. Eur Psychiatry 2003;18(4):182–7.

Hadley SJ, Mandel FS, Schweizer E. Switching from long-term benzodiazepine therapy to pregabalin in patients with generalized anxiety disorder: a double-blind, placebo-controlled trial. J Psychopharmacol 2012;26(4):461–70.

Hahlweg K, Baucom D. Partnerschaft und psychische Störung. Göttingen: Hogrefe, 2008

Hamilton M. The assessment of anxiety states by rating. Br J Med Psychol 1959;32(1):50–5.

Hamm A. Spezifische Phobien. Göttingen: Hogrefe, 2006.

Hammarstrand G, Berggren U, Hakeberg M. Psychophysiological therapy vs. hypnotherapy in the treatment of patients with dental phobia. Eur J Oral Sci 1995;103(6):399–404.

Hansen RA, Gaynes BN, Gartlehner G, Moore CG, Tiwari R, Lohr KN. Efficacy and tolerability of second-generation antidepressants in social anxiety disorder. Int Clin Psychopharmacol 2008;23(3):170–9.

Harris EC, Barraclough B. Suicide as an outcome for mental disorders - A meta-analysis. British Journal of Psychiatry 1997;170:205–228.

Hartford J, Kornstein S, Liebowitz M, et al. Duloxetine as an SNRI treatment for generalized anxiety disorder: results from a placebo and active-controlled trial. Int Clin Psychopharmacol 2007;22(3):167–74.

Hartmann S. Die Behandlung psychischer Störungen. Wirksamkeit und Zufriedenheit aus Sicht der Patienten. Die Replikation der »consumer report study« für Deutschland. G. Gießen: Psychosozial-Verlag, 2006.

Haug TT, Blomhoff S, Hellstrom K, et al. Exposure therapy and sertraline in social phobia: l-year follow-up of a randomised controlled trial. Br J Psychiatry 2003;182:312–8.

Heading K, Kirkby KC, Martin F, Daniels BA, Gilroy LJ, Menzies RG. Controlled comparison of single-session treatments for spider phobia: Live graded exposure alone versus computer-aided vicarious exposure. Behaviour Change 2001;18(2):103–113.

Hedges DW, Brown BL, Shwalb DA, Godfrey K, Larcher AM. The efficacy of selective serotonin reuptake inhibitors in adult social anxiety disorder: a meta-analysis of double-blind, placebo-controlled trials. J Psychopharmacol 2007;21(1):102–11.

Hedman E, Andersson G, Ljotsson B, et al. Internet-based cognitive behavior therapy vs. cognitive behavioral group therapy for social anxiety disorder: a randomized controlled non-inferiority trial. PLoS One 2011;6(3):e18001.

Hegerl U, Allgaier AK, Henkel V, Mergl R. Can effects of antidepressants in patients with mild depression be considered as clinically significant? J Affect Disord 2011.

Heide FJ, Borkovec TD. Relaxation-Induced Anxiety - Paradoxical Anxiety Enhancement Due to Relaxation Training. J Consult Clin Psychol 1983;51(2):171–182.

Heide FJ, Borkovec TD. Relaxation-induced anxiety: mechanisms and theoretical implications. Behav Res Ther 1984;22(1):1–12.

Heimberg RG, Dodge CS, Hope DA, Kennedy CR, Zollo LJ, Becker RE. Cognitive Behavioral Group Treatment for Social Phobia - Comparison with a Credible Placebo Control. Cognitive Therapy and Research 1990;14(1):1–23.

Heimberg RG, Liebowitz MR, Hope DA, et al. Cognitive behavioral group therapy vs phenelzine therapy for social phobia: 12-week outcome. Arch Gen Psychiatry 1998;55(12):1133–41.

Heimberg RG, Salzman DG, Holt CS, Blendell KA. Cognitive-Behavioral Group Treatment for Social Phobia - Effectiveness at 5-Year Follow-Up. Cognitive Therapy and Research 1993;17(4):325–339.

Heinrichs N, Alpers GW, Gerlach AL. Evidenzbasierte Leitlinien zur Psychotherapie der Panikstörung mit und ohne Agoraphobie und der Agoraphobie ohne Panikstörung im Auftrag der Fachgruppe Klinische Psychologie und Psychotherapie in der Deutschen Gesellschaft für Psychologie (DGP). Göttingen: Hogrefe, 2009.

Heinrichs N, Stangier U, Gerlach A, Willutzki U, Fydrich T. Evidenzbasierte Leitlinie zur Psychotherapie der Sozialen Angststörung. Göttingen: Hogrefe, 2010.

Heldt E, Manfro GG, Kipper L, et al. Treating medication-resistant panic disorder: predictors and outcome of cognitive-behavior therapy in a Brazilian public hospital. Psychother Psychosom 2003;72(1):43–8.

Hellstrom K, Ost LG. One-session therapist directed exposure vs two forms of manual directed self-exposure in the treatment of spider phobia. Behav Res Ther 1995;33(8):959–65.

Hendriks GJ, Keijsers GPJ, Kampman M, et al. A randomized controlled study of paroxetine and cognitive-behavioural therapy for late-life panic disorder. Acta Psychiatrica Scandinavica 2010;122(1):11–19.

Henriksson MM, Isometsa ET, Kuoppasalmi KI, Heikkinen ME, Marttunen MJ, Lonnqvist JK. Panic disorder in completed suicide. J Clin Psychiatry 1996;57(7):275–81.

Herman AI, Waters AJ, McKee SA, Sofuoglu M. Effects of pregabalin on smoking behavior, withdrawal symptoms, and cognitive performance in smokers. Psychopharmacology (Berl) 2012;220(3):611–7.

Herring MP, Jacob ML, Suveg C, Dishman RK, O'Connor PJ. Feasibility of exercise training for the short-term treatment of generalized anxiety disorder: a randomized controlled trial. Psychother Psychosom 2012;81(1):21–8.

Hidalgo RB, Tupler LA, Davidson JR. An effect-size analysis of pharmacologic treatments for generalized anxiety disorder. J Psychopharmacol 2007;21(8):864–72.

Hirai M, Clum GA. A meta-analytic study of self-help interventions for anxiety problems. Behav Ther 2006;37(2):99–111.

Hirschmann S, Dannon PN, Iancu I, Dolberg OT, Zohar J, Grunhaus L. Pindolol augmentation in patients with treatment-resistant panic disorder: A double-blind, placebo-controlled trial. J Clin Psychopharmacol 2000;20(5):556–9.

Hoehn-Saric R, McLeod DR, Hipsley PA. Effect of fluvoxamine on panic disorder. J Clin Psychopharmacol 1993;13(5):321–6.

Hoehn-Saric R, McLeod DR, Zimmerli WD. Differential effects of alprazolam and imipramine in generalized anxiety disorder: somatic versus psychic symptoms. J Clin Psychiatry 1988;49(8):293–301.

Hoertel N, Le Strat Y, Blanco C, Lavaud P, Dubertret C. Generalizability of clinical trial results for generalized anxiety disorder to community samples. Depress Anxiety 2012;29(7):614–20.

Hoffart A, Due-Madsen J, Lande B, Gude T, Bille H, Torgersen S. Clomipramine in the treatment of agoraphobic inpatients resistant to behavioral therapy. J Clin Psychiatry 1993;54(12):481–7.

Hoffart A, Martinsen EW. Exposure-Based Integrated Vs Pure Psychodynamic Treatment of Agoraphobic Inpatients. Psychotherapy 1990;27(2):210–218.

Hoffmann SO. Psychodynamische Therapie von Angststörungen. Einführung und Manual für die kurz- und mittelfristige Therapie. Stuttgart: Schattauer, 2008.

Hofmann SG. Cognitive mediation of treatment change in social phobia. J Consult Clin Psychol 2004;72(3):393–9.

Hofmann SG, Alpers GW, Pauli P. Phenomenology of panic and phobic disorders. In: Antony MM, Stein MB, eds. Oxford handbook of anxiety and related disorders New York, NY: Oxford University Press, 2009:34–46.

Hofmann SG, Meuret AE, Smits JA, et al. Augmentation of exposure therapy with D-cycloserine for social anxiety disorder. Arch Gen Psychiatry 2006;63(3):298–304.

Hofmann SG, Smits JA. Cognitive-behavioral therapy for adult anxiety disorders: a meta-analysis of randomized placebo-controlled trials. J Clin Psychiatry 2008;69(4):621–32.

Hoglend P, Amlo S, Marble A, et al. Analysis of the patient-therapist relationship in dynamic psychotherapy: an experimental study of transference interpretations. Am J Psychiatry 2006;163(10):1739–46.

Hoglend P, Bogwald KP, Amlo S, et al. Transference interpretations in dynamic psychotherapy: do they really yield sustained effects? Am J Psychiatry 2008;165(6):763–71.

Hope DA, Heimberg RG, Bruch MA. Dismantling cognitive-behavioral group therapy for social phobia. Behav Res Ther 1995;33(6):637–50.

Horesh N, Amir M, Kedem P, Goldberger Y, Kotler M. Life events in childhood, adolescence and adulthood and the relationship to panic disorder. Acta Psychiatr Scand 1997;96(5):373–8.

Horvath AO, Symonds BD. Relation between Working Alliance and Outcome in Psychotherapy - a Metaanalysis. Journal of Counseling Psychology 1991;38(2):139–149.

Hovland A, Nordhus IH, Sjobo T, et al. Comparing Physical Exercise in Groups to Group Cognitive Behaviour Therapy for the Treatment of Panic Disorder in a Randomized Controlled Trial. Behav Cogn Psychother 2012:1–25.

Howard KI, Kopta SM, Krause MS, Orlinsky DE. The dose-effect relationship in psychotherapy. Am Psychol 1986;41(2):159–64.

Hoyer J, Beesdo K, Gloster AT, Runge J, Hofler M, Becker ES. Worry exposure versus applied relaxation in the treatment of generalized anxiety disorder. Psychother Psychosom 2009;78(2):106–15.

Hunot V, Churchill R, Silva de Lima M, Teixeira V. Psychological therapies for generalised anxiety disorder. Cochrane Database Syst Rev 2007(1):CD001848.

Hunt C, Andrews G. Long-term outcome of panic disorder and social phobia. J Anxiety Disord 1998;12(4):395–406.

Hunt M, Bylsma L, Brock J, et al. The role of imagery in the maintenance and treatment of snake fear. J Behav Ther Exp Psychiatry 2006;37(4):283–98.

Hussain MZ, Waheed W, Hussain S. Intravenous quetiapine abuse. Am J Psychiatry 2005;162(9):1755–6.

IMCTGMSP. The International Multicenter Clinical Trial Group on Moclobemide in Social Phobia. Moclobemide in social phobia. A double-blind, placebo-controlled clinical study. Eur Arch Psychiatry Clin Neurosci 1997;247(2):71–80.

Iqbal MM, Sobhan T, Ryals T. Effects of commonly used benzodiazepines on the fetus, the neonate, and the nursing infant. Psychiatr Serv 2002;53(1):39–49.

Ito LM, de Araujo LA, Tess VL, de Barros-Neto TP, Asbahr FR, Marks I. Self-exposure therapy for panic disorder with agoraphobia: randomised controlled study of external v. interoceptive self-exposure. Br J Psychiatry 2001;178:331–6.

Jacobi F, Hofler M, Strehle J, et al. [Mental disorders in the general population : Study on the health of adults in Germany and the additional module mental health (DEGS1-MH)]. Nervenarzt 2014;85(1):77–87.

Jacobi F, Wittchen HU, Holting C, et al. Prevalence, co-morbidity and correlates of mental disorders in the general population: results from the German Health Interview and Examination Survey (GHS). Psychol Med 2004;34(4):597–611.

Jacobson AF, Dominguez RA, Goldstein BJ, Steinbook RM. Comparison of buspirone and diazepam in generalized anxiety disorder. Pharmacotherapy 1985;5(5):290–6.

Jacobson E. Progressive Relaxation. Chicago: University Press, 1938.

Jadad AR, Moore RA, Carroll D, et al. Assessing the quality of reports of randomized clinical trials: is blinding necessary? Control Clin Trials 1996;17(1):1–12.

James I, Savage I. Beneficial effect of nadolol on anxiety-induced disturbances of performance in musicians: a comparison with diazepam and placebo. Am Heart J 1984; 108(4 Pt 2):1150–5.

James IM, Burgoyne W, Savage IT. Effect of pindolol on stress-related disturbances of musical performance: preliminary communication. J R Soc Med 1983;76(3):194–6.

Jazaieri H, Goldin PR, Werner K, Ziv M, Gross JJ. A Randomized Trial of MBSR Versus Aerobic Exercise for Social Anxiety Disorder. J Clin Psychol 2012.

Jerremalm A, Jansson L, Ost LG. Cognitive and physiological reactivity and the effects of different behavioral methods in the treatment of social phobia. Behav Res Ther 1986;24(2):171–80.

Johansson P, Hoglend P, Ulberg R, et al. The mediating role of insight for long-term improvements in psychodynamic therapy. J Consult Clin Psychol 2010;78(3):438–48.

Johnson J, Weissman MM, Klerman GL. Panic disorder, comorbidity, and suicide attempts. Arch Gen Psychiatry 1990;47(9):805–8.

Johnston DG, Troyer IE, Whitsett SF. Clomipramine treatment of agoraphobic women. An eight-week controlled trial. Arch Gen Psychiatry 1988;45(5):453–9.

Jones CW, Handler L, Crowell KE, Keil LG, Weaver MA, Platts-Mills TF. Non-publication of large randomized clinical trials: cross sectional analysis. BMJ 2013;347:f6104.

Kamijima K, Kuboki T, Kumano H, et al. A placebo-controlled, randomized withdrawal study of sertraline for panic disorder in Japan. Int Clin Psychopharmacol 2005;20(5):265–73.

Kammerer N, Lemenager T, Grosshans M, Kiefer F, Hermann D. [Pregabalin for the reduction of opiate withdrawal symptoms]. Psychiatr Prax 2012;39(7):351–2.

Kampman M, Keijsers GP, Hoogduin CA, Hendriks GJ. A randomized, double-blind, placebo-controlled study of the effects of adjunctive paroxetine in panic disorder patients unsuccessfully treated with cognitive-behavioral therapy alone. J Clin Psychiatry 2002;63(9):772–7.

Karasu TB. The specificity versus nonspecificity dilemma: toward identifying therapeutic change agents. Am J Psychiatry 1986;143(6):687–95.

Kasper S, Gastpar M, Muller WE, et al. Silexan, an orally administered Lavandula oil preparation, is effective in the treatment of 'subsyndromal' anxiety disorder: a randomized, double-blind, placebo controlled trial. Int Clin Psychopharmacol 2010;25(5):277–87.

Kasper S, Herman B, Nivoli G, et.al. Efficacy of pregabalin and venlafaxine-XR in generalized anxiety disorder: results of a double-blind, placebo-controlled 8-week trial. Int Clin Psychopharmacol 2009;24(2):87–96.

Kasper S, Iglesias-García C, Edward Schweizer E, et al. Safety of Discontinuation of Pregabalin After Long-Term Treatment in Subjects With Generalised Anxiety Disorder. 2013.

Kasper S, Stein DJ, Loft H, Nil R. Escitalopram in the treatment of social anxiety disorder: randomised, placebo-controlled, flexible-dosage study. Br J Psychiatry 2005;186:222–6.

Katon WJ, Von Korff M, Lin E. Panic disorder: relationship to high medical utilization. Am J Med 1992;92(1A):7S–11S.

Katz IR, Reynolds CF, 3rd, Alexopoulos GS, Hackett D. Venlafaxine ER as a treatment for generalized anxiety disorder in older adults: pooled analysis of five randomized placebo-controlled clinical trials. J Am Geriatr Soc 2002;50(1):18–25.

Katzelnick DJ, Kobak KA, Greist JH, Jefferson JW, Mantle JM, Serlin RC. Sertraline for social phobia: a double-blind, placebo-controlled crossover study. Am J Psychiatry 1995;152(9):1368–71.

Katzman MA, Brawman-Mintzer O, Reyes EB, Olausson B, Liu S, Eriksson H. Extended release quetiapine fumarate (quetiapine XR) monotherapy as maintenance treatment for generalized anxiety disorder: a long-term, randomized, placebo-controlled trial. Int Clin Psychopharmacol 2011;26(1):11–24.

Keck ME, Ropohl A, Rufer M, et al. Die Behandlung der Angsterkrankungen. Teil 1: Panikstörung, Agoraphobie, generalisierte Angststörung, soziale Phobie, spezifische Phobien. Schweiz Med Forum 2011;11(34):558–566.

Keene MS, Eaddy MT, Nelson WW, Sarnes MW. Adherence to paroxetine CR compared with paroxetine IR in a Medicare-eligible population with anxiety disorders. Am J Manag Care 2005;11(12 Suppl):S362–9.

Keltner NL, Vance DE. Biological perspectives incarcerated care and quetiapine abuse. Perspect Psychiatr Care 2008;44(3):202–6.

Kenardy JA, Dow MG, Johnston DW, Newman MG, Thomson A, Taylor CB. A comparison of delivery methods of cognitive-behavioral therapy for panic disorder: an international multicenter trial. J Consult Clin Psychol 2003;71(6):1068–75.

Kennedy BL, Schwab JJ. Utilization of medical specialists by anxiety disorder patients. Psychosomatics 1997;38(2):109–12.

Kessler RC, Berglund P, Demler O, Jin R, Merikangas KR, Walters EE. Lifetime prevalence and age-of-onset distributions of DSM-IV disorders in the National Comorbidity Survey Replication. Arch Gen Psychiatry 2005a;62(6):593–602.

Kessler RC, Demler O, Frank RG, et al. Prevalence and treatment of mental disorders, 1990 to 2003. N Engl J Med 2005b;352(24):2515–23.

Kessler RC, McGonagle KA, Zhao S, et al. Lifetime and 12-month prevalence of DSM-III-R psychiatric disorders in the United States. Results from the National Comorbidity Survey. Arch Gen Psychiatry 1994;51(1):8–19.

Khan A, Joyce M, Atkinson S, Eggens I, Baldytcheva I, Eriksson H. A randomized, double-blind study of once-daily extended release quetiapine fumarate (quetiapine XR) monotherapy in patients with generalized anxiety disorder. J Clin Psychopharmacol 2011;31(4):418–28.

King ALS, Valenca AM, de Melo-Neto VL, et al. Efficacy of a specific model for cognitive-behavioral therapy among panic disorder patients with agoraphobia: a randomized clinical trial. Sao Paulo Medical Journal 2011;129(5):325–334.

Kiropoulos LA, Klein B, Austin DW, et al. Is internet-based CBT for panic disorder and agoraphobia as effective as face-to-face CBT? J Anxiety Disord 2008;22(8):1273–84.

Kirsch I, Deacon BJ, Huedo-Medina TB, Scoboria A, Moore TJ, Johnson BT. Initial severity and antidepressant benefits: a meta-analysis of data submitted to the Food and Drug Administration. PLoS Med 2008;5(2):e45.

Klein B, Richards JC. A Brief Internet-Based Treatment for Panic Disorder. Behavioural and Cognitive Psychotherapy 2001;29(1):113–117.

Klein B, Richards JC, Austin DW. Efficacy of internet therapy for panic disorder. Journal of Behavior Therapy and Experimental Psychiatry 2006;37(3):213–238.

Klein D, Zitrin C, Woerner M, Ross D. Treatment of phobias II. Behavior therapy and supportive psychotherapy– Are there any specific ingredients? Arch Gen Psych 1983;40:139–45.

Klein DF. Delineation of Two Drug-Responsive Anxiety Syndromes. Psychopharmacologia 1964;5:397–408.

Klein DF. Control groups in pharmacotherapy and psychotherapy evaluations. Treatment 1998;1(1):1–7.

Klein DF. Flawed meta-analyses comparing psychotherapy with pharmacotherapy. Am J Psychiatry 2000;157(8):1204–11.

Klerman GL, Weissman MM, Ouellette R, Johnson J, Greenwald S. Panic attacks in the community. Social morbidity and health care utilization. Jama 1991;265(6):742–6.

Klerman GL, Weissmann MM. Interpersonal psychotherapy (IPT) and drugs in the treatment of depression. Pharmacopsychiatry 1987;20(1):3–7.

Klosko JS, Barlow DH, Tassinari R, Cerny JA. A comparison of alprazolam and behavior therapy in treatment of panic disorder. J Consult Clin Psychol 1990;58(1):77–84.

Knekt P, Lindfors O, Harkanen T, et al. Randomized trial on the effectiveness of long-and short-term psychodynamic psychotherapy and solution-focused therapy on psychiatric symptoms during a 3-year follow-up. Psychol Med 2008a;38(5):689–703.

Knekt P, Lindfors O, Laaksonen MA, Raitasalo R, Haaramo P, Jarvikoski A. Effectiveness of short-term and long-term psychotherapy on work ability and functional capacity–a randomized clinical trial on depressive and anxiety disorders. J Affect Disord 2008b;107(1–3):95–106.

Knijnik DZ, Blanco C, Salum GA, et al. A pilot study of clonazepam versus psychodynamic group therapy plus clonazepam in the treatment of generalized social anxiety disorder. Eur Psychiatry 2008;23(8):567–74.

Knijnik DZ, Kapczinski F, Chachamovich E, Margis R, Eizirik CL. Psychodynamic group treatment for generalized social phobia. Rev Bras Psiquiatr 2004;26(2):77–81.

Knijnik DZ, Salum GA, Jr., Blanco C, et al. Defense style changes with the addition of psychodynamic group therapy to clonazepam in social anxiety disorder. J Nerv Ment Dis 2009;197(7):547–51.

Kobak KA, Greist JH, Jefferson JW, Katzelnick DJ. Fluoxetine in social phobia: a double-blind, placebo-controlled pilot study. J Clin Psychopharmacol 2002;22(3):257–62.

Kocovski NL, Fleming JE, Hawley LL, Huta V, Antony MM. Mindfulness and acceptance-based group therapy versus traditional cognitive behavioral group therapy for social anxiety disorder: A randomized controlled trial. Behav Res Ther 2013;51(12):889–98.

Koponen H, Allgulander C, Erickson J, et al. Efficacy of duloxetine for the treatment of generalized anxiety disorder: implications for primary care physicians. Prim Care Companion J Clin Psychiatry 2007;9(2):100–7.

Kopp I, Encke A, Lorenz W. Leitlinien als Instrument der Qualitätssicherung in der Medizin. Bundesgesundheitsblatt Gesundheitsforschung Gesundheitsschutz 2002;45:223–233.

Kosfeld M, Heinrichs M, Zak PJ, Fischbacher U, Fehr E. Oxytocin increases trust in humans. Nature 2005;435(7042):673–6.

Koszycki D, Taljaard M, Segal Z, Bradwejn J. A randomized trial of sertraline, self-administered cognitive behavior therapy, and their combination for panic disorder. Psychol Med 2011;41(2):373–83.

Kraus L, Augustin R. Repräsentativerhebung zum Gebrauch psychoaktiver Substanzen bei Erwachsenen in Deutschland 2000. 2001. Sucht vol 47 (Sonderheft 1)).

Kroenke K, Jackson JL, Chamberlin J. Depressive and anxiety disorders in patients presenting with physical complaints: clinical predictors and outcome. Am J Med 1997;103(5):339–47.

Kroenke K, Spitzer RL, Williams JB, Lowe B. An ultra-brief screening scale for anxiety and depression: the PHQ-4. Psychosomatics 2009;50(6):613–21.

Krogsboll LT, Hrobjartsson A, Gotzsche PC. Spontaneous improvement in randomised clinical trials: meta-analysis of three-armed trials comparing no treatment, placebo and active intervention. BMC Med Res Methodol 2009;9:1.

Krüger MB, Dahl AA. The efficacy and safety of moclobemide compared to clomipramine in the treatment of panic disorder. Eur Arch Psychiatry Clin Neurosci 1999;249 Suppl 1:S19–24.

Kruse J, Herzog W. Zur ambulanten psychosomatischen/psychotherapeutischen Versorgung in der kassenärztlichen Versorgung in Deutschland – Formen der Versorgung und ihre Effizienz. Universitätsklinikum Heidelberg/Universitätsklinikum Gießen/Marburg, 2012.

Laakmann G, Schule C, Lorkowski G, Baghai T, Kuhn K, Ehrentraut S. Buspirone and lorazepam in the treatment of generalized anxiety disorder in outpatients. Psychopharmacology (Berl) 1998;136(4):357–66.

Lader M, Scotto JC. A multicentre double-blind comparison of hydroxyzine, buspirone and placebo in patients with generalized anxiety disorder. Psychopharmacology-Berl 1998;139(4):402–6.

Lader M, Stender K, Burger V, Nil R. Efficacy and tolerability of escitalopram in 12- and 24-week treatment of social anxiety disorder: randomised, double-blind, placebo-controlled, fixed-dose study. Depress Anxiety 2004;19(4):241–8.

Lader MH, Bond AJ. Interaction of pharmacological and psychological treatments of anxiety. Br J Psychiatry Suppl 1998(34):42–8.

Ladouceur R, Dugas MJ, Freeston MH, Leger E, Gagnon F, Thibodeau N. Efficacy of a cognitive-behavioral treatment for generalized anxiety disorder: evaluation in a controlled clinical trial. J Consult Clin Psychol 2000;68(6):957–64.

Laegreid L, Olegard R, Conradi N, Hagberg G, Wahlstrom J, Abrahamsson L. Congenital malformations and maternal consumption of benzodiazepines: a case-control study. Dev Med Child Neurol 1990;32(5):432–41.

Lai CH. Olanzapine abuse was relieved after switching to aripiprazole in a patient with psychotic depression. Prog Neuropsychopharmacol Biol Psychiatry 2010;34(7):1363–4.

Lambert MJ. Psychotherapy Outcome research: Implications for Integrative and Eclectic Therapists. In: Norcross J, Goldfried MR, eds. Handbook of Psychotherapy Integration. New York: Basic Books, 1992:94–129.

Lang T, Helbig-Lang S, Westphal D, Gloster A, Wittchen H-U. Expositionsbasierte Therapie der Panikstörung mit Agoraphobie: Ein Behandlungsmanual. Göttingen: Hogrefe, 2011.

Lauria-Horner BA, Pohl RB. Pregabalin: a new anxiolytic. Expert Opin Investig Drugs 2003;12(4):663–72.

Lecrubier Y, Bakker A, Dunbar G, Judge R. A comparison of paroxetine, clomipramine and placebo in the treatment of panic disorder. Collaborative Paroxetine Panic Study Investigators. Acta Psychiatr Scand 1997;95(2):145–52.

Lecrubier Y, Judge R. Long-term evaluation of paroxetine, clomipramine and placebo in panic disorder. Collaborative Paroxetine Panic Study Investigators. Acta Psychiatr Scand 1997;95(2):153–60.

LeDoux J. The emotional brain, fear, and the amygdala. Cell Mol Neurobiol 2003;23(4–5):727–38.

Leichsenring F, Beutel ME, Leibing E. Psychoanalytisch orientierte Fokaltherapie der Sozialen Phobie. Psychotherapeut 2008;53:185–197.

Leichsenring F, Leibing E. Supportive-Expressive (SE) Psychotherapy: An Update. Current Psychiatry Reviews 2007;3:57–64.

Leichsenring F, Rabung S, Leibing E. The efficacy of short-term psychodynamic psychotherapy in specific psychiatric disorders: a meta-analysis. Arch Gen Psychiatry 2004;61(12):1208–16.

Leichsenring F, Salzer S, Beutel ME, et al. Psychodynamic therapy and cognitive-behavioral therapy in social anxiety disorder: a multicenter randomized controlled trial. Am J Psychiatry 2013;170(7):759–67.

Leichsenring F, Salzer S, Jaeger U, et al. Short-term psychodynamic psychotherapy and cognitive-behavioral therapy in generalized anxiety disorder: a randomized, controlled trial. Am J Psychiatry 2009;166(8):875–81.

Leichsenring F, Winkelbach C, Leibing E. Psychoanalytisch-orientierte Fokaltherapie der generalisierten Angststörung. Psychotherapeut 2005;50(4):258–264.

Lenox-Smith AJ, Reynolds A. A double-blind, randomised, placebo controlled study of venlafaxine XL in patients with generalised anxiety disorder in primary care. Br J Gen Pract 2003;53(495):772–7.

Lenze EJ, Mulsant BH, Shear MK, et al. Efficacy and tolerability of citalopram in the treatment of late-life anxiety disorders: results from an 8-week randomized, placebo-controlled trial. Am J Psychiatry 2005;162(1):146–50.

Lenze EJ, Rollman BL, Shear MK, et al. Escitalopram for older adults with generalized anxiety disorder: a randomized controlled trial. JAMA 2009;301(3):295–303.

Leon AC. Comparative effectiveness clinical trials in psychiatry: superiority, noninferiority, and the role of active comparators. J Clin Psychiatry 2011;72(10):1344–9.

Lepine JP, Chignon JM, Teherani M. Suicide attempts in patients with panic disorder. Arch Gen Psychiatry 1993;50(2):144–9.

Lepola U, Arato M, Zhu Y, Austin C. Sertraline versus imipramine treatment of comorbid panic disorder and major depressive disorder. J Clin Psychiatry 2003;64(6):654–62.

Lepola U, Bergtholdt B, St Lambert J, Davy KL, Ruggiero L. Controlled-release paroxetine in the treatment of patients with social anxiety disorder. J Clin Psychiatry 2004;65(2):222–9.

Lepola U, Heikkinen H, Rimon R, Riekkinen P. Clinical evaluation of alprazolam in patients with panic disorder a double-blind comparison with imipramine. Human Psychopharmacol 1990;5:159–63.

Lepola UM, Wade AG, Leinonen EV, et al. A controlled, prospective, 1-year trial of citalopram in the treatment of panic disorder. J Clin Psychiatry 1998;59(10):528–34.

Lewis C, Pearce J, Bisson JI. Efficacy, cost-effectiveness and acceptability of self-help interventions for anxiety disorders: systematic review. Br J Psychiatry 2012;200:15–21.

Lidren DM, Watkins PL, Gould RA, Clum GA, Asterino M, Tulloch HL. A comparison of bibliotherapy and group therapy in the treatment of panic disorder. J Consult Clin Psychol 1994;62(4):865–9.

Lieb R, Wittchen HU, Hofler M, Fuetsch M, Stein MB, Merikangas KR. Parental psychopathology, parenting styles, and the risk of social phobia in offspring: a prospective-longitudinal community study. Arch Gen Psychiatry 2000;57(9):859–66.

Liebowitz MR. Social phobia. Mod Probl Pharmacopsychiatry 1987;22:141–73.

Liebowitz MR, DeMartinis NA, Weihs K, et al. Efficacy of sertraline in severe generalized social anxiety disorder: results of a double-blind, placebo-controlled study. J Clin Psychiatry 2003;64(7):785–92.

Liebowitz MR, Gelenberg AJ, Munjack D. Venlafaxine extended release vs placebo and paroxetine in social anxiety disorder. Arch Gen Psychiatry 2005a;62(2):190–8.

Liebowitz MR, Gorman JM, Fyer AJ, et al. Pharmacotherapy of social phobia: an interim report of a placebo-controlled comparison of phenelzine and atenolol. J Clin Psychiatry 1988;49(7):252–7.

Liebowitz MR, Heimberg RG, Schneier FR, et al. Cognitive-behavioral group therapy versus phenelzine in social phobia: long-term outcome. Depress Anxiety 1999;10(3):89–98.

Liebowitz MR, Mangano RM, Bradwejn J, Asnis G. A randomized controlled trial of venlafaxine extended release in generalized social anxiety disorder. J Clin Psychiatry 2005b;66(2):238–47.

Liebowitz MR, Schneier F, Campeas R, et al. Phenelzine vs atenolol in social phobia. A placebo-controlled comparison. Arch Gen Psychiatry 1992;49(4):290–300.

Liebowitz MR, Stein MB, Tancer M, Carpenter D, Oakes R, Pitts CD. A randomized, double-blind, fixed-dose comparison of paroxetine and placebo in the treatment of generalized social anxiety disorder. J Clin Psychiatry 2002;63(1):66–74.

Linden M, Zubraegel D, Baer T, Franke U, Schlattmann P. Efficacy of cognitive behaviour therapy in generalized anxiety disorders. Results of a controlled clinical trial (Berlin CBT-GAD Study). Psychother Psychosom 2005;74(1):36–42.

Lindsay WR, Gamsu CV, McLaughlin E, Hood EM, Espie CA. A controlled trial of treatments for generalized anxiety. Br J Clin Psychol 1987;26(Pt 1):3–15.

Lipsitz JD, Gur M, Vermes D, et al. A randomized trial of interpersonal therapy versus supportive therapy for social anxiety disorder. Depress Anxiety 2008;25(6):542–53.

Lipsitz JD, Mannuzza S, Klein DF, Ross DC, Fyer AJ. Specific phobia 10–16 years after treatment. Depress Anxiety 1999;10(3):105–11.

Livingston MG. Benzodiazepine dependence. Br J Hosp Med 1994;51(6):281–6.

Llorca PM, Spadone C, Sol O, et al. Efficacy and safety of hydroxyzine in the treatment of generalized anxiety disorder: a 3-month double-blind study. J Clin Psychiatry 2002;63(11):1020–7.

Loerch B, Graf-Morgenstern M, Hautzinger M, et al. Randomised placebo-controlled trial of moclobemide, cognitive-behavioural therapy and their combination in panic disorder with agoraphobia. Br J Psychiatry 1999;174:205–12.

Lohoff FW, Etemad B, Mandos LA, Gallop R, Rickels K. Ziprasidone treatment of refractory generalized anxiety disorder: a placebo-controlled, double-blind study. J Clin Psychopharmacol 2010;30(2):185–9.

Londborg PD, Wolkow R, Smith WT, et al. Sertraline in the treatment of panic disorder. A multi-site, double-blind, placebo-controlled, fixed-dose investigation. Br J Psychiatry 1998;173:54–60.

Lum M, Fontaine R, Elie R, Ontiveros A. Divalproex sodium's antipanic effect in panic disorder: a placebo-controlled study. Biological Psychiatry 1990;27:164A–165A.

Lydiard RB, Ballenger JC, Rickels K. A double-blind evaluation of the safety and efficacy of abecarnil, alprazolam, and placebo in outpatients with generalized anxiety disorder. Abecarnil Work Group. J Clin Psychiatry 1997;58 Suppl 11(Suppl 11):11–8.

Lydiard RB, Lesser IM, Ballenger JC, Rubin RT, Laraia M, DuPont R. A fixed-dose study of alprazolam 2 mg, alprazolam 6 mg, and placebo in panic disorder. J Clin Psychopharmacol 1992;12(2):96–103.

Lydiard RB, Morton WA, Emmanuel NP, et al. Preliminary report: placebo-controlled, double-blind study of the clinical and metabolic effects of desipramine in panic disorder. Psychopharmacol Bull 1993;29(2):183–8.

Maier W, Albus M, Buller R, Nutzinger D, Shera D, Bech P. Self- and observer assessment in anxiolytic drug trials: a comparison of their validity. Eur Arch Psychiatry Clin Neurosci 1990;240(2):103–8.

Maier W, Linden M, Sartorius N. Psychische Erkrankungen in der Allgemeinpraxis. Ergebnisse und Schlußfolgerungen einer WHO-Studie. Deutsches Ärzteblatt 1996;93:47–50.

Marchand A, Coutu MF, Dupuis G, et al. Treatment of panic disorder with agoraphobia: randomized placebo-controlled trial of four psychosocial treatments combined with imipramine or placebo. Cogn Behav Ther 2008;37(3):146–59.

Marchand A, Roberge P, Primiano S, Germain V. A randomized, controlled clinical trial of standard, group and brief cognitive-behavioral therapy for panic disorder with agoraphobia: a two-year follow-up. J Anxiety Disord 2009;23(8):1139–47.

Margraf J, Barlow DH, Clark DM, Telch MJ. Psychological treatment of panic: work in progress on outcome, active ingredients, and follow-up. Behav Res Ther 1993;31(1):1–8.

Margraf J, Ehlers A. Panic attacks–theoretical models and empirical evidence. Berlin: Springer 1986. (I H, HV W, eds. Panic and phobias; vol 31–43).

Margraf J, Ehlers A, Roth WT, et al. How Blind Are Double-Blind Studies. Journal of Consulting and Clinical Psychology 1991;59(1):184–187.

Marks IM. Fears, phobias and rituals. New York, Oxford: Oxford University Press, 1987.

Marks IM, Gray S, Cohen D, et al. Imipramine and brief therapists-aided exposure in agoraphobics having self-exposure homework. Arch Gen Psychiatry 1983;40(2):153–62.

Marks IM, Kenwright M, McDonough M, Whittaker M, Mataix-Cols D. Saving clinicians' time by delegating routine aspects of therapy to a computer: a randomized controlled trial in phobia/panic disorder. Psychological Medicine 2004;34(1):9–17.

Marks IM, Swinson RP, Basoglu M, et al. Alprazolam and exposure alone and combined in panic disorder with agoraphobia. A controlled study in London and Toronto. Br J Psychiatry 1993;162:776–87.

Martinotti G. Pregabalin in clinical psychiatry and addiction: pros and cons. Expert Opin Investig Drugs 2012;21(9):1243–5.

Martinotti G, di Nicola M, Frustaci A, et al. Pregabalin, tiapride and lorazepam in alcohol withdrawal syndrome: a multi-centre, randomized, single-blind comparison trial. Addiction 2010a;105(2):288–99.

Martinotti G, Di Nicola M, Tedeschi D, et al. Pregabalin versus naltrexone in alcohol dependence: a randomised, double-blind, comparison trial. J Psychopharmacol 2010b;24(9):1367–74.

Martinotti G, Di Nicola M, Tedeschi D, Mazza M, Janiri L, Bria P. Efficacy and safety of pregabalin in alcohol dependence. Adv Ther 2008;25(6):608–18.

Mathias SD, Fifer SK, Mazonson PD, Lubeck DP, Buesching DP, Patrick DL. Necessary but not sufficient: the effect of screening and feedback on outcomes of primary care patients with untreated anxiety. J Gen Intern Med 1994;9(11):606–15.

Matzat J. Selbsthilfegruppenjahrbuch 2004. Selbsthilfegruppen für psychisch Kranke - Ergebnisse einer Umfrage bei Selbsthilfe-Kontaktstellen. In: Deutsche Arbeitsgemeinschaft Selbsthilfegruppen. Gießen Eigenverlag, 2004.

Matzat J. »Psycho«-Gruppen - Eine besondere Herausforderung für die Selbsthilfe-Unterstützung. In: Deutsche Arbeitsgemeinschaft Selbsthilfegruppen: Selbsthilfegruppenjahrbuch 2007. Gießen Eigenverlag, 2007.

Matzat J. Selbsthilfegruppen. In: Adler R, Herzog W, Joraschky P, eds. Uexküll Psychosomatische Medizin 7ed. München: Elsevier 2011

Matzat J, Spangenberg N. Selbsthilfegruppen in der Nachsorge nach stationärer psychotherapeutischer Behandlung. In: Söllner W, Wesiak W, Wurm B, eds. Sozio-psycho-somatik. Gesellschaftliche Entwicklungen und psychosomatische Medizin. Berlin Springer, 1989:

Mavissakalian M, Michelson L. Agoraphobia: behavioral and pharmacological treatment (n = 49). Psychopharmacol. Bull. 1983;19:116–8.

Mavissakalian M, Michelson L. Agoraphobia: relative and combined effectiveness of therapist-assisted in vivo exposure and imipramine. J Clin Psychiatry 1986a;47(3):117–22.

Mavissakalian M, Michelson L. Two-year follow-up of exposure and imipramine treatment of agoraphobia. Am J Psychiatry 1986b;143(9):1106–12.

Mavissakalian M, Michelson L, Dealy RS. Pharmacological treatment of agoraphobia: imipramine versus imipramine with programmed practice. Br J Psychiatry 1983a;143:348–55.

Mavissakalian M, Michelson L, Greenwald D, Kornblith S, Greenwald M. Cognitive-behavioral treatment of agoraphobia–paradoxical invention vs self-statement training. Behav Res Ther 1983b;21:75–86.

Mavissakalian M, Perel JM. Clinical experiments in maintenance and discontinuation of imipramine therapy in panic disorder with agoraphobia. Arch Gen Psychiatry 1992;49(4):318–23.

Mcnamee G, Osullivan G, Lelliott P, Marks I. Telephone-Guided Treatment for Housebound Agoraphobics with Panic Disorder - Exposure Vs Relaxation. Behavior Therapy 1989;20(4):491–497.

Meibach RC, Dunner D, Wilson LG, Ishiki D, Dager SR. Comparative efficacy of propranolol, chlordiazepoxide, and placebo in the treatment of anxiety: a double-blind trial. J Clin Psychiatry 1987;48(9):355–8.

Mellman TA, Uhde TW. Patients with frequent sleep panic: clinical findings and response to medication treatment. J Clin Psychiatry 1990;51(12):513–6.

Mendlowicz MV, Stein MB. Quality of life in individuals with anxiety disorders. Am J Psychiatry 2000;157(5):669–82.

Mennin DS, Heimberg RG, Turk CL, Fresco DM. Preliminary evidence for an emotion dysregulation model of generalized anxiety disorder. Behav Res Ther 2005;43(10):1281–310.

Merideth C, Cutler AJ, She F, Eriksson H. Efficacy and tolerability of extended release quetiapine fumarate monotherapy in the acute treatment of generalized anxiety disorder: a randomized, placebo controlled and active-controlled study. Int Clin Psychopharmacol 2012;27(1):40–54.

Mersch PP. The treatment of social phobia: the differential effectiveness of exposure in vivo and an integration of exposure in vivo, rational emotive therapy and social skills training. Behav Res Ther 1995;33(3):259–69.

Mezhebovsky I, Magi K, She F, Datto C, Eriksson H. Double-blind, randomized study of extended release quetiapine fumarate (quetiapine XR) monotherapy in older patients with generalized anxiety disorder. Int J Geriatr Psychiatry 2013;28(6):615–25.

Michaliszyn D, Marchand A, Bouchard S, Martel MO, Poirier-Bisson J. A randomized, controlled clinical trial of in virtuo and in vivo exposure for spider phobia. Cyberpsychol Behav Soc Netw 2010;13(6):689–95.

Michelson D, Allgulander C, Dantendorfer K, et al. Efficacy of usual antidepressant dosing regimens of fluoxetine in panic disorder: randomised, placebo-controlled trial. Br J Psychiatry 2001;179:514–8.

Michelson D, Lydiard RB, Pollack MH, et al. Outcome assessment and clinical improvement in panic disorder: evidence from a randomized controlled trial of fluoxetine and placebo. The Fluoxetine Panic Disorder Study Group. Am J Psychiatry 1998;155(11):1570–7.

Michelson L, Mavissakalian M, Marchione K. Cognitive, Behavioral, and Psychophysiological Treatments of Agoraphobia - a Comparative Outcome Investigation. Behavior Therapy 1988;19(2):97–120.

Milrod B. Psychodynamic psychotherapy outcome for generalized anxiety disorder. Am J Psychiatry 2009;166(8):841–4.

Milrod B, Busch F, Cooper A, Shapiro T. Manual of Panic-Focused Psychodynamic Psychotherapy. Washington, DC: American Psychiatric Press, 1997.

Milrod B, Busch F, Leon AC, et al. A pilot open trial of brief psychodynamic psychotherapy for panic disorder. J Psychother Pract Res 2001;10(4):239–45.

Milrod B, Leon AC, Busch F, et al. A randomized controlled clinical trial of psychoanalytic psychotherapy for panic disorder. Am J Psychiatry 2007a;164(2):265–72.

Milrod BL, Leon AC, Barber JP, Markowitz JC, Graf E. Do comorbid personality disorders moderate panic-focused psychotherapy? An exploratory examination of the American Psychiatric Association practice guideline. J Clin Psychiatry 2007b;68(6):885–91.

Mineka S, Ohman A. Phobias and preparedness: the selective, automatic, and encapsulated nature of fear. Biol Psychiatry 2002;52(10):927–37.

Misri S, Burgmann A, Kostaras D. Are SSRIs safe for pregnant and breastfeeding women? Can Fam Physician 2000a;46:626–8, 631–3.

Misri S, Kostaras D, Kostaras X. The use of selective serotonin reuptake inhibitors during pregnancy and lactation: Current knowledge. Canadian Journal of Psychiatry-Revue Canadienne De Psychiatrie 2000b;45(3):285–287.

Mitte K. Meta-analysis of cognitive-behavioral treatments for generalized anxiety disorder: a comparison with pharmacotherapy. Psychol Bull 2005a;131(5):785–95.

Mitte K. A meta-analysis of the efficacy of psycho- and pharmacotherapy in panic disorder with and without agoraphobia. J Affect Disord 2005b;88(1):27–45.

Mitte K, Noack P, Steil R, Hautzinger M. A meta-analytic review of the efficacy of drug treatment in generalized anxiety disorder. J Clin Psychopharmacol 2005;25(2):141–50.

Modigh K, Westberg P, Eriksson E. Superiority of clomipramine over imipramine in the treatment of panic disorder: a placebo-controlled trial. J Clin Psychopharmacol 1992;12(4):251–61.

Moher D, Altman DG, Liberati A, Tetzlaff J. PRISMA statement. Epidemiology 2011;22(1):128; author reply 128.

Mohlman J, Gorenstein EE, Kleber M, de Jesus M, Gorman JM, Papp LA. Standard and enhanced cognitive-behavior therapy for late-life generalized anxiety disorder: two pilot investigations. Am J Geriatr Psychiatry 2003;11(1):24–32.

Möller HJ, Volz HP, Reimann IW, Stoll KD. Opipramol for the treatment of generalized anxiety disorder: a placebo-controlled trial including an alprazolam-treated group. J Clin Psychopharmacol 2001;21(1):59–65.

Montgomery S, Chatamra K, Pauer L, Whalen E, Baldinetti F. Efficacy and safety of pregabalin in elderly people with generalised anxiety disorder. Br J Psychiatry 2008;193(5):389–94.

Montgomery SA, Nil R, Durr-Pal N, Loft H, Boulenger JP. A 24-week randomized, double-blind, placebo-controlled study of escitalopram for the prevention of generalized social anxiety disorder. J Clin Psychiatry 2005;66(10):1270–8.

Montgomery SA, Tobias K, Zornberg GL, Kasper S, Pande AC. Efficacy and safety of pregabalin in the treatment of generalized anxiety disorder: a 6-week, multicenter, randomized, double-blind, placebo-controlled comparison of pregabalin and venlafaxine. J Clin Psychiatry 2006;67(5):771–82.

Morgan AJ, Jorm AF. Outcomes of self-help efforts in anxiety disorders. Expert Rev Pharmacoecon Outcomes Res 2009;9(5):445–59.

Moroz G, Rosenbaum JF. Efficacy, safety, and gradual discontinuation of clonazepam in panic disorder: a placebo-controlled, multicenter study using optimized dosages. J Clin Psychiatry 1999;60(9):604–12.

Mörtberg E, Clark DM, Sundin O, Aberg Wistedt A. Intensive group cognitive treatment and individual cognitive therapy vs. treatment as usual in social phobia: a randomized controlled trial. Acta Psychiatr Scand 2007;115(2):142–54.

Mörtberg E, Karlsson A, Fyring C, Sundin O. Intensive cognitive-behavioral group treatment (CBGT) of social phobia: a randomized controlled study. J Anxiety Disord 2006;20(5):646–60.

Muehlbacher M, Nickel MK, Nickel C, et al. Mirtazapine treatment of social phobia in women: a randomized, double-blind, placebo-controlled study. J Clin Psychopharmacol 2005;25(6):580–3.

Mühlberger A, Alpers GW, Pauli P. Der Einsatz moderner Technologien in der Psychotherapie. In: Pauli MHP, ed. Enzyklopädie der Psychologie - Psychologische Interventionsmethoden: Band »Psychotherapeutische Methoden«; Göttingen: Hogrefe, 2009:665–724.

Muhlberger A, Herrmann MJ, Wiedemann G, Ellgring H, Pauli P. Repeated exposure of flight phobics to flights in virtual reality. Behav Res Ther 2001;39(9):1033–1050.

Munder T, Brutsch O, Leonhart R, Gerger H, Barth J. Researcher allegiance in psychotherapy outcome research: an overview of reviews. Clin Psychol Rev 2013;33(4):501–11.

Munjack DJ, Baltazar PL, Bohn PB, Cabe DD, Appleton AA. Clonazepam in the treatment of social phobia: a pilot study. J Clin Psychiatry 1990;51 Suppl:35–40; discussion 50–3.

Munjack DJ, Crocker B, Cabe D, et al. Alprazolam, propranolol, and placebo in the treatment of panic disorder and agoraphobia with panic attacks. J Clin Psychopharmacol 1989;9(1):22–7.

Muscatello MR, Spina E, Bandelow B, Baldwin DS. Clinically relevant drug interactions in anxiety disorders. Hum Psychopharmacol 2012;27(3):239–53.

Mykletun A, Overland S, Dahl AA, et al. A population-based cohort study of the effect of common mental disorders on disability pension awards. Am J Psychiatry 2006;163(8):1412–8.

Nair NP, Bakish D, Saxena B, Amin M, Schwartz G, West TE. Comparison of fluvoxamine, imipramine, and placebo in the treatment of outpatients with panic disorder. Anxiety 1996;2(4):192–8.

Nations KR, Smits JA, Tolin DF, et al. Evaluation of the glycine transporter inhibitor Org 25935 as augmentation to cognitive-behavioral therapy for panic disorder: a multicenter, randomized, double-blind, placebo-controlled trial. J Clin Psychiatry 2012;73(5):647–53.

Nature Editorial. Therapy deficit. Studies to enhance psychological treatments are scandalously under-supported. Nature 2012;489(27 Sept):473.

Nave AM, Tolin DF, Stevens MC. Exposure therapy, D-cycloserine, and functional magnetic resonance imaging in patients with snake phobia: a randomized pilot study. J Clin Psychiatry 2012;73(9):1179–86.

Nelson J, Chouinard G. Guidelines for the clinical use of benzodiazepines: pharmacokinetics, dependency, rebound and withdrawal. Canadian Society for Clinical Pharmacology. Can J Clin Pharmacol 1999;6(2):69–83.

Neudeck P, Lang TH. Reizkonfrontationsmethoden In: Wittchen H, Hoyer J, eds. Klinische Psychologie & Psychotherapie. Heidelberg: Springer, 2011:vol 530–542).

Newman MG, Kenardy J, Herman S, Taylor CB. Comparison of palmtop-computer-assisted brief cognitive-behavioral treatment to cognitive-behavioral treatment for panic disorder. J Consult Clin Psychol 1997;65(1):178–83.

NICE. National Institute for Health and Clinical Excellence (NICE). Anxiety: Management of Anxiety (Panic Disorder, with or without Agoraphobia, and Generalised Anxiety Disorder) in Adults in Primary, Secondary and Community Care. 2004:

NICE. National Institute for Health and Clinical Excellence (NICE). Anxiety (amended): Management of Anxiety (Panic Disorder, with or without Agoraphobia, and Generalised Anxiety Disorder) in Adults in Primary, Secondary and Community Care. 2007:

NICE. National Institute for Health and Clinical Excellence (NICE). Anxiety: Management of Anxiety (Panic Disorder, with or without Agoraphobia, and Generalised Anxiety Disorder) in Adults in Primary, Secondary and Community Care. 2011:

Nicolini H, Bakish D, Duenas H, et al. Improvement of psychic and somatic symptoms in adult patients with generalized anxiety disorder: examination from a duloxetine, venlafaxine extended-release and placebo-controlled trial. Psychol Med 2009;39(2):267–76.

Nimatoudis I, Zissis NP, Kogeorgos J, Theodoropoulou S, Vidalis A, Kaprinis G. Remission rates with venlafaxine extended release in Greek outpatients with generalized anxiety disorder. A double-blind, randomized, placebo controlled study. Int Clin Psychopharmacol 2004;19(6):331–6.

NIMH. National Institute of Mental Health. 028 CGI. Clinical Global Impressions. In: Guy E, ed. ECDEU Assessment Manual for Psychopharmacology, Revised Edition. Rockville, Maryland: 1976: 217–222.

Nisenson LG, Pepper CM, Schwenk TL, Coyne JC. The nature and prevalence of anxiety disorders in primary care. Gen Hosp Psychiatry 1998;20(1):21–8.

Norberg MM, Krystal JH, Tolin DF. A meta-analysis of D-cycloserine and the facilitation of fear extinction and exposure therapy. Biol Psychiatry 2008;63(12):1118–26.

Norcross JC. Psychotherapy Relationships that Work: Therapist Contributions and Responsiveness to Patients. New York: Oxford Univ. Press, 2002.

Nordeng H, Lindemann R, Perminov KV, Reikvam A. Neonatal withdrawal syndrome after in utero exposure to selective serotonin reuptake inhibitors. Acta Paediatrica 2001;90(3):288–291.

Nordin S, Carlbring P, Cuijpers P, Andersson G. Expanding the limits of bibliotherapy for panic disorder: randomized trial of self-help without support but with a clear deadline. Behav Ther 2010;41(3):267–76.

Norton PJ, Price EC. A meta-analytic review of adult cognitive-behavioral treatment outcome across the anxiety disorders. J Nerv Ment Dis 2007;195(6):521–31.

Noyes R, Jr., Anderson DJ, Clancy J, et al. Diazepam and propranolol in panic disorder and agoraphobia. Arch Gen Psychiatry 1984;41(3):287–92.

Noyes R, Jr., Burrows GD, Reich JH, et al. Diazepam versus alprazolam for the treatment of panic disorder. J Clin Psychiatry 1996;57(8):349–55.

Noyes R, Jr., Moroz G, Davidson JR, et al. Moclobemide in social phobia: a controlled dose-response trial. J Clin Psychopharmacol 1997;17(4):247–54.

Nutt D, Allgulander C, Lecrubier Y, Peters T, Wittchen U. Establishing non-inferiority in treatment trials in psychiatry: guidelines from an Expert Consensus Meeting. J Psychopharmacol 2008;22(4):409–16.

Nutt DJ, Sharpe M. Uncritical positive regard? Issues in the efficacy and safety of psychotherapy. J Psychopharmacol 2008;22(1):3–6.

Oehrberg S, Christiansen PE, Behnke K, et al. Paroxetine in the treatment of panic disorder. A randomised, double-blind, placebo-controlled study. Br J Psychiatry 1995;167(3):374–9.

Okiishi JC, Lambert MJ, Eggett D, Nielsen L, Dayton DD, Vermeersch DA. An analysis of therapist treatment effects: toward providing feedback to individual therapists on their clients' psychotherapy outcome. J Clin Psychol 2006;62(9):1157–72.

Olatunji BO, Cisler JM, Tolin DF. A meta-analysis of the influence of comorbidity on treatment outcome in the anxiety disorders. Clin Psychol Rev 2010;30(6):642–54.

Oosterbaan D, van Balkom A, Spinhoven P, van Oppen P, van Dyck R. Cognitive therapy versus moclobemide in social phobia: a controlled study. Clin Psychol Psychother. 2001;8(4):263–73.

Orlinsky DE, Roennestadt MH, Willutzki U. Fifty Years of Psychotherapy Process-Outcome Research: Continuity and Change. In: MJ L, ed. Bergin and Garfield's Handbook of Psychotherapy and Behavior Change. New York: Wiley, 2004:vol 307–90).

Ormel J, Koeter MW, van den Brink W, van de Willige G. Recognition, management, and course of anxiety and depression in general practice. Arch Gen Psychiatry 1991;48(8):700–6.

Ost LG. Applied relaxation: description of a coping technique and review of controlled studies. Behav Res Ther 1987;25(5):397–409.

Ost LG. Applied relaxation vs progressive relaxation in the treatment of panic disorder. Behav Res Ther 1988;26(1):13–22.

Ost LG. One-session group treatment of spider phobia. Behav Res Ther 1996;34(9):707–15.

Ost LG, Brandberg M, Alm T. One versus five sessions of exposure in the treatment of flying phobia. Behav Res Ther 1997;35(11):987–96.

Ost LG, Breitholtz E. Applied relaxation vs. cognitive therapy in the treatment of generalized anxiety disorder. Behav Res Ther 2000;38(8):777–90.

Ost LG, Hellstrom K, Kaver A. One Versus 5 Sessions of Exposure in the Treatment of Injection Phobia. Behavior Therapy 1992;23(2):263–281.

Ost LG, Jerremalm A, Johansson J. Individual response patterns and the effects of different behavioral methods in the treatment of social phobia. Behav Res Ther 1981;19(1):1–16.

Ost LG, Lindahl IL, Sterner U, Jerremalm A. Exposure in vivo vs applied relaxation in the treatment of blood phobia. Behav Res Ther 1984;22(3):205–16.

Ost LG, Salkovskis PM, Hellstrom K. One-Session Therapist-Directed Exposure Vs Self-Exposure in the Treatment of Spider Phobia. Behavior Therapy 1991;22(3):407–422.

Ost LG, Thulin U, Ramnero J. Cognitive behavior therapy vs exposure in vivo in the treatment of panic disorder with agoraphobia (corrected from agoraphobia). Behav Res Ther 2004;42(10):1105–27.

Ost LG, Westling BE. Applied relaxation vs cognitive behavior therapy in the treatment of panic disorder. Behav Res Ther 1995;33(2):145–58.

Ost LG, Westling BE, Hellstrom K. Applied relaxation, exposure in vivo and cognitive methods in the treatment of panic disorder with agoraphobia. Behav Res Ther 1993;31(4):383–94.

Otto MW, McHugh RK, Simon NM, Farach FJ, Worthington JJ, Pollack MH. Efficacy of CBT for benzodiazepine discontinuation in patients with panic disorder: Further evaluation. Behav Res Ther 2010a;48(8):720–7.

Otto MW, Pollack MH, Gould RA, Worthington JJ, 3rd, McArdle ET, Rosenbaum JF. A comparison of the efficacy of clonazepam and cognitive-behavioral group therapy for the treatment of social phobia. J Anxiety Disord 2000;14(4):345–58.

Otto MW, Pollack MH, Sachs GS, Reiter SR, Meltzer-Brody S, Rosenbaum JF. Discontinuation of benzodiazepine treatment: efficacy of cognitive-behavioral therapy for patients with panic disorder. Am J Psychiatry 1993;150(10):1485–90.

Otto MW, Tolin DF, Simon NM, et al. Efficacy of d-cycloserine for enhancing response to cognitive-behavior therapy for panic disorder. Biol Psychiatry 2010b;67(4):365–70.

Otto MW, Tuby KS, Gould RA, McLean RY, Pollack MH. An effect-size analysis of the relative efficacy and tolerability of serotonin selective reuptake inhibitors for panic disorder. Am J Psychiatry 2001;158(12):1989–92.

Oulis P, Konstantakopoulos G. Pregabalin in the treatment of alcohol and benzodiazepines dependence. CNS Neurosci Ther 2010;16(1):45–50.

Oulis P, Konstantakopoulos G. Efficacy and safety of pregabalin in the treatment of alcohol and benzodiazepine dependence. Expert Opin Investig Drugs 2012;21(7):1019–29.

Oulis P, Konstantakopoulos G, Kouzoupis AV, et al. Pregabalin in the discontinuation of long-term benzodiazepines' use. Hum Psychopharmacol 2008a;23(4):337–40.

Oulis P, Masdrakis VG, Karakatsanis NA, et al. Pregabalin in the discontinuation of long-term benzodiazepine use: a case-series. Int Clin Psychopharmacol 2008b;23(2):110–2.

Oulis P, Nakkas G, Masdrakis VG. Pregabalin in zolpidem dependence and withdrawal. Clin Neuropharmacol 2011;34(2):90–1.

Oyebode F, Rastogi A, Berrisford G, Coccia F. Psychotropics in pregnancy: safety and other considerations. Pharmacol Ther 2012;135(1):71–7.

Palatnik A, Frolov K, Fux M, Benjamin J. Double-blind, controlled, crossover trial of inositol versus fluvoxamine for the treatment of panic disorder. J Clin Psychopharmacol 2001;21(3):335–9.

Pande AC, Crockatt JG, Feltner DE, et al. Pregabalin in generalized anxiety disorder: a placebo-controlled trial. Am J Psychiatry 2003;160(3):533–40.

Pande AC, Davidson JR, Jefferson JW, et al. Treatment of social phobia with gabapentin: a placebo-controlled study. J Clin Psychopharmacol 1999;19(4):341–8.

Pande AC, Feltner DE, Jefferson JW, et al. Efficacy of the novel anxiolytic pregabalin in social anxiety disorder: a placebo-controlled, multicenter study. J Clin Psychopharmacol 2004;24(2):141–9.

Pande AC, Pollack MH, Crockatt J, et al. Placebo-controlled study of gabapentin treatment of panic disorder. J Clin Psychopharmacol 2000;20(4):467–71.

Pandina GJ, Canuso CM, Turkoz I, Kujawa M, Mahmoud RA. Adjunctive risperidone in the treatment of generalized anxiety disorder: a double-blind, prospective, placebo-controlled, randomized trial. Psychopharmacol Bull 2007;40(3):41–57.

Papazisis G, Garyfallos G, Sardeli C, Kouvelas D. Pregabalin abuse after past substance-seeking behavior. Int J Clin Pharmacol Ther 2013;51(5):441–2.

Parker G. Reported parental characteristics of agoraphobics and social phobics. Br J Psychiatry 1979;135:555–60.

Paxling B, Almlov J, Dahlin M, et al. Guided internet-delivered cognitive behavior therapy for generalized anxiety disorder: a randomized controlled trial. Cogn Behav Ther 2011;40(3):159–73.

Pecknold J, Luthe L, Munjack D, Alexander P. A double-blind, placebo-controlled, multicenter study with alprazolam and extended-release alprazolam in the treatment of panic disorder. J Clin Psychopharmacol 1994;14(5):314–21.

Pecknold JC, Matas M, Howarth BG, et al. Evaluation of Buspirone as an Antianxiety Agent - Buspirone and Diazepam Versus Placebo. Canadian Journal of Psychiatry-Revue Canadienne De Psychiatrie 1989;34(8):766–771.

Perlis RH, Perlis CS, Wu Y, Hwang C, Joseph M, Nierenberg AA. Industry sponsorship and financial conflict of interest in the reporting of clinical trials in psychiatry. Am J Psychiatry 2005;162(10):1957–60.

Perna G, Bertani A, Caldirola D, Smeraldi E, Bellodi L. A comparison of citalopram and paroxetine in the treatment of panic disorder: a randomized, single-blind study. Pharmacopsychiatry 2001;34(3):85–90.

Pinta ER, Taylor RE. Quetiapine addiction? Am J Psychiatry 2007;164(1):174–5.

Pistrang N, Barker C, Humphreys K. Mutual help groups for mental health problems: a review of effectiveness studies. Am J Community Psychol 2008;42(1–2):110–21.

Pohl RB, Feltner DE, Fieve RR, Pande AC. Efficacy of pregabalin in the treatment of generalized anxiety disorder: double-blind, placebo-controlled comparison of BID versus TID dosing. J Clin Psychopharmacol 2005;25(2):151–8.

Pohl RB, Wolkow RM, Clary CM. Sertraline in the treatment of panic disorder: a double-blind multicenter trial. Am J Psychiatry 1998;155(9):1189–95.

Pollack M, Mangano R, Entsuah R, Tzanis E, Simon NM, Zhang Y. A randomized controlled trial of venlafaxine ER and paroxetine in the treatment of outpatients with panic disorder. Psychopharmacology (Berl) 2007a;194(2):233–42.

Pollack MH, Doyle AC. Treatment of panic disorder: focus on paroxetine. Psychopharmacol Bull 2003;37 Suppl 1:53–63.

Pollack MH, Lepola U, Koponen H, et al. A double-blind study of the efficacy of venlafaxine extended-release, paroxetine, and placebo in the treatment of panic disorder. Depress Anxiety 2007b;24(1):1–14.

Pollack MH, Otto MW, Kaspi SP, Hammerness PG, Rosenbaum JF. Cognitive behavior therapy for treatment-refractory panic disorder. J Clin Psychiatry 1994;55(5):200–5.

Pollack MH, Otto MW, Rosenbaum JF, Sachs GS. Personality disorders in patients with panic disorder: association with childhood anxiety disorders, early trauma, comorbidity, and chronicity. Compr Psychiatry 1992;33(2):78–83.

Pollack MH, Otto MW, Worthington JJ, Manfro GG, Wolkow R. Sertraline in the treatment of panic disorder: a flexible-dose multicenter trial. Arch Gen Psychiatry 1998;55(11):1010–6.

Pollack MH, Roy-Byrne PP, Van Ameringen M, et al. The selective GABA reuptake inhibitor tiagabine for the treatment of generalized anxiety disorder: results of a placebo-controlled study. J Clin Psychiatry 2005;66(11):1401–8.

Pollack MH, Simon NM, Worthington JJ, et al. Combined paroxetine and clonazepam treatment strategies compared to paroxetine monotherapy for panic disorder. J Psychopharmacol 2003;17(3):276–82.

Pollack MH, Simon NM, Zalta AK, et al. Olanzapine augmentation of fluoxetine for refractory generalized anxiety disorder: a placebo controlled study. Biol Psychiatry 2006;59(3):211–5.

Pollack MH, Tiller J, Xie F, Trivedi MH. Tiagabine in adult patients with generalized anxiety disorder: results from 3 randomized, double-blind, placebo-controlled, parallel-group studies. J Clin Psychopharmacol 2008;28(3):308–16.

Pollack MH, Worthington JJ, 3rd, Otto MW, et al. Venlafaxine for panic disorder: results from a double-blind, placebo-controlled study. Psychopharmacol Bull 1996;32(4):667–70.

Pollack MH, Worthington JJ, Manfro GG, Otto MW, Zucker BG. Abecarnil for the treatment of generalized anxiety disorder: a placebo-controlled comparison of two dosage ranges of abecarnil and buspirone. J Clin Psychiatry 1997;58 Suppl 11:19–23.

Pollack MH, Zaninelli R, Goddard A, et al. Paroxetine in the treatment of generalized anxiety disorder: results of a placebo-controlled, flexible-dosage trial. J Clin Psychiatry 2001;62(5):350–7.

Pols H, Zandergen J, de Loof C, Fernandez I, Griez E. Clinical effects of fluvoxamine on panic symptomatology. Acta Psychiatr Belg 1993;93(3):169–77.

Power KG, Simpson RJ, Swanson V, Wallace LA. Controlled comparison of pharmacological and psychological treatment of generalized anxiety disorder in primary care. Br J Gen Pract 1990;40(336):289–94.

Powers MB, Sigmarsson SR, Emmelkamp PMG. A Meta-Analytic Review of Psychological Treatments for Social Anxiety Disorder. Int J Cogn Ther 2008;1(2):94–113.

Prasko J, Dockery C, Horacek J, et al. Moclobemide and cognitive behavioral therapy in the treatment of social phobia. A six-month controlled study and 24 months follow up. Neuro Endocrinol Lett 2006;27(4):473–81.

Price JS, Waller PC, Wood SM, MacKay AV. A comparison of the post-marketing safety of four selective serotonin re-uptake inhibitors including the investigation of symptoms occurring on withdrawal. Br J Clin Pharmacol 1996;42(6):757–63.

Quitkin FM. Placebos, drug effects, and study design: a clinician's guide. Am J Psychiatry 1999;156(6):829–36.

Quitkin FM, Rabkin JG, Gerald J, Davis JM, Klein DF. Validity of clinical trials of antidepressants. Am J Psychiatry 2000;157(3):327–37.

Randall CL, Johnson MR, Thevos AK, et al. Paroxetine for social anxiety and alcohol use in dual-diagnosed patients. Depress Anxiety 2001;14(4):255–62.

Rapaport MH, Wolkow R, Rubin A, Hackett E, Pollack M, Ota KY. Sertraline treatment of panic disorder: results of a long-term study. Acta Psychiatr Scand 2001;104(4):289–98.

Rapee RM, Gaston JE, Abbott MJ. Testing the efficacy of theoretically derived improvements in the treatment of social phobia. J Consult Clin Psychol 2009;77(2):317–27.

Rasting M, Beutel ME. Dyadic affective interactive patterns in the intake interview as a predictor of outcome. Psychother Res 2005;15(3):188–98.

Ravaris CL, Friedman MJ, Hauri PJ, McHugo GJ. A controlled study of alprazolam and propranolol in panic-disordered and agoraphobic outpatients. J Clin Psychopharmacol 1991;11(6):344–50.

Raza S, Siddiqui UA, Megna JL, Schwartz TL, Batki SL. Pregabalin treatment of anxiety in patients with substance use disorders. Ann Pharmacother 2010;44(5):937–8.

Reeves RR. Abuse of olanzapine by substance abusers. J Psychoactive Drugs 2007;39(3):297–9.

Ressler KJ, Rothbaum BO, Tannenbaum L, et al. Cognitive enhancers as adjuncts to psychotherapy: use of D-cycloserine in phobic individuals to facilitate extinction of fear. Arch Gen Psychiatry 2004;61(11):1136–44.

Ribeiro L, Busnello JV, Kauer-Sant'Anna M, et al. Mirtazapine versus fluoxetine in the treatment of panic disorder. Braz J Med Biol Res 2001;34(10):1303–7.

Rice DP, Miller LS. Health economics and cost implications of anxiety and other mental disorders in the United States. Br J Psychiatry Suppl 1998(34):4–9.

Richards JC, Klein B, Austin DW. Internet cognitive behavioural therapy for panic disorder: Does the inclusion of stress management information improve end-state functioning? Clinical Psychologist 2006;10(1):2–15.

Rickels K. Alprazolam extended-release in panic disorder. Expert Opin Pharmacother 2004;5(7):1599–611.

Rickels K, DeMartinis N, Aufdembrinke B. A double-blind, placebo-controlled trial of abecarnil and diazepam in the treatment of patients with generalized anxiety disorder. J Clin Psychopharmacol 2000a;20(1):12–8.

Rickels K, Downing R, Schweizer E, Hassman H. Antidepressants for the treatment of generalized anxiety disorder. A placebo-controlled comparison of imipramine, trazodone, and diazepam. Arch Gen Psychiatry 1993;50(11):884–95.

Rickels K, Mangano R, Khan A. A double-blind, placebo-controlled study of a flexible dose of venlafaxine ER in adult outpatients with generalized social anxiety disorder. J Clin Psychopharmacol 2004;24(5):488–96.

Rickels K, Pollack MH, Feltner DE, et al. Pregabalin for treatment of generalized anxiety disorder: a 4-week, multicenter, double-blind, placebo-controlled trial of pregabalin and alprazolam. Arch Gen Psychiatry 2005;62(9):1022–30.

Rickels K, Pollack MH, Sheehan DV, Haskins JT. Efficacy of extended-release venlafaxine in nondepressed outpatients with generalized anxiety disorder. Am J Psychiatry 2000b;157(6):968–74.

Rickels K, Schweizer E. Panic disorder: long-term pharmacotherapy and discontinuation. J Clin Psychopharmacol 1998; 18(6 Suppl 2):12S–18S.

Rickels K, Schweizer E, Case WG, Greenblatt DJ. Long-term therapeutic use of benzodiazepines. I. Effects of abrupt discontinuation [published erratum appears in Arch Gen Psychiatry 1991 Jan;48(1):51]. Arch Gen Psychiatry 1990;47(10):899–907.

Rickels K, Schweizer E, DeMartinis N, Mandos L, Mercer C. Gepirone and diazepam in generalized anxiety disorder: a placebo-controlled trial. J Clin Psychopharmacol 1997;17(4):272–7.

Rickels K, Shiovitz TM, Ramey TS, Weaver JJ, Knapp LE, Miceli JJ. Adjunctive therapy with pregabalin in generalized anxiety disorder patients with partial response to SSRI or SNRI treatment. Int Clin Psychopharmacol 2012;27(3):142–50.

Rickels K, Weisman K, Norstad N, et al. Buspirone and diazepam in anxiety: a controlled study. J Clin Psychiatry 1982; 43(12 Pt 2):81–6.

Rickels K, Zaninelli R, McCafferty J, Bellew K, Iyengar M, Sheehan D. Paroxetine treatment of generalized anxiety disorder: a double-blind, placebo-controlled study. Am J Psychiatry 2003;160(4):749–56.

Rief W, Nestoriuc Y, von Lilienfeld-Toal A, et al. Differences in adverse effect reporting in placebo groups in SSRI and tricyclic antidepressant trials: a systematic review and meta-analysis. Drug Saf 2009;32(11):1041–56.

Rizley R, Kahn RJ, McNair DM, Frankenthaler LM. A comparison of alprazolam and imipramine in the treatment of agoraphobia and panic disorder. Psychopharmacol Bull 1986;22(1):167–72.

Robinson E, Titov N, Andrews G, McIntyre K, Schwencke G, Solley K. Internet treatment for generalized anxiety disorder: a randomized controlled trial comparing clinician vs. technician assistance. PLoS One 2010;5(6):e10942.

Rodriguez BF, Weisberg RB, Pagano ME, et al. Characteristics and predictors of full and partial recovery from generalized anxiety disorder in primary care patients. J Nerv Ment Dis 2006;194(2):91–7.

Rogers CR. Client-centered psychotherapy. Boston: Houghton Mifflin, 1951.

Rosenbaum JF, Moroz G, Bowden CL. Clonazepam in the treatment of panic disorder with or without agoraphobia: a dose-response study of efficacy, safety, and discontinuance. Clonazepam Panic Disorder Dose-Response Study Group. J Clin Psychopharmacol 1997;17(5):390–400.

Roshanaei-Moghaddam B, Pauly MC, Atkins DC, Baldwin SA, Stein MB, Roy-Byrne P. Relative effects of CBT and pharmacotherapy in depression versus anxiety: is medication somewhat better for depression, and CBT somewhat better for anxiety? Depress Anxiety 2011;28(7):560–567.

Ross CA, Matas M. A clinical trial of buspirone and diazepam in the treatment of generalized anxiety disorder. Can J Psychiatry 1987;32(5):351–5.

Rothbaum BO, Hodges LF, Kooper R, Opdyke D, Williford JS, North M. Effectiveness of computer-generated (virtual reality) graded exposure in the treatment of acrophobia. Am J Psychiatry 1995;152(4):626–8.

Rubinchik SM, Kablinger AS, Gardner JS. Medications for panic disorder and generalized anxiety disorder during pregnancy. Prim Care Companion J Clin Psychiatry 2005;7(3):100–5.

Rubio G, Lopez-Ibor JJ. Generalized anxiety disorder: a 40-year follow-up study. Acta Psychiatr Scand 2007a;115(5):372–9.

Rubio G, Lopez-Ibor JJ, Jr. What can be learnt from the natural history of anxiety disorders? Eur Psychiatry 2007b;22(2):80–6.

Ruhmland M, Margraf J. Efficacy of psychological treatments for generalized anxiety disorder and social phobia. Verhaltenstherapie 2001a;11(1):27–40.

Ruhmland M, Margraf J. Efficacy of psychological treatments for panic and agoraphobia. Verhaltenstherapie 2001b;11(1):41–53.

Ruhmland M, Margraf J. Efficacy of psychological treatments for specific phobia and obsessive compulsive disorder. Verhaltenstherapie 2001c;11(1):14–26.

Rutherford BR, Sneed JR, Roose SP. Does differential dropout explain the influence of study design on antidepressant response? A meta-analysis. J Affect Disord 2012;140(1):57–65.

Rynn M, Russell J, Erickson J, et al. Efficacy and safety of duloxetine in the treatment of generalized anxiety disorder: a flexible-dose, progressive-titration, placebo-controlled trial. Depress Anxiety 2008;25(3):182–9.

Safran JD, Muran JC. Negotiating the Therapeutic Alliance: A Relational Treatment Guide. New York: Guilford, 2000.

Safren SA, Gershuny BS, Marzol P, Otto MW, Pollack MH. History of childhood abuse in panic disorder, social phobia, and generalized anxiety disorder. J Nerv Ment Dis 2002;190(7):453–6.

Salaberria K, Echeburua E. Long-term outcome of cognitive therapy's contribution to self-exposure in vivo to the treatment of generalized social phobia. Behav Modif 1998;22(3):262–84.

Salzer S, Winkelbach C, Leweke F, Leibing E, Leichsenring F. Long-term effects of short-term psychodynamic psychotherapy and cognitive-behavioural therapy in generalized anxiety disorder: 12-month follow-up. Can J Psychiatry 2011;56(8):503–8.

Samuel M, Zimovetz EA, Gabriel Z, Beard SM. Efficacy and safety of treatments for refractory generalized anxiety disorder: a systematic review. Int Clin Psychopharmacol 2011;26(2):63–8.

Sanchez-Meca J, Rosa-Alcazar AI, Marin-Martinez F, Gomez-Conesa A. Psychological treatment of panic disorder with or without agoraphobia: a meta-analysis. Clin Psychol Rev 2010;30(1):37–50.

Sandmann J, Lorch B, Bandelow B, et al. Fluvoxamine or placebo in the treatment of panic disorder and relationship to blood concentrations of fluvoxamine. Pharmacopsychiatry 1998;31(4):117–21.

Sareen J, Houlahan T, Cox BJ, Asmundson GJ. Anxiety disorders associated with suicidal ideation and suicide attempts in the National Comorbidity Survey. J Nerv Ment Dis 2005;193(7):450–4.

Sareen J, Jacobi F, Cox BJ, Belik SL, Clara I, Stein MB. Disability and poor quality of life associated with comorbid anxiety disorders and physical conditions. Arch Intern Med 2006;166(19):2109–16.

Sartorius N, Ustun TB, Costa e Silva JA, et al. An international study of psychological problems in primary care. Preliminary report from the World Health Organization Collaborative Project on 'Psychological Problems in General Health Care'. Arch Gen Psychiatry 1993;50(10):819–24.

Sartorius N, Ustun TB, Lecrubier Y, Wittchen HU. Depression comorbid with anxiety: results from the WHO study on psychological disorders in primary health care. Br J Psychiatry Suppl 1996;30(30):38–43.

Schaap C, Bennun I, L. S, Hoogduin K. The therapeutic relationship in behavioural psychotherapy. Chichester: Wiley, 1993.

Schmidt NB, Woolaway-Bickel K, Trakowski J, et al. Dismantling cognitive-behavioral treatment for panic disorder: questioning the utility of breathing retraining. J Consult Clin Psychol 2000;68(3):417–24.

Schneider A, Bergmann A, Wüstenfeld GB, Fischer T. Angst -
▶ Kap. 19. In: M. K, ed. Allgemeinmedizin und Familienmedizin 4ed. Stuttgart: Thieme Verlag 2012:

Schneider S, Margraf J. Agoraphobie und Panikstörung. Göttingen: Hogrefe, 1998.

Schneier FR, Goetz D, Campeas R, Fallon B, Marshall R, Liebowitz MR. Placebo-controlled trial of moclobemide in social phobia. Br J Psychiatry 1998;172:70–7.

Schulz H, Barghaan D, Harfst T. Psychotherapeutische Versorgung. In: Gesundheitsberichterstattung des Bundes 41. 2008:

Schulz H, Barghaan D, Koch U, Harfst T. Die Versorgung von Patienten mit psychischen Störungen. In: Wittchen Hu, Hoyer J, eds. Klinische Psychologie & Psychotherapie 2ed. Berlin: Springer, 2011:361–380.

Schutters SI, Van Megen HJ, Van Veen JF, Denys DA, Westenberg HG. Mirtazapine in generalized social anxiety disorder: a randomized, double-blind, placebo-controlled study. Int Clin Psychopharmacol 2010;25(5):302–4.

Schuurmans J, Comijs H, Emmelkamp PM, et al. A randomized, controlled trial of the effectiveness of cognitive-behavioral therapy and sertraline versus a waitlist control group for anxiety disorders in older adults. Am J Geriatr Psychiatry 2006;14(3):255–63.

Schwan S, Sundstrom A, Stjernberg E, Hallberg E, Hallberg P. A signal for an abuse liability for pregabalin–results from the Swedish spontaneous adverse

drug reaction reporting system. Eur J Clin Pharmacol 2010;66(9):947–53.

Schweizer E, Pohl R, Balon R, Fox I, Rickels K, Yeragani VK. Lorazepam vs. alprazolam in the treatment of panic disorder. Pharmacopsychiatry 1990a;23(2):90–3.

Schweizer E, Rickels K. Buspirone in the treatment of panic disorder: a controlled pilot comparison with clorazepate [letter]. J Clin Psychopharmacol 1988;8(4):303.

Schweizer E, Rickels K, Case WG, Greenblatt DJ. Long-term therapeutic use of benzodiazepines. II. Effects of gradual taper. Arch Gen Psychiatry 1990b;47(10):908–15.

Schweizer E, Rickels K, De Martinis N, Case G, Garcia-Espana F. The effect of personality on withdrawal severity and taper outcome in benzodiazepine dependent patients. Psychol Med 1998;28(3):713–20.

Seedat S, Stein MB. Double-blind, placebo-controlled assessment of combined clonazepam with paroxetine compared with paroxetine monotherapy for generalized social anxiety disorder. J Clin Psychiatry 2004;65(2):244–8.

Seedat S, van Rheede van Oudtshoorn E, Muller JE, Mohr N, Stein DJ. Reboxetine and citalopram in panic disorder: a single-blind, cross-over, flexible-dose pilot study. Int Clin Psychopharmacol 2003;18(5):279–84.

Seidscheck I. Screening zu Komorbidität von Depression in der Primärversorgung: Validität zweier Screeninginstrumente zur Komorbiditätsdiagnostik (Angst- und somatoforme Störungen). Dissertation zum Erwerb des Doktorgrades der Humanbiologie München: Medizinischen Fakultät der Ludwig-Maximilians-Universität 2006.

Shader RI, Greenblatt DJ. Use of benzodiazepines in anxiety disorders. New Engl J Med 1993;13:1398–405.

Shapiro F. Eye movement desensitization and reprocessing (EMDR): evaluation of controlled PTSD research. J Behav Ther Exp Psychiatry 1996;27(3):209–18.

Sharp DM, Power KG, Simpson RJ, et al. Fluvoxamine, placebo, and cognitive behaviour therapy used alone and in combination in the treatment of panic disorder and agoraphobia. Journal of Anxiety Disorders 1996;10(4):219–242.

Sharp DM, Power KG, Swanson V. Reducing therapist contact in cognitive behaviour therapy for panic disorder and agoraphobia in primary care: global measures of outcome in a randomised controlled trial. Br J Gen Pract 2000;50(461):963–8.

Sharp DM, Power KG, Swanson V. A comparison of the efficacy and acceptability of group versus individual cognitive behaviour therapy in the treatment of panic disorder and agoraphobia in primary care. Clinical Psychology & Psychotherapy 2004;11(2):73–82.

Shear MK, Brown TA, Barlow DH, et al. Multicenter collaborative panic disorder severity scale. Am J Psychiatry 1997;154(11):1571–5.

Shear MK, Cooper AM, Klerman GL, Busch FN, Shapiro T. A psychodynamic model of panic disorder. Am J Psychiatry 1993;150(6):859–66.

Shear MK, Pilkonis PA, Cloitre M, Leon AC. Cognitive behavioral treatment compared with nonprescriptive treatment of panic disorder. Arch Gen Psychiatry 1994;51(5):395–401.

Sheehan DV, Burnham DB, Iyengar MK, Perera P. Efficacy and tolerability of controlled-release paroxetine in the treatment of panic disorder. J Clin Psychiatry 2005;66(1):34–40.

Sheehan DV, Davidson J, Manschreck T, Van Wyck Fleet J. Lack of efficacy of a new antidepressant (bupropion) in the treatment of panic disorder with phobias. J Clin Psychopharmacol 1983;3(1):28–31.

Sheehan DV, Lecrubier Y, Sheehan KH, et al. The Mini-International Neuropsychiatric Interview (M.I.N.I.): the development and validation of a structured diagnostic psychiatric interview for DSM-IV and ICD-10. J Clin Psychiatry 1998;59 Suppl 20:22–33;quiz 34–57.

Sheehan DV, Raj AB, Harnett-Sheehan K, Soto S, Knapp E. The relative efficacy of high-dose buspirone and alprazolam in the treatment of panic disorder: a double-blind placebo-controlled study. Acta Psychiatr Scand 1993;88(1):1–11.

Sheehan DV, Raj AB, Sheehan KH, Soto S. Is buspirone effective for panic disorder? J Clin Psychopharmacol 1990;10(1):3–11.

Siegmund A, Golfels F, Finck C, et al. D-cycloserine does not improve but might slightly speed up the outcome of in-vivo exposure therapy in patients with severe agoraphobia and panic disorder in a randomized double blind clinical trial. J Psychiatr Res 2011;45(8):1042–7.

Sielk M, Janssen B, Abholz H-H. Praktische Psychiatrie für den Hausarzt - Hilfen für Diagnostik und Therapie. ▶ Kap. 5: Angststörungen.. München: Deutscher Ärzteverlag 2009

Siev J, Chambless DL. Specificity of treatment effects: cognitive therapy and relaxation for generalized anxiety and panic disorders. J Consult Clin Psychol 2007;75(4):513–22.

SIGN. Scottish Intercollegiate Guidelines Network. 2012:

Silove D, Parker G, Hadzi-Pavlovic D, Manicavasagar V, Blaszczynski A. Parental representations of patients with panic disorder and generalised anxiety disorder. Br J Psychiatry 1991;159:835–41.

Simon NM, Connor KM, LeBeau RT, et al. Quetiapine augmentation of paroxetine CR for the treatment of refractory generalized anxiety disorder: preliminary findings. Psychopharmacology (Berl) 2008;197(4):675–81.

Simpson K, Noble S. Fluoxetine - A review of its use in women's health. CNS Drugs 2000;14(4):301–328.

Skopp G, Zimmer G. [Pregabalin–a drug with abuse potential?]. Arch Kriminol 2012;229(1–2):44–54.

Smith DE, Landry MJ. Benzodiazepine dependency discontinuation: focus on the chemical dependency detoxification setting and benzodiazepine-polydrug abuse. J Psychiatr Res 1990;24 Suppl 2:145–56.

Smits JA, Hofmann SG. A meta-analytic review of the effects of psychotherapy control conditions for anxiety disorders. Psychol Med 2009;39(2):229–39.

Smits JA, Powers MB, Buxkamper R, Telch MJ. The efficacy of videotape feedback for enhancing the effects of exposure-based treatment for social anxiety disorder: a controlled investigation. Behav Res Ther 2006;44(12):1773–85.

Somers JM, Goldner EM, Waraich P, Hsu L. Prevalence and incidence studies of anxiety disorders: a systematic review of the literature. Can J Psychiatry 2006;51(2):100–13.

Soyka M, Queri S, Kufner H, Rosner S. Wo verstecken sich 1,9 Millionen Medikamentenabhängige? Nervenarzt 2005;76(1):72–7.

Spigset O, Hägg S. Excretion of psychotropic drugs into breast milk - Pharmacokinetic overview and therapeutic implications. Cns Drugs 1998;9(2):111–134.

Spitzer RL, Kroenke K, Williams JB, Lowe B. A brief measure for assessing generalized anxiety disorder: the GAD-7. Arch Intern Med 2006;166(10):1092–7.

Sramek JJ, Tansman M, Suri A, et al. Efficacy of buspirone in generalized anxiety disorder with coexisting mild depressive symptoms. J Clin Psychiatry 1996;57(7):287–91.

Stahl MMS, Lindquist M, Pettersson M, et al. Withdrawal reactions with selective serotonin re-uptake inhibitors as reported to the WHO system. European Journal of Clinical Pharmacology 1997;53(3–4):163–169.

Stahl SM, Gergel I, Li D. Escitalopram in the treatment of panic disorder: a randomized, double-blind, placebo-controlled trial. J Clin Psychiatry 2003;64(11):1322–7.

Stangier U, Clark DM, Ehlers A. Soziale Phobie. Göttingen: Hogrefe, 2006.

Stangier U, Heidenreich T, Peitz M, Lauterbach W, Clark DM. Cognitive therapy for social phobia: individual versus group treatment. Behav Res Ther 2003;41(9):991–1007.

Stangier U, Schramm E, Heidenreich T, Berger M, Clark DM. Cognitive therapy vs interpersonal psychotherapy in social anxiety disorder: a randomized controlled trial. Arch Gen Psychiatry 2011;68(7):692–700.

Stanley MA, Beck JG, Glassco JD. Treatment of generalized anxiety in older adults: A preliminary comparison of cognitive-behavioral and supportive approaches. Behavior Therapy 1996;27(4):565–581.

Stanley MA, Beck JG, Novy DM, et al. Cognitive-behavioral treatment of late-life generalized anxiety disorder. J Consult Clin Psychol 2003;71(2):309–19.

Stanley MA, Wilson NL, Novy DM, et al. Cognitive behavior therapy for generalized anxiety disorder among older adults in primary care: a randomized clinical trial. Jama 2009;301(14):1460–7.

Statistisches Bundesamt. Gesundheit. Grunddaten der Krankenhäuser. Fachserie 12 Reihe 6.1.1.. Wiesbaden: 2013:

Stein DJ, Ahokas A, Albarran C, Olivier V, Allgulander C. Agomelatine prevents relapse in generalized anxiety disorder: a 6-month, double-blind, placebo-controlled discontinuation study. J Clin Psychiatry 2012;73(7):1002–8.

Stein DJ, Ahokas AA, de Bodinat C. Efficacy of agomelatine in generalized anxiety disorder: a randomized, double-blind, placebo-controlled study. J Clin Psychopharmacol 2008;28(5):561–6.

Stein DJ, Berk M, Els C, et al. A double-blind placebo-controlled trial of paroxetine in the management of social phobia (social anxiety disorder) in South Africa. S Afr Med J 1999;89(4):402–6.

Stein DJ, Cameron A, Amrein R, Montgomery SA. Moclobemide is effective and well tolerated in the long-term pharmacotherapy of social anxiety disorder with or without comorbid anxiety disorder. Int Clin Psychopharmacol 2002a;17(4):161–70.

Stein DJ, Versiani M, Hair T, Kumar R. Efficacy of paroxetine for relapse prevention in social anxiety disorder: a 24-week study. Arch Gen Psychiatry 2002b;59(12):1111–8.

Stein DJ, Westenberg HG, Yang H, Li D, Barbato LM. Fluvoxamine CR in the long-term treatment of social anxiety disorder: the 12- to 24-week extension phase of a multicentre, randomized, placebo-controlled trial. Int J Neuropsychopharmacol 2003;6(4):317–23.

Stein MB. Attending to anxiety disorders in primary care. J Clin Psychiatry 2003;64 Suppl 15:35–9.

Stein MB, Cantrell CR, Sokol MC, Eaddy MT, Shah MB. Antidepressant adherence and medical resource use among managed care patients with anxiety disorders. Psychiatr Serv 2006;57(5):673–80.

Stein MB, Liebowitz MR, Lydiard RB, Pitts CD, Bushnell W, Gergel I. Paroxetine treatment of generalized social phobia (social anxiety disorder): a randomized controlled trial. Jama 1998;280(8):708–13.

Stein MB, Pollack MH, Bystritsky A, Kelsey JE, Mangano RM. Efficacy of low and higher dose extended-release venlafaxine in generalized social anxiety disorder: a 6-month randomized controlled trial. Psychopharmacology (Berl) 2005;177(3):280–8.

Stein MB, Ron Norton G, Walker JR, Chartier MJ, Graham R. Do selective serotonin re-uptake inhibitors enhance the efficacy of very brief cognitive behavioral therapy for panic disorder? A pilot study. Psychiatry Res 2000;94(3):191–200.

Stein MB, Walker JR, Anderson G, et al. Childhood physical and sexual abuse in patients with anxiety disorders and in a community sample. Am J Psychiatry 1996;153(2):275–7.

Sterne JA, Gavaghan D, Egger M. Publication and related bias in meta-analysis: power of statistical tests and prevalence in the literature. J Clin Epidemiol 2000;53(11):1119–29.

Stocchi F, Nordera G, Jokinen RH, et al. Efficacy and tolerability of paroxetine for the long-term treatment of generalized anxiety disorder. J Clin Psychiatry 2003;64(3):250–8.

Stopa L, Clark DM. Social phobia and interpretation of social events. Behav Res Ther 2000;38(3):273–83.

Strand M, Hetta J, Rosen A, et al. A Double-Blind, Controlled Trial in Primary Care Patients with Generalized Anxiety - a Comparison between Buspirone and Oxazepam. Journal of Clinical Psychiatry 1990;51:40–45.

Strauss B, Linden M, Haupt ML, Kaczmarek S. Unwanted effects, side effects and undesirable developments. Classification and prevalence in psychotherapy. Psychotherapeut 2012;57(5):385–+.

Stuart GL, Treat TA, Wade WA. Effectiveness of an empirically based treatment for panic disorder delivered in a service clinic setting: 1-year follow-up. J Consult Clin Psychol 2000;68(3):506–12.

Subic-Wrana C, Maucher V, Beutel ME. Psychotherapy of panic disorder. Therapeutic approaches, treatment principles and effectiveness of current treatment methods. Psychotherapeut 2006;51(5):334–+.

Subic-Wrana C, Milrod B, Beutel ME. Panikfokussierte Psychodynamische Psychotherapie der Panikstörung. Göttingen: Hogrefe, 2012.

Svartberg M, Seltzer MH, Stiles TC. The effects of common and specific factors in short-term anxiety-provoking psychotherapy: a pilot process-outcome study. J Nerv Ment Dis 1998;186(11):691–6.

Swales PJ, Solfvin JF, Sheikh JI. Cognitive-behavioral therapy in older panic disorder patients. American Journal of Geriatric Psychiatry 1996;4(1):46–60.

Swinson RP, Fergus KD, Cox BJ, Wickwire K. Efficacy of telephone-administered behavioral therapy for panic disorder with agoraphobia. Behav Res Ther 1995;33(4):465–9.

Tart CD, Handelsman PR, Deboer LB, et al. Augmentation of exposure therapy with post-session administration of D-cycloserine. J Psychiatr Res 2013;47(2):168–74.

Taubmann B, von Wietersheim J. Die Wirksamkeit von Angst-Selbsthilfegruppen aus Patienten- und Expertensicht. Z Psychosom Med Psychother 2008;54(3):263–76.

Taylor CB, Hayward C, King R, et al. Cardiovascular and symptomatic reduction effects of alprazolam and imipramine in patients with panic disorder: results of a double-blind, placebo-controlled trial. J Clin Psychopharmacol 1990;10(2):112–8.

Telch MJ, Agras WS, Taylor CB, Roth WT, Gallen CC. Combined pharmacological and behavioral treatment for agoraphobia. Behav Res Ther 1985;23(3):325–35.

Telch MJ, Lucas JA, Schmidt NB, Hanna HH, LaNae Jaimez T, Lucas RA. Group cognitive-behavioral treatment of panic disorder. Behav Res Ther 1993;31(3):279–87.

Telch MJ, Schmidt NB, Jaimez TL, Jacquin KM, Harrington PJ. Impact of cognitive-behavioral treatment on quality of life in panic disorder patients. J Consult Clin Psychol 1995;63(5):823–30.

Tesar GE, Rosenbaum JF, Pollack MH, et al. Double-blind, placebo-controlled comparison of clonazepam and alprazolam for panic disorder. J Clin Psychiatry 1991;52(2):69–76.

Teusch L, Böhme H. [What is the result of an inpatient treatment program with client-centered psychotherapy emphasis in patients with agoraphobia and/or panic? Results of a 1-year follow-up]. Psychother Psychosom Med Psychol 1991;41(2):68–76.

Teusch L, Böhme H, Finke J. Konfliktzentrierte Monotherapie oder Methodenintegration? Nervenarzt 2001;72(1):31–9.

Teusch L, Bohme H, Gastpar M. The benefit of an insight-oriented and experiential approach on panic and ago-raphobia symptoms. Results of a controlled comparison of client-centered therapy alone and in combination with behavioral exposure. Psychother Psychosom 1997;66(6):293–301.

Teusch L, Finke J. Die Grundlagen eines Manuals für die Gesprächspsychotherapeutische Behandlung bei Panik und Agoraphobie. Psychotherapeut 1995:88–95.

Thombs BD, Ziegelstein RC. Does depression screening improve depression outcomes in primary care? BMJ 2014;348:g1253.

Tiller JW, Bouwer C, Behnke K. Moclobemide and fluoxetine for panic disorder. International Panic Disorder Study Group. Eur Arch Psychiatry Clin Neurosci 1999;249 Suppl 1:S7–10.

Titov N, Andrews G, Choi I, Schwencke G, Mahoney A. Shyness 3: randomized controlled trial of guided versus unguided Internet-based CBT for social phobia. Aust N Z J Psychiatry 2008a;42(12):1030–40.

Titov N, Andrews G, Robinson E, et al. Clinician-assisted Internet-based treatment is effective for general-ized anxiety disorder: randomized controlled trial. Australian and New Zealand Journal of Psychiatry 2009;43(10):905–912.

Titov N, Andrews G, Schwencke G. Shyness 2: treating social phobia online: replication and extension. Aust N Z J Psychiatry 2008b;42(7):595–605.

Titov N, Andrews G, Schwencke G, Drobny J, Einstein D. Shyness 1: distance treatment of social phobia over the Internet. Aust N Z J Psychiatry 2008c;42(7):585–94.

Tsao JC, Mystkowski JL, Zucker BG, Craske MG. Impact of cognitive-behavioral therapy for panic disorder on comorbidity: a controlled investigation. Behav Res Ther 2005;43(7):959–70.

Tuccori M, Testi A, Antonioli L, et al. Safety concerns associa-ted with the use of serotonin reuptake inhibitors and other serotonergic/noradrenergic antidepressants du-ring pregnancy: a review. Clin Ther 2009;31 Pt 1:1426–53.

Turner EH, Matthews AM, Linardatos E, Tell RA, Rosen-thal R. Selective publication of antidepressant trials and its influence on apparent efficacy. N Engl J Med 2008;358(3):252–60.

Turner SM, Beidel DC, Jacob RG. Social phobia: a comparison of behavior therapy and atenolol. J Consult Clin Psychol 1994;62(2):350–8.

Udechuku A, Nguyen T, Hill R, Szego K. Antidepressants in pregnancy: a systematic review. Aust N Z J Psychiatry 2010;44(11):978–96.

Uhlenhuth EH, Matuzas W, Glass RM, Easton C. Response of panic disorder to fixed doses of alprazolam or imiprami-ne. J Affect Disord 1989;17(3):261–70.

Uhlenhuth EH, Warner TD, Matuzas W. Interactive model of therapeutic response in panic disorder: moclobemide, a case in point. J Clin Psychopharmacol 2002;22(3):275–84.

Vaishnavi S, Alamy S, Zhang W, Connor KM, Davidson JR. Quetiapine as monotherapy for social anxiety disorder: a placebo-controlled study. Prog Neuropsychopharma-col Biol Psychiatry 2007;31(7):1464–9.

Van Ameringen MA, Lane RM, Walker JR, et al. Sertraline treatment of generalized social phobia: a 20-week, double-blind, placebo-controlled study. Am J Psychiatry 2001;158(2):275–81.

van Apeldoorn FJ, van Hout WJ, Mersch PP, et al. Is a com-bined therapy more effective than either CBT or SSRI alone? Results of a multicenter trial on panic disorder with or without agoraphobia. Acta Psychiatr Scand 2008;117(4):260–70.

van Balkom AJ, Bakker A, Spinhoven P, Blaauw BM, Smeenk S, Ruesink B. A meta-analysis of the treatment of panic disorder with or without agoraphobia: a compari-son of psychopharmacological, cognitive-behavio-ral, and combination treatments. J-Nerv-Ment-Dis 1997;185(8):510–6.

van der Linden GJ, Stein DJ, van Balkom AJ. The efficacy of the selective serotonin reuptake inhibitors for social anxiety disorder (social phobia): a meta-analysis of randomized controlled trials. Int Clin Psychopharmacol 2000;15 Suppl 2:S15–23.

van Die MD, Bone KM, Burger HG, Teede HJ. Are we drawing the right conclusions from randomised placebo-controlled trials? A post-hoc analysis of data from a randomised controlled trial. BMC Med Res Methodol 2009;9:41.

van Oort FV, Greaves-Lord K, Ormel J, Verhulst FC, Huizink AC. Risk indicators of anxiety throughout adolescence: the TRAILS study. Depress Anxiety 2011;28(6):485–94.

van Vliet IM, den Boer JA, Westenberg HG. Psychopharma-cological treatment of social phobia; a double blind placebo controlled study with fluvoxamine. Psycho-pharmacology (Berl) 1994;115(1–2):128–34.

van Vliet IM, den Boer JA, Westenberg HG, Pian KL. Clinical effects of buspirone in social phobia: a double-blind placebo-controlled study. J Clin Psychiatry 1997;58(4):164–8.

Versiani M, Cassano G, Perugi G, et al. Reboxetine, a selective norepinephrine reuptake inhibitor, is an effective and well-tolerated treatment for panic disorder. J Clin Psy-chiatry 2002;63(1):31–7.

Versiani M, Nardi AE, Mundim FD, Alves AB, Liebowitz MR, Amrein R. Pharmacotherapy of social phobia. A con-trolled study with moclobemide and phenelzine. Br J Psychiatry 1992;161:353–60.

Versorgungsleitlinien.de. Versorgungsleitlinien. 2008:

Vika M, Skaret E, Raadal M, Ost LG, Kvale G. One- vs. five-ses-sion treatment of intra-oral injection phobia: a randomi-zed clinical study. Eur J Oral Sci 2009;117(3):279–85.

Vos SP, Huibers MJ, Diels L, Arntz A. A randomized clinical trial of cognitive behavioral therapy and interpersonal psychotherapy for panic disorder with agoraphobia. Psychol Med 2012:1–12.

Wade AG, Lepola U, Koponen HJ, Pedersen V, Pedersen T. The effect of citalopram in panic disorder. Br J Psychiatry 1997;170:549–53.

Walendzik A, Lux G, Wasem J, Jahn R. Studie des Lehrstuhls für Medizinmanagement an der Universität Duisburg-Essen im Auftrag der Deutschen Psychotherapeuten-Vereinigung 2011:

Waltz J, Addis ME, Koerner K, Jacobson NS. Testing the integrity of a psychotherapy protocol: assessment of adherence and competence. J Consult Clin Psychol 1993;61(4):620–30.

Wampold BE. The Great Psychotherapy Debate. Models, Methods, and Findings. Mahwah, NJ: Lawrence Erlbaum, 2001.

Wampold BE, Mondin GW, Moody M, Stich F, Benson K, Ahn HN. A meta-analysis of outcome studies comparing bona fide psychotherapies: Empirically, "all must have prizes". Psychological Bulletin 1997;122(3):203–215.

Wang PS, Aguilar-Gaxiola S, Alonso J, et al. Use of mental health services for anxiety, mood, and substance disorders in 17 countries in the WHO world mental health surveys. Lancet 2007;370(9590):841–50.

Wang PS, Lane M, Olfson M, Pincus HA, Wells KB, Kessler RC. Twelve-month use of mental health services in the United States: results from the National Comorbidity Survey Replication. Arch Gen Psychiatry 2005;62(6):629–40.

Waters BM, Joshi KG. Intravenous quetiapine-cocaine use (»Q-ball«). Am J Psychiatry 2007;164(1):173–4.

WBP. Entwurf des Wissenschaftlichen Beirats Psychotherapie (WBP) eines Forschungskonzepts für das Förderprojekt »Psychotherapie« für das BMBF. 2007:

Wedekind D, Broocks A, Weiss N, Engel K, Neubert K, Bandelow B. A randomized, controlled trial of aerobic exercise in combination with paroxetine in the treatment of panic disorder. World J Biol Psychiatry 2010;11(7):904–13.

Wedekind D, Broocks A, Weiss N, et al. Controlled study for effectiveness of sport vs. relaxation training in combination with paroxetine vs. Placebo in the treatment of the panic disorder. Nervenarzt 2007;78:510–510.

Wegner DM, Zanakos S. Chronic thought suppression. J Pers 1994;62(4):616–40.

Weinmann S, Koesters M, Becker T. Effects of implementation of psychiatric guidelines on provider performance and patient outcome: systematic review. Acta Psychiatr Scand 2007;115(6):420–33.

Weissman MM, Klerman GL, Markowitz JS, Ouellette R. Suicidal ideation and suicide attempts in panic disorder and attacks. N Engl J Med 1989;321(18):1209–14.

Wells A. A metacognitive model and therapy for generalized anxiety disorder. Clinical Psychology & Psychotherapy 1999;6(2):86–95.

Wells A. Metacognitive Therapy for Anxiety and Depression. Guildford 2009.

Wells A, Welford M, King P, Papageorgiou C, Wisely J, Mendel E. A pilot randomized trial of metacognitive therapy vs applied relaxation in the treatment of adults with generalized anxiety disorder. Behav Res Ther 2010;48(5):429–34.

Westen D, Morrison K. A multidimensional meta-analysis of treatments for depression, panic, and generalized anxiety disorder: an empirical examination of the status of empirically supported therapies. J Consult Clin Psychol 2001;69(6):875–99.

Westenberg HG, Stein DJ, Yang H, Li D, Barbato LM. A double-blind placebo-controlled study of controlled release fluvoxamine for the treatment of generalized social anxiety disorder. J Clin Psychopharmacol 2004;24(1):49–55.

Wetherell JL, Gatz M, Craske MG. Treatment of generalized anxiety disorder in older adults. Journal of Consulting and Clinical Psychology 2003;71(1):31–40.

WHO. World Health Organisation. Tenth Revision of the International Classification of Diseases, Chapter V (F): Mental and Behavioural Disorders (including disorders of psychological development). Clinical Descriptions and Diagnostic Guidelines. Geneva: World Health Organisation, 1991.

WHO. Weltgesundheitsorganisation - Internationale Klassifikation psychischer Störungen. ICD-10 Kapitel V (F). Forschungskriterien. Herausgegeben von Dilling H, Mombour W, Schmidt MH, Schulte-Markwort E. Bern/Göttingen: Verlag Hans Huber, 1994.

Wiborg IM, Dahl AA. Does brief dynamic psychotherapy reduce the relapse rate of panic disorder? Arch Gen Psychiatry 1996;53(8):689–94.

Wilke S, Grande T. Krankheitskonzepte als Verhandlungsgegenstand - ein Modell zur interaktionellen Ausarbeitung von Ursachenvorstellungen in psychoanalytischen Erstinterviews. In: Flick U, ed. Alltagswissen über Gesundheit und Krankheit. Heidelberg: Asanger, 1991:177–97.

Williams SL, Falbo J. Cognitive and performance-based treatments for panic attacks in people with varying degrees of agoraphobic disability. Behav Res Ther 1996;34(3):253–64.

Wiltink J, Beutel ME, Till Y, et al. Prevalence of distress, comorbid conditions and well being in the general population. J Affect Disord 2011;130(3):429–37.

Wims E, Titov N, Andrews G, Choi I. Clinician-assisted Internet-based treatment is effective for panic: A randomized controlled trial. Aust N Z J Psychiatry 2010;44(7):599–607.

Wisner KL, Gelenberg AJ, Leonard H, Zarin D, Frank E. Pharmacologic treatment of depression during pregnancy. JAMA 1999;282(13):1264–1269.

Wittchen HU. Generalized anxiety disorder: prevalence, burden, and cost to society. Depress Anxiety 2002;16(4):162–71.

Wittchen HU, Jacobi F. Die Versorgungssituation psychischer Störungen in Deutschland. Eine klinisch-epidemiologische Abschätzung anhand des Bundes-Gesundheitssurveys 1998. Bundesgesundheitsbl Gesundheitsforsch Gesundheitsschutz 2001;44:993–1000.

Wittchen HU, Jacobi F. Gesundheitsberichterstattung des Bundes. Heft 21 - Angststörungen. Berlin: Robert-Koch-Institut 2004.

Wittchen HU, Jacobi F. Size and burden of mental disorders in Europe–a critical review and appraisal of 27 studies. Eur Neuropsychopharmacol 2005;15(4):357–76.

Wittchen HU, Kessler RC, Beesdo K, Krause P, Hofler M, Hoyer J. Generalized anxiety and depression in primary care: prevalence, recognition, and management. J Clin Psychiatry 2002;63 Suppl 8:24–34.

Woelk H, Arnoldt KH, Kieser M, Hoerr R. Ginkgo biloba special extract EGb 761 in generalized anxiety disorder and adjustment disorder with anxious mood: a randomized, double-blind, placebo-controlled trial. J Psychiatr Res 2007;41(6):472–80.

Woelk H, Schläfke S. A multi-center, double-blind, randomised study of the Lavender oil preparation Silexan in comparison to Lorazepam for generalized anxiety disorder. Phytomedicine 2010;17(2):94–9.

Wolitzky-Taylor KB, Horowitz JD, Powers MB, Telch MJ. Psychological approaches in the treatment of specific phobias: a meta-analysis. Clin Psychol Rev 2008;28(6):1021–37.

Woods SW, Nagy LM, Koleszar AS, Krystal JH, Heninger GR, Charney DS. Controlled trial of alprazolam supplementation during imipramine treatment of panic disorder. J Clin Psychopharmacol 1992;12(1):32–8.

Young AS, Klap R, Sherbourne CD, Wells KB. The quality of care for depressive and anxiety disorders in the United States. Arch Gen Psychiatry 2001;58(1):55–61.

Zacny JP, Paice JA, Coalson DW. Subjective, psychomotor, and physiological effects of pregabalin alone and in combination with oxycodone in healthy volunteers. Pharmacol Biochem Behav 2012;100(3):560–5.

Zak PJ, Kurzban R, Matzner WT. Oxytocin is associated with human trustworthiness. Horm Behav 2005;48(5):522–7.

Zeeck A, Herzog T, Kuhn K, Hartmann A, Scheidt C, Wirsching M. Partial hospitalisation - Indication and characteristical aspects of the setting, shown by the example of the day clinic in Freiburg/Germany. Psychotherapie Psychosomatik Medizinische Psychologie 2002;52(12):492–499.

Zentralinstitut für die kassenärztliche Versorgung. Berlin: Zentralinstitut für die kassenärztliche Versorgung in der Bundesrepublik Deutschland, 2010:vol 2010).

Zepf S, Mengele U, Hartmann S. [The state of outpatient psychotherapy in Germany]. Psychother Psychosom Med Psychol 2003;53(3–4):152–62.

Zitrin CM, Klein DF, Woerner MG. Treatment of agoraphobia with group exposure in vivo and imipramine. Arch Gen Psychiatry 1980;37(1):63–72.

Zitrin CM, Klein DF, Woerner MG, Ross DC. Treatment of phobias. I. Comparison of imipramine hydrochloride and placebo. Arch Gen Psychiatry 1983;40(2):125–38.